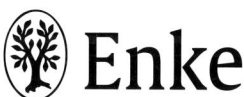

kleintier.konkret | praxisbuch

Differenzialdiagnosen Innere Medizin bei Hund und Katze

Vom Leitsymptom zur Diagnose

Herausgegeben von
Reto Neiger

Unter Mitarbeit von

Karin Allenspach
Natali Bauer
Tim Bley
Iwan Burgener
Bernhard Gerber
Barbara Glanemann
Tony Glaus
Andreas Hasler
Nicolai Hildebrandt
Gaby Hoffmann
Angelika Hörauf

André Jaggy
Bettina Kandel-Tschiederer
Saskia Kley
Barbara Kohn
Anette Löffler
Andreas Moritz
Reto Neiger
Stefan Rupp
Silke Schmitz
Matthias Schneider

Nadja Sieber-Ruckstuhl
Nadja Sigrist
Thomas Spillmann
Jörg M. Steiner
Christiane Stengel
Andrea Tipold
Stefan Unterer
Gaby Wyss-Flühmann

 7 Abbildungen
60 Tabellen
41 Diagnostische Algorithmen

Enke Verlag · Stuttgart

Bibliografische Information
Der Deutschen Bibliothek

Die Deutsche Bibliothek verzeichnet diese Publikation in der Deutschen Nationalbibliografie; detaillierte bibliografische Daten sind im Internet über http://dnb.d-nb.de abrufbar.

Anschrift des Herausgebers:

Prof. Dr. Reto Neiger
Klinik für Kleintiere, Innere Medizin
Justus-Liebig-Universität Gießen
Frankfurter Str. 126
35392 Gießen

Reto.Neiger@vetmed.uni-giessen.de

Wichtiger Hinweis: Wie jede Wissenschaft ist die Veterinärmedizin ständigen Entwicklungen unterworfen. Forschung und klinische Erfahrung erweitern unsere Kenntnisse, insbesondere was Behandlung und medikamentöse Therapie anbelangen. Soweit in diesem Werk eine Dosierung oder eine Applikation erwähnt wird, darf der Leser zwar darauf vertrauen, dass Autoren, Herausgeber und Verlag große Sorgfalt darauf verwandt haben, dass diese Angabe dem **Wissensstand bei Fertigstellung des Werkes entspricht**.

Für Angaben über Dosierungsanweisungen und Applikationsformen kann vom Verlag jedoch keine Gewähr übernommen werden. **Jeder Benutzer ist angehalten**, durch sorgfältige Prüfung der Beipackzettel der verwendeten Präparate – gegebenenfalls nach Konsultation eines Spezialisten – festzustellen, ob die dort gegebene Empfehlung für Dosierungen oder die Beachtung von Kontraindikationen gegenüber der Angabe in diesem Buch abweicht. Eine solche Prüfung ist besonders wichtig bei selten verwendeten Präparaten oder solchen, die neu auf den Markt gebracht worden sind. Vor der Anwendung bei Tieren, die der Lebensmittelgewinnung dienen, ist auf die in den einzelnen deutschsprachigen Ländern unterschiedlichen Zulassungen und Anwendungsbeschränkungen zu achten. **Jede Dosierung oder Applikation erfolgt auf eigene Gefahr des Benutzers.** Autoren und Verlag appellieren an jeden Benutzer, ihm etwa auffallende Ungenauigkeiten dem Verlag mitzuteilen.

© 2009 Enke Verlag in
MVS Medizinverlage Stuttgart GmbH & Co. KG
Oswald-Hesse-Straße 50, 70469 Stuttgart

Unsere Homepage: www.enke.de

Printed in Germany

Eine Veröffentlichung der Redaktion der Zeitschrift
kleintier konkret
Enke Verlag in MVS Medizinverlage Stuttgart
GmbH & Co. KG

Umschlaggestaltung: Thieme Verlagsgruppe
Verwendete Fotos von: Prof. Dr. Andreas Moritz,
 Thieme Verlagsgruppe und PhotoDisc Inc.
Zeichnungen: Angelika Brauner, Hohenpeißenberg
Satz: medionet Publishing Services Ltd, Berlin
gesetzt in : Adobe IndesignCS3
Druck: Grafisches Centrum Cuno GmbH & Co. KG, Calbe

Geschützte Warennamen (Warenzeichen ®) werden **nicht immer** besonders kenntlich gemacht. Aus dem Fehlen eines solchen Hinweises kann also nicht geschlossen werden, dass es sich um einen freien Warennamen handelt.

Das Werk, einschließlich aller seiner Teile, ist urheberrechtlich geschützt. Jede Verwendung außerhalb der engen Grenzen des Urheberrechtsgesetzes ist ohne Zustimmung des Verlages unzulässig und strafbar. Das gilt insbesondere für Vervielfältigungen, Übersetzungen, Mikroverfilmungen oder die Einspeicherung und Verarbeitung in elektronischen Systemen.

ISBN 978-3-8304-1064-5   1 2 3 4 5 6

Vorwort

„Primum nihil nocere"

Es gibt wohl keine schwierigere Aufgabe für einen Tierarzt als eine korrekte Diagnose zu stellen. Obschon das medizinische Wissen immer größer wird, die technischen Möglichkeiten immer unübersichtlicher und die Besitzer anspruchsvoller, ist das Grundgerüst einer jeden Diagnose die systematische Vorgehensweise durch ausführliche Anamnese, gute klinische Untersuchung und darauf basierend mögliche Ursachen anhand der Leitsymptome zu finden. Die Diagnosestellung bleibt der wichtigste Bereich der tiermedizinischen Tätigkeit, denn ohne sie gibt es keine vernünftige Behandlung und Prognose.

Dieses Buch entstand in erster Linie durch den täglichen Umgang mit Studenten, Interns, Residents und überweisenden Tierärzten – und ist auch für sie gedacht. Viel zu oft ist die traditionelle Herangehensweise des Tierarztes über eine Ätiopathogenese. Unterrichtet wird oft nach Erkrankung oder ob eine virale, bakterielle oder parasitäre Ursache für die Symptome verantwortlich sein kann. Die meisten Fachbücher sind auch dementsprechend aufgebaut. Es kommt jedoch kaum vor, dass ein Besitzer vorstellig wird und erklärt, seine Katze hätte eine Hyperthyreose und welche sei nun die beste Therapie. Viel eher werden die Probleme Gewichtsverlust, Erbrechen und Polyphagie erwähnt und aus diesen muss der Tierarzt die korrekte Diagnose stellen.

Das Ziel dieses Buches ist es, dem Studenten und Tierarzt zu helfen, aus einem oder mehreren Problemen den richtigen Weg bis zur Diagnosestellung zu gehen. In der Medizin gibt es jedoch kein absolut richtig oder falsch und wie schon Kaiser Augustus zu sagen pflegte, führen alle Wege nach Rom. Auch in der Tiermedizin gibt es viele Wege, um eine Diagnose zu erhalten. Es ist klar, dass unterschiedliche Autoren bei derselben Problematik unterschiedliche Wege beschreiben – und demzufolge wird es auch etliche Duplizitäten geben. Genau dies macht aber den Charme der Tiermedizin aus – und schließlich ist die Medizin nicht eine Wissenschaft, sondern eine Kunst. Kaum ein Patient wird wegen nur eines Hauptproblems vorgestellt und so muss es immer wieder Querverweise geben.

Alle Kapitel sind gleich aufgebaut: nach einer kurzen Definition mit Hinweis auf mögliche relevante Symptome wird das einzelne Problem tiefer diskutiert, d.h. die Grundlagen der Anatomie, Physiologie und Pathologie werden kurz zusammengefasst. Die wichtigsten Ursachen werden dann hierarchisch in Tabellenform und erläuternd beschrieben und die Aufarbeitung Schritt-für-Schritt erläutert. Wo nötig und wichtig werden mögliche Therapieansätze erwähnt, wobei hier klar eine Gewichtung auf die notwendigen diagnostischen Schritte gelegt wird. Kernstück der einzelnen Kapitel sind die diagnostischen Algorithmen – es muss hiermit jedoch klar herausgestrichen werden, dass zwar die meisten Tiere mit den entsprechenden Problemen anhand eines oder mehrerer Algorithmen aufgearbeitet werden können, es aber immer wieder Unklarheiten geben wird – schlussendlich haben wir es trotz allem mit einem Patienten und nicht mit einem „Fall" zu tun.

Die ersten beiden Kapitel sollen erst die problemorientierte Aufarbeitung all jenen näher bringen, die diese Vorgehensweise noch nicht so gut kennen, um dann die in den einzelnen Kapiteln erwähnten diagnostischen Schritte kurz und prägnant zu beschreiben.

Dies bringt mich dazu ganz vielen Personen, die zum Gelingen dieses Buches beigetragen haben, zu danken. In erster Linie lebt ein Multiautorenbuch natürlich von den einzelnen Mitautoren. Das Gebiet der gesamten Kleintiermedizin ist viel zu groß, um noch von einer Person beherrscht zu werden und es ist mir ein großes Bedürfnis allen Mitautoren für deren spontane Zusage und Hilfe bei der Vervollständigung dieses Werkes zu danken. Die Idee eines reinen problemorientierten Kleintierbuches kam von Dr. Ulrike Arnold und nur dank ihrer steten Unterstützung und Ermutigung hat das Buch das Licht der Welt erblickt. Weiter will ich dem gesamten Team von Enke, allen voran Frau Dr. Christina Lauer, für ihre Hilfe, Unterstützung und kreativen Ideen danken. Last not least gebührt mein allergrößter Dank Dr. Christiane Stengel, die fast jedes Kapitel nochmals auf Stil, Deutsch und Logik geprüft hat.

Die Tiermedizin ist eine dynamische Wissenschaft und fast täglich gibt es neue Ansatzpunkte – auch in der Diagnostik. Ein Buch wie dieses lebt von den Ideen der Autoren – noch wichtiger sind aber die Überlegungen der Leser. Somit wünsche ich mir möglichst viele Anregungen für eine weitere Ausgabe – am besten direkt an **reto.neiger@vetmed. uni-giessen.de.**

Prof. Reto Neiger   Gießen, Frühjahr 2009

Inhalt

1 **Problemorientierte Aufarbeitung** 1
2 **Diagnostische Tests** 6

Leitsymptome 19

3 **Abdomenvergrößerung** 20
4 **Adipositas** 34
5 **Akutes Abdomen** 41
6 **Alopezie** 50
7 **Anfälle und Krampfanfälle** 59
8 **Anorexie** 67
9 **Apathie – Stupor – Koma** 77
10 **Arrhythmie** 85
11 **Blasse Schleimhäute** 94
12 **Blutungstendenz** 106
13 **Durchfall** 119
14 **Dysphagie** 131
15 **Dyspnoe** 138
16 **Erbrechen** 147
17 **Flatus und Borborygmus** 159
18 **Gewichtsverlust und Kachexie** .. 165
19 **Hämaturie und andere Farbveränderungen des Harns** 172
20 **Harnabsatzbeschwerden – Dysurie, Strangurie, Pollakisurie** 183
21 **Harninkontinenz** 192
22 **Hepato- und Splenomegalie** 201
23 **Herzgeräusch** 208
24 **Husten und Hämoptysis** 217
25 **Hypersalivation** 227
26 **Hypothermie und Hyperthermie** 235
27 **Ikterus** 245
28 **Kleinwuchs und Großwuchs** 254
29 **Kopfschiefhaltung** 265
30 **Kotinkontinenz** 276
31 **Lymphadenomegalie** 283
32 **Melaena und Hämatochezie** 291
33 **Nierenpalpation verändert** 300
34 **Niesen und Nasenausfluss** 308
35 **Obstipation** 318
36 **Ödeme** 325
37 **Polyphagie** 332
38 **Polyurie und Polydipsie** 338
39 **Regurgitieren** 350
40 **Schwäche und Synkope** 357
41 **Stridor** 367
42 **Tenesmus und Dyschezie** 374
43 **Zyanose** 382

Sachverzeichnis 389

Für Fabian

Mitarbeiterverzeichnis

Dr. Karin Allenspach
Royal Veterinary College
Hawkshead Lane
North Mymms
Hatfield, Herts, AL9 7TA
Großbritannien

Dr. Natali Bauer
Klinik für Kleintiere – Innere Medizin
Justus-Liebig-Universität Gießen
Frankfurter Str. 126
35392 Gießen
Deutschland

Dr. Tim Bley
Dept. für klinische Veterinärmedizin
Universität Bern
Länggassstr. 128
3001 Bern
Schweiz

Dr. Iwan Burgener
Dept. für klinische Veterinärmedizin
Universität Bern
Länggassstr. 128
3001 Bern
Schweiz

Dr. Bernhard Gerber
Klinik für Kleintiermedizin
Universität Zürich
Winterthurer Str. 260
8057 Zürich
Schweiz

Dr. Barbara Glanemann
Klinik für Kleintiere – Innere Medizin
Justus-Liebig-Universität Gießen
Frankfurter Str. 126
35392 Gießen
Deutschland

PD Dr. Tony Glaus
Klinik für Kleintiermedizin
Universität Zürich
Winterthurer Str. 260
8057 Zürich
Schweiz

Dr. Andreas Hasler
Tierärztliches Überweisungszentrum TÜZ
Hauptstr. 21
4456 Tenniken
Schweiz

Dr. Nicolai Hildebrandt
Klinik für Kleintiere – Innere Medizin
Justus-Liebig-Universität Gießen
Frankfurter Str. 126
35392 Gießen
Deutschland

Dr. Gaby Hoffmann
Department of Clinical Sciences and Companion Animals
Yalelaan 8
3584 CL Utrecht
Niederlande

Dr. Angelika Hörauf
Tierärztliche Gemeinschaftspraxis
Dr. Hörauf und Dr. Münster
Hatzfeldstr. 6
51069 Köln
Deutschland

Prof. Dr. Andre Jaggy
Universität Bern
Dept. für klinische Veterinärmedizin
Länggassstr. 128
3001 Bern
Schweiz

Dr. Bettina Kandel-Tschiederer
Tierklinik Hofheim
Im Langgewann 9
65719 Hofheim
Deutschland

Dr. Saskia Kley
Royal Veterinary College
Hawkshead Lane
North Mymms
Hatfield, Herts, AL9 7TA
Großbritannien

Mitarbeiterverzeichnis

Prof. Dr. Barbara Kohn
Klinik und Poliklinik für Kleintiere
Freie Universität Berlin
Örtzenweg 19
14163 Berlin
Deutschland

Dr. Anette Löffler
Royal Veterinary College
Hawkshead Lane
North Mymms
Hatfield, Herts, AL9 7TA
Großbritannien

Prof. Dr. Andreas Moritz
Klinik für Kleintiere – Innere Medizin
Justus-Liebig-Universität Gießen
Frankfurter Str. 126
35392 Gießen
Deutschland

Prof. Dr. Reto Neiger
Klinik für Kleintiere – Innere Medizin
Justus-Liebig-Universität Gießen
Frankfurter Str. 126
35392 Gießen
Deutschland

Dr. Stefan Rupp
Tierklinik Hofheim
Im Langgewann 9
65719 Hofheim
Deutschland

Dr. Silke Schmitz
Klinik für Kleintiere – Innere Medizin
Justus-Liebig-Universität Gießen
Frankfurter Str. 126
35392 Gießen
Deutschland

PD Dr. Matthias Schneider
Klinik für Kleintiere – Innere Medizin
Justus-Liebig-Universität Gießen
Frankfurter Str. 126
35392 Gießen
Deutschland

Dr. Nadja Sieber-Ruckstuhl
Klinik für Kleintiermedizin
Universität Zürich
Winterthurer Str. 260
8057 Zürich
Schweiz

Dr. Nadja Sigrist
Dept. für klinische Veterinärmedizin
Universität Bern
Länggassstr. 128
3001 Bern
Schweiz

Prof. Dr. Thomas Spillmann
Department of Equine and Small Animal Medicine
PO Box 57 (Viikintie 49)
Helsinki University H 00014
Finnland

Prof. Dr. Jörg M. Steiner
Department of Small Animal Clinical Sciences
College of Veterinary Medicine
Texas A & M University
College Station, TX 77843-4474
USA

Dr. Christiane Stengel
Tierklinik Hofheim
Im Langgewann 9
65719 Hofheim
Deutschland

Prof. Dr. Andrea Tipold
Klinik für Kleintiere
Tierärztliche Hochschule Hannover
Bischofsholer Damm 15
30173 Hannover
Deutschland

Dr. Stefan Unterer
Medizinische Kleintierklinik
Ludwig-Maximilians-Universität München
Veterinärstr. 13
80539 München
Deutschland

Dr. Gaby Wyss-Flühmann
Dept. für klinische Veterinärmedizin
Universität Bern
Länggassstr. 128
3001 Bern
Schweiz

1 Problemorientierte Aufarbeitung

Reto Neiger

Das Wichtigste vorweg

- Der problemorientierten Methode steht die „Expertenmethode" gegenüber. Die Expertenmethode benötigt sehr viel Erfahrung und verleitet dazu, Diagnosen zu übersehen. Im Gegensatz dazu entstehen mithilfe der problemorientierten Methode weniger Fehler.

- Anamneseerhebung und klinische Untersuchung sind das wichtigste Rüstzeug des Tierarztes, um eine korrekte Diagnose zu stellen.

- Probleme aus Anamnese und klinischer Untersuchung sollten anhand der ABC-Kriterien (Art, Befund, Chronizität) weiter definiert werden.

- Alle Probleme werden anhand der Fragen „Wo?" und „Was?" (VETAMIN-D) einerseits einem Organ/Körpersystem und andererseits einer Differenzialdiagnose zugeordnet.

- Ein Plan zum Ein- oder Ausschluss jeder Differenzialdiagnose wird erstellt.

- Alle abnormalen Resultate aus Laboruntersuchungen und bildgebenden Verfahren werden in der Problemliste zusätzlich aufgeführt und nach den gleichen Kriterien abgearbeitet. Gegebenenfalls werden weiterführende diagnostische Schritte geplant.

- Schließlich muss ein sinnvoller Therapieplan erstellt werden.

1.1 Expertenmethode

Eine Art, um zu einer Diagnose zu gelangen, ist die sogenannte „Expertenmethode", wie sie von sehr vielen Tierärzten anhand des Vorberichts zur Diagnosestellung angewendet wird. Wichtig dabei ist das Erkennen klarer Muster (engl. „pattern recognition").

Diese Art der Diagnosestellung birgt viele Fallen und ist nur für Personen mit sehr großer Erfahrung geeignet – aber auch diese sind nicht vor Fehlern gefeit und es besteht die Gefahr, dass durch einen „Tunnelblick" viele Differenzialdiagnosen übersehen werden. Denn ähnliche Symptome können sehr viele unterschiedliche Diagnosen haben: Ein Hund mit Anfällen hat nicht unweigerlich eine idiopathische Epilepsie und eine erhöhte Körpertemperatur ist nicht gleichbedeutend mit einer bakteriellen Infektion. Selbstverständlich hat ein junger West Highland White Terrier, der seit dem Fressen eines Knochens Regurgitieren zeigt, mit großer Wahrscheinlichkeit einen ösophagealen Fremdkörper. Doch muss die Diagnose auch bei diesem Patienten erst durch ein Thoraxröntgen bestätigt werden. Andere Ursachen des Regurgitierens sind als Differenzialdiagnose bis dahin weiter in Betracht zu ziehen.

> Da eine Therapie immer aufgrund einer Diagnose oder Verdachtsdiagnose eingeleitet wird, ist es absolut notwendig, der Diagnosestellung oberste Priorität einzuräumen – und die Expertenmethode führt leider oft nicht zum Ziel.

1.2 Problemorientierte Vorgehensweise

Die zweite Art der Diagnosestellung erfolgt durch das problemorientierte Vorgehen, meist anhand von Leitsymptomen, die in der Anamnese oder bei der klinischen Untersuchung erhoben wurden. Diese Methode führt zu weniger Fehlern und zur besseren Tiermedizin.

Um die problemorientierte Diagnosestellung anzuwenden, werden alle gefundenen Probleme (Abnormalitäten), von denen die Besitzer in der Anamneseerhebung berichten und die in der klinischen Untersuchung erhoben werden, **individuell betrachtet**. Um schließlich zu einer Diagnose zu kommen, sind die in den folgenden Kapiteln beschriebenen Schritte notwendig.

1.2.1 Vollständige Anamnese und klinische Untersuchung

> Anamnese und klinische Untersuchung sind die wichtigsten tierärztlichen Tätigkeiten, um zu einer korrekten Diagnose zu gelangen.

Ein exakter und detaillierter **Vorbericht** ist absolut notwendig. Neben den Fragen zum aktuellen Problem sind folgende Fragen wichtig:
- allgemeine Gesundheit (Impfung, Entwurmung, Läufigkeit)
- Umfeld des Tieres (andere Tiere im Haushalt, Gebrauchszweck, Fütterung, Auslandsaufenthalt)
- andere Organsysteme (Futteraufnahme, Kotabsatz, Erbrechen, Ausfluss etc.)

Teilweise müssen Unklarheiten durch mehrmaliges Fragen mit anderem Wortlaut beseitigt werden. Es ist wichtig, keine Suggestivfragen zu stellen („Trinkt das Tier wirklich nicht zu viel?") oder anklagend zu sein. Initial sind offene Fragen besser geeignet („Welches Problem hat ‚Felix'?"), um dann mit geschlossenen Fragen schneller die gewünschte Antwort zu bekommen („Setzt Ihr Hund normal Kot ab?"). Vermeiden Sie ineinander geschachtelte Fragen („Wie viel Wasser trinkt der Hund und setzt er normal Harn ab?").

Eine **komplette klinische Untersuchung** muss immer erfolgen. Kein diagnostischer Test kann eine ungenügende Anamneseerhebung oder eine lückenhafte klinische Untersuchung ersetzen. Wenn beispielsweise bei der Erhebung des Vorberichts nicht genau erfragt wird, ob das Erbrechen möglicherweise doch ein Regurgitieren ist, wird mit Abdomenröntgen und Blutuntersuchung ein möglicher Megaösophagus oder eine andere Ursache für Regurgitieren übersehen. Weiter ist eine komplette Blutuntersuchung bei einer Katze mit Lethargie und Anorexie unzureichend, wenn bei der klinischen Untersuchung ein Herzgeräusch unerkannt bleibt.

> Es ist von größter Wichtigkeit, dass normale Befunde der klinischen Untersuchung – einschließlich einer kompletten orthopädischen und neurologischen Untersuchung – sicher erkannt werden. Nur dann ist es möglich, abnormale Befunde richtig einzuschätzen.

1.2.2 Auflistung aller Probleme der Anamnese und der klinischen Untersuchung

ABC-Kriterien

Die gefundenen Probleme dürfen nur bis zu ihrem Verständnis aufgelistet werden. Dies bedeutet, dass eine subkutane, weiche, verschiebliche Masse nicht als „Lipom", sondern als „subkutane, weiche, verschiebliche Masse" beschrieben wird. Gleichermaßen wird eine Gelbfärbung der Schleimhäute als „Ikterus" gelistet und nicht als „Lebererkrankung" oder gar als „Hepatitis".

Anschließend sollten die aufgelisteten Probleme nach den folgenden drei ABC-Kriterien beschrieben werden:
- **Art**
- **Befund**: Größe, Frequenz, Schwere
- **Chronizität/Dauer**

Nasenausfluss wird somit genauer definiert als: purulent (Art), hochgradig, schlimmer werdend (Befund) und seit 2 Monaten (Chronizität). Oder Erbrechen als mit Futter und Schleim (Art), intermittierend (Befund) seit 3 Tagen (Chronizität/Dauer).

Hierarchisierung

Als Nächstes werden die Probleme bzw. Leitsymptome ausgewählt, die zuerst erarbeitet werden und am ehesten zu einer Diagnose führen. Beispielsweise ist Anorexie oder Lethargie sehr unspezifisch und kann bei praktisch allen Erkrankungen auftreten. Sie sind somit als Leitsymptome ungeeignet, wenn andere, spezifischere Probleme vorliegen. Die Wahl der zuerst zu behandelnden Probleme richtet sich nach folgenden Kriterien:

- Hochgradig oder häufig?
  Geringgradige oder seltene Probleme führen seltener zu einer Diagnose oder sind nicht mit der Hauptdiagnose vergesellschaftet. Beispielsweise kann ein Hund mit Bluthusten aufgrund einer Vergiftung mit Rattengift (Brodifacoum) zusätzlich verstopfte Analdrüsen haben.
- Problem, weshalb das Tier vorgestellt wird.
- Probleme, die spezifisch für ein Organsystem sind.
  Eine in der klinischen Untersuchung gefundene Arrhythmie hat ihren Ursprung im Herzen, auch wenn andere Gründe als kardiologische Probleme ursächlich dafür infrage kommen können.

1.2.3 Auflistung aller möglichen Differenzialdiagnosen für alle Probleme

Um eine Liste der Differenzialdiagnosen zu erhalten, haben sich die Fragen „Wo?" und „Was?" bewährt.

„Wo?"
Die Frage „Wo?" klärt, welches Organ oder Körpersystem für das Problem verantwortlich sein kann. Ist das betroffene Organ bzw. Körpersystem identifiziert, sollte eine weitere Unterteilung erfolgen. So kann Inkontinenz neurogen oder nicht neurogen sein; Ikterus kann prähepatisch, hepatisch oder posthepatisch sein; blasse Schleimhäute können durch eine verminderte periphere Durchblutung oder eine Anämie hervorgerufen werden. Letzteres wird dann nochmals unterteilt in eine regenerative oder nicht regenerative Anämie.

Für Polyurie/Polydypsie zum Beispiel lautet die Antwort auf die Frage „Wo?" zwar immer „die Niere", denn dort wird die Wasserhomöostase reguliert. Aber es ist auch möglich, die einzelnen Endorgane aufzulisten: Niere, Leber, Gehirn, Nebenniere, Schilddrüse, Lymphknoten etc. Dies macht die Diagnosestellung deutlich schwieriger.

Oft muss man sich bei der Frage „Wo?" gleichzeitig die Frage nach dem pathophysiologischen Mechanismus stellen, der zur Veränderung führt. Somit ist auch das Verständnis der Pathophysiologie wichtig. „Wo?" bei Ödemen kann nur beantwortet werden, wenn klar ist, wie Ödeme entstehen können (S. 325). Und zur Beantwortung des „Wo?" bei Erbrechen muss der Brechreflex verstanden werden (S. 147).

Falls als Antwort auf die Frage „Wo?" mehrere Organe oder Körpersysteme infrage kommen, sind in der Regel weitere diagnostische Tests nötig. Dyspnoe kann durch Probleme der Lunge, der Nase, des Herzens, des Zwerchfells, der Pleurahöhle, der Muskulatur oder des Säure-Basen-Gleichgewichts hervorgerufen werden und weitere Tests wie Thoraxröntgen, Laboruntersuchungen und/oder Echokardiographie sind nötig, um eine Diagnose zu stellen.

„Was?" oder VETAMIN-D
Nachdem „Wo?" beantwortet ist, stellt sich die Frage „Was?". Für jedes Organ oder Körpersystem gibt es eine Vielzahl von Ursachen, die zu einem bestimmten Problem/Leitsymptom führen. Um die verschiedenen Ursachen aufzulisten, kann das Akronym VETAMIN-D helfen:

V	vaskulär
E	entzündlich (infektiös und nicht infektiös)
T	traumatisch toxisch
A	Anomalie (meist kongenital)
M	metabolisch (z. B. endokrin, Säure-Basen-Haushalt, Elektrolyte) medikamentös
I	immunvermittelt idiopathisch iatrogen
N	neoplastisch nutritiv
D	degenerativ

Als **Beispiel** sei ein 7-jähriger, männlicher nicht kastrierter Labrador mit Pollakisurie, Strangurie und Hämaturie seit 4 Tagen erwähnt. Pollakisurie und Strangurie können mit der Frage „Wo?" nur im unteren Harntrakt lokalisiert werden, während die Ursache der Hämaturie (wenn es denn sicher Blut im Harn ist und nicht eine andere Ursache von rotem Harn [S. 172]) auf die Frage „Wo?" sowohl im oberen Harntrakt, im unteren Harntrakt, in den Geschlechtsorganen oder im Gerinnungssystem lokalisiert sein kann. Da es zusammen mit den ersten beiden Problemen auftritt, besteht eine große Wahrscheinlichkeit, dass dieselbe Ursache besteht (muss aber nicht). Das „Was?" für diese Probleme (lokalisiert im unteren Harntrakt) ist somit:

V	Infarkt in der Niere mit Blutkoagel in der Blase
E	infektiöse Zystitis oder Prostatitis, Prostataabszess
T	Trauma, Urethrastriktur nach Katheterisierung, Ureterläsion, Vergiftung durch Rattengift mit Gerinnungsstörung und Koagel in der Blase
A	Blasendivertikel, Phimose
M	Harnsteine
I	Hämaturie oder immunbedingte Thrombopenie mit Blutkoagel in der Blase
N	Tumor in Niere, Ureter, Blase, Urethra oder Prostata
D	Urethragranulom, benigne Prostatahyperplasie, Prostatazysten, Paraprostatazysten

Nach Auflisten aller möglichen Differenzialdiagnosen muss im Zusammenhang mit dem Signalement (Rasse, Alter Geschlecht), der Anamnese und der klinischen Untersuchung eine **Wahrscheinlichkeitsliste** erstellt werden. Dazu sollten die Häufigkeiten von Erkrankungen in einer Region bekannt sein. Eine mögliche **Einteilung der Wahrscheinlichkeiten** in folgende drei Gruppen ist sinnvoll:
1. wahrscheinlich
2. möglich
3. eher unwahrscheinlich

Im vorangegangenen Beispiel ist eine benigne Prostatahyperplasie, Prostatazysten oder eine infektiöse Zystitis/Prostatitis aufgrund von Signalement und Anamnese **wahrscheinlich,** denn diese Erkrankungen treten beim älteren unkastrierten Rüden häufig auf. Bei diesen Krankheiten zeigen sich die erwähnten Symptome und in der klinischen Untersuchung ist teilweise nichts zu finden, da die Prostata weit kranial liegt und rektal nicht palpierbar ist.

Die Differenzialdiagnosen Harnsteine und Tumor sind **möglich,** wobei männliche Labradore selten Harnsteine haben und Blasen- oder Prostatatumoren weniger häufig sind als eine benigne Prostatahyperplasie.

Alle weiteren Differenzialdiagnosen sind **eher unwahrscheinlich:** Ein Prostataabszess ist meist sehr schmerzhaft und das Tier wäre febril, Trauma oder eine vorangegangene Katheterisierung sollten anamnestisch ausgeschlossen sein und die restlichen Erkrankungen sind selten.

1.2.4 Festlegen eines Diagnoseplans

Um die verschiedenen Differenzialdiagnosen auszuschließen und eine Diagnose zu stellen, muss ein Plan nach den folgenden drei Grundsätzen erstellt werden:
1. Die Tests erfolgen nach Wahrscheinlichkeit der Erkrankung.
2. Die Tests erfolgen abhängig davon, wie invasiv bzw. einfach und/oder teuer sie sind.
3. Tests mit guter Sensitivität/Spezifität sind zu bevorzugen.

Ein negatives oder normales Testresultat verkürzt die Liste der Differenzialdiagnosen, vorausgesetzt, der Test war nicht falsch negativ/normal.

Im oberen Beispiel des 7-jährigen Labradors erfolgt
- eine hämatologische Untersuchung (zum Ausschluss einer Thrombopenie),
- eine Gerinnungsuntersuchung (zum Ausschluss einer Gerinnungsstörung),
- eine komplette Harnuntersuchung inklusive bakteriologischer Untersuchung aus Katheter- oder Zystozenteseharn und
- ein Ultraschall, um Nieren, Ureteren, Blase, Urethra (soweit möglich) und Prostata sowie die umgebenden Strukturen zu beurteilen.

Bei negativen Resultaten werden weitere Tests durchgeführt, so z.B. ein Kontraströntgen oder eine Zystoskopie – für diese ist eine Narkose nötig.

1.2.5 Erweiterung der Problemliste

Sobald die Resultate der durchgeführten Tests vorliegen, sind alle abnormalen Werte sofort auf die bereits erstellte Problemliste zu setzen. Veränderungen aus Laborbefunden (z. B. Neutrophilie, Anämie, Hypoproteinämie, Hyperglykämie, erniedrigtes spezifisches Gewicht, positiver Befund bei der Harnbakteriologie, positiver ACTH-Stimulationstest), aber auch aus Röntgen, Ultraschall oder weiteren bildgebenden Verfahren (z. B. Kardiomegalie, Lungenveränderungen, Prostatazysten, Vorhofflimmern) werden dann nach den ABC-Kriterien und mithilfe der Fragen „Wo?" und „Was?" abgearbeitet. Eventuell ist ein weiterer Diagnoseplan zu erstellen.

1.2.6 Erstellen eines Therapieplans

Eine Therapie kann entweder
- **diagnostisch** (z. B. spezifische Diät zum Nachweis einer Futtermittelhypersensitivität),
- **spezifisch** (z. B. Verschluss eines Ductus arteriosus),
- **symptomatisch** (z. B. Gabe von Antiemetika bei einem Tier mit Erbrechen) oder
- **unterstützend** (z. B. Flüssigkeitsgabe bei Tieren mit Anämie oder Durchfall)

sein.

Oft muss der Behandlungsplan simultan mit den oben erwähnten diagnostischen Schritten erfolgen, wenn z. B. ein Tier mit Dyspnoe, Harnwegsobstruktion oder Hämaskos vorgestellt wird. Der Schwerpunkt dieses Buchs ist jedoch die Diagnosestellung. Daher wird hier nur auf die diagnostischen Therapien eingegangen. Für die spezifische, symptomatische und unterstützende Therapie sei auf andere Literatur verwiesen.

1.2.7 Dokumentation der Befunde

Die schriftliche Aufzeichnung der Befunde, ob normal oder abnormal, ist bei Tieren mit komplexen Problemen absolut notwendig. Erstens ist dies wichtig aus forensischer Sicht, zweitens wird in der größeren Praxis/Klinik mit vielen Patienten pro Tag schnell etwas vergessen (auch die Abrechnung betreffend) und drittens können weitere Mitarbeiter oder überweisende Kollegen so über die Veränderungen und die eigenen Gedankengänge klarer informiert werden. Selbstverständlich muss nicht für jedes der gefundenen Probleme eine komplette Liste der Differenzialdiagnosen mit einem ausführlichen Plan aufgeschrieben werden. In ausgewählten Fällen kann aber solch eine Liste Licht ins Dunkel bringen.

2 Diagnostische Tests

Reto Neiger und Christiane Stengel

Das Wichtigste vorweg

- Jeder Test kann sowohl falsch positiv als auch falsch negativ ausfallen – das Wissen um Sensitivität und Spezifität eines Tests hilft bei der Wahl einer Untersuchung.

- In-House-Hämatologiegeräte sind sehr gut in der Bestimmung der Gesamtleukozytenzahl, deren Differenzierung ist zurzeit jedoch noch nicht genau genug. Daher sollte das Differenzialblutbild manuell nachkontrolliert werden.

- Meist ist die Bestimmung eines kompletten Chemieprofils wirtschaftlich und medizinisch sinnvoller als die Bestimmung mehrerer Einzelparameter.

- Amylase und Lipase sind beim Hund nur aussagekräftig, wenn der Wert höher ist als das Dreifache des oberen Referenzwertes; bei Katzen sind diese beiden Parameter ohne Aussagekraft.

- Eine komplette Harnanalyse beinhaltet die Bestimmung des spezifischen Gewichts mittels Refraktometer, eine Harnteststreifenuntersuchung und eine Sedimentanalyse.

- Alle chirurgisch entfernten Gewebe sind histologisch zu untersuchen (Ausnahme: normale Kastration).

Medizin ist eine Kunst und keine Wissenschaft. Die Kunst ist es, für den jeweiligen Patienten die richtigen Tests auszuwählen und diese dann im Gesamtzusammenhang korrekt zu interpretieren. Folgendes muss dabei beachtet werden:
- Invasivität
- Kosten
- Sensitivität und Spezifität
- Verfügbarkeit des jeweiligen Tests
- Dauer, bis Resultate vorliegen

> Eine invasive Untersuchung und alle Tests, für welche eine Anästhesie benötigt wird, sollten erst dann erfolgen, wenn einfachere und billigere Untersuchungen kein eindeutiges Resultat erbrachten.

Die **Invasivität** muss gegen die Genauigkeit abgewogen werden, d. h. manchmal ist es besser, sofort einen invasiven Test durchzuführen, der eine bessere Genauigkeit hat, da dadurch rascher eine korrekte Diagnose gestellt werden kann. Beispielsweise kann eine PCR-Untersuchung von Knochenmark zum Nachweis einer Leishmaniose eher die korrekte Diagnose liefern als eine serologische Titerbestimmung. Der Test ist aber in der Regel auch teurer und dauert manchmal länger.

Absolut jeder Test, unabhängig ob Laboruntersuchung, Bildgebung oder sogar eine klinische oder neurologische Untersuchung, kann ein falsch positives oder falsch negatives Resultat ergeben.

> Das Wissen um die Sensitivität und Spezifität ist für die Wahl eines Tests von ausschlaggebender Bedeutung, denn nur dadurch kann abgeschätzt werden, ob das Resultat zum jeweiligen Patienten passt.

Vereinfacht gesagt zeigt die **Sensitivität**, wie gut ein Test ein krankes Tier als korrekt krank identifiziert (niedrige Sensitivität gibt viele falsch negative Resultate), während die **Spezifität** aufzeigt, wie gut ein Test ein gesundes Tier als korrekt gesund erkennt (niedrige Spezifität gibt viele falsch positive Resultate). Eine hohe Sensitivität wird in der Regel durch eine niedrigere Spezifität „erkauft" und umgekehrt, daher ist in manchen Fällen die Durchführung zweier verschiedener Tests notwendig, einer mit hoher Spezifität und einer mit hoher Sensitivität. Diese Überlegung ist wichtig, wenn es um die Bewertung der einzelnen Tests geht, denn keine Untersuchung auf z. B. infektiöse Agenzien hat eine 100%ige Sensitivität und Spezifität. Somit ist z. B. bei einem Test, der je eine 90%ige Sensitivität und Spezifität hat und die Prävalenz einer Erkrankung bei 1% liegt (also 1 Tier von 100 hat die Erkrankung), ein positiver Test und bei nur 8% der Patienten korrekt positiv und bei 92% falsch positiv. Ein negativer Test ist aber zu 99,89% korrekt negativ. Steigt die Prävalenz der gleichen Erkrankung auf 10%, ist ein positiver Test zu 50% korrekt positiv, während ein negativer Test zu 98,7% korrekt negativ ist.

Labordiagnostische Untersuchungen sind von den Bedingungen eines Labors (z.B. Nass- oder Trockenchemie, verschiedene serologische Methoden, unterschiedliche Reagenzien und Geräte) abhängig und somit von Labor zu Labor unterschiedlich. Demzufolge können auch keine allgemeingültigen **Referenzwerte** gegeben werden. Am Ende des Buchs finden Sie jedoch grobe Richtwerte.

> Wichtig ist, dass jedes Labor für alle angebotenen Tests eigene Referenzwerte liefert und auf Nachfrage auch erklärt, wie diese ermittelt wurden.

In diesem Buch werden in Rahmen der diagnostischen Aufarbeitung verschiedenste Tests erwähnt. Diese Tests werden in den folgenden Kapiteln kurz erläutert. Ein Anspruch auf Vollständigkeit kann jedoch nicht erhoben werden.

Die Ergebnisse der bildgebenden Untersuchungen hängen sehr stark vom Gerät und besonders vom Können und Wissen des Untersuchers ab. Bei der Aufarbeitung der einzelnen Probleme in diesem Buch wird immer davon ausgegangen, dass ein guter Untersucher mit einem guten Gerät das Bestmögliche aus den Untersuchungen herausholt. Bei Unklarheiten sollte eine Überweisung an einen Spezialisten in Erwägung gezogen werden.

2.1 Allgemeine Untersuchung

Signalement. Da für viele Erkrankungen immer mehr Rasseprädispositionen bekannt werden, sollte die Rasse so genau wie möglich erfasst werden. Bei unbekanntem Alter dürfen Erkrankungen, die v.a. bei älteren Tieren vorkommen, nicht außer Acht gelassen werden, wenn ein junges Alter geschätzt wurde.

> Ist das Alter eines Tieres nicht bekannt (Findeltier), kann bei adulten Tieren nur eine sehr grobe Schätzung des Alters erfolgen. Meist ist dies überhaupt nicht möglich.

Die **klinische Untersuchung** ist immer vollständig durchzuführen und beinhaltet:
- Gewicht (gewogen, nicht geschätzt)
- Nährzustand
- Bewusstsein (normal, apathisch, stuporös, komatös)
- Temperatur rektal
- Hautturgor
- Schleimhäute inkl. kapillärer Rückfüllzeit (KRZ)
- Herz- und Pulsfrequenz sowie Pulsqualität
- Auskultation Thorax inkl. Atemfrequenz
- Palpation Abdomen und Lymphknoten sowie Rektalpalpation

Die **neurologische Untersuchung** beinhaltet
- das Bewusstsein,
- Haltung und Verhalten,
- Gang,
- Kopfnerven,
- Haltungs- und Stellreaktionen,
- die Untersuchung peripherer Nerven (spinale Reflexe) sowie
- in manchen Fällen den Augenhintergrund.

2.2 Labordiagnostik

2.2.1 Hämatologie (CBC)

Eine Hämatologie (Complete Blood Count = CBC) beinhaltet zum einen die Messung der **Gesamtleukozytenzahl** (White Blood Cells = WBC) und deren **Differenzierung** (stabkernige/segmentkernige Neutrophile, Eosinophile, Monozyten, Lymphozyten). Es sollen immer die absoluten Werte betrachtet werden, nicht die Prozentzahlen.

Die Hämatologie gibt zudem Angaben zu der Anzahl der **Erythrozyten** (Ec), des **Hämoglobins** (Hb) und des **Hämatokrits** (Hkt). Letzteres wird bei Hämatologiesystemen in der Regel berechnet – eine genaue Messung kann über die Bestimmung des Mikrohämatokrits (Packed Cell Volume = PCV) erfolgen. Die Berechnung der Indizes (Mean corpuscular Volume = MCV; Mean corpuscular Haemoglobin Concentration = MCHC) komplettiert das rote Blutbild.

Eine Beurteilung der **Erythrozytenmorphologie** und eine Bestimmung der **Retikulozytenzahl** (Referenzwert s. Kap. 11.4.3, S. 99) gehören bei veränderten Hämatologiewerten ebenso zu einer kompletten Hämatologie wie die Bestimmung der **Thrombozytenzahl** (Platelets = PLT). Die Thrombozytenzahl muss bei abweichenden Werten ebenfalls mittels Blutausstrich bestätigt werden.

> In-House-Hämatologiegeräte können ein Differenzialblutbild immer nur schätzen. Bei Unstimmigkeiten oder Problemen sollte immer eine manuelle Differenzierung der Leukozyten mittels Blutausstrich erfolgen.

2.2.2 Gerinnung

Primäre Gerinnung
Die Komponenten der primären Gerinnung (vgl. S. 106) werden untersucht durch die Messung der **Thrombozytenzahl** und Bestimmung der Thrombozytenfunktion via Messen einer **Maulschleimhautblutungszeit** (Buccal mucosal bleeding Time = BMBT, S. 113).

Sekundäre Gerinnung
Die sekundäre oder plasmatische Gerinnung wird untersucht durch Messen der **Prothrombinzeit** (One-Stage Prothrombin Time = OSPT), auch PT oder **Quick** genannt (extrinsisches System), und der **aktivierten partiellen Thromboplastinzeit** (Activated partial Thromboplastin Time = aPTT) (intrinsisches System). Das intrinsische System kann auch durch die Bestimmung der **aktivierten Gerinnungszeit** (Activated Clotting Time = ACT) erfolgen.

Weitere Gerinnungstests
Weitere Untersuchungsmethoden zur Beurteilung einer Gerinnungsstörung sind die Bestimmung von **D-Dimeren** oder die Erstellung eines **Thromboelastogramms** (TEG).

Bei Verdacht eines spezifischen Gerinnungsfaktorenmangels können einzelne **Gerinnungsfaktoren** (z.B. Faktor VIII oder Faktor IX) sowie der **von-Willebrand-Faktor** (vWF) im Plasma im Vergleich zu einer Standardprobe bestimmt werden.

2.2.3 Immunologie

- **Coombs-Test**
  Nachweis von Antikörpern auf der Erythrozytenoberfläche bei Verdacht auf immunbedingte Zerstörung von Erythrozyten.
- **Antithrombozytäre Antikörper**
  Nachweis von Antikörpern auf der Oberfläche von Thrombozyten und im Blutplasma bei Verdacht auf immunbedingte Zerstörung der Thrombozyten.
- **Antinukleäre Antikörper** (ANA)
  Bei Verdacht auf systemischen Lupus erythematodes (SLE).
- **Rheumafaktoren** (RF)
  Bei Verdacht auf rheumatoide Arthritis.
- Beim Auftreten einer signifikanten Hyperglobulinämie sollten die verschiedenen Eiweißfraktionen mittels **Serumeiweißelektrophorese** differenziert werden, um festzustellen, ob eine monoklonale oder polyklonale Gammopathie vorliegt.

> Nebst den absoluten Werten einer Eiweißelekrophorese (α-, β-, γ-Globuline) ist auch die Form der Kurve zu beurteilen, da dies viel über die einzelnen Globulinfraktionen aussagt.

2.2.4 Chemieprofil (Chemie)

Oft ist es einfacher und preiswerter, ein komplettes Chemieprofil anzufertigen, als mehrere einzelne Werte zu bestimmen. Im Rahmen der in diesem Buch dargestellten Diagnostik beinhaltet ein Chemieprofil folgende Parameter:

- **Nierenwerte:** Harnstoff, Kreatinin, Phosphor, Albumin

- **Leberwerte:** Harnstoff, Bilirubin, Albumin, Glukose, Cholesterin, alkalische Phosphatase (AP), Alanin-Transaminase (ALT)
- **Elektrolyte:** Natrium (Na^+), Kalium (K^+), Chlor (Cl^-), Kalzium (Ca^{2+}), Phosphor (P)
- **Metaboliten:** Glukose, Gesamtprotein, Albumin, Globulin

2.2.5 Leberfunktionstests

- Gallensäuren
  - gefastet; können erste Hinweise geben
  - postprandialer **Gallensäurestimulationstest**: 2 h nach Gabe einer kleinen Menge Futter; ist spezifischer für Lebererkrankungen als ein basaler Wert beim gefasteten Tier.
  - Takus®-Gallensäurestimulationstest: 30 min nach i.m.-Gabe von 0,3 µg Takus®/kg (entspricht bei einer Ampulle mit 5 µg Takus® 1 ml pro 17 kg KGW). Takus® ist ein synthetisches Cholezystokinin.
- Ammoniak
  - basal; kann erste Hinweise liefern
  - oraler **Ammoniumtoleranztest**: 30 min nach oraler Gabe von 100 mg Ammoniumchlorid/kg KGW. Ammoniumchlorid kann auch rektal eingegeben werden, hierbei wird der Ammoniakwert 20 und 40 min nach Eingabe von 2 ml/kg einer 5%igen Ammoniumchloridlösung gemessen.

> Der Ammoniakbelastungstest ist bei Tieren mit erhöhtem basalem Ammoniak kontraindiziert.

2.2.6 Pankreastests

Das exokrine Pankreas kann entweder ungenügend funktionieren (exokrine Pankreasinsuffizienz = EPI) oder es kann überreagieren, was zu einer Pankreatitis führt. Klassischerweise wird zur Diagnose einer Pankreatitis die Bestimmung von **Amylase** und **Lipase** im Serum herangezogen. Beide Parameter sind sehr unspezifisch und es bedarf mindestens einer 3-fachen Erhöhung über den oberen Referenzwert, um aufgrund dieser Werte den Verdacht einer Pankreatitis auszusprechen.

Seit Kurzem kann im Serum die immunologische Bestimmung einer speziesspezifischen **pankreasspezifischen Lipase** (Pancreatic Lipase Immunoreactivity = PLI) zur Diagnose einer Pankreatitis bei Hund und Katze herangezogen werden. Die Diagnose einer EPI erfolgt am einfachsten mit der Messung der sehr sensitiven und spezifischen **Trypsinähnlichen Immunoreaktivität** (Trypsin-like Immunoreactivity = TLI) im Serum.

2.2.7 Blutgasanalyse

Die **Blutgasanalyse** wird meist zur Bestimmung der **Sauerstoffsättigung** und des **Säure-Basen-Haushaltes** durchgeführt. Die Sauerstoffsättigung und der Sauerstoffpartialdruck können nur im arteriellen Blut korrekt gemessen werden, für die Säure-Basen-Parameter und Elektrolyte ist die Messung mit ausreichender Zuverlässigkeit auch im gemischten oder venösen Blut möglich.

Zur Blutgasbestimmung wird heparinisiertes Vollblut verwendet (Röhrchen mit 1:1000 Heparin bedampft, Spritze mit Spuren von Heparin). Die Säure-Basen-Werte, der Kohlendioxidpartialdruck und die Bikarbonatkonzentration dienen zur Interpretation des möglichen Vorliegens einer Azidose oder Alkalose und ob diese bedingt ist durch eine metabolische, respiratorische oder gemischte Störung. Die meisten Blutgasanalysegeräte messen zudem Hämatokrit, Natrium, Kalium und Chlorid, je nach Gerät werden auch **ionisiertes Kalzium**, **ionisiertes Magnesium** und **Laktat** gemessen.

> Für eine korrekte Blutgasanalyse muss sofort nach der Blutentnahme jegliche in Röhrchen/Spritze verbliebene Luft komplett entfernt und das Gefäß dann luftdicht verschlossen werden. Die Blutgasanalyse sollte innerhalb von 15 min erfolgen.

2.2.8 Urinanalyse (UA)

Eine vollständige Urinanalyse besteht immer aus der Untersuchung folgender Parameter:

- **Spezifisches Gewicht** (SG), gemessen mittels Refraktometer, gibt Auskunft über die Wasserhomöostase der Nieren.

> Die Bestimmung des spezifischen Gewichts muss immer vor der Gabe einer Infusion erfolgen.

- **Harnteststreifen**
  Bei Hund und Katze beurteilbar: pH, Glukose, Ketonkörper, Bilirubin, Protein und Erythrozyten/Hämoglobin.
  Nitrit, Urobilinogen und Leukozyten sind beim Kleintier ebenso unbrauchbar wie eine Bestimmung der Bakterienkonzentration auf dem Teststreifen.
- **Sediment**
  Etwa 5–10 ml Urin werden in einem konisch zulaufenden Gefäß bei langsamer Geschwindigkeit (1500 bis 2000 Umdrehungen/min) für 5 min zentrifugiert.

> Es ist sehr wichtig, die Art der Harngewinnung in Betracht zu ziehen, denn im Spontanharn werden von der Vagina/dem Penis fast immer einige Leukozyten enthalten sein, möglicherweise auch Bakterien. Dagegen ist in Harn, der mittels Katheter gewonnen wurde, die Zahl der Epithelzellen höher. Schlussendlich sind Erythrozyten sowohl im Zystozeseharn als auch in Katheterharn in größerer Menge vorhanden als in Spontanharn.

Weitere Urinuntersuchungen

Zur Quantifizierung des Proteingehalts im Harn und zur Beurteilung eines möglichen Verlusts über die Niere (Protein-losing Nephropathy = PLN) wird der **Protein-Kreatinin-Quotient** (UPC) im Harn bestimmt. Zuvor muss immer eine Untersuchung des Sediments durchgeführt werden. Falls sich Hinweise für eine Entzündung finden (viele Leukozyten), kann dadurch der Proteingehalt fälschlicherweise durch Protein aus den unteren Harnwegen erhöht sein, was zu einem falsch positiven Ergebnis führt.

> Bei positivem Proteinbefund auf einem Harnteststreifen sollte immer eine Quantifizierung des Proteinverlustes über die Niere mittels Protein-Kreatinin-Quotient erfolgen.

Mittels **Harnbakteriologie** wird eine bakterielle Harnwegserkrankung diagnostiziert. Da Harn selbst ein gutes Kulturmedium ist und sich die Keimzahl bei Raumtemperatur alle 20–45 min verdoppeln kann, sollte eine Kultur innerhalb von 30–60 min nach dem Gewinnen angelegt werden. Ist dies nicht möglich, kann die Probe bis 6 h im Kühlschrank gelagert werden, ohne dass es zu einem signifikanten Wachstum von Keimen kommt. Alternativ sind auch kommerziell erhältliche Harnstabilisatoren brauchbar. Werden die Proben zusätzlich gekühlt, bleibt der Keimgehalt dann bis 72 h stabil.

Während Urin in der Blase in der Regel steril ist, kann bei der Gewinnung mittels Katheter oder bei Spontanharn eine Kontamination aus lokal physiologisch vorhandenen Bakterien des distalen Urogenitaltraktes entstehen. Obschon auch bei einer Zystozentese bei nicht ausreichender Desinfektion eine Kontamination durch Hautkeime möglich ist, ist diese Technik dennoch der Harngewinnung per Katheter für eine bakteriologische Kultur vorzuziehen.

> Spontanharn (Mittelstrahlurin) ist zu oft durch Keime des distalen Urogenitaltraktes kontaminiert und somit für eine Harnbakteriologie ungeeignet.

Seltene parasitäre Erkrankungen des Harntraktes werden durch eine **Harnparasitologie** untersucht. Schlussendlich kann auch mittels Analyse spezieller Metaboliten im Harn eine angeborene **Speicherkrankheit** diagnostiziert werden.

2.2.9 Endokrinologische Tests

Nebennierenfunktion
- **ACTH-Stimulationstest (ACTH-ST)**
  - Messung der Reservekapazität der Nebennierenrinde.
  - Klassischer Test zur Diagnose eines Hypo-

adrenokortizismus; wird auch zur Diagnose und Therapiekontrolle eines Hyperadrenokortizismus verwendet.
- Vorgehen: Nach Blutentnahme zur Messung des basalen Serumkortisolwertes wird ACTH (Synacthen®) i.v. oder i.m. verabreicht (5 µg/kg i.v. (maximal eine ganze Ampulle) oder 1 Ampulle = 250 µg für Tiere > 15 kg bzw. ½ Ampulle für Tiere < 15 kg i.m.). Die Blutentnahme zur Messung des stimulierten Serumkortisolwertes erfolgt nach 1 h.
- Bei einem negativen ACTH-ST und dem Verdacht eines Nebennierentumors kann statt oder zusätzlich zu Kortisol 17-Hydroxyprogesteron aus den beiden im ACTH-Test gewonnenen Serumproben gemessen werden.

- **Niedrig dosierter Dexamethason-Suppressionstest** (Low-dose Dexamethasone Suppression Test = LDDST)
  - Test zur Diagnose bzw. Ausschluss eines Hyperadrenokortizismus.
  - Vorgehen: Nach Blutentnahme zur Bestimmung des basalen Serumkortisolwertes werden 0,01–0,015 mg/kg Dexamethason (Katze: 0,1–0,15 mg/kg) i.v. verabreicht und jeweils eine Serumkortisolbestimmung nach 4 und 8 h durchgeführt.
- **Kortikoid-Kreatinin-Quotient** (Urine Corticoid: Creatinine Ratio = UCCR) aus Morgenurin, der zu Hause gewonnen wurde
  - Test zum Ausschluss eines Hyperadrenokortizismus.

Die Unterscheidung zwischen hypophysärem und adrenergem Hyperadrenokortizismus erfolgt durch die Bestimmung von **endogenem ACTH** aus Plasma, mittels Ultraschall (Vermessen beider Nebennieren) oder mittels **hoch dosiertem Dexamethason-Suppressionstest** (High-dose Demathasone Suppression Test = HDDST). Ein oraler Dexamethason-Suppressionstest durch mehrfache Messung des UCCR ist eine zusätzliche Möglichkeit.

Schilddrüsenfunktion

Eine Überfunktion (Hyperthyreose) kommt v. a. bei der Katze vor und kann mittels Bestimmung von **Thyroxin** (T_4) diagnostiziert werden. Selten sind weitere diagnostische Tests nötig, wie die Bestimmung von freiem T_4 oder eine Szintigrafie.

Die Diagnose einer Unterfunktion (Hypothyreose) ist oft schwierig, da viele Erkrankungen und Medikamente einen Einfluss auf die Schilddrüse und damit die Schilddrüsenwerte haben können (Euthyroid-Sick-Syndrom). Die Bestimmung von T_4 allein ist deshalb nicht diagnostisch, meist muss zusätzlich **canines Thyroidea-stimulierendes Hormon** (cTSH) mitbestimmt werden.

Eine höhere Genauigkeit als T_4 hat die Bestimmung von **freiem Thyroxin** (fT_4), jedoch nur, wenn mittels Equilibriumdialysemethode gemessen wird. Die Messung von **Thyreoglobulinantikörpern** kann Hinweise auf eine immunologische Zerstörung der Schilddrüse geben. Bei unklaren Resultaten kann ein **TSH-Stimulationstest** mit rekombinantem humanem TSH nötig sein.

> Die alleinige Bestimmung von Thyroxin kann eine Hypothyreose nicht sicher genug diagnostizieren.

Weitere endokrinologische Tests

Beim Vorliegen einer Hyperglykämie bei der Katze sollte eine erneute Glukosemessung einige Tage später erfolgen, zudem kann **Fruktosamin** im Serum bestimmt werden, um eine Stresshyperglykämie auszuschließen. Bei schwer einstellbarem Diabetes mellitus und dem Verdacht einer Akromegalie kann **Insulin-like Growth Factor 1** (IGF-1) im Plasma bestimmt werden.

Beim Auftreten einer Hypoglykämie und dem Verdacht eines Insulinoms kann **Insulin** im Plasma bestimmt werden. Diese Messung sollte immer zum Zeitpunkt einer Hypoglykämie (Glukose < 60 mg/dl bzw. < 3,33 mmol/l) erfolgen, da eine Interpretation des Wertes bei normalem Blutzuckerspiegel nicht möglich ist. Im Falle einer Hypoglykämie sprechen normale oder erhöhte Insulinwerte für eine abnorme Insulinsekretion.

Die Diagnose eines Hyperparathyroidismus erfolgt mittels Bestimmung von **Parathormon** (PTH) im Plasma. Eine malignitätsinduzierte Hyperkalzämie wird teilweise durch ein hohes **Parathormonähnliches Protein** (Parathormone-related Protein = PTHrP) ausgelöst, dieses kann ebenfalls im Plasma gemessen werden.

> Sowohl PTH als auch PTHrP sind sehr labile Moleküle und es müssen spezifische Bedingungen erfüllt sein und eine spezielle Messmethode angewandt werden (z. B. Zugabe von Proteaseinhibitoren), damit die Resultate aussagekräftig sind.

Die Bestimmung von **Erythropoetin** im Plasma kann bei einem Tier mit starker Erythrozytose zur Abklärung eines Erythropoetin-produzierenden Tumors nötig sein.

2.2.10 Blutkultur

Beim Verdacht auf eine Sepsis sollte Blut bakteriologisch untersucht werden. Drei Proben (je nach Blutkultursystem 4–10 ml) werden im Abstand von je 1 h aus der V. jugularis steril entnommen und in entsprechendem Kulturmedium ins Labor geschickt.

2.2.11 Folsäure und Cobalamin

Die Bestimmung von Folsäure und Cobalamin (Vitamin B_{12}) im Serum kann helfen, die Lokalisation einer Malassimilation besser zu charakterisieren (Kap. 13.4.5, S. 125). Nebst der Diagnostik sollte bei erniedrigten Werten eine parenterale Substitution erfolgen.

2.2.12 Infektionsnachweis (Serologie, Molekularbiologie)

Bei Verdacht auf verschiedenste Infektionserkrankungen oder für einen Gesundheitscheck kann eine serologische Untersuchung eingeleitet werden auf:
- Antikörper
  - Viren: z. B. FIV, FeLV, Parvo, FIP, Tollwut
  - Bakterien: z. B. Leptospirose, Borreliose, Ehrlichiose, Anaplasmose, Bartonellose, Mykoplasma
  - Protozoen: z. B. Leishmaniose, Babesiose, Toxoplasmose, Neosporose, Hepatozoonose
  - Parasiten: z. B. Dirofilariose
- Antigen
  - z. B. FeLV, Dirofilariose

> Es ist wichtig, Ursachen für falsch negative und falsch positive Resultate zu kennen.
>
> Ein **falsch negatives** Resultat kann auftreten
> - bei einer akuten Infektion, bevor eine Antikörperantwort auftritt (z. B. Leishmaniose, Babesiose, Ehrlichiose),
> - bei labortechnischen Problemen (ELISA, Western Blot, Immunfluoreszenz etc.),
> - wenn eine sehr massive Infektion alle Antikörper bindet (z. B. FIP, Leishmaniose),
> - durch eine chronische Infektion, die vom Immunsystem gut kontrolliert wird (z. B. Ehrlichose).
>
> Ein **falsch positives** Resultat kann auftreten
> - bei vorgängiger Impfung (z. B. Borreliose, Leptospirose, FIV),
> - wenn eine frühere Kolonisierung stattgefunden hat, diese aber nicht für die derzeitigen Symptome verantwortlich ist (z. B. FIP, Borreliose, Leishmaniose, Aspergillose, Babesiose, Toxoplasmose),
> - bei Kreuzimmunität (z. B. Anaplasmose und Ehrlichiose, Toxoplasmose und Neosporose),
> - durch maternale Antikörper (z. B. FIV),
> - bei labortechnischen Problemen.

Eine Verbesserung der Genauigkeit serologischer Resultate kann durch die Bestimmung von **IgM** und **IgG** sowie durch **gepaarte Serumtiter** im Abstand von 3–4 Wochen erreicht werden. Für einige Infektionen bietet sich auch der Nachweis spezifischerer Antikörper an (z. B. C6-ELISA bei Borreliose) oder es kann ein weiterer Test zur Bestätigung des Ergebnisses durchgeführt werden (z. B. bei FIV: Western Blot nach positivem ELISA-Test).

Für viele Infektionserkrankungen stehen auch molekularbiologische Tests, meist auf **PCR**-Basis, zur Verfügung. Diese haben in der Regel eine höhere Spezifität und sind bei einer Infektion früher positiv (z. T. sogar während der Inkubationszeit, bevor Symptome auftreten) als der Antikörpertest. Da eine PCR-Untersuchung Nukleinsäuren nachweist, erfolgt die Untersuchung aus DNA- oder RNA-haltigen Proben (z. B. Vollblut, Urin, Kot, Knochenmark, Liquor, Konjunktivalabstrich).

2.2.13 DNA-Tests

Für immer mehr kongenitale Erkrankungen werden rassespezifische DNA-Tests angeboten (z.B. MDR-1-Defekt, Progressive Retinaatrophie, von-Willebrand-Faktor-Mangel, Zystinurie, maligne Hyperthermie, Pyruvatkinasemangel, Mukopolysaccharidose, Hyperparathyreoidismus). In der Regel werden dazu Leukozyten benötigt (EDTA-Blut), z.T. kann aber auch ein Maulschleimhautabstrich genügen.

2.3 Weitere Laboruntersuchungen

2.3.1 Kotuntersuchung

Routineuntersuchungen im Kot sind Kotbakteriologie, Kotparasitologie und Kotvirologie. Tests zur Untersuchung der Verdaulichkeit von Fett, Protein oder Kohlenhydrat im Kot werden heute als obsolet angesehen.

- **Kotbakteriologie**
  - Untersuchung auf spezifische enterale pathogene Keime (v.a. *Campylobacter* spp., *Salmonella* spp. und *Yersinia* spp.).
  - Enteropathogene *E. coli* werden nur in Speziallabors mittels Molekularbiologie oder Serotypisierung untersucht.
  - Clostridienenterotoxine A und B (CPE) sind mittels ELISA ebenfalls im Kot nachzuweisen, meist wird diese Untersuchung zusammen mit einer bakteriellen Kultur auf *Clostridia* spp. durchgeführt, die Kultur allein ist nicht aussagekräftig. Zur Bestätigung kann eine Genotypisierung zum Nachweis des *cpe*-Gens in den Clostridien hilfreich sein.
- **Kotparasitologie**
  - Nachweis von Helminthen oder Protozoen.
  - Zum Nachweis von Giardia sollten drei verschiedene Proben mittels Flotationsverfahren untersucht werden. In letzter Zeit konnte ein ELISA zum Nachweis von Giardia-Antigen etabliert werden.
- **Kotvirologie** mittels Elektronenmikroskopie oder PCR
  - Nachweis von Parvo-, Paramyxo- oder Coronaviren.
  - In-House-Parvotests auf immunologischer Basis sind wenig sensitiv, aber sehr spezifisch.

Kot kann auf **okkultes Blut** untersucht werden, wenn der Verdacht eines Blutverlustes über den Darmtrakt besteht. Dieser Test ist sehr anfällig für etwaige Blutbestandteile im Futter und eine ausschließlich vegetarische Ernährung 3–4 Tage vor Gewinnung des Kotes ist nötig.

Im Kot kann ebenfalls die proteolytische Aktivität gemessen werden. Meist wird hier die **pankreatische Elastase** zum Nachweis einer EPI bestimmt, je nach Labor werden 3–5 g Kot untersucht und die darin enthaltene Elastase gemessen. Dieser Test hat eine niedrige Spezifität zur Diagnose einer EPI, da auch gesunde Hunde zeitweise eine niedrige proteolytische Aktivität im Kot haben.

2.3.2 Ergussuntersuchung

Ein Erguss kann sich in allen Körperhöhlen ansammeln, im Abdomen (Aszites), im Thorax und im Perikard. Eine komplette Untersuchung beinhaltet:
- **Proteingehalt**
- **spezifisches Gewicht** (SG)
- **Gesamtzellzahl**
  Eine **Differenzierung der Zellen**, entweder auf einem direkten Ausstrich oder bei weniger als 6000 Zellen/μl nach Anreicherung (idealerweise Zytozentrifugation), sollte bei allen Ergussanalysen erfolgen.

Es erfolgt dann eine Einteilung in Transsudat, modifiziertes Transsudat oder Exsudat (**Tab. 3.2**, S. 27).

Zusätzlich können weitere Parameter untersucht werden, um festzustellen, ob es sich um ein Uroabdomen, Galle, Chylus oder Pseudochylus handelt (**Tab. 3.3**, S. 29). Beim Verdacht auf eine Infektion sollte zudem eine **bakteriologische Untersuchung** eingeleitet werden.

Wenn zu wenig Flüssigkeit zur Punktion im Abdomen vorhanden ist, kann eine **diagnostische Peritoneallavage** durchgeführt werden (Kap. 5.4.3, S. 44). Das gewonnene Material wird mittels Zytologie und evtl. Bakteriologie weiter untersucht.

2.3.3 Liquoruntersuchung

Beim narkotisierten Tier wird der Liquor cerebrospinalis in der Regel aus der Cisterna magna oder seltener direkt kranial des Lumbalwirbels L6 (eventuell auch zwischen L4 und L5) steril gewonnen.

Die folgenden Parameter sollten bestimmt werden:
- **Proteingehalt** (oder Pandyreaktion)
- **Zellzahl**

Es sollte immer eine **zytologische Untersuchung** des gewonnenen Materials erfolgen. Bei Verdacht auf eine Infektion können aus Liquor **serologische** oder **molekularbiologische Untersuchungen** (PCR) erfolgen, z. B. Staupe, Frühsommermeningoenzephalitis oder Toxoplasmose. Zudem sollte in diesen Fällen auch eine **bakteriologische** und/oder **mykologische** Untersuchung eingeleitet werden.

2.3.4 Bronchoalveoläre Lavage und transtracheale Waschung

Beim Auftreten respiratorischer Probleme ist teilweise die Untersuchung einer Probe aus den unteren Atemwegen nötig, um eine spezifische Diagnose zu erhalten. Dies erfolgt meist durch eine **bronchoalveoläre Lavage** (BAL) oder eine **transtracheale Waschung** (TTW). Manchmal wird eine **transthorakale Aspiration** zur zytologischen Untersuchung aus der Lunge gewonnen (Gefahr eines Pneumothorax).

Eine BAL erfolgt in der Regel während einer Bronchoskopie, kann aber auch durch einen sterilen endotrachealen Tubus erfolgen. Das Tier muss dazu narkotisiert sein. Falls der Patient nicht narkosefähig ist, kann eine TTW durchgeführt werden. Dazu wird unter Lokalanästhesie ein steriler Katheter (z. B. Ernährungssonde) durch eine Kanüle, die zwischen zwei Trachealringen in das Tracheallumen eingestochen wurde, so weit wie möglich in die Lunge geschoben. Bei BAL und TTW werden 2- bis 3-mal 10–20 ml einer sterilen 0,9%igen NaCl-Lösung rasch und unter starker Coupage in die Bronchien appliziert und sofort wieder aspiriert. Die Lavageflüssigkeit wird **zytologisch** und **bakteriologisch** untersucht. Beim Auftreten von Lungenwurmlarven erfolgt auch eine **parasitologische Typisierung**.

2.3.5 Synoviauntersuchung

Bei einem oder mehreren angefüllten Gelenken ist eine Untersuchung der **Synoviaflüssigkeit** nötig. Die Aspiration erfolgt unter sterilen Kautelen, bei mehreren betroffenen Gelenken sollten auch mehrere Gelenke untersucht werden. Die gewonnene Flüssigkeit wird sofort daraufhin untersucht, wie stark sie Fäden zieht.

Weitere Untersuchungen, die immer erfolgen sollten, sind eine **Zytologie** und – falls genügend Synovia gewonnen werden konnte – eine Bestimmung des **Proteingehalts**. Bei Verdacht auf eine Infektion erfolgen zusätzlich **bakteriologische** und **molekularbiologische** Untersuchungen. Zudem können auch **Infektionserreger** (z. B. Borrelia, Leishmania) mittels PCR nachgewiesen werden, zur Untersuchung einer rheumatoiden Arthritis können **Rheumafaktoren** auch aus Synovia bestimmt werden.

2.3.6 Knochenmarkaspiration

Knochenmark wird entweder aus der Crista iliaca des Darmbeinflügels oder im Bereich der kraniolateralen Fläche ventral des Tuberculum majus des proximalen Humerus gewonnen. Routinemäßig erfolgt eine **zytologische Untersuchung** des Knochenmarkaspirates, zudem können **molekularbiologische Untersuchungen** auf Infektionserreger (FeLV-Provirus-PCR, Leishmaniose, Ehrlichiose, Toxoplasmose, Borreliose etc.) eingeleitet werden.

2.3.7 Feinnadelaspiration

Subkutane Massen, vergrößerte Lymphknoten, veränderte intraabdominale Organe und Massen, intrathorakale Massen und alle abnormalen Strukturen sollten in der Regel nach einer Feinnadelaspiration (**FNA**) zytologisch untersucht werden.

Keine FNA erfolgt bei

- Mammatumoren,
- einigen abdominalen Tumoren (z. B. Übergangsepithelkarzinom der Blase) wegen möglicher Aussaat von Metastasen,
- Verdacht einer Pyometra und
- Vorliegen einer Gerinnungsstörung.

Das gewonnene Material wird sofort auf einem Objektträger vorsichtig ausgestrichen und nach Färbung zytologisch untersucht.

2.3.8 Myringotomie und Spülung

Beim Verdacht einer Otitis media z. B. bei Kopfschiefhaltung kann eine Untersuchung von Flüssigkeit aus dem Mittelohr nötig sein. Unter Narkose wird eine Spinalkanüle durch das Trommelfell im Bereich des kaudoventralen Quadranten unter Sichtkontrolle gestochen und eventuell vorhandenes Material aspiriert. Wenn nichts aspiriert werden kann, sollten 1–2 ml sterile Kochsalzlösung instilliert und wieder aspiriert werden. Das gewonnene Material wird **zytologisch** und **bakteriologisch** untersucht.

2.3.9 Histologie

Bei normalen oder unklaren Resultaten einer FNA oder Knochenmarksuntersuchung sollte eine Biopsie des entsprechenden Organs mit anschließender histologischer Untersuchung erfolgen. Zusätzliche histologische Untersuchungen können bei unklaren Muskelerkrankungen (**Muskelbiopsie**), Nervenerkrankungen (**Nervenbiopsie**) oder Ödemen (**Hautbiopsie**) nötig sein. Bei unklaren Hauterkrankungen ist eine Hautbiopsie häufig notwendig. In einigen Fällen kann zur weiteren Differenzierung der Gewebeveränderung eine immunhistochemische Untersuchung sinnvoll sein (z. B. FIV, B- oder T-Zell-Lymphom).

Eine histologische Untersuchung erfolgt aus allen chirurgisch entnommenen Geweben (einzige Ausnahme: normale Kastration).

2.3.10 Steinanalyse

Steine sollten zur Analyse immer in ein Labor eingeschickt werden, das eine Infrarotspektrometrie oder Röngendiffraktionsanalyse durchführt. Nur durch Kenntnis der genauen Steinzusammensetzung kann eine vernünftige und sinnvolle Steinprophylaxe erfolgen.

Alle Steine aus dem Harntrakt (Nieren-, Blasensteine), unabhängig ob spontan abgegangen oder entfernt (Chirurgie, Urohydropropulsion etc.), sowie Steine aus der Gallenblase sind auf die exakte Zusammensetzung zu untersuchen.

2.4 Bildgebende Diagnostik

2.4.1 Röntgen

Bei allen Röntgenaufnahmen muss das Tier gerade, gestreckt und nicht in sich gedreht gelagert werden. Bei laterolateralen Aufnahmen sollten Rippen und Wirbelfortsätze max. 5° voneinander abweichen.

Bei Aufnahmen des **Thorax** ist unbedingt die Vordergliedmaße soweit wie möglich nach vorne zu ziehen und es sollte in Inspiration ausgelöst werden. **Abdomenbilder** sollen vom Zwerchfell bis zur Hüfte reichen. Ist der Harntrakt von Bedeutung, muss die gesamte Harnröhre (bis zur Beckenflexur) geröntgt werden. Ebenso ist eine nur geringfügig gedrehte oder gekippte Aufnahme von Gelenken und Knochen oft nur unzureichend zu beurteilen. Bei **Kopf-** und **Kieferaufnahmen** sind teilweise Schrägaufnahmen notwendig. Hier ist eine genaue Kennzeichnung der Kieferseite notwendig. Zudem sollen alle ventrodorsalen, dorsoventralen und anterioposterioren Röntgenaufnahmen und Aufnahmen von Gliedmaßen mit einem Seitenzeichen versehen werden.

Zur Auswertung von Röntgenbildern ist die korrekte Lagerung essenziell.

Neben der korrekten Lagerung ist das **Ausblenden** von größter Wichtigkeit, sowohl für die Qualität der Aufnahmen (Strahlengang begrenzt auf die Region von Interesse) als auch im Hinblick auf den Strahlenschutz der Mitarbeiter (Streustrahlung).

Bei der **Beurteilung der Aufnahmen** sollte nach einem strengen Schema vorgegangen werden, um eventuelle Nebenbefunde nicht zu übersehen. Hier sollten zunächst die Qualität, Belichtung und Lagerung beurteilt werden, danach dann alle Organe inklusive der knöchernen Begrenzung.

Röntgenkontrastuntersuchungen

In manchen Fällen ist zur genauen Darstellung der Lage, Form, Größe und Funktion von Weichteilen eine Kontrastuntersuchung notwendig. Bei diesen Aufnahmen sind Lagerung und Belichtung ebenfalls von ausschlaggebender Bedeutung. Folgende Kontrastmittel kommen infrage:
- Luft
- flüssiges Kontrastmittel (z. B. Iod, Barium)
- feste Kontrastpartikel (z. B. Barium-imprägnierte Kügelchen)

2.4.2 Ultraschall

Die Ultraschalluntersuchung ist eine bewegte Untersuchung, die Beurteilung erfolgt direkt während der Durchführung des Ultraschalls und ist daher sehr stark vom Untersucher abhängig. Untersucht werden routinemäßig die abdominalen Organe inklusive Hoden, Schilddrüse und Nebenschilddrüse, Augen, Sehnen und Muskeln, zudem sichtbare Umfangsvermehrungen. Die Interpretation von Ultraschallbefunden ist nur mit dem Wissen um die genaue Lokalisation und Position des Schallkopfes möglich, daher sind die Bilder im Nachhinein nur eingeschränkt beurteilbar.

2.4.3 Echokardiographie

Die Echokardiographie erlaubt in Echtzeit eine nichtinvasive und patientenschonende Untersuchung des Herzens und ist in der Tiermedizin neben dem EKG die wichtigste Herzuntersuchungsmethode. Meist wird dabei ein transthorakaler Zugang gewählt, sehr selten auch ein transösophagealer Ansatz. Zur transthorakalen Echokardiographie liegt das Tier in Seitenlage, meist auf einem Tisch mit einer Aussparung, durch die der Ultraschallkopf von unten auf den Brustkorb oder auch von substernal auf die Haut gesetzt wird. Folgende Standardmethoden finden Anwendung:
- **2-D-Bild**
  Es werden die Größe der Herzkammern, die Klappenfunktion und die Pumpfunktion des Herzens beurteilt.
- **M-Mode** (Motion Mode)
  Es wird die genaue phasische Bewegung und Funktion der einzelnen Herzstrukturen (z. B. Muskeln, Kammern, Klappen) während des Herzzyklus erfasst.
- **Farbdoppler** und Pulse-Wave- oder Continuous-Wave-Dopplermethode
  Er erfasst die Art (laminar oder turbulent) und die Geschwindigkeit des Blutflusses im Bereich der Klappen, des rechten und linken Ausflusstraktes, des Septums sowie in den großen Gefäßen. Dies dient der Diagnostik einer möglichen Klappeninsuffizienz oder -stenose sowie anderer anatomischer und funktioneller Störungen des Herzens (z. B. persistierender Ductus arteriosus Botalli, Subaortenstenose, Ventrikelseptumdefekt).
- **Gewebedoppler**
  Er untersucht das Myokard. Die Methode nutzt die Reflexion der Schallwellen am Myokard, die Signale aus dem Blutstrom werden unterdrückt.

2.4.4 Elektrokardiographie (EKG)

Die Elektrokardiographie (EKG) dient der Diagnostik von Herzrhythmusstörungen. Zudem können auch strukturelle Krankheiten und Störungen von Leitungsbahnen festgestellt werden. Außer der ambulanten Herzuntersuchung wird das EKG oft zur Dauerüberwachung von Patienten mit systemischen Erkrankungen (z. B. Elektrolytimbalancen, Hypoxie, Magendrehung) eingesetzt. Jedoch ist zu bedenken, dass auch Tiere mit Herzerkrankungen ein normales EKG haben können und umgekehrt. Daher wird das EKG häufig mit Thoraxröntgen und Echokardiographie kombiniert.

Zur Aufzeichnung eines EKGs liegt das Tier in rechter Seitenlage, die Gliedmaßen parallel zueinander senkrecht zum Körper. Es sollte kein Metalltisch verwendet werden und das Tier sollte auch nicht direkt auf dem Boden liegen. Die Elektroden (z. B. Krokodilklemmen) werden an der unrasierten Haut kaudal des Ellenbogens und kranial des Knies angebracht. Im Falle von Klemmelektroden wird die Haut mit Alkohol angefeuchtet. Es muss darauf geachtet werden, dass über den Alkohol keine Verbindung zwischen den Elektroden besteht. Brustwandableitungen werden an speziellen Punkten über den Rippen angebracht. Beim Verdacht einer Herzarrhythmie, die nur temporär auftritt, kann ein **24-Stunden-Holter-EKG** durchgeführt werden.

2.4.5 Endoskopie

Die Endoskopie dient der Untersuchung von Körperhöhlen und Hohlorganen. Je nach Organ wird entweder ein **starres** oder **flexibles** Endoskop verwendet.

Beurteilt werden die Durchgängigkeit des Hohlorgans, die Schleimhaut, eventuelle Rötung, Auflagerung, Ulzera, Striktur, Fremdkörper, Zubildung oder Missbildung. Mittels endoskopischer Untersuchung werden routinemäßig folgende Organe beurteilt:
- Ohren (Otoskopie)
- Respirationstrakt (Nase [Rhinoskopie], Retropharynx, Pharynx, Larynx, Trachea, Bronchien [Tracheobronchoskopie])
- Magen-Darm-Trakt (Ösophagus, Magen, Duodenum [Ösophago-Gastro-Duodenoskopie], Kolon [Koloskopie], Rektum [Proktoskopie], selten auch Anfang des Jejunums und Ende des Ileums)
- unterer Urogenitaltrakt (Urethra, Blase mit Ureteröffnungen [Urethrozystoskopie], Vagina, Präputium)
- Gelenke (Arthroskopie)
- Brustkorb (Thorakoskopie)
- Abdomen (Laparoskopie)

Es werden während einer Endoskopie immer Biopsie- oder Spülproben entnommen, außer es handelt sich um therapeutische Eingriffe (z. B. Fremdkörperentfernung oder Dilatation von Strikturen) und um Untersuchungen zur Beurteilung von Missbildungen (z. B. ektopischer Ureter).

2.4.6 Schnittbildverfahren

Die **Computertomographie** (CT) und die **Magnetresonanztomographie** (MRT) produzieren Schnittbilder zur detaillierten Darstellung des untersuchten Gewebes. Die Vorteile der MRT gegenüber der CT sind, dass keine Röntgenstrahlung oder andere ionisierende Strahlung erzeugt oder genutzt wird. Zudem erzielt sie eine bessere Darstellbarkeit einiger Organe (z. B. Nerven- und Hirngewebe) und eine hohe Detailerkennbarkeit.

2.4.7 Szintigraphie

Die Szintigraphie eignet sich zur Lokalisationsdiagnostik (Hyperthyreose, portosystemischer Shunt) und zur Suche von Entzündungsherden im Skelett (Skelettszintigraphie). Da auch der zeitliche Ablauf von Aufnahme und Ausscheidung der strahlenden Substanz aufgezeichnet werden kann, lassen sich auch Informationen über die Funktion von Organen (z. B. Nierenfunktionsszintigraphie) gewinnen. Die Strahlenbelastung ist dabei oft geringer als bei Röntgenaufnahmen.

2.5 Weitere Tests

2.5.1 EEG, EMG, Nervenleitgeschwindigkeit, BAEP, ERG

Elektroenzephalogramm (EEG), Elektromyelogramm (EMG), Nervenleitgeschwindigkeit, Brain Stem auditory evoked Potential (BAEP) und Elektroretinographie (ERG) werden bei der Diagnostik von neurologischen Problemen angewendet. Für eine genaue Durchführung und Interpretation wird auf die entsprechende Literatur verwiesen.

2.5.2 GFR-Bestimmung

Die Bestimmung der **glomerulären Filtrationsrate** (GFR) ist nötig, wenn die Nierenfunktion genauer untersucht werden soll, z. B. bei einem Tier mit unklarer Polyurie und Polydipsie oder zum Nachweis der Restitutio ad integrum nach einer akuten Niereninsuffizienz. Es gibt eine ganze Reihe von Möglichkeiten, die GFR zu messen, der Goldstandard ist die **Inulin-Clearance**, einfacher ist eine endogene oder exogene **Kreatinin-Clearance**.

2.5.3 Blutdruckmessung

Der Blutdruck kann mittels Dopplermethode oder oszillometrisch gemessen werden. Die Dopplermethode ist der Oszillometrie deutlich überlegen, da die gemessenen Werte eng mit der direkten, „blutigen" Blutdruckmessung korrelieren, bei der oszillometrischen Messung besteht nur eine ungefähre und schwankende Übereinstimmung.

Bei beiden Methoden wird eine aufblasbare Manschette um eine Gliedmaße oder den Schwanz gelegt und mit einem Klettverschluss eng anliegend geschlossen. Die Breite der Manschette muss 30–40 % des Bein- bzw. Schwanzumfangs betragen. Ist die Manschette zu breit gewählt, wird ein falsch niedriger Blutdruck gemessen, bei einer zu schmalen Manschette ist der Blutdruck falsch erhöht.

Bei der oszillometrischen Messung ist die Manschette direkt mit ein oder zwei Gummischläuchen mit dem Messgerät verbunden. Das Messgerät bläst die Manschette zuerst maximal (Druck deutlich höher als systolischer Blutdruck) auf, dann wird der Druck graduell langsam vermindert, wobei das Gerät dabei den systolischen, diastolischen und mittleren Blutdruck ermittelt.

Bei der Dopplermethode wird die Manschette mit ein oder zwei Gummischläuchen mit einem Manometer und Druckballon verbunden. Eine Dopplersonde wird auf ein arterielles Gefäß gehalten und ein guter Kontakt mit Gel zwischen Sonde und Haut erzeugt. Die Lautstärke am Dopplergerät wird so eingestellt, dass der Puls gut zu hören ist und wenige Störgeräusche entstehen. Dann wird die Manschette aufgeblasen, bis der Puls nicht mehr hörbar ist, und der Druck nachfolgend langsam verringert, bis erneut ein messbarer Puls gehört werden kann. Am Manometer wird der Druck bei Wiederauftreten des Pulsgeräusches abgelesen. Zur korrekten Blutdruckmessung sollten immer Mehrfachmessungen, meist 5-mal hintereinander, erfolgen und entweder alle Werte oder der Mittelwert angegeben werden.

Der Blutdruck liegt beim gesunden Hund zwischen 100 und 160 mmHg, bei der Katze zwischen 120 und 170 mmHg. Eine Hypotonie liegt bei einem systolischen Blutdruck < 100 mmHg (Oszillometrie) bzw. < 80 mmHg (Doppler) vor, eine Hypertonie bei > 170–180 mmHg (Oszillometrie) bzw. > 170 mmHg (Doppler).

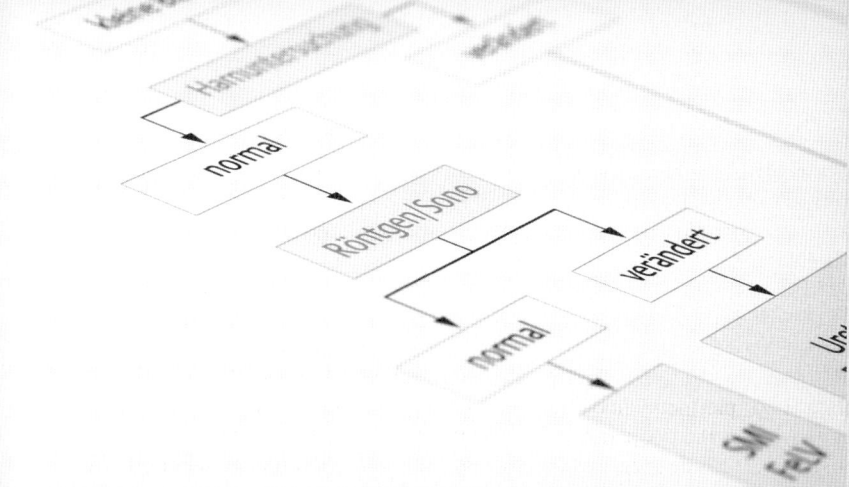

Leitsymptome

A–Z

3 Abdomenvergrößerung

Silke Schmitz

Das Wichtigste vorweg

- Das umfangsvermehrte Abdomen kann ein Symptom einer akuten lebensgefährlichen Erkrankung sein, die Notfallmaßnahmen notwendig macht (Hämaskos).

- Für eine Bauchumfangsvermehrung gibt es sechs Hauptursachen: Organomegalie und Flüssigkeitsansammlungen in Organen, Aszites, Gasansammlungen (in Organen oder Pneumoperitoneum), Fett, Bauchmuskelschwäche und Kotanschoppungen/Koprostase/Megakolon.

- Bei Vorliegen eines Aszites ist die Punktatuntersuchung essenziell wichtig, man unterscheidet zwischen Transsudat (inkl. Urin), modifiziertem Transsudat (inkl. Chylus) und Exsudat (inkl. Blut, Galle).

- Die Ursache von Aszites muss nicht immer im Abdomen liegen, auch Herz- und Gefäßerkrankungen führen über die Bildung von Aszites zu Bauchumfangsvermehrung.

- Bei einer Organomegalie sind bildgebende Verfahren und eine Feinnadelaspiration oder Biopsie zur Diagnosestellung meist unerlässlich.

- Die Therapie richtet sich nach der Grundursache und variiert von rein medizinischer (medikamentöser) Therapie über Chemotherapie bis hin zur chirurgischen Versorgung.

3.1 Definitionen

Als Umfangsvermehrung des Abdomens kann jede plötzliche oder allmähliche Zunahme der Größe des Bauchraumes gewertet werden. Diese Zunahme kann intermittierend oder persistierend sein, asymptomatisch oder in Kombination mit einem akuten Abdomen bzw. Schmerzen (S. 41). Jedes Organ der Bauchhöhle kann sich vergrößern und damit zu einer Umfangsvermehrung des Abdomens führen.

Mit **Aszites** wird ganz allgemein eine Flüssigkeitsansammlung in der Bauchhöhle bezeichnet. Bei Flüssigkeitsansammlungen in Körperhöhlen unterscheidet man anhand labordiagnostischer Parameter zwischen Transsudat, modifiziertem Transsudat und Exsudat.

Zusätzliche Symptome können, wenn vorhanden, weitere Hinweise auf die mögliche Ätiologie der Bauchumfangsvermehrung geben, wie:
- Erbrechen (S. 147)
- Durchfall (S. 119)
- Polydipsie/Polyurie (S. 338)
- Polyphagie (S. 332)
- Ödeme (S. 325)

3.2 Anatomie – Physiologie – Pathophysiologie

Der Bauchumfang wird durch die intraabdominalen Organe (Größe und Lage zueinander), den abdominalen Fettgehalt und die Bauchmuskelstärke bestimmt. Normalerweise ist nur ein geringer, nicht sichtbarer Film von Flüssigkeit zwischen Bauchfell und Serosa der Organe vorhanden.

Für die Ausbildung einer Bauchumfangsvermehrung, die nicht mit Aszites einhergeht, gibt es unterschiedliche pathophysiologische Mechanismen ausgehend von der jeweiligen Ursache. Eine Vergrößerung von Organen (**Organomegalie**) kann durch Hyperplasie (z. B. Regeneratsknoten in Leber oder Milz), Hypertrophie (z. B. Glykogenspeicherung, extramedulläre Hämatopoese), Neoplasie, Flüssigkeitsansammlung im Organ (z. B. polyzystische Nieren) oder Stauung (z. B. Rechtsherzinsuffizienz) entstehen. Eine **Gasansammlung** kann im Magen-

Darm-Trakt (z. B. Magendrehung, Ileus) oder frei im Bauchraum vorkommen (z. B. perforierende Verletzungen des Magen-Darm-Traktes, Peritonitis mit gasbildende Bakterien). Eine Bauchumfangsvermehrung kann durch vermehrte **Fetteinlagerung** im Bauchraum (Adipositas, Stammfettsucht bei Hyperadrenokortizismus), aber auch in den einzelnen Zellen (z. B. hepatische Lipidose) auftreten. Eine **Bauchmuskelschwäche** tritt in der Regel durch eine systemische Erkrankung auf (z. B. Hyperadrenokortizismus), während eine **Kotanschoppung** sowohl extraluminale, intraluminale als auch murale Ursachen (S. 318) haben kann.

Die allgemeinen pathophysiologischen Mechanismen bei der Entstehung von **Aszites** sind ein erhöhter kapillar-hydrostatischer Druck (z. B. Rechtsherzinsuffizienz), eine erhöhte Kapillarpermeabilität im Rahmen einer Vaskulitis (z. B. feline infektiöse Peritonitis), ein verminderter kolloid-osmotischer Druck (z. B. Hypoalbuminämie), Obstruktion der Lymphbahnen (z. B. durch Neoplasien wie das Lymphom) und exzessive renale Retention von Natrium und Wasser. Im Unterschied zum peripheren Ödem (S. 325) sind oft mehr als eine Ursache Auslöser von Aszites.

> Liegt ein Aszites in Kombination mit einem Thoraxerguss vor (bikavitäre Effusion), ist eine neoplastische Grundursache häufig.

3.3 Ursachen

3.3.1 Organomegalie bzw. Flüssigkeitsansammlung in Organen

> Jedes abdominale Organ kann sich vergrößern und die meisten können so zu einer Umfangsvermehrung des Abdomens führen.

Sowohl **Hepato-** und/oder **Splenomegalie** (S. 201) als auch eine **Renomegalie** (S. 300) können verschiedenste Ursachen haben. Eine **Lymphadenomegalie** kann sowohl lokal als auch generalisiert sein (S. 283). Alle Anteile des Magen-Darm-Traktes können durch Vergrößerung zu einer Bauchumfangsvermehrung führen. Dabei kommen sowohl eine **Magenüberladung** oder massive **Magenentleerungsstörung** als auch obstruktive Veränderungen des Darmkanals (**Obstruktion**, Obstipation, Ileus, Volvulus, Megakolon, Neoplasien) infrage. Es können extraluminale, murale und intraluminale Veränderungen unterschieden werden.

Eine Uterusveränderung kann eine weitere Ursache sein. Nebst einer Neoplasie kommt v. a. eine Flüssigkeitsansammlung infrage. Diese Flüssigkeit ist meist entzündlich (**Pyometra**), es kann sich dabei aber auch um eine Hämo- oder Mukometra, z. B. im Zusammenhang mit einer **glandulär zystischen Hyperplasie** des Endometriums, handeln. Zudem führt natürlich eine **Trächtigkeit** physiologisch zu vergrößertem Abdomen. Verschiedenste Ursachen einer **Harnwegsobstruktion** können zur Vergrößerung der Blase und damit zu umfangvermehrtem Abdomen führen. Eine Hypertrophie (**benigne Prostatahypertrophie**), Neoplasie oder Flüssigkeitsansammlung der Prostata (Zyste, Abszess, Paraprostatazyste) können bei sehr starker Ausprägung zu einer Abdomenumfangsvermehrung führen.

3.3.2 Aszites

> Ein Aszites wird anhand labordiagnostischer Parameter in Transsudat, modifiziertes Transsudat und Exsudat unterteilt und jede Form kann verschiedene Ursachen haben (Tab. 3.1).

■ Transsudat
Bei einem Transsudat handelt es sich um eine klare, farblose, dem Blutserum ähnliche Flüssigkeit, die zell- und proteinarm ist und ein niedriges spezifisches Gewicht aufweist (**Tab. 3.2**). Ein Transsudat entsteht durch eine Hypoalbuminämie; selten können Elektrolytstörungen (vor allem eine Hypernatriämie) zur Ausbildung eines Transsudates führen. Der kolloidosmotische Druck ist bei einem Albuminwert unter 18 g/l tiefer als der hydrostatische Druck, Flüssigkeit tritt aus den Gefäßen in umliegendes Gewebe (Ausbildung von peripheren Ödemen) und/oder Körperhöhlen aus.

Tab. 3.1 Ursachen eines Aszites.

Transsudat	infektiös/ entzündlich/ toxisch	Proteinverlustnephropathie Proteinverlustenteropathie Leberinsuffizienz	Hund Hund >> Katze Hund & Katze
	vaskulär	Thrombose Portalvene (Rechtsherzinsuffizienz)	Hund Hund & Katze
	traumatisch	Uroabdomen	Hund & Katze
	Anomalie	portosystemischer Shunt	Hund
modifiziertes Transsudat	vaskulär	Rechtsherzinsuffizienz portale Hypertension Thrombose Portalvene hypertrophe Kardiomyopathie (Chylus)	Hund & Katze Hund & Katze Hund Katze >> Hund
	infektiös/ entzündlich	Cholangiohepatitis FIP	Hund < Katze Katze
	degenerativ	Leberfibrose/-zirrhose	Hund & Katze
	neoplastisch	Lymphom, Karzinom (z. T. als Chylus)	Hund & Katze
	idiopathisch	Chylus	Hund & Katze
Exsudat	infektiös/ entzündlich	Cholangiohepatitis FIP	Katze > Hund Katze
	traumatisch	Perforation Fremdkörper/Verletzung Ruptur Gallenblase/-gang Ruptur Magen-Darm-Trakt Ruptur Leber/Milz/Gekröse (Hämaskos)	Hund & Katze Hund & Katze Hund & Katze Hund > Katze
	neoplastisch	Lymphom, Karzinom Hämangiosarkom (Hämaskos)	Hund & Katze Hund > Katze
	toxisch	Vergiftung durch Rattengift (Hämaskos)	Hund & Katze

Die Ursache für eine **Hypoalbuminämie** kann eine Bildungsstörung bei einer schweren angeborenen (z. B. portosystemischer Shunt, arteriovenöse Fisteln) oder – häufiger – erworbenen (z. B. entzündliche und infektiöse Ursachen) **Hepatopathie** im Sinne einer Leberinsuffizienz sein. Meist ist die Leberinsuffizienz allerdings erst im Endstadium so massiv (Leberzirrhose oder -fibrose), dass sich ein Aszites ausbildet. Das Transsudat entsteht durch eine portale Hypertension, und es können sich darauf multiple Lebershunts ausbilden.

Erniedrigtes Albumin kann auch durch einen Proteinverlust entstehen, es kommt z. B. eine **Proteinverlustnephropathie**, bedingt durch geschädigte Nierenglomeruli (entzündlich, immunologisch, toxisch, neoplastisch), oder eine Amyloidose infrage. Dabei gehen häufig nicht nur Albumin, sondern auch andere Proteine verloren. Vor allem der Verlust des antikoagulatorischen Antithrombin III (AT III) kann durch die Ausbildung von Thrombosen und Thrombembolien zu schweren Komplikationen führen. Von einem **nephrotischen Syndrom** wird gesprochen, wenn eine Hypoproteinämie, eine Hypercholesterinämie, eine Proteinurie und Aszites bzw. periphere Ödeme gleichzeitig vorhanden sind. Weiterhin kann Albumin durch eine **Proteinverlustenteropathie** verloren gehen. Dabei handelt es sich um einen Endzustand einer hochgradigen entzündlichen, infektiösen oder neoplastischen Darmerkrankung (z. B. Inflammatory Bowel Disease, Lymphangiektasien oder intestinales Lym-

3 Abdomenvergrößerung

phom) (S. 119). Ein Transsudat entsteht selten auch durch akutes oder chronisches kongestives Rechtsherzversagen. Häufiger bildet sich dann allerdings ein modifiziertes Transsudat (s. u.).

> Die häufigste Ursache für ein Transsudat im Abdomen ist eine Hypoalbuminämie bedingt durch einen Verlust (z. B. Proteinverlustnephropathie, -enteropathie) oder zu geringe Produktion (Hepatopathie).

Die Ansammlung von Urin in der Bauchhöhle (**Uroperitoneum, Uroabdomen**) ist als Sonderform des Transsudates anzusehen. Es kann bei einer Ruptur der Blase, der Ureteren oder Urethra durch Trauma, Urolithiasis oder eine Neoplasie entstehen. Bei längerem Bestehenbleiben der Urinansammlung in der Bauchhöhle kann sich aus dem Transsudat ein modifiziertes Transsudat entwickeln, bei zusätzlicher Infektion auch ein Exsudat.

Modifiziertes Transsudat

Bei einem modifizierten Transsudat handelt es sich um eine Flüssigkeit, die labordiagnostisch zwischen einem reinen Transsudat und einem Exsudat liegt; dies beinhaltet einen **mittleren Zellgehalt** sowie ein **leicht erhöhtes Protein** und **spezifisches Gewicht** (Tab. 3.2). Auch wenn gemischte Charakteristika vorliegen (z. B. hohes Protein und spezifisches Gewicht, aber niedrige Zellzahl), spricht man von einem modifizierten Transsudat. Ein reines Transsudat kann sich bei längerem Bestehen durch die sekundäre Einwanderung von Entzündungszellen zu einem modifizierten Transsudat entwickeln.

Ein modifiziertes Transsudat entsteht häufig durch Stauungsprozesse, wie z. B. bei einem kongestiven **Rechtsherzversagen** (z. B. Perikarderguss, Trikuspidalinsuffizienz, Pulmonalklappenstenose, *Dirofilaria-immitis*-Infektion). Durch die einhergehende Rückwärtsstauung in den Körperkreislauf wird Flüssigkeit aus den Gefäßen „abgepresst". Bei einer Obstruktion der Vena cava oder **Portalvene**, z. B. bei einer **Thrombose** (Budd-Chiari-Syndrom), weiterhin bei einer **Leberzirrhose** oder **-neoplasie** (Karzinom, Sarkome, Lymphom) kommt es – durch die Entwicklung einer portalen Hypertension (postsinusoidal) und gegebenenfalls erworbenen portosystemischen Shunts – zur Ausbildung eines modifizierten Transsudates. Auch eine **lymphatische Obstruktion** (infektiös, entzündlich oder neoplastisch) kommt dafür infrage. Wenn **Neoplasien** von Bauchhöhlenorganen vorliegen, können diese durch Gefäßobstruktion oder Exfoliation ebenfalls zur Ausbildung eines Aszites führen. Dann finden sich neoplastische Zellen häufig bei der zytologischen Untersuchung der Flüssigkeit (Tab. 3.3).

> Ein Aszites mit modifiziertem Transsudat entsteht meist durch eine Rechtsherzinsuffizienz, eine portale Hypertension oder eine abdominale Neoplasie.

Chylus (Lymphflüssigkeit) ist eine Sonderform des modifizierten Transsudates mit charakteristischem makroskopischem Aussehen (milchig-weiß oder rosa). Chylus hat einen mittleren Leukozytengehalt, bestehend vornehmlich aus Lymphozyten. Eine Abgrenzung von einer Sonderform des Exsudates, dem Pseudochylus, ist wichtig. **Pseudochylus** ist makroskopisch dem Chylus ähnlich, besteht aber vornehmlich aus neutrophilen Granulozyten. Häufig kann echter Chylus, wenn er länger besteht, sein Zellbild verändern, d. h. die Prädominanz von Lymphozyten verschiebt sich zugunsten von neutrophilen Granulozyten und Makrophagen. Chylus enthält mehr Triglyzeride als das Blutserum; der Pseudochylus dagegen hat einen geringen Triglyzeridgehalt, dafür ist aufgrund der großen Menge an Zellmembranlipiden der Cholesteringehalt im Vergleich zum Serum erhöht (Tab. 3.3). Beim Hund ist die Ursache des Chyloabdomens oft unklar (idiopathisch), gelegentlich können Arrosionen der Lymphgefäße durch eine massive entzündliche oder infektiöse Ursache oder eine Neoplasie nachgewiesen werden. Bei der Katze ist eine Ansammlung von Chylus im Abdomen selten und kann im Zusammenhang mit kardialen Erkrankungen (z. B. hypertrophe Kardiomyopathie) oder einer Neoplasie entstehen.

> Die feuchte Form der felinen infektiösen Peritonitis (FIP) kann ein nicht septisches Exsudat oder ein modifiziertes Transsudat aufweisen.

Exsudat

Ein **Exsudat** hat einen hohen Zell- und Proteingehalt (**Tab. 3.2**). Es entsteht bei entzündlichen oder infektiösen Veränderungen in der Bauchhöhle (Peritonitis). Dabei muss zwischen einer **septischen** (bakteriell) und einer **nicht septischen** Peritonitis (z. B. aufgrund einer Pankreatitis) unterschieden werden. Ein septisches Exsudat kann durch eine perforierende Verletzung, Fremdkörper oder Organruptur (Anteile des Magen-Darm-Traktes, Pankreas- oder Prostataabszess) verursacht werden. Je nach Ätiologie ist das makroskopische Erscheinungsbild sehr unterschiedlich (blutig, serosanguinös, purulent, gelblich). Beim septischen Exsudat finden sich zahlreiche karyolytische neutrophile Granulozyten sowie häufig Bakterien (teils als frei liegender „Bakterienrasen", teils intrazellulär). Im nicht septischen Exsudat dominieren nicht degenerierte neutrophile Granulozyten sowie Makrophagen, gelegentlich auch Lymphozyten oder neoplastische Zellen.

> Ein Exsudat wird unterschieden in septisch und nicht septisch. Ersteres kommt v. a. bei Austritt von Inhalt aus dem Magen-Darm-Trakt (rupturierter Ulkus, durchgebrochener Fremdkörper, Trauma) oder einem rupturierten Abszess (Prostata, Pankreas etc.) vor.

Bei einer **Ruptur der Gallenblase** oder Gallengänge entsteht ein nicht septisches Exsudat durch Trauma, Gallensteine oder eine schwere Cholangitis/Cholangiohepatitis mit galliger Peritonitis. Dieses ist meist leicht trüb und gelblich-grünlich, das Zellbild ist gemischt (neutrophile Granulozyten, Erythrozyten, Makrophagen, Lymphozyten). Bei einem galligen Exsudat sind Bilirubin und Gallensäuren im Aszites ca. 3- bis 4-fach höher als im Serum (**Tab. 3.3**). Als Schnelltest kann auch die Bestimmung des Bilirubins mittels Urinteststreifen erfolgen.

Eine akute oder chronische **Blutung** in die Bauchhöhle (**Hämaskos**) ist eine Sonderform des Exsudats. Akute Blutungen könnten traumatisch (Ruptur innerer Organe und/oder großer Gefäße) oder durch infiltrative und neoplastische Erkrankungen (v. a. Hämangiosarkom, Lymphom) entstehen. Besonders eine Milz- oder Leberruptur kann zum perakuten Hämaskos führen. Auch systemische Gerinnungsstörungen (S. 106) kommen infrage. Die Abgrenzung eines reinen Hämaskos von einem serosanguinösen modifizierten Transsudat ist makroskopisch schwierig. Bei annähernd gleichem Hämatokrit im peripheren Blut wie im Punktat muss von einer akuten Blutung ausgegangen werden. Ist der Hämatokrit im Punktat höher, kann von einer chronischen Blutung in Resorption ausgegangen werden. Die Thrombozytenzahl kann zusätzliche Informationen über den zeitlichen Verlauf der Blutung geben: Im akuten Hämaskos finden sich mittlere bis hohe Thrombozytenzahlen, im chronische Hämaskos oder serosanguinösen modifizierten Transsudat sind kaum Thrombozyten zu sehen. Während ein Hämaskos an der Luft nicht gerinnt, kann bei einer Punktion eines Organs (Milz, Leber) eine Thrombusformation beobachtet werden.

3.3.3 Gasansammlungen (in Organen oder Pneumoperitoneum)

Gas kann sich in Anteilen des Magen-Darm-Traktes ansammeln (als Folge von Aerophagie, einer Drehung bei **Torsio ventriuli** oder Volvulus und einer Obstruktion) oder frei im Abdomen (bei einer Organruptur oder bei Vorliegen einer gangränösen Peritonitis) sein. Differenzialdiagnostisch kommt eine kürzlich durchgeführte abdominale Chirurgie infrage.

3.3.4 Fett

In seltenen Fällen führt eine echte Adipositas zur Bauchumfangsvermehrung. Differenzialdiagnostisch kommt eine Stammfettsucht in Kombination mit einer Hepatomegalie, z. B. bei Vorliegen eines Hyperadrenokortizismus, infrage.

3.3.5 Bauchmuskelschwäche

Eine Bauchmuskelschwäche kann eine abdominale Umfangsvermehrung vortäuschen.

3.3.6 Kotanschoppungen/ Koprostase/Megakolon

Eine Koprostase oder Obstipation kann selten solche Ausmaße annehmen, dass eine Bauchumfangsvermehrung vom Patientenbesitzer bemerkt wird (S. 298).

3.4 Diagnostisches Vorgehen

3.4.1 Anamnese

Anamnestisch ist der zeitliche Verlauf des Entstehens der Bauchumfangsvermehrung zu erfragen (akut, chronisch oder rezidivierend), insbesondere ob kürzlich ein Trauma stattgefunden hat (Sturz, Schlag, Autounfall, Bissverletzung). Andere klinische Symptome, die evtl. direkt einen Hinweis auf die auslösende Ursache geben können, sind zusätzlich zu erfragen. Eine Leistungsschwäche oder Zyanose im Zusammenhang mit Aszites und einem Herzgeräusch legen eine zugrunde liegende Herzerkrankung nahe. Bei einer Katze mit Aszites kann das zusätzliche Vorhandensein von Fieber (S. 235), Ikterus (S. 245), Augenveränderungen und neurologischen Symptomen (S. 59) den Verdacht auf eine FIP erbringen. Das Vorhandensein von Symptomen wie Polyurie, Polydipsie (S. 338) und Polyphagie (S. 332) sowie Haarkleidveränderungen kann den Verdacht auf einen Hyperadrenokortizismus und eine resultierende Bauchmuskelschwäche mit Hepatomegalie erhärten. Auch bereits bekannte neoplastische Erkrankungen können von Interesse sein, da Rezidive oder Metastasen aufgetreten sein können. Das Vorhandensein von Durchfall (S. 119) (auch wenn er mild oder rezidivierend ist) kann auf Proteinverlustenteropathie hindeuten. Eine Auslandsanamnese ist zu erheben, denn Infektionen (z.B. Leishmaniose, Ehrlichiose, Babesiose) können zu einem nephrotischen Syndrom mit Ausbildung eines Aszites führen. Erbrechen oder der Versuch des Erbrechens ist häufig bei einer Magendrehung oder einem Ileus/Volvulus das einzige Symptom. Ein fehlender Urin- (Anurie S. 183) oder Kotabsatz (Koprostase S. 318) gibt Hinweise auf eine Problematik im Urogenitaltrakt (z.B. Blasen-, Ureter-, Urethraruptur) oder Dickdarmbereich. Bei weiblichen Tieren ist an die Möglichkeit einer Trächtigkeit zu denken.

3.4.2 Klinische Untersuchung

Zunächst ist zu klären (Puls, Atmung, Temperatur, Allgemeinbefinden, Schleimhäute, Abdomenpalpation), ob der Patient stabil genug ist, um weitere Diagnostik zuzulassen oder ob zuerst stabilisierende Maßnahmen durchgeführt werden müssen. Ergeben sich Hinweise auf eine Magendrehung (tympanischer Schall über dem dilatierten Magen) oder einen hochgradigen Hämaskos (Patient im Schock, blasse Schleimhäute, Undulation des Abdomens), ist nach aggressiver Stabilisierung (Ausgleich der Hypovolämie mittels Infusionen, Ausgleich des Blutverlusts mittels Bluttransfusion, Dekompression des Magens) eine Probelaparotomie zu planen (bei Hämaskos mit vorheriger Bestimmung von Gerinnungsparametern).

Liegen Hinweise auf eine schwere Herzinsuffizienz vor (Zyanose, S. 382, Dyspnoe, S. 138) kann es notwendig sein, das Tier zunächst mit Sauerstoff und Diuretika zu versorgen und zwischen den einzelnen Untersuchungsschritten „Pausen" einzulegen.

Beim stabilen Patienten ist bei der klinischen Untersuchung als Nächstes die sorgfältige **Abdomenpalpation** wichtig. So soll palpatorisch entschieden werden, ob tatsächlich eine echte Bauchumfangsvermehrung vorliegt oder diese im Rahmen einer generalisierten Adipositas besteht und ob es sich um einen Aszites (**Undulation** oder **Ballottement**), eine Organomegalie oder möglicherweise eine Gasansammlung handelt (tympanischer Schall).

Generalisierte Ödeme (S. 325) können Hinweise auf einen Proteinverlust oder eine Vaskulitis geben, eine systemische Lymphadenomegalie (S. 283) kann sowohl Hinweise auf ein neoplastisches Geschehen als auch auf Infektionserkrankungen geben, die auch für die Bauchumfangsvermehrung verantwortlich sind. Die **Adspektion der Schleimhäute** ist wichtig im Hinblick auf Blässe (S. 94) oder Ikterus (S. 245). Weiter ist auf die **Auskultation des Thorax** und die Beurteilung des Herz-Kreislauf-Systems besonderer Wert zu legen. Herzgeräusche (S. 208) geben Hinweise auf eine mögliche zugrunde liegende Herzerkrankung, während gedämpfte Herztöne Hinweise auf einen Perikard- oder Thoraxerguss geben können. Eine **rektale Palpation** darf auch bei diesen Tieren nicht vergessen werden, insbesondere wenn eine Kotanschoppung oder eine Prostataerkrankung infrage kommen.

3.4.3 Weitere Untersuchungen

Besteht der Verdacht auf eine **Magendrehung**, kann versucht werden, eine Sonde in den Magen vorzuschieben. Gelingt dies nicht, ist die Diagnose bestätigt. In unklaren Fällen kann eine Röntgenaufnahme des Abdomens hilfreich sein. Die Torsion des Magens ist von der reinen Dilatation durch die typische „Zipfelmützenform" der Incisura angularis zu unterscheiden. Dabei kann es manchmal nötig sein, eine rechts- und eine linksanliegende Aufnahme durchzuführen, da teilweise die Diagnose bei einer Teildrehung nur auf einer Ebene möglich ist.

Eine **Hämatologie** ist bei praktisch allen Ursachen von Abdomenumfangsvermehrung sinnvoll, um entzündliche Veränderungen zu detektieren (Peritonitis, Pyometra) bzw. eine Anämie (Hämaskos) und/oder Thrombopenie festzustellen. Ein **Chemieprofil** ist praktisch immer angezeigt, sowohl bei Organvergrößerung (Beteiligung eines oder mehrerer Organe), insbesondere aber auch bei Aszites. Bei Hämaskos ist zudem die **Gerinnung** abzuklären (S. 106).

Liegt eine Organomegalie oder abdominale Masse vor, ist **bildgebende Diagnostik** (Röntgen, Ultraschall) angezeigt, um Charakter und Ausmaß der Veränderung besser beurteilen zu können. Bei unklaren Massen kann nun möglicherweise eine Organ- oder Strukturzuordnung erfolgen. Besteht der Verdacht auf eine Neoplasie, ist zur Metastasensuche auch eine röntgenologische Untersuchung des Thorax (zwei laterale Aufnahmen) angezeigt. Stellt sich im Ultraschall eine solide Masse eines bestimmten Organs (z.B. Leber oder Lymphknoten) dar, sollte eine Probe entnommen werden. Dabei kann entweder eine ultraschallgestützte **Feinnadelaspiration** (meist im wachen oder leicht sedierten Zustand des Tieres möglich) oder eine perkutane ultraschallgestützte Biopsieentnahme (in Narkose) durchgeführt werden (Kap. 2.3.7, S. 14). Bei gut vaskularisiertem Gewebe besteht dabei ein gewisses Blutungsrisiko. Wird dies als sehr groß eingeschätzt oder sind die so gewonnenen Proben nicht diagnostisch, ist eine chirurgische Biopsieentnahme in Erwägung zu ziehen.

Ergeben sich bei der bildgebenden Diagnostik Hinweise auf eine Neoplasie, Torsion oder Stauung der Milz, eine Pyometra, einen Ileus oder Volvulus als Ursache für die Bauchumfangsvermehrung, ist eine **Laparotomie** sowohl Diagnostikum als auch Therapie der Wahl. Bei unklaren Befunden aufgrund Röntgen, Ultraschall und Zytologie kann vor einer Probelaparotomie eine **CT** des Abdomens zur Organzuordnung, Prognoseeinschätzung und Therapieplanung sinnvoll sein.

> Beim eindeutigen Vorliegen eines Aszites ist eine Röntgenuntersuchung des Abdomens nicht indiziert, da der Detailverlust keine Abgrenzung der Organe erlaubt.

Beim Verdacht auf einen Aszites hilft eine **Ultraschalluntersuchung**, sowohl Menge als auch Echogenität der Flüssigkeit aufzuzeigen und evtl. bereits die Ursache aufzudecken (Neoplasie, Peritonitis, Blasen- oder Gallenruptur, Pankreatitis). In jedem Falle ist als Nächstes die Flüssigkeit weiter zu untersuchen. Eine **Abdominozentese** kann bei mittleren bis großen Flüssigkeitsmengen problemlos mittels Kanüle in der Mediane einige cm kranial des Umbilicus erfolgen. Alternativ sowie bei kleineren Mengen ist eine ultraschallgestützte Entnahme möglich. Das Punktat wird dann auf Proteingehalt, spezifisches Gewicht (mittels Refraktometer) und Zellzahl untersucht (Kap. 2.3.2, S. 13; entweder manuelle Zellzählung oder automatisches Hämatologiesystem), um eine Zuordnung zu Transsudat, modifiziertem Transsudat oder Exsudat zu ermöglichen (**Tab. 3.2**). Ein sofort angefertigter Ausstrich zur mikroskopischen Beurteilung der Zellen vervollständigt die Punktatanalyse. Je nach Fragestellung können die in **Tab. 3.3** aufgeführten chemischen Parameter untersucht werden, um z.B. eine Galleperitonitis oder einen Chylus zu diagnostizieren. Bei blutigem Punktat wird zusätzlich der Hämatokrit bestimmt. Bei Vorliegen eines Exsudates sollte immer auch ein Teil des Punktates für eine **bakteriologische Kultur inkl. Resistenztest** eingesandt werden.

Bei Vorliegen eines **Transsudats** sind im Chemieprofil vor allem Leberfunktionsparameter (Albumin, Glukose, Gallensäuren), Proteine (Gesamteiweiß, Albumin, Globulin) und Nierenwerte (Harnstoff, Kreatinin, anorganisches Phosphat, Kalium)

Tab. 3.2 Parameter zur Unterscheidung von Ergussformen.

Parameter	Transsudat	modifiziertes Transsudat	Exsudat
makroskopisch	klar, farblos • Urin: gelblich	gelblich, rötlich, geringgradig trüb • Chylus: milchig trüb, weiß bis rosa • FIP: gelblich bis bernsteinfarben, flüssig bis fadenziehend, klar bis trüb	gelblich, rötlich, auch grün-grau oder braun, dickflüssig, mittel- bis hochgradig trüb, teils mit Flocken • Galle: grün-gelblich, manchmal bräunlich • FIP: gelblich bis bernsteinfarben, flüssig bis fadenziehend, klar bis trüb • Blut: rot, lackfarben • Pseudochylus: milchig-weiß, trüb, gelblich, rosa
Zellgehalt: Erythrozyten (x 10^{12}/l) Thrombozyten (x 10^9/l) Leukozyten (x 10^9/l)	– – < 1,0	± – >1,0 < 7,0	± – > 7,0 (30,0)
spezifisches Gewicht	< 1,018	1,018–1,025	> 1,025
Proteingehalt (g/l)	< 25	25–50	> 35

von Interesse. Eine **Urinuntersuchung** (Sediment, Teststreifen und spezifisches Gewicht) gibt semiquantitative Hinweise auf einen Proteinverlust. Zur Quantifizierung ist bei Verdacht auf eine Proteinverlustnephropathie die Bestimmung des **Urin-Protein-Kreatinin-Verhältnisses** nötig (Kap. 2.2.8, S. 9). Liegt eine Proteinverlustnephropathie vor, ist zusätzlich eine **Blutdruckmessung** durchzuführen, da diese Patienten häufig eine Hypertension aufweisen. Bei Verdacht auf eine Hepatopathie sind **Leberfunktionstests** durchzuführen (Gallensäurenstimulationstest, Ammoniumchloridbelastungstest; Kap. 2.2.5, S. 9). Bei Verdacht auf ein Uroabdomen sollten Kreatinin, Kalium und Harnstoff sowohl im Aszites als auch im Serum gemessen werden (**Tab. 3.3**). Ist das Verhältnis des Serumkaliumspiegels und Kaliumgehaltes im Aszites > 1:1,4, ist ein Uroabdomen sehr wahrscheinlich. Auch der Kreatininwert ist bei einem Uroabdomen im Aszites höher als im Serum. Bei der vergleichenden Bestimmung von Harnstoff ist dieser nur beim akuten Uroabdomen im Punktat höher als im Serum, da der Harnstoff aufgrund der kleinen Molekülgröße sehr schnell über Zellmembranen diffundiert.

Bei einem **modifizierten Transsudat** sind eine Hepatopathie (s. Transsudat) und Stauung durch Rechtsherzinsuffizienz erst auszuschließen. Besteht der Verdacht auf eine portale Hypertension, können die Lebergefäße sonographisch dargestellt werden. Manchmal können Thromben der Portalgefäße oder portosystemische Shunts direkt oder mit Farbdopplermethoden dargestellt werden. Auch indirekte Messungen (wie die Flussgeschwindigkeit der Portalvene im Vergleich zur Vena cava caudalis) können Hinweise liefern. Ein Herzproblem wird mittels **Thoraxröntgen** und **Echokardiographie** diagnostiziert. Bei Verdacht auf eine Infektion mit *Dirofilaria immitis* können manchmal adulte Würmer als Doppellamellen im rechten Ausflusstrakt des Herzens oder den Hauptaufzweigungen der Pulmonalarterie im Ultraschall nachgewiesen werden. Die Diagnose erfolgt über eine **Antigenbestimmung** oder den Nachweis von Mikrofilarien im Kapillarblut (Ausstrich oder **Knott-Test**). Ergeben sich in der Punktatuntersuchung Hinweise auf eine Neoplasie, ist die Diagnose damit häufig schon gestellt, eine Metastasensuche mittels Röntgen- und CT-Untersuchungen kann zur Prognoseabschätzung herangezogen werden.

Bei Vorliegen eines **septischen Exsudates** besteht immer die Gefahr einer schweren Sepsis, sodass möglichst zügig eine Ursache gefunden werden muss. Ist keine offensichtliche Verletzung zu finden, liegt eine Ruptur des Gastrointestinaltraktes (Ulkus, Fremdkörper, Tumor), ein rupturierter Abszess oder wandernder Fremdkörper vor. Bildgebende Verfahren (Ultraschall, CT) können einen Hinweis geben, welches Organ betroffen ist, meist muss jedoch nach Stabilisierung des Patienten eine **diagnostische Probelaparotomie** durchgeführt werden.

Bei Vorliegen eines **nicht septischen Exsudates** ist eine Pankreatitis mittels Bestimmung von Amylase und Lipase (ggf. auch im Punktat) auszuschließen. Hinweise auf eine Pankreatitis ergeben sich, wenn die Serumwerte 3-fach über dem Referenzbereich liegen. Spezifischer und sensitiver ist jedoch die Bestimmung einer speziesspezifischen pankreatischen Lipase (**Pankreaslipase = PLI**; Kap. 2.2.6, S. 9). Auch eine Ultraschalluntersuchung des Abdomens ist sinnvoll, um sonographische Veränderungen aufzufinden.

Bei der feuchten Form der **felinen infektiösen Peritonitis** (**FIP**) besteht ein nicht septisches Exsudat oder ein modifiziertes Transsudat mit makroskopisch typischen Veränderungen (gelb bis bernsteinfarben, leicht trüb, häufig fadenziehend). Zur Diagnose der FIP wird die **Rivalta-Probe** beschrieben. Dabei wird ein Reagenzröhrchen mit Aqua dest. gefüllt. Zur leichten Ansäuerung wird ein Tropfen Eisessig zugemischt. Bei einer positiven Rivalta-Probe erfährt der vorsichtig zupipettierte Punktattropfen eine rauchige Trübung. In stark positiven Proben behält der Tropfen seine kugelige Gestalt und hängt gestielt von der Oberfläche der verdünnten Eisessiglösung herab. Bei der FIP ist die Rivalta-Probe meist positiv, allerdings kann auch eine andere Ursache einer schweren Peritonitis ein positives Ergebnis haben. Zur Diagnose der FIP aus einem Körperhöhlenerguss eignet sich eine Coronavirus-PCR oder der Nachweis des Virus in Makrophagen mittels Immunfluoreszenz. Weiterhin kann das **Albumin-Globulin-Verhältnis** (Tab. 3.3) im Punktat berechnet werden; ist dieses < 0,4, ist eine FIP hochwahrscheinlich.

3.5 Therapie

Die Therapie einer Bauchumfangsvermehrung richtet sich nach ihrer Ursache. Hier kommen sowohl chirurgische als auch konservative/medikamentöse Behandlungen in Betracht.

Eine **Abdominozentese** zum Ablassen eines Aszites wird in der Regel nur diagnostisch, aber nicht therapeutisch durchgeführt – dies erfolgt, wenn das Tier durch einen Zwerchfellhochstand massive Atemprobleme zeigt. Mechanisch abpunktierter Aszites läuft ohne entsprechende zusätzliche Therapie rasch wieder nach und die entnommene Flüssigkeit kann zur Hypovolämie und zum Verlust wichtiger Proteine (speziell beim onkotisch bedingten Aszites) führen.

Eine symptomatische Therapie kann beim chronischen Aszites anfänglich zusätzlich zur ursächlichen Therapie verabreicht werden, um möglichst schnell eine Reduktion der Flüssigkeit zu erreichen. Hierzu eignet sich vor allem **Spironolacton** (2–4 mg/kg bis zu 3 x täglich), da es nicht zu Elektrolytverlusten führt. Häufig wird Spironolacton auch in Kombination mit **Furosemid** (2 mg/kg q12h) eingesetzt. Hier ist allerdings sowohl auf die kalziuretische Wirkung als auch auf einen möglichen massiven Kaliumverlust zu achten.

Tab. 3.3 Chemisch-labordiagnostische Parameter zur Differenzierung von Ergüssen.

Parameter/Test	Transsudat	mod. Transsudat	Exsudat
Bilirubin	< Serum	< Serum	> Serum → Galleruptur
Kreatinin	> Serum → Uroabdomen (akut)	> Serum → Uroabdomen (chronisch)	> Serum → Uroabdomen (septisch)
Kalium	> Serum → Uroabdomen	> Serum → Uroabdomen	> Serum → Uroabdomen (septisch)
Harnstoff	> Serum → akutes Uroabdomen	> Serum → akutes Uroabdomen	> Serum → akutes Uroabdomen (septisch)
Amylase/Lipase	< Serum	< Serum	> Serum → Pankreasruptur/-abszess/Pankreatitis
Cholesterin	< Serum	< Serum	> Serum → Pseudochylus
Triglyzeride	< Serum	> Serum → Chylus	< Serum
LDH (U/l)	< 200	< 200 (Herzerkrankung) > 200 (Neoplasie)	> 1600 (FIP)
Albumin/Globulin-Verhältnis	> 0,6	> 0,6 < 0,4 (FIP)	< 0,4 (FIP)
Rivalta-Probe		positiv → FIP wahrscheinlich negativ → FIP ausgeschlossen	positiv → FIP wahrscheinlich negativ → FIP ausgeschlossen
Zytologie	keine Zellen	wenig Zellen, gemischtes Zellbild, Makrophagen, ggf. Tumorzellen; falls vornehmlich Lymphozyten → Chylus	neutrophile Granulozyten, ggf. karyolytisch, ggf. Bakterien (auch intrazytoplasmatisch), ggf. gemischtes Zellbild, ggf. Tumorzellen FIP: Makrophagen + neutrophile Granulozyten
Bakterienkultur	negativ	negativ	positiv → bakterielle Peritonitis

3 Abdomenvergrößerung

Diagnostischer Algorithmus

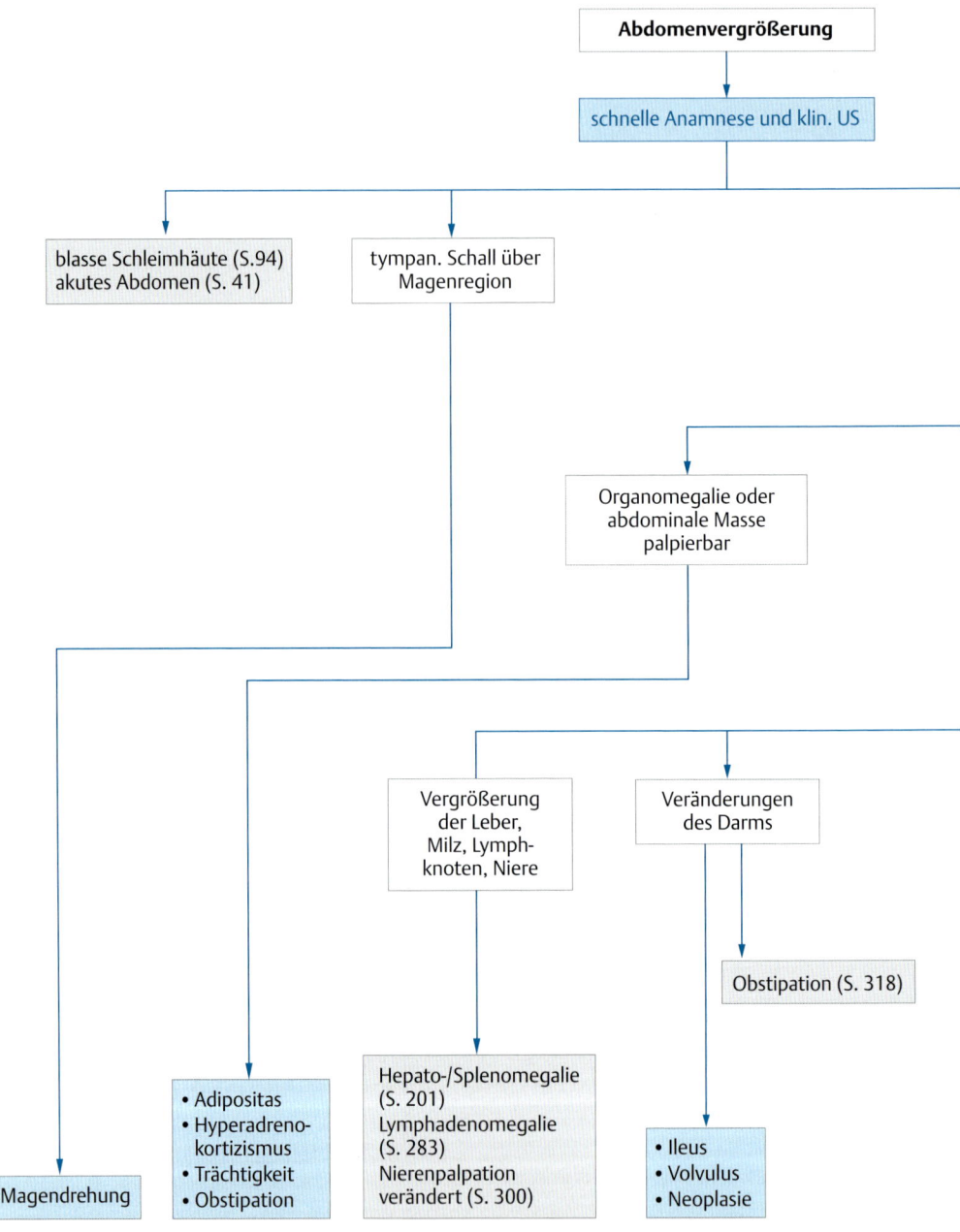

3 Abdomenvergrößerung

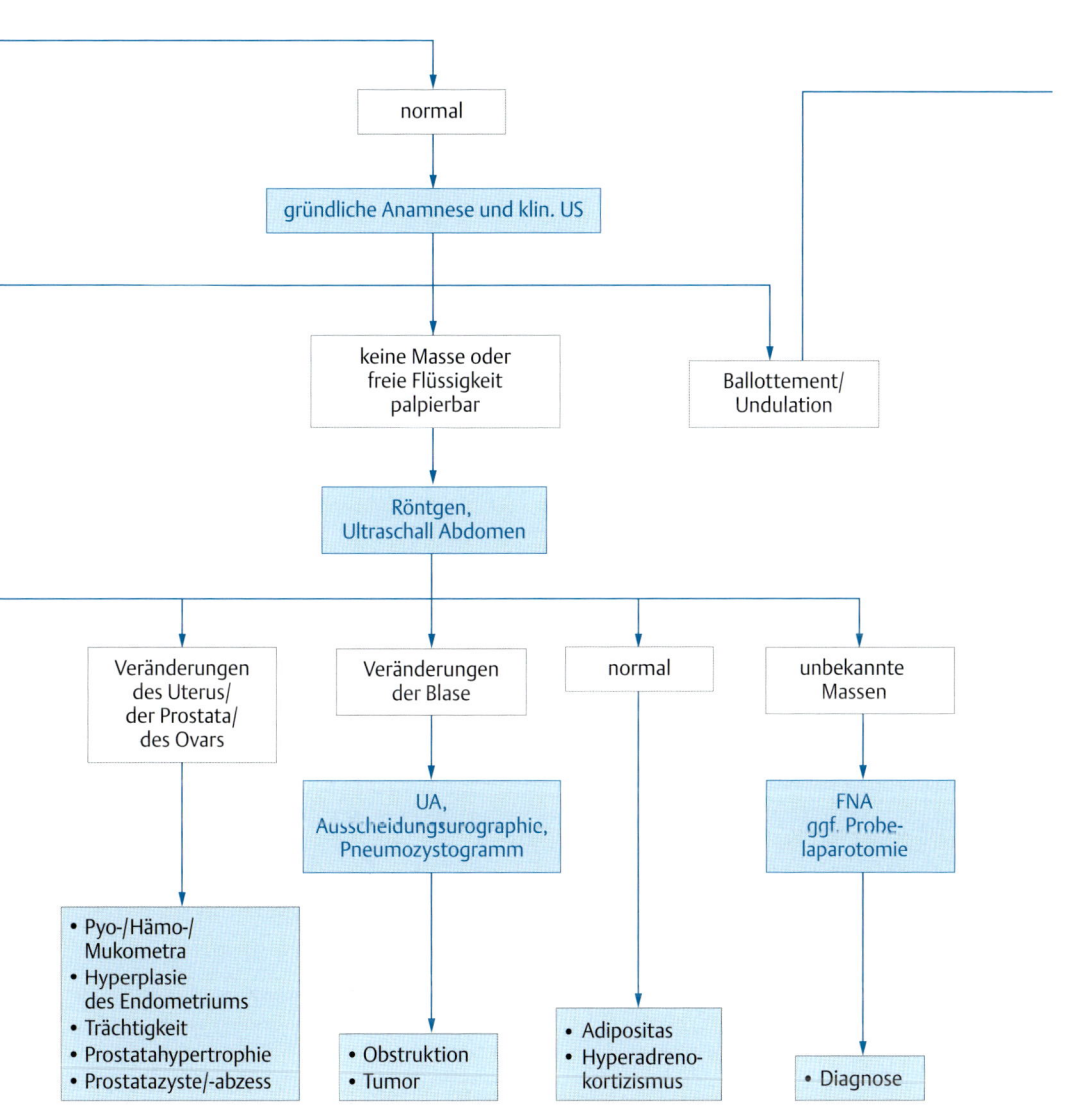

3 Abdomenvergrößerung

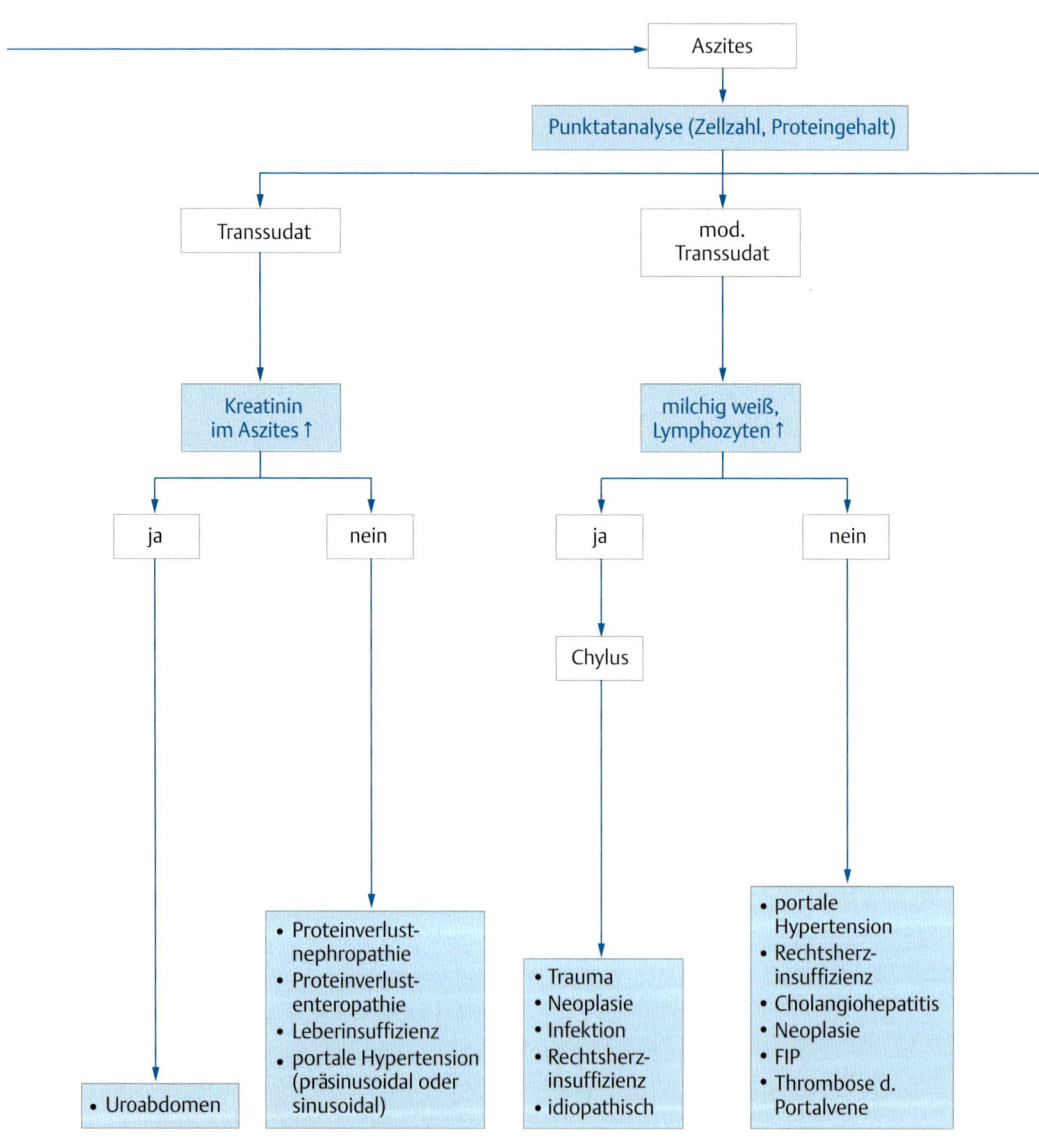

3 Abdomenvergrößerung

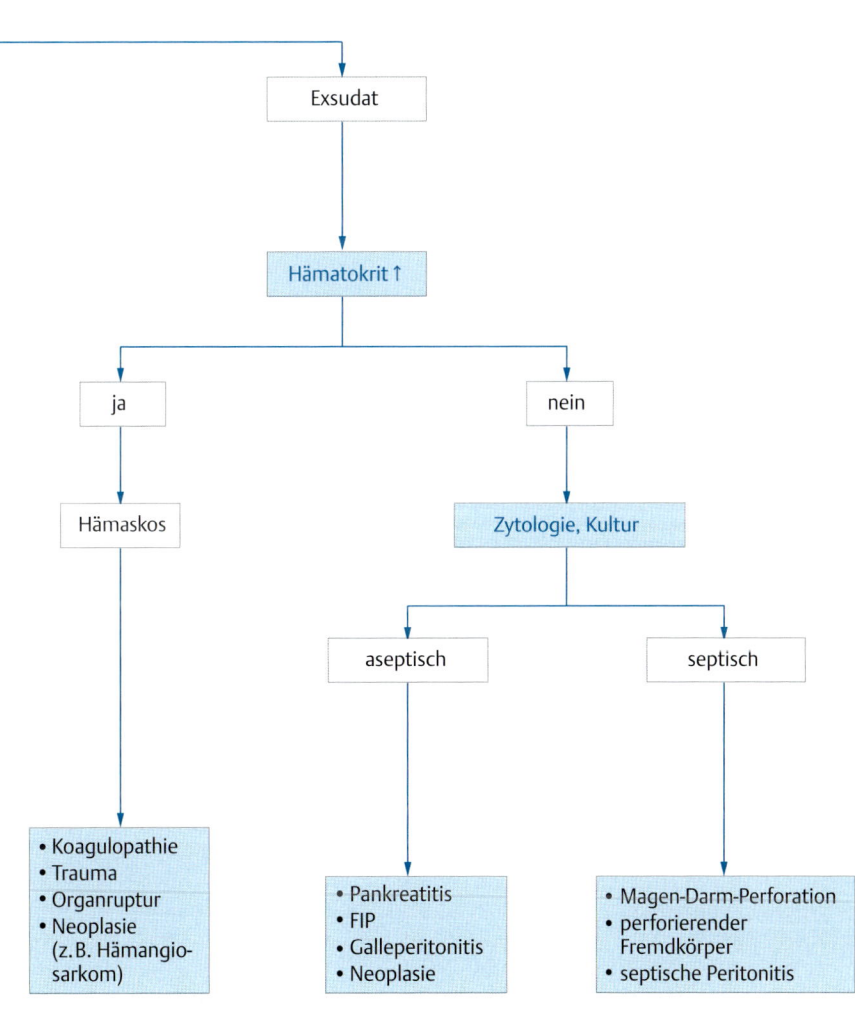

4 Adipositas

Nadja Sieber-Ruckstuhl

Das Wichtigste vorweg

- Die pathophysiologischen Ursachen für Adipositas sind eine erhöhte Energiezufuhr und/oder ein reduzierter Energieverbrauch.

- Spezifische, mit Adipositas einhergehende Störungen sind: Hypothyreose, Hyperadrenokortizismus, Insulinom, Hypersomatotropismus und Hypothalamusläsion.

- Zur Aufarbeitung sollten die tägliche Energieaufnahme und der tägliche Energieverbrauch abgeschätzt werden. Symptome wie Polyurie, Polydipsie, Haarkleidveränderungen, Schwäche oder Anfälle können Hinweise für eine ursächliche Erkrankung sein.

- Ursächliche Erkrankungen müssen als Erstes therapiert werden.

- Gewichtsreduktion kann durch Senkung der täglichen Energieaufnahme (40 % beim Hund, 30 % bei der Katze) und durch Bewegungssteigerung erreicht werden.

4.1 Definitionen

Adipositas bzw. Fettleibigkeit ist eine Gesundheitsstörung, bei der das Individuum zu viel Fettgewebe besitzt. Ein Tier wird als übergewichtig bezeichnet, wenn das aktuelle Körpergewicht mehr als 10–20 % über dem Idealgewicht liegt.

Man unterscheidet zwischen **hyperplastischer Adipositas**, charakterisiert durch eine erhöhte Anzahl von Fettzellen und im Jugendalter entstehend, und **hypertropher Adipositas**, charakterisiert durch vergrößerte Fettzellen und meist im späteren Leben entstehend. Für die Veterinärmedizin scheint vor allem die hypertrophe Adipositas wichtig.

4.2 Anatomie – Physiologie – Pathophysiologie

Adipositas hat als Ursache immer ein **Ungleichgewicht** zwischen
- Energieaufnahme und
- Energieverbrauch.

Die **Energieaufnahme** wird über den Appetit gesteuert, der durch das Hunger- und das Sättigungszentrum im Hypothalamus reguliert wird. Faktoren, die den Appetit beeinflussen, sind Futterzusammensetzung, Futtergeschmack, Futterzugänglichkeit, metabolische und endokrine Erkrankungen, Magendehnung, Stress, Medikamente, psychologische Faktoren (Langeweile, Einsamkeit) und soziale Faktoren (Futterneid, Belohnung).

Der tägliche **Energieverbrauch** setzt sich aus dem Ruheumsatz (60–70 %), der Energie für die Verdauung (10–20 %) und der Bewegungsleistung (20–30 %) zusammen. Der Energieverbrauch kann vor allem über die Bewegung willentlich stark beeinflusst werden.

Verschiedene **Risikofaktoren** können zu einer ungünstigen Energiebilanz führen:
- **Genetische Herkunft:** Labrador Retriever, Cairn Terrier, West Highland White Terrier, Scottish Terrier, Cockerspaniels, Langhaardackel, Shelties, Basset Hounds, Cavalier King Charles Spaniels und Beagles haben ein höheres Risiko für Fettleibigkeit verglichen mit anderen Rassen.
- **Kastration:** Kastrierte Hunde und Katzen neigen verstärkt zu Fettleibigkeit. Als Ursachen werden ein reduzierter Grundumsatz, eine reduzierte Bewegungsfreudigkeit und hormonelle Veränderungen verantwortlich gemacht.
- **Alter:** Im Alter nimmt der Anteil an übergewichtigen Tieren zu. Auch hier werden ein reduzierter Grundumsatz und eine verminderte Aktivität als Ursache angenommen.
- **Bewegungsmangel:** Körperliche Bewegung kann den täglichen Energieverbrauch stark be-

einflussen. Es erstaunt daher kaum, dass Tiere mit eingeschränkten Bewegungsmöglichkeiten zu Übergewicht neigen.
- **Futter:** Fütterung von sehr schmackhaftem oder süßem Futter kann zu einer gesteigerten Futteraufnahme führen. Auch übermäßiger Gebrauch von Belohnungen oder Verabreichung von Speiseresten ist eine häufige Ursache von Fettleibigkeit.

Fettleibigkeit hat wichtige **negative Auswirkungen** auf den allgemeinen Gesundheitszustand eines Organismus. So wird Fettleibigkeit mit Gelenks-, Knochen- und Muskelproblemen, Insulinresistenz und Diabetes mellitus, Hypertension, Herzerkrankungen, Atemwegsproblemen, Pankreatitis, hepatischer Lipidose, Erkrankungen der unteren Harnwege bei der Katze (FLUTD), Verstopfung, Immunschwäche und Fortpflanzungsstörungen assoziiert und kann mitverantwortlich sein für eine **verkürzte Lebenserwartung**.

4.3 Ursachen

Fettleibigkeit entsteht durch eine erhöhte Energiezufuhr und/oder durch einen reduzierten Energieverbrauch (**Tab. 4.1**).

4.3.1 Erhöhte Energiezufuhr

Die Ursache für eine erhöhte Energiezufuhr ist immer ein **Überangebot an Futter**. Dabei kann der **Appetit** des Tieres **normal** oder **gesteigert** sein.

Beim Vorliegen eines normalen Appetits ist die Ursache in der Regel fütterungsbedingt. Meist sind Verabreichung von Speiseresten, Gabe von Belohnungen oder Fütterung durch Drittpersonen die Ursache.

Krankheiten, Faktoren oder Medikamente, die zu gesteigertem Appetit führen können, sind Hyperadrenokortizismus, Hypersomatotropismus, Insulinom, Hypothalamusläsionen, Stress, Glukokortikoide und Phenobarbital.

> Auch bei gesteigertem Appetit muss ein Überangebot an Futter vorliegen, damit es zu Fettleibigkeit kommt.

4.3.2 Reduzierter Energieverbrauch

Ursachen für einen reduzierten Energieverbrauch sind entweder **Bewegungsmangel/Bewegungsunlust** oder ein **reduzierter Metabolismus** wie z. B. bei Hypothyreose, nach Kastration oder im Alter.

Tab. 4.1 Ursachen von Fettleibigkeit.

erhöhte Energiezufuhr	Appetit normal	Überfütterung	Hund & Katze
	Appetit gesteigert	Hyperadrenokortizismus	Hund >> Katze
		Hypersomatotropismus	Katze >> Hund
		Insulinom	Hund >> Katze
		Hypothalamusläsion	Hund & Katze
		Stress	Hund & Katze
		Medikamente, z. B. Glukokortikoide, Phenobarbital	Hund & Katze
reduzierter Energieverbrauch	Appetit normal	Bewegungsmangel/Bewegungsunlust	Hund & Katze
		Hypothyreose	Hund >> Katze
		Kastration/Alter	Hund & Katze

4.4 Diagnostisches Vorgehen

4.4.1 Anamnese

Das Wichtigste ist die Erhebung einer genauen Futteranamnese (Mahlzeiten und Zwischenmahlzeiten), um die tägliche Energieaufnahme zu bestimmen. Dabei sollten speziell die Art, Zusammensetzung und Menge des Futters sowie die Häufigkeit der Fütterungen erfragt werden. Die Aufnahme von „verborgenen" Kalorien (Speisereste, Belohnungen, Fütterung durch Drittpersonen) ist unbedingt auszuschließen. Als Nächstes muss der tägliche Energieverbrauch des Tieres abgeschätzt werden. Hier spielen die Haltung (Auslauf/Wohnung) und die Menge, Zeit und Art der täglichen Bewegung eine Rolle. Mithilfe dieser Angaben sollte es möglich sein, die Energiebilanz eines Tieres zu definieren.

Ein spezielles Augenmerk sollte auf den Appetit des Tieres gelegt werden. Dieser kann wichtige Hinweise in Bezug auf eine ursächliche Erkrankung geben.

Auch nach Symptomen wie Polyurie und Polydipsie (S. 338), Schwäche (S. 357), Anfällen (S. 59), Haarkleidveränderungen (S. 50), Wesensveränderungen und neurologischen Ausfällen sollte spezifisch gefragt werden. Eine genaue Medikamenten- und **Umgebungsanamnese** ist wichtig, da Medikamente oder Stress, verursacht durch Umgebungsveränderungen, zu einem gesteigerten Appetit führen können.

4.4.2 Klinische Untersuchung

Die klinische Untersuchung dient dem Abschätzen des Ausmaßes und Einteilen der Fettleibigkeit sowie der Suche nach typischen klinischen Symptomen für ursächliche Erkrankungen.

Zur Abschätzung des Ausmaßes der Fettleibigkeit wird am häufigsten das **Body-Condition-Score** mit Einteilung von 1 bis 5 oder 1 bis 9 verwendet (**Tab. 4.2**). Dieses System basiert auf der Palpierbarkeit der Knochen und der Ausprägung von Taille und Bauchumfang. Dabei gelten 1/5 oder 1/9 als kachektisch, 3/5 oder 5/9 als ideal und 5/5 oder 9/9 als hochgradig adipös.

4.4.3 Weiterführende Untersuchungen

Um ursächliche Erkrankungen auszuschließen, sollten eine **Hämatologie**, ein **Chemieprofil** und eine **Urinuntersuchung** durchgeführt werden.

Falls anamnestische, klinische oder labordiagnostische Veränderungen vorkommen, die auf eine Hypothyreose hindeuten, sollten eine T_4- und eine **TSH-Bestimmung** und eventuell ein **TSH-Stimulationstest** durchgeführt werden (Kap. 2.2.9, S. 10). Bei Verdacht auf einen Hyperadrenokortizismus sind als erste diagnostische Tests ein **niedrig dosierter Dexamethason-Suppressionstest** (LDDST) und ein **Kortikoid-Kreatinin-Quotient (UCCR) im Urin** sinnvoll (Kap. 2.2.9, S. 10). Zur Bestätigung eines Hypersomatotropismus empfiehlt sich die Bestimmung von **IGF-1** und **Wachstumshormon**. Um ein **Insulinom** auszuschließen, bedarf es einer oder mehrerer paralleler Bestimmungen von **Glukose** und **Insulin**.

Bei **neurologischen Ausfällen** ist eine neurologische Aufarbeitung mit **Liquorentnahme** (Kap. 2.3.3, S. 14) und **CT/MRT** des Gehirns indiziert.

> Nicht immer ist bei einem Insulinom der Blutzuckerspiegel bei der Erstuntersuchung erniedrigt; zur Bestätigung ist manchmal ein längerer Futterentzug nötig.

Tab. 4.2 Body-Condition-Score.

	Einteilung	klinische Zeichen
1	kachektisch	Rippen, Lendenwirbel, Beckenknochen und andere Knochenvorsprünge sofort sichtbar; kein Körperfett; offensichtlicher Verlust an Muskelmasse
2	sehr dünn	Rippen, Lendenwirbel und Beckenknochen sichtbar; kein Fett palpierbar; Muskelmasse erhalten
3	dünn	Rippen sehr leicht spürbar und möglicherweise sichtbar; starke Taille sichtbar; oberster Bereich der Wirbelfortsätze und der Beckenknochen sichtbar
4	untergewichtig	Rippen leicht spürbar und kaum mit Fett bedeckt; Taille sehr gut ausgeprägt
5	ideal	Rippen spürbar, aber nicht sichtbar, mit wenig Fett bedeckt; Taille hinter Rippenbogen sichtbar
6	leicht übergewichtig	Rippen erst mit stärkerem Druck spürbar und mit mäßig viel Fett bedeckt; Taille noch abgeschwächt erkennbar
7	stark übergewichtig	Rippen kaum noch spürbar, stark mit Fett bedeckt; Taille verschwunden
8	adipös	Rippen unter Fettschicht nicht mehr spürbar; Vergrößerung des Bauchumfanges
9	hochgradig adipös	massive Fettablagerungen am ganzen Körper; starke Vergrößerung des Bauchumfanges

4 Adipositas

Diagnostischer Algorithmus

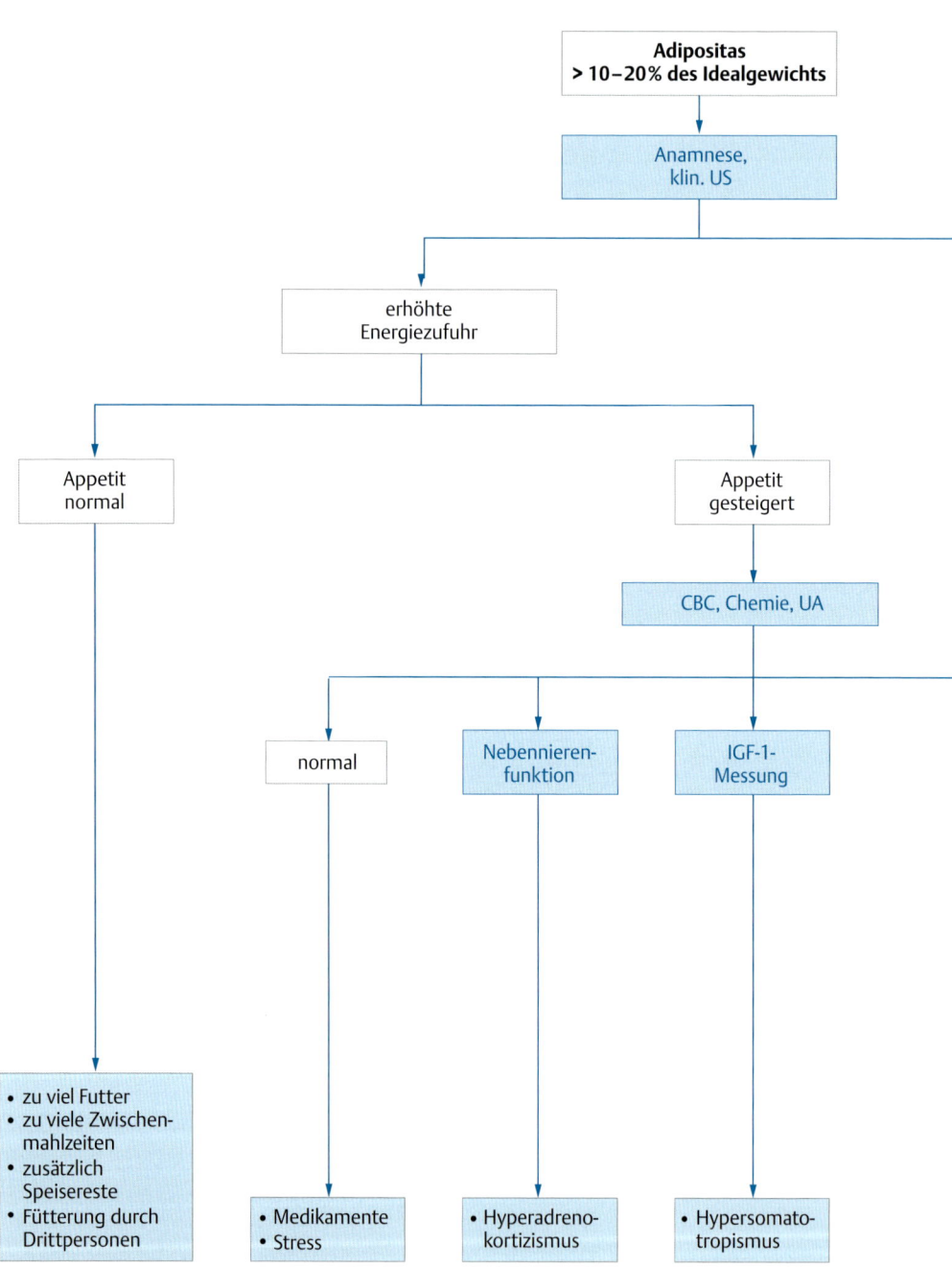

4 Adipositas

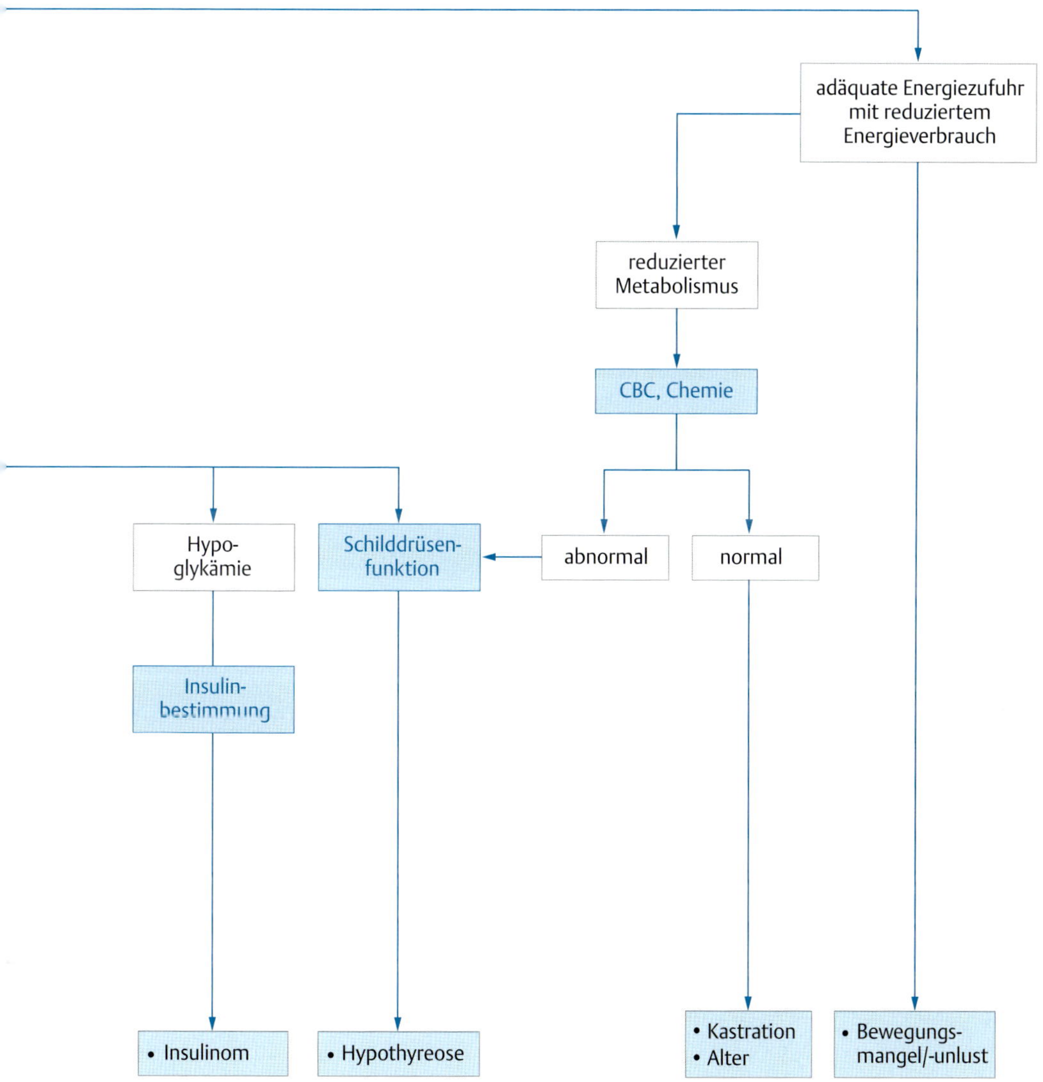

```
                                    adäquate Energiezufuhr
                                    mit reduziertem
                                    Energieverbrauch
                                            │
                           ┌────────────────┤
                           ▼
                    reduzierter
                    Metabolismus
                           │
                           ▼
                    CBC, Chemie
                           │
                  ┌────────┴────────┐
                  ▼                 ▼
               abnormal          normal
```

- Hypoglykämie
- Schilddrüsenfunktion
- Insulinbestimmung

- Insulinom
- Hypothyreose
- Kastration
- Alter
- Bewegungsmangel/-unlust

4.5 Therapie

4.5.1 Ätiologische Therapie

Die ätiologische Therapie richtet sich nach der Ursache. So kann eine medikamentöse Therapie (Hypothyreose, Hyperadrenokortizismus, Insulinom), eine chirurgische Therapie (Hyperadrenokortizismus, Insulinom, Hypersomatotropismus) oder eine Bestrahlungstherapie (Hypersomatotropismus, Hypothalamusläsion, Hyperadrenokortizismus) sinnvoll sein.

4.5.2 Symptomatische Therapie

▪ Korrektur der Energiebilanz

Als Erstes muss das Ideal- oder Zielgewicht festgelegt werden. Wenn das Idealgewicht mehr als 15 % unter dem Momentangewicht liegt, ist eine schrittweise Gewichtsreduktion anzustreben. Mit diesem Vorgehen verringert man das Risiko, dass gesundheitliche Schäden (z. B. hepatische Lipidose) entstehen oder starkes Bettelverhalten auftritt.

Als Nächstes muss der tägliche Energiebedarf zur Erhaltung des Idealgewichtes bestimmt werden. Der tägliche Energiebedarf des Idealgewichtes berechnet sich aus dem Ruheenergiebedarf (RER):

Hund: RER = $(70 \text{ kg}_{[KG]}^{0,75}) \times 1{,}6$

Katze: RER = $(70 \text{ kg}_{[KG]}^{0,75}) \times 1{,}2$

Danach folgt die Schätzung der täglichen Kalorienaufnahme (Belohnungen und Speisereste mit einberechnet). Falls die Aufnahme den Bedarf übersteigt, sollte diese beim Hund um 40 % und bei der Katze um 30 % reduziert werden. Liegt der tägliche Kalorienkonsum nicht über dem berechneten Bedarf, muss nochmals genau nach versteckten Kalorien gefragt werden. Falls die Energiebilanz noch immer ausgeglichen scheint, sind Abklärungen bezüglich einer ursächlichen Erkrankung indiziert.

Als Futter empfiehlt sich, speziell entwickelte Diäten zu verwenden. Geeignetes Futter darf nicht mehr als 3,4 kcal (14,23 kJ) metabolisierbare Energie (ME)/g Trockensubstanz für den Hund und nicht mehr als 3,6 kcal (15,06 kJ) ME/g Trockensubstanz für die Katze enthalten. Fütterung von mehreren Mahlzeiten pro Tag ist zu bevorzugen. Belohnungen sollten, wenn möglich, ganz gestrichen oder auf unter 10 % der täglichen Kalorienaufnahme gesenkt werden. Eiswürfel oder rohe Gemüsestücke sind kalorienarme Belohnungen, die von Hunden sehr oft geschätzt werden.

Mehrkatzenhaushalte mit einer übergewichtigen Katze stellen oft ein besonderes Problem dar. Durch Fütterung der normalgewichtigen Katzen an erhöhter Stelle oder in einer Box mit schmalem Eingang kann versucht werden, die beleibte Katze vom Fressen unerwünschten Futters abzuhalten.

▪ Steigerung der körperlichen Aktivität

Vermehrte Bewegung stellt einen wichtigen Teil der symptomatischen Therapie für Gewichtsreduktion dar. Mindestens zwei dynamische 20-minütige Spaziergänge pro Tag sollten beim Hund angestrebt werden. Schwimmen ist genauso effektiv und speziell bei Hunden mit Gelenksproblemen ideal. Katzen können durch Aufforderung zum Spiel (z. B. mit Bällen, Laserpointer) zu mehr Bewegung animiert werden.

> In manchen Fällen verliert ein Tier trotz massiver Kalorienreduktion erst Gewicht, wenn die körperliche Aktivität gesteigert wird.

Gelenksschmerzen können die Bewegungslust dämpfen. In diesen Fällen empfiehlt sich eine unterstützende Therapie mit **Glykosaminoglykanen/Chondroitinsulfat** (Hund: 13–15 mg/kg p.o. q24h; Katze: 15–20 mg/kg p.o. q24h; dosiert auf Chondroitingehalt oder nach Angaben des Herstellers) oder bei stärkeren Schmerzen mit **nichtsteroidalen Entzündungshemmern** (z. B. Carprofen).

Eine Überprüfung des Therapieerfolges alle 2–4 Wochen ist zu empfehlen. Katzen sollten ca. 1 % und Hunde ca. 1–2 % Körpergewicht pro Woche verlieren. Bei einer stärkeren Gewichtsabnahme ist die tägliche Kalorienaufnahme wieder um 10–15 % zu steigern. Falls keine Gewichtsreduktion induziert werden konnte, muss nochmals eine genaue Futteranamnese erhoben werden. Können keine weiteren aufgenommen Kalorien gefunden werden, ist die tägliche Energieaufnahme nochmals um 10–15 % zu senken.

5 Akutes Abdomen

Nadja Sigrist

Das Wichtigste vorweg

- Die Leitsymptome des akuten Abdomens sind akut auftretende abdominale Schmerzen und eine rasche Verschlechterung des Allgemeinzustandes.

- Als Differenzialdiagnose kommen entzündliche, infektiöse, neoplastische und traumatische Veränderungen aller abdominalen Organe inkl. Peritoneum infrage.

- Die wichtigsten diagnostischen Schritte bestehen aus klinischer Untersuchung, Hämatologie und Chemieprofil, Röntgen- und Ultraschalluntersuchung des Abdomens und Analyse von freier abdominaler Flüssigkeit.

- Tiere mit Symptomatik eines akuten Abdomens benötigen immer Flüssigkeitstherapie und Analgesie.

5.1 Definitionen

Das akute Abdomen beschreibt eine akut einsetzende Symptomatik im Bereich der Bauchhöhle, die eine rasche diagnostische Abklärung sowie häufig eine Notfalltherapie erfordert.

> Die typischen Leitsymptome sind akut auftretende Schmerzen, angespannte Bauchdecke, rasche Verschlechterung des Allgemeinzustandes sowie Schock.

Unspezifische Symptome können oftmals gesehen werden, helfen aber wenig bei der Eruierung der Ursache:
- Inappetenz bis Anorexie (S. 67)
- Hyperthermie/Fieber (S. 235)
- Erbrechen (S. 147)
- Durchfall (S. 119)

Je nach Ursache können z. B. folgende organspezifische Symptome auftreten:
- vergrößertes Abdomen inkl. Aszites (S. 20)
- Anurie (S. 183)

5.2 Anatomie – Physiologie – Pathophysiologie

Zum Abdomen gehören die abdominalen Organe Leber, Milz, Pankreas, der abdominale Gastrointestinaltrakt mit unterem Ösophagussphinkter, Magen, Duodenum, Jejunum, Ileum und Kolon, die retroperitonealen und abdominalen Teile des Urogenitaltraktes mit Nieren, Ureteren, Blase, Urethra, Ovarien, Uterus, Hoden, Samenstrang und Prostata, das Peritoneum und der Retroperitonealraum sowie das Omentum. Die Blutversorgung erfolgt über abgehende Gefäße der abdominalen Aorta. Der venöse Rückfluss des Gastrointestinaltraktes (außer Rektum), des Pankreas und der Milz sammelt sich in der Portalvene und wird durch die Lebersinusoide gefiltert, um danach in die Vena cava caudalis zu münden, die den venösen Rückfluss der anderen abdominalen Organe sowie der Hinterextremitäten zurück zum rechten Herz führt.

Die abdominalen Organe sind sowohl sympathisch wie parasympathisch innerviert.

Stimulation von Typ-A- und Typ-C-Nervenfasern in abdominalen Organen, dem Mesenterium oder dem Peritoneum führen zu abdominalen Schmerzen. Nervenendigungen in der Kapsel von parenchymatösen Organen und in der Muskulatur von Hohlorganen werden durch Dehnung stimuliert. Langsame Dehnung führt zu weniger Schmerzen als eine akute, schnelle Dehnung. Schmerzrezeptoren können auch durch Entzündungsmediatoren, freigesetzt durch Ischämie, Entzündung oder Infektion, aktiviert werden.

Viszeraler Schmerz ist oft diffus. Tiere mit akutem Abdominalschmerz können deshalb eine generalisierte Anspannung der Bauchdecke zeigen und eine genaue Lokalisation des Schmerzes ist häufig nicht möglich.

5.3 Ursachen

Jedes abdominale Organ sowie das Bauchfell können den Symptomenkomplex eines akuten Abdomens verursachen und Trauma, Neoplasien oder Entzündungen/Infektionen sind mögliche Ursachen (Tab. 5.1). Die häufigsten Differenzialdiagnosen sind Magendrehung/-dilatation, Ileus, Peritonitis und intraabdominale Neoplasien. Ein Ileus kann durch Fremdkörper, raumfordernde Prozesse in der Darmwand, Invagination oder paralytisch bedingt sein. Die häufigste abdominale Neoplasie, die zu einem akuten Abdomen führt, ist ein Hämangiosarkom in der Milz oder Leber, das rupturiert und innerhalb kurzer Zeit zu Schocksymptomen und akutem Abdomen führen kann. Lymphom von Darm, Milz, Leber oder Niere sind ebenfalls häufig.

Eine Peritonitis kann steril oder septisch sein. Hämoabdomen, Uroabdomen, feline infektiöse Peritonitis (FIP), Pankreatitis und Gallenperitonitis führen in der Regel zu einer sterilen Peritonitis. Eine septische Peritonitis entsteht nach Ruptur des Gastrointestinaltraktes oder eines anderen Organs

Tab. 5.1 Differenzialdiagnosen des akuten Abdomens nach Organen.

Gastrointestinaltrakt	Magendrehung, -dilatation	Hund
	Ileus: Fremdkörper, Invagination, Neoplasie	Hund & Katze
	Volvulus	Hund >> Katze
	Perforation, Ulkus → septische Peritonitis	Hund & Katze
	Neoplasie	Hund & Katze
	Obstipation	Hund & Katze
	Magenulkus	Hund & Katze
Milz	Neoplasie (Hämangiosarkom)	Hund >> Katze
	Milzriss/Blutung nach Trauma	Hund >> Katze
	Milztorsion	Hund >> Katze
Leber	Neoplasie (Hämangiosarkom, Lymphom)	Hund > Katze
	Blutung nach Trauma	Hund > Katze
	Gallengangsobstruktion, -ruptur	Hund >> Katze
	Hepatitis, Cholangiohepatitis	Katze >> Hund
Harntrakt	Niere: Pyelonephritis, Hydronephrose, Nierensteine, Nephritis	Hund & Katze
	Ureter: Obstruktion, Ruptur	Katze > Hund
	Blase: Ruptur, Neoplasie (Übergangszellkarzinom, Papillome)	Hund & Katze
	Urethra: Ruptur, Obstruktion	Katze >> Hund
Genitaltrakt	Pyometra	Hund > Katze
	Dystokie	Hund & Katze
	Hodentorsion	Hund
	Prostatitis	Hund
	Paraprostatazysten	Hund
	Neoplasie (Prostatakarzinom)	Hund
Peritoneum	sterile oder septische Peritonitis	Hund & Katze
	Hämoabdomen	Hund > Katze
Pankreas	Pankreatitis	Hund & Katze
	Neoplasie	Hund & Katze
Bauchwand	perforierendes Trauma	Hund & Katze
	Bauchwandhernie	Hund & Katze

mit infektiösem Inhalt (Pyometra, Prostatitis) und nach perforierendem Trauma.

> Bei scheinbar abdominalen Schmerzen sollte differenzialdiagnostisch auch an Wirbelsäulenprobleme wie Diskusprolaps oder Diskospondylitis gedacht werden.

5.4 Diagnostisches Vorgehen

Anhand von Anamnese, klinischer Untersuchung, Blut- und Urinuntersuchungen, Röntgenaufnahmen, Ultraschall- und Flüssigkeitsuntersuchung kann fast immer eine Verdachtsdiagnose gestellt werden. Bei unklaren Befunden muss unter Umständen eine diagnostische Laparotomie durchgeführt werden.

5.4.1 Anamnese

Die Anamnese bestätigt im Normalfall die Verdachtsdiagnose eines akuten Abdomens. Symptome wie Erbrechen, Durchfall oder Anorexie sind häufig unspezifisch und erlauben keine eindeutige Diagnose. Ausnahmen sind Hunde großer Rassen mit geblähtem Abdomen und unproduktivem Erbrechen, bei denen die Verdachtsdiagnose Magendrehung meist ohne weitere Diagnostik gestellt werden kann. Organspezifische Symptome wie Anurie, Strangurie (S. 183) oder Vaginalausfluss schränken die möglichen Differenzialdiagnosen bereits ein. Die klassischen Symptome treten akut auf, je nach Ursache können dem Besitzer aber vorbestehende Probleme wie z. B. Gewichtsverlust (S. 165), Polyurie/Polydipsie (S. 338), Anorexie (S. 67), Leistungsabfall oder Melaena (S. 291) aufgefallen sein.

5.4.2 Klinische Untersuchung

Jedes Tier sollte einer vollständigen klinischen Untersuchung unterzogen werden, um Hinweise über den Kreislauf, andere Probleme, Abgrenzung von Rückenproblemen etc. zu erhalten. Tiere im Schock müssen vor einer vollständigen klinischen Untersuchung stabilisiert werden.

Die **allgemeine Untersuchung** beinhaltet auch eine orthopädische und neurologische Untersuchung. Schmerzen können sich als Apathie, Aufregung, Unruhe, Hecheln, steifer Gang und/oder aufgekrümmter Rücken äußern. Die Gebetsstellung kann oft im Zusammenhang mit Dolenz im kranialen Abdomen (Pankreatitis) gesehen werden. Patienten mit akutem Abdomen können zusätzlich je nach Ursache Nausea, Durchfall, Tenesmus, Strangurie, Pollakisurie, Dehydratation, Tachykardie oder Fieber zeigen. Diese Symptome sind häufig unspezifisch.

Die abdominale **Palpation** ist ein wichtiger Bestandteil der klinischen Untersuchung, kann aber bei sehr dolenten Patienten möglicherweise nicht oder nur ungenügend durchführbar sein. Unter Umständen kann der Schmerz genau lokalisiert oder zumindest auf einen Teil des Abdomens beschränkt werden (kraniales Abdomen, kaudales Abdomen, Mesogastrium, Retroperitonealraum). Bei der Abdomenpalpation können die Größe der abdominalen Organe (Milz, Leber, Niere), vergrößerte oder verdickte Darmschlingen, Füllungszustand der Blase und Flüssigkeitsansammlungen (Undulation und Ballottement) beurteilt werden.

Perkussion und abdominale **Auskultation** sind ebenfalls von Nutzen bei der Interpretation der Palpationsbefunde. Die ventrale Bauchdecke sollte auf Petechien, Wunden, Schwellungen und Rötungen untersucht werden. Rötungen im Bereich des Nabels können Hinweis auf ein Hämoabdomen geben. Schwellungen im Bereich von Nabel oder Inguinalkanal können durch abdominale Hernien verursacht werden. Beim männlichen Tier sollten auch Skrotum und Penis auf Veränderungen hin untersucht werden. Durch eine **Rektaluntersuchung** können sowohl rektale Veränderungen und Prostataprobleme als auch Hinweise auf die Kotkonsistenz und -farbe gewonnen werden. Melaena wird nach Blutungen in den kranialen Gastrointestinaltrakt gesehen.

5.4.3 Weiterführende Untersuchungen

Laboruntersuchungen

Da jedes abdominale Organ betroffen sein kann und Entzündungsprozesse häufig ein Teil des Krankheitsgeschehens darstellen, sind eine vollständige **Hämatologie** mit Differenzialblutbild und ein **Chemieprofil** angezeigt. Eine initiale Untersuchung hilft auch bei der Interpretation von Folgeuntersuchungen. Eine Neutrophilie mit Linksverschiebung kann infolge der Aktivierung von Entzündungsmediatoren bei fast allen Ursachen eines akuten Abdomens gesehen werden.

Eine **Harnuntersuchung** (vor Infusion!) hilft in Fällen einer Azotämie zur Unterscheidung von renalen und prärenalen Ursachen: Bei einer prärenalen Azotämie sollte das spezifische Gewicht des Harns mindestens 1040 betragen (Kap. 2.2.8, S. 9). Protein und Albumin sind initial durch Dehydratation oft in der Norm, sollten aber nach Infusionstherapie unbedingt nachkontrolliert werden.

> Bei Patienten mit gastrointestinalen Problemen kann der Albuminwert nach Schocktherapie oft so tief absinken, dass die Aufrechterhaltung des onkotischen Drucks nicht mehr gewährleistet ist.

Erbrechen, Durchfall, Inappetenz und Harnwegsprobleme können zu **Elektrolytveränderungen** sowie Verschiebungen des Säure-Basen-Haushalts führen. Amylase- und Lipasebestimmungen zum Ein- oder Ausschluss von Pankreatitis sind leider nicht spezifisch. Serum-cPLI und -fPLI (**canine/feline Pancreatic Lipase Immunoreactivity**) sind momentan die sensitivsten und spezifischsten Tests für die Diagnose einer Pankreatitis (Kap. 2.2.6, S. 9).

Im Falle von Leberproblemen, Sepsis oder einer geplanten Aspiration oder Biopsie von Leber und Milz ist eine Untersuchung der **Gerinnung** angezeigt (Kap. 2.2.2, S. 8).

Bildgebende Diagnostik

Röntgen- und sonographische Untersuchungen sind ideale diagnostische Hilfsmittel, um die Ursache eines akuten Abdomens zu eruieren. **Radiologische Untersuchungen** sind vor allem zur Darstellung von Fremdkörpern und lufthaltigen Strukturen (Ileus, Magendrehung, freie Luft im Abdomen bei Perforation eines Hohlorgans) hilfreich. Anzeichen für Ileus sind gasdilatierte Dünndarmschlingen (Durchmesser der Darmschlinge > Durchmesser Wirbelkörper L2), ein sichtbarer Fremdkörper oder gleichbleibende Darmschlingen auf Kontrollröntgen. Im Zweifelsfall wird die Röntgenaufnahme nach 1–3 Stunden wiederholt, in dieser Zeit sollte sich das Verteilungsmuster von Luft in den Därmen verändert haben. **Bariumstudien** können bei Magenentleerungsstörungen (Pylorusstenose) und Ileus ohne Dilatation der Dünndärme (Fremdkörper im Duodenum) hilfreich sein. Oft wird auf eine Bariumstudie verzichtet, da die Untersuchung mehrere Stunden dauert und häufig durch eine Ultraschalluntersuchung ersetzt werden kann. Bei Verdacht einer Ruptur des Gastrointestinaltraktes ist die Applikation von Barium kontraindiziert, da in die Bauchhöhle gelangtes Barium zu einer massiven Peritonitis führt. Die Applikation von Kontrastmitteln kann vor allem bei Harnwegsobstruktionen von Nutzen sein (intravenöses Pyelogramm, Positivkontrast Urethrozystogramm).

Mithilfe einer **Ultraschalluntersuchung** können auch geringe Mengen an freier Flüssigkeit im Abdomen relativ einfach dargestellt werden. Zusätzlich hilft die sonographische Untersuchung bei der Beschreibung von vergrößerten oder flüssigkeitsgefüllten Organen und der Organzuteilung von palpierbaren oder auf dem Röntgenbild sichtbaren Massen. Pankreatitis ist in den meisten Fällen eine Ultraschalldiagnose. Ultraschalluntersuchungen bedingen geübtes Personal und anhand des Ultraschallbefundes kann oft nicht zwischen entzündlichen oder neoplastischen Veränderungen unterschieden werden.

Abdominozentese und Flüssigkeitsuntersuchung

Bei Verdacht oder Diagnose von freier Flüssigkeit im Abdomen sollte diese unbedingt punktiert und analysiert werden. Die Punktion muss steril durchgeführt werden. Am einfachsten ist die Punktion unter Ultraschallkontrolle mit einer 18–22-G-Kanüle mit aufgesetzter Spritze zur Aspiration. Das Abdomen kann auch blind nach der sogenannten 4-Quadranten-Regel punktiert werden.

> Die vier möglichen Punktionsstellen befinden sich je 2–3 cm vor und hinter dem Nabel sowie rechts und links der Mittellinie.

Je nach Palpationsbefund (Organomegalie im kranialen Abdomen oder große Blase) wird zuerst vor oder hinter dem Nabel punktiert. Die Punktion wird ohne Aspiration durchgeführt, um eine Obstruktion der Kanüle mit Omentum zu verhindern. Bei negativer Punktion wird an einer der anderen drei Stellen punktiert.

Bei negativer 4-Quadranten-Punktion und hohem Verdacht einer Peritonitis kann als weiterer Schritt eine diagnostische **Peritoneallavage** durchgeführt werden. Dabei wird unter sterilen Bedingungen 20 ml/kg warme isotone Infusionslösung (0,9 % NaCl oder Ringer-Lactat) in die Abdominalhöhle infundiert und nach 15 Minuten ein Teil wieder abpunktiert.

Die gewonnene abdominale Flüssigkeit kann anhand von **Zellzahl** und **Proteingehalt** sowie **spezifischem Gewicht** in ein Transsudat, modifiziertes Transsudat oder Exsudat eingeteilt werden (**Tab. 3.2**, S. 27). Bei blutigen Flüssigkeiten sollte der **Hämatokritwert** bestimmt werden. Ist der Hämatokrit im Punktat ähnlich hoch oder höher als der venöse Hämatokrit, handelt es sich um ein Hämoabdomen.

Bei Tieren mit **Aszites** und **Azotämie** oder anderen Symptomen einer Harnwegsruptur sollten der Kreatinin- und/oder der Kaliumwert in der Abdominalflüssigkeit bestimmt werden und mit dem zum gleichen Zeitpunkt entnommenen Wert im Serum verglichen werden. Ist der Kreatinin- oder der Kaliumwert im Abdomenpunktat höher als im Plasma, so ist das diagnostisch für ein Uroabdomen. **Kontrastmittelstudien** sind nötig, um die Lokalisation der Ruptur zu bestimmen.

Bei gelblicher Abdominalflüssigkeit kann der **Bilirubingehalt** in der Abdominalflüssigkeit bestimmt und mit dem Serumgehalt verglichen werden. Auch hier kann der abdominale Wert nur höher sein, wenn Bilirubin durch eine Ruptur des Gallengangsystems austritt.

Ein **modifiziertes Transsudat** und vor allem ein **Exsudat** sollten zytologisch untersucht werden. Ausstriche von Flüssigkeiten können mittels Diff-Quick-Färbung in der Praxis gefärbt und innerhalb von Minuten unter dem Mikroskop angeschaut werden. Anhand des vorherrschenden Zelltyps kann zwischen Peritonitis (neutrophile Granulozyten und Makrophagen) oder neoplastischen Veränderungen (Lymphozyten, Mastzellen, karzinomatöse Zellen etc.) unterschieden werden.

Sehr selten kann ein **Chyloabdomen** (Lymphe mit Lymphozyten, neutrophilen Granulozyten, Makrophagen, evtl. Plasmazellen) diagnostiziert werden. Chylus sollte eine höhere Konzentration an Triglyzeriden aufweisen als eine gleichzeitig entnommene Plasmaprobe. Ein Chyloabdomen entsteht durch eine Verletzung eines großen Lymphgefäßes. Meistens handelt es sich um eine Ruptur des Ductus thoracicus, was jedoch primär zu einem Chylothorax führt.

Bei **Peritonitisverdacht** ist es wichtig zu wissen, ob die Peritonitis septisch oder steril ist. Ist der Glukosegehalt des Abdomenpunktats um mehr als 20 g/l (1 mmol/l) niedriger als jener des Plasmas, so besteht ein hochgradiger Verdacht eines septischen Abdomens (Bakterien verbrauchen die Glukose). Die Diagnose eines septischen Abdomens erfolgt durch den Nachweis von intrazellulären Bakterien oder Pflanzenbestandteilen im zytologischen Präparat des Abdomenpunktats.

Andere Untersuchungen

Veränderte Organe bzw. Massen sollten aspiriert oder bioptiert werden. Die **Feinnadelaspiration** hat den Vorteil, dass Resultate schnell vorliegen können. Unter Umständen ist die Feinnadelaspiration jedoch nicht diagnostisch. **Biopsien** können transkutan unter Sedation und Ultraschallkontrolle stattfinden. Ist kein Ultraschallgerät vorhanden oder sind die Befunde nicht spezifisch, ist unter Umständen eine Probelaparotomie indiziert.

5.5 Therapie

5.5.1 Symptomatische Therapie

Aufgrund der verschiedenen Ursachen eines akuten Abdomens gibt es keine einheitliche ätiologische Therapie. Die Ursache muss häufig mit einer chirurgischen Intervention gelöst werden. Chirurgische Patienten sind jedoch vor einer Operation zu stabilisieren. Die Normalisierung des Kreislaufs und eine adäquate Analgesie sind die wichtigsten Bestandteile sowohl der Stabilisierung von chirurgischen Patienten als auch der Therapie von nicht chirurgischen Ursachen des akuten Abdomens wie Pankreatitis, Pyelonephritis, Gastroenteritis oder Prostatitis. Eine Ausnahme besteht bei einer Urethraobstruktion (FLUTD), bei der die Flüssigkeitstherapie erst nach Katheterisierung und Behebung der Obstruktion möglich ist.

Flüssigkeitstherapie

Tiere mit akutem Abdomen haben häufig ein Flüssigkeitsdefizit. Dabei muss zwischen Schock und Dehydratation unterschieden werden.

Die meisten Tiere haben Perfusionsstörungen und sind im **Schock**. Die Flüssigkeitstherapie erfolgt in diesen Fällen so schnell wie möglich und die Flüssigkeit wird in Form von repetitiven Boli appliziert, bis die Perfusionszeichen (Schleimhautfarbe, kapilläre Füllungszeit, Herzfrequenz, Blutdruck, Urinproduktion) normal sind. Bei Tieren mit dekompensiertem Schock ohne Hinweise auf eine kardiogene Ursache empfiehlt sich die Kombination von isotonen **Kristalloiden** (20 ml/kg) und **Kolloiden** (10 ml/kg). Diese Menge wird über 10–20 Minuten appliziert und im Bedarfsfall wiederholt.

Besteht die Gefahr von Überinfusion, Blutung oder Permeabilitätsstörung, werden kleinere Boli gewählt (10 ml/kg Kristalloid, 3–5 ml/kg Kolloid); in diesen Fällen ist das Ziel der Infusionstherapie ein mittlerer arterieller Blutdruck von 60 mmHg, der gerade ausreicht, um eine genügende Perfusion der wichtigen Organe zu gewährleisten, aber keine Überinfusion zur Folge haben sollte. Diese minimale Infusionstherapie wird als „Low-volume Resuscitation" bezeichnet und es ist notwendig, dass diese Patienten intensiv überwacht werden.

Dehydrierte Patienten haben ein interstitielles Flüssigkeitsdefizit. Mögliche Zeichen von **Dehydratation** sind trockene Schleimhäute, ein verminderter Hautturgor sowie ein hoher Hämatokrit und ein hohes Totalprotein. Das errechnete Flüssigkeitsdefizit (% Dehydratation × kg Körpergewicht) wird über 6–12 Stunden mit einer isotonen kristalloiden Lösung (z. B. 0,9 % NaCl oder Ringer-Lactat) ersetzt, zusätzlich dazu wird die Erhaltungsdosis (2 ml/kg/h) appliziert. **Tab. 5.2** zeigt mögliche Anzeichen einer prozentualen Dehydratation.

> Ein Perfusionsdefizit (Schock) wird mittels wiederholten Boli von 10–20 ml/kg einer kristalloiden Lösung und 5–10 ml/kg einer kolloidalen Lösung behandelt, während das Dehydratationsdefizit mit einer isotonen kristalloiden Lösung über mehrere Stunden ersetzt wird.

Elektrolytveränderungen wie Hypokaliämie oder Hypokalzämie können mittels Substitution in der Infusionslösung behoben werden. Kalium wird je nach Höhe des Defizits mit 20–60 mEq pro Liter Infusionslösung substituiert, wobei die maximale

Tab. 5.2 Klinische Symptome einer Dehydratation.

< 5 %	normal (anamnestische Hinweise für Flüssigkeitsverlust)
5 %	trockene Schleimhäute
6–8 %	trockene Schleimhäute, leichtgradig verminderter Hautturgor
8–10 %	trockene Schleimhäute, verminderter Hautturgor
10–12 %	trockene Schleimhäute, stark verminderter Hautturgor, schwacher Puls, Tachykardie
12–15 %	Kollaps, Schock

Substitution nicht mehr als 0,5 mEq/kg/Stunde betragen sollte.

Analgesie
Auf steroidale und nichtsteroidale Antiphlogistika sollte verzichtet werden, bis sichergestellt ist, dass eine normale Nierenperfusion gewährleistet ist und kein gastrointestinales Problem vorliegt. Als Analgetika eignen sich Opiate wie **Methadon** (0,1–0,2 mg/kg alle 1–3 h) oder **Fentanyl** (2–10 µg/kg/h im Dauertropf), welche reine µ-Agonisten sind und deshalb sowohl antagonisiert als auch beliebig erhöht werden können.

Agonisten-Antagonisten wie **Buprenorphin** (0,01 mg/kg alle 6–8 h) und **Butorphanol** (0,2–0,4 mg/kg alle 1–2 h) sind weniger potent und können im Falle ungenügender Wirkung nicht nachdosiert werden, sodass sie sich vor allem für die spätere Phase der Analgesie anbieten (z. B. postoperativ).

In letzter Zeit wurde die analgetische und antioxidative Wirkung von Lidocain wiederentdeckt, welches sich vor allem zur Analgesie von gastrointestinalen Problemen eignet. Wir verwenden **Lidocain** zusammen mit **Fentanyl**-Dauertropfinfusion beim Hund (Bolus von 1,5–2 mg/kg, gefolgt von 2–3 mg/kg/h = 33–44 µg/kg/min) während und postoperativ aller gastrointestinalen chirurgischen Interventionen.

Antibiose
Die antibiotische Therapie richtet sich nach der Ursache des akuten Abdomens. Idealerweise erfolgt sie nach einem entsprechenden Antibiogramm. Als initiale Breitspektrumantibiose eignet sich **Amoxicillin-Clavulansäure** (20 mg/kg i.v. q8h) oder die Kombination von **Cephalosporin** der ersten Generation (20 mg/kg i.v./p.o. q8h) mit **Metronidazol** (15–20 mg/kg i.v./p.o. q12h). Bei Verdacht auf gramnegative Erreger kann **Gentamicin** (6 mg/kg i.v. q24h) oder **Enrofloxacin** (5 mg/kg s.c./p.o./i.v. q12h) hinzugefügt werden.

> Gentamicin ist kontraindiziert bei Nierenproblemen und Enrofloxacin kann beim wachsenden Tier zu Knorpelschäden führen.

Laparotomie
Bei Verdacht auf einen intraabdominalen Prozess, der durch eine chirurgische Intervention gelöst werden kann, wird eine Laparotomie durchgeführt. Der Zugang erfolgt unter aseptischen Bedingungen über die Linea alba. Im Folgenden werden die Abdominalhöhle und deren Inhalt systematisch untersucht. Für das Operationsprozedere wird auf die chirurgische Literatur verwiesen.

Spezifische Therapie
Antiemetika kommen bei Patienten mit Nausea oder protrahiertem Erbrechen zum Einsatz (**Tab. 16.3**, S. 158). Da der Magen das Schockorgan des Hundes und der Katze ist, sollte unbedingt ein **Magenschutz** verabreicht werden (Kap. 32.5.1, S. 296).

5 Akutes Abdomen

Diagnostischer Algorithmus

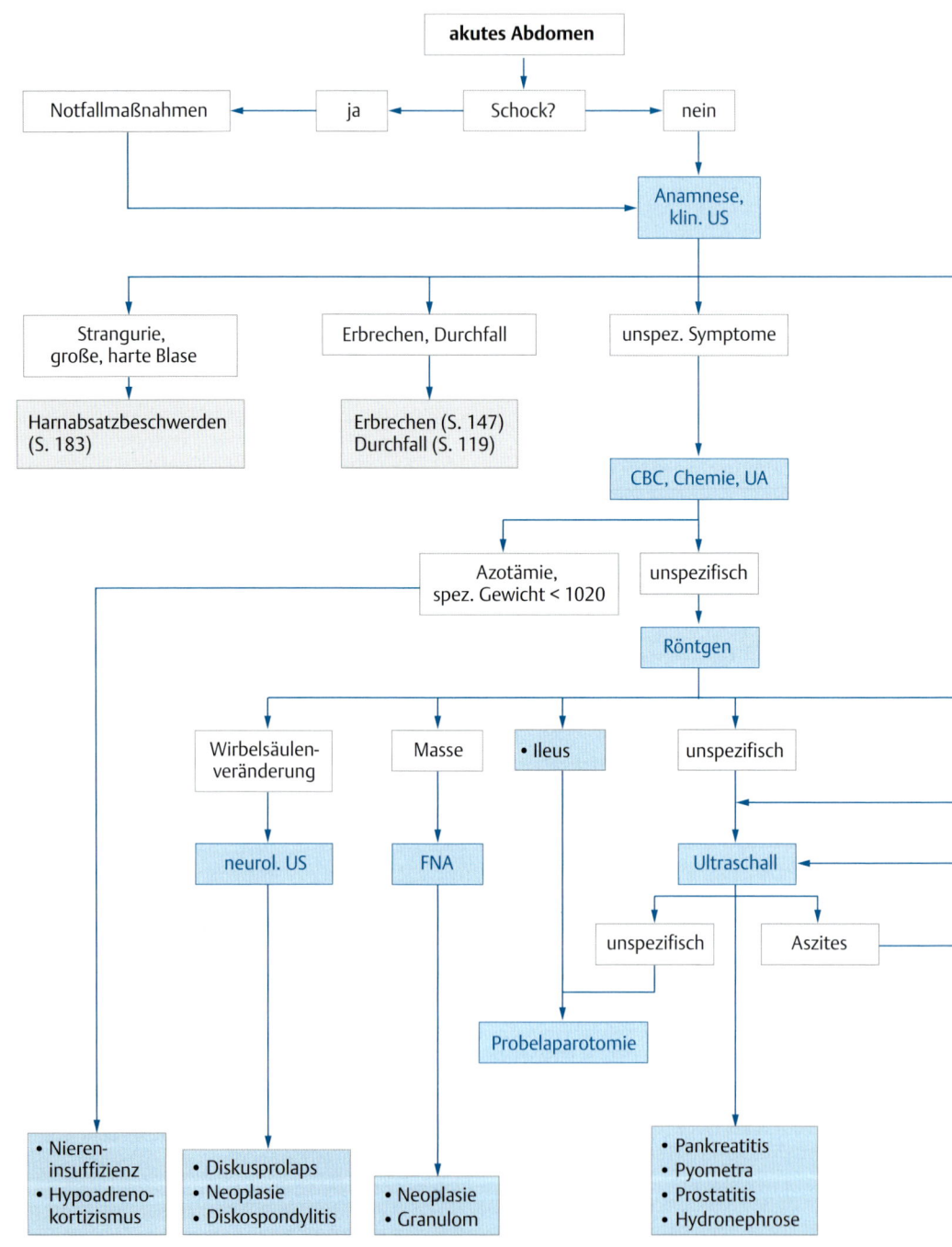

5 Akutes Abdomen

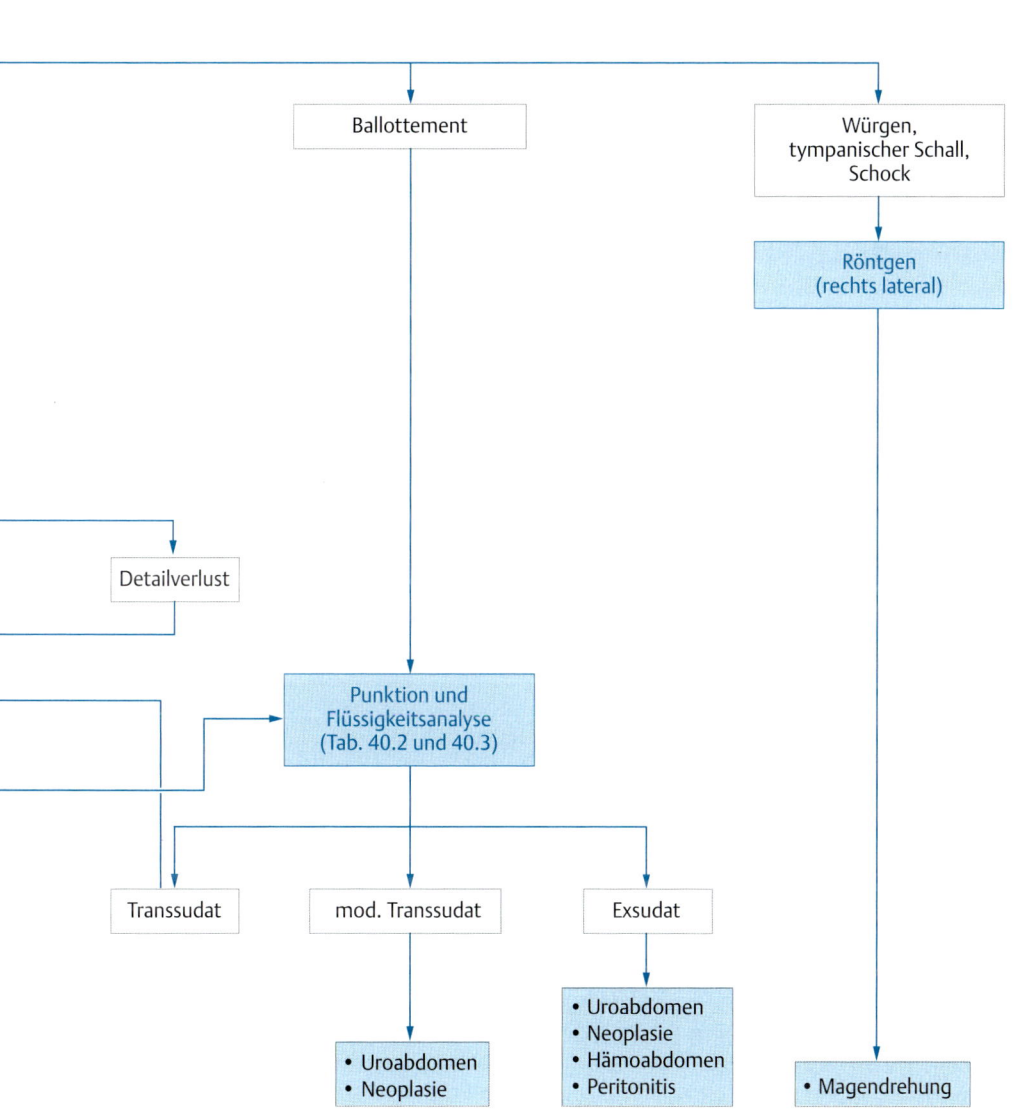

6 Alopezie

Anette Löffler

Das Wichtigste vorweg

- Der häufigste Grund einer Alopezie bei Hund und Katze ist Juckreiz.

- Demodikose, Dermatophytose, Pyodermie und Malasseziadermatitis müssen bei jedem Tier mit Haarausfall ausgeschlossen werden.

- Bilateral symmetrische Alopezie beim Hund ist oft endokrin bedingt, bei der Katze dagegen meist allergisch.

- Hautbiopsien sind nur selten diagnostisch in der Aufarbeitung von Alopezie. Sie können aber hilfreich sein, Differenzialdiagnosen auszuschließen oder einen klinischen Verdacht zu verstärken.

- Die Prognose für neuen Haarwuchs richtet sich nach der ursächlichen Krankheit, der Dauer und dem Grad der Haarfollikelzerstörung.

6.1 Definitionen

Alopezie ist ein Fehlen von Haaren an normalerweise behaarten Regionen. Hierbei bezieht sich die Definition auf einen vollbehaarten Wildtyp von Hund und Katze.

> Alopezie beschreibt eine klinische Veränderung oder ein Problem, ist aber selbst keine Diagnose.

Während Alopezie einerseits nur eine kosmetische Veränderung für das Tier bedeuten kann, ähnlich der Glatzenbildung bei Männern, kann sie andererseits ein früher Hinweis auf systemische und eventuell lebensbedrohliche Krankheiten sein (z. B. Endokrinopathien, paraneoplastische Alopezie). Zwei Sorten von Alopezie sind zu unterscheiden:

- eine echte Haarlosigkeit, bei der das ganze Haar ausfällt oder nicht nachwächst und somit einen leeren Haarfollikel zurücklässt
- eine scheinbare Haarlosigkeit, bei der die Haare an der Hautoberfläche abbrechen (bei Juckreiz, Ektoparasitosen, mikrobiellen Infektionen u. a.)

Weiterhin gibt es **angeborene** und **erworbene Alopezien**. Je nach Schweregrad kann Alopezie reversibel, **nicht vernarbend** sein oder sie ist irreversibel, **vernarbend** (cicatricial), wenn Haarfollikel zerstört wurden (z. B. bei tiefer Pyodermie mit Furunkulose). Je nach Verteilungsmuster unterscheidet man **fokale, multifokale, diffuse** oder **bilateral symmetrische** Haarlosigkeit.

6.2 Anatomie – Physiologie – Pathophysiologie

Das Fell von Hund und Katze besteht aus primären und sekundären Haaren, die in Gruppen aus zusammengesetzten Haarfollikeln an die Hautoberfläche wachsen (ca. 100–600/cm^2 Haut). Zu jeder Haarfollikeleinheit gehören weiterhin Talgdrüsen, deren Ausführungsgang in das Haarfollikellumen führt, und Muskelfasern (Musculus arrector pili), die am Haarfollikel verankert sind.

Gesundes Fell ist gekennzeichnet durch eine Abfolge von Haarwachstum und Ausfallen existierender Haare. Dieser Zyklus besteht aus einer **Wachstumsphase** (**anagen**), in der der Haarbalg produziert wird, und einer **Ruhephase** (**telogen**), in der das Haar im Follikel verbleibt, bis es durch ein neues, anagenes Haar ersetzt wird und ausfällt. Die Steuerung des Haarwachstumszyklus ist noch weitgehend ungeklärt, aber ein Einfluss von Hormonen der Hypophyse, Zirbeldrüse, Schilddrüse, Nebennierenrinde und der Gonaden wurde bereits nachgewiesen. Die Länge der jeweiligen Phase hängt von Rasse und Jahreszeiten ab. Haarlose Haut ist oft anfällig gegen Sekundärinfektionen und kann hyperpigmentiert oder schuppig werden.

Verschiedene Mechanismen können zur Haarlosigkeit führen:
- **Trauma:** Die Haare werden durch Lecken, Beißen oder Kratzen vom Tier selbst abgebrochen. Dies ist die häufigste Form von Alopezie bei Hund und Katze. Reste der abgebrochenen Haare verbleiben oft noch fühlbar oder sichtbar im Haarfollikel.
- **Störung des Haarwachstumszyklus:** Eine Verkürzung der anagenen Phase mit gleichzeitiger Verlängerung des telogenen Stadiums führt dazu, dass diese „schlafenden" Follikel keine neuen Haare produzieren, während vorhandene ausfallen. Solche Alopezien zeigen oft ein bilateral symmetrisches Erscheinungsbild, das vermutlich auf einer unterschiedlichen Empfindlichkeit von Hormonrezeptoren in den betroffenen Regionen beruht.
- **Abnormale Haare oder Haarfollikel:** Aufgrund von Missbildungen in der Haarstruktur und der Pigmentverteilung innerhalb des Haares kommt es zu einem Wachstumsstopp oder Haare brechen frühzeitig ab.

6.3 Ursachen

Eine Vielzahl von Krankheiten kann zu Haarausfall führen (**Tab. 6.1**). Es ist wichtig, die häufig vorkommenden juckenden Krankheiten und die behandelbaren Endokrinopathien früh zu erkennen und sie von den selteneren rassespezifischen, immunvermittelten oder neoplastischen Alopezien differenzialdiagnostisch abzugrenzen.

6.3.1 Alopezie mit Juckreiz

Bei Tieren mit Alopezie und gleichzeitigem Juckreiz müssen Ursachen für Juckreiz zuerst untersucht werden. Als Krankheitsgruppen kommen dabei infrage:
- **Ektoparasitenbefall:** Besonders Demodex-Milben, als intrafollikuläre Parasiten, führen zu Haarausfall. Juckreiz ist hierbei aber nicht immer ausgeprägt.
- **Mikrobielle Infektionen:** Pyodermie, Malassezia-Dermatitis und Dermatophytose (Letztere kann auch ohne Juckreiz auftreten)
- **Allergien** (Flohbiss, Futter, Umweltallergene)

Wenn Juckreiz erst beim älteren Tier beginnt, müssen zusätzlich epitheliotropes Lymphom und paraneoplastische Krankheiten in Betracht gezogen werden.

6.3.2 Alopezie ohne Juckreiz

Endokrinopathie

Erworbene, bilateral symmetrische, nicht entzündliche Alopezie beim Hund ist häufig – aber nicht immer endokrin bedingt (Katze: s. Kap. 6.3.3, S. 53). Beim erwachsenen Hund kommen differenzialdiagnostisch zunächst Hypothyreose, Hyperadrenokortizismus und ein Sexualhormonungleichgewicht infrage. Typisch betroffene Regionen sind der **Hals-, Schulter-** und **Flankenbereich** sowie die kaudalen **Oberschenkel** und die **Schwanzdrüsengegend**. Das verbleibende Fell ist oft stumpf und zuweilen heller als normal. Weitere kutane und systemische Veränderungen können einen Verdacht auf einzelne Endokrinopathien verstärken. Hinweisend auf **Hypothyreose** sind z. B. eine kühle Haut oder eine progressive Alopezie auf dem dorsalen Nasenrücken. Dünne, unelastische Haut am Bauch oder Komedonen und hervorstehende subkutane Blutgefäße können bei **Hyperadrenokortizismus** beobachtet werden. Sexualhormonungleichgewicht ist klinisch schlecht definiert. Neben Alopezie sind lediglich die Begleitveränderungen bei **Hodentumoren** (Sertolizelltumor, Seminom, Leydigzelltumor) und **Ovarialzysten** oder exogener **Östrogenbehandlung** beschrieben.

Eine endokrine Ätiologie wird vermutet bei zwei weiteren Differenzialdiagnosen beim Hund: Die **zyklische (saisonale) Flankenalopezie** ist eventuell lichtperiodenabhängig und zeichnet sich durch eine bilateral symmetrische Haarlosigkeit in der Flankengegend aus. Sie kann als einzelne Episode mit spontaner Heilung auftreten, progressiv die laterale Brustwand betreffen oder zyklisch, manchmal saisonal, wiederkehren. Sie kommt gehäuft, aber nicht ausschließlich, bei Boxer, Airedaleterrier und Dackel vor. **Alopezie X** tritt typischerweise bei Zwergspitz, Zwergpudel und nordischen Hun-

Tab. 6.1 Differenzialdiagnosen der Alopezie nach Grad des Juckreizes.

juckend	parasitär	Sarkoptesräude, Floh- oder Lausbefall, Cheyletielliose, Herbstgrasmilben u. a.	Hund & Katze
	infektiös	Pyodermie	Hund > Katze
		Malasseziadermatitis	Hund >> Katze
	allergisch	Flohspeichel, Futter, Umweltallergene (Milben & Pollen)	Hund & Katze
Juckreiz variabel	sekundär infizierte Primärerkrankung	Demodikose	Hund > Katze
		Dermatophytose	Katze > Hund
	(para)neoplastisch	epitheliotropes Lymphom	Hund >> Katze
		Pankreas-, Gallengangskarzinom	Katze
	allergisch (Katze: oft bilateral symmetrisch und Juckreiz nicht immer erkennbar!)	Flohspeichel, Futter, Umweltallergene (Milben & Pollen)	Katze
nicht juckend	endokrin (bilateral symmetrisch, nicht entzündlich)	Hypothyreose	Hund
		Hyperthyreose	Katze
		Hyperadrenokortizismus	Hund > Katze
		Ovarialzyste, -tumor	Hund
		Hodentumor	Hund
	vermutlich endokrin (bilateral symmetrisch, nicht entzündlich)	Alopezie X	Hund
		zykl. Flankenalopezie	Hund
	dysplastisch	folikuläre Dysplasie/Dystrophie	Hund
		Schablonenalopezie	Hund
		Farbmutantenalopezie	Hund
	Stoffwechselstörung	telogenes Effluvium, anagene Defluxion	Hund & Katze
	immunvermittelt, traumatisch	Sebadenitis	Hund & Katze
		Alopecia areata, Pseudopelade	Hund & Katze
		„Post-clipping-Alopezie"	Hund & Katze
		Injektionsstellenalopezie	Hund & Katze
		Dermatomyositis	Hund
		Verbrennung, Narbe	Hund & Katze
	kongenital	Ektodermaldefekt	Hund & Katze

derassen, meist an Hals, Schultern, Hinterbeinen und Schwanz, auf. Anhand von Laborwerten wurde hierbei eine Störung des Glukokortikoid-Regelkreises gezeigt, die sich aber wahrscheinlich nicht in weiteren klinischen Veränderungen manifestiert.

Stoffwechselstörung

Nach belastenden Ereignissen, wie z. B. schwerer systemischer Krankheit, Fieber oder Trächtigkeit, kann es zu generalisiertem Haarausfall kommen. Bei diesem **telogenen Effluvium** verbleiben alle Haare synchron in der Ruhephase. Zum Haarausfall kommt es einige Wochen später, nachdem neue anagene Haare initiiert wurden. Ein ähnlicher generalisierter Haarausfall wird bei **anagener Defluxion** beobachtet, meist innerhalb von Tagen nach z. B. Chemotherapie oder Infektionskrankheiten. Hierbei werden anagene Haare abrupt im Wachstum unterbrochen und solchermaßen geschädigte Haare fallen aus. Bei der „**Post-clipping**"-**Alopezie** setzt nach Scheren, z. B. von Operationsgebieten, ein Haarnachwuchs erst nach bis zu 12 Monaten ein.

Rassespezifische Alopezie

Viele Alopezien, bei denen eine genetische Veranlagung vermutet wird, sind ansonsten asymptomatisch, haben aber eine wichtige Bedeutung als Differenzialdiagnosen, da sie ein „endokrines" Verteilungsmuster aufweisen können. Kongenitale Haarlosigkeit kann entweder auf einem **ektodermalen Defekt** beruhen oder zur Gruppe der **follikulären Dysplasien** gehören. Letztere können sich im Flanken- oder Lendenbereich entwickeln und sind u. a. beim Dobermann, Malamut, Sibirischen Husky und Curly Coated Retriever beschrieben. Zur follikulären Dysplasie gehört auch die Alopezie bei Devon-Rex-Katzen. Zur **Schablonenalopezie** zählen z. B. symmetrische Haarlosigkeit an den kaudalen Oberschenkeln beim Greyhound, hinter den Ohrmuscheln und am ventralen Hals und Bauch bei Dackeln und anderen Hunderassen und Alopezie am ventralen Hals, Oberschenkeln und Schwanz z. B. beim Portugiesischen Wasserhund. Bei **Farbmutanten-Alopezie** sind jeweils nur die Haare verdünnter Farben betroffen (z. B. blauer oder isabellfarbener Dobermann).

Immunvermittelte Alopezie und Neoplasie

Entzündliche Prozesse, die speziell die Haarfollikeleinheit betreffen, können ebenfalls zu Haarausfall führen. Bei der **Sebadenitis** handelt es sich um eine immunvermittelte Zerstörung der Talgdrüsen. Typisch betroffene Hunderassen sind Vizsla, Akita, Samojede, Königspudel und Springer Spaniel. Beim kurzhaarigen Felltyp werden meist annuläre, haarlose Läsionen mit feinen Schuppen sichtbar, während bei langhaarigem Fell ein diffuser, generalisierter Haarausfall dominiert. **Alopecia areata** ist charakterisiert durch einen Angriff von Entzündungszellen auf die Haarwurzel, der zu fokaler oder multifokaler, meist asymptomatischer Alopezie führt. Collies und Shelties mit **familiärer Dermatomyositis** zeigen eine symmetrische, vernarbende Alopezie an Gesicht und Beinen mit assoziierter Muskelatrophie. Ebenso kann Alopezie bei **Leishmaniose** vorkommen.

Eine auffällige Alopezie kann beim **epitheliotropen Lymphom** oder beim **Plattenepithelkarzinom** vorkommen, allerdings ist sie selten die dominierende, klinische Veränderung.

6.3.3 Besonderheiten bei der Katze

Während die allgemeinen Hinweise zu Ursachen, Diagnostik und Therapie auch auf Katzen zutreffen, gibt es wichtige Unterschiede bei der **bilateral symmetrischen Alopezie**. Sie betrifft bei Katzen meist den ventralen und lateralen Bauch und die medialen Oberschenkel und wird heutzutage als Reaktionsmuster der Haut angesehen, mit einer Vielzahl möglicher Differenzialdiagnosen (meist Ektoparasitosen, Dermatophytose, Allergien). Juckreiz präsentiert sich oft nur als übermäßiges Lecken der betroffenen Region. Während ältere Lehrbücher von endokriner oder psychogener Alopezie der Katze sprechen, konnten diese Ätiologien selten bestätigt werden.

> In den meisten Fällen ist die bilateral symmetrische Alopezie der Katze allergisch bedingt (Flohspeichel, Futtermittel, Pollen, Hausstaubmilben), auch wenn Zeichen von Juckreiz und Entzündung fehlen.

Weitere Ursachen sind hauptsächlich bei älteren Katzen zu bedenken: Bei **Hyperadrenokortizismus** stehen neben Alopezie systemische Veränderungen und eine dünne, leicht reißende, schlecht heilende Haut im Vordergrund. Eine **Hyperthyreose** kann durch exzessives Lecken ebenfalls zu symmetrischer, aber häufig diffuser Alopezie führen. Die **paraneoplastische Alopezie** der Katze ist gekennzeichnet durch einen sich schnell ausbreitenden, symmetrischen Haarausfall an Kopf, Beinen und ventralem Abdomen und einen ätiologisch assoziierten Pankreas- oder Lebertumor.

6.4 Diagnostisches Vorgehen

Eine systematische Abfolge von Untersuchungen, inklusive einer ausführlichen Anamnese, einer Allgemeinuntersuchung und einer dermatologischen Untersuchung, ist nötig, da viele Formen von Alopezie auf einer Ausschlussdiagnose anderer Krankheiten basieren.

6.4.1 Anamnese

Neben Rasse und Farbe des Patienten, die besonders bei erblichen Alopezien eine Rolle spielen, sind Alter, Geschlecht und Sexualverhalten des Tieres festzustellen. Bei Beginn der Alopezie im jungen Alter (1–3 Jahre) sind Parasitenbefall, Infektionen und Allergien zuerst zu bedenken, während beim älteren Tier Endokrinopathien und Neoplasien zunehmend wichtig werden. Der Besitzer kann wertvolle Informationen über den Beginn und Verlauf der Alopezie beisteuern (angeboren, erworben in welchem Alter, betroffene Körperregionen, fortschreitend). **Juckreiz** spielt bei der Aufarbeitung von Alopezie insofern eine besondere Rolle, da sekundäre Pyodermien oder Malasseziadermatitis sehr häufig als komplizierende Faktoren zuerst behandelt werden müssen, bevor eine Diagnose der Primärerkrankung möglich wird. Weiterhin ist nach vorbestehenden Krankheiten, Medikamentengabe (Chemotherapie, Östrogentherapie) und deren Wirkung zu fragen. Langzeit-Glukokortikoidbehandlung, z. B. bei Allergie, kann zu iatrogenem Hyperadrenokortizismus mit bilateral symmetrischer Alopezie führen. Auch wenn für den Besitzer möglicherweise die Fellveränderungen im Vordergrund stehen, sollte nach Begleitphänomenen wie z. B. Lethargie, Polydipsie und Polyurie gefragt werden, die auf ursächliche systemische Krankheiten hinweisen können.

6.4.2 Klinische Untersuchung

Die allgemeine klinische Untersuchung liefert wichtige Informationen über eine Beteiligung anderer Organsysteme, was besonders bei endokrin oder paraneoplastisch bedingten Alopezien hilfreich ist. Besondere Aufmerksamkeit ist hierbei auch auf eine Beurteilung der Hoden und Mammakomplexe (Sexualhormonungleichgewicht), der Herzfrequenz (Hypothyreose), der Größe des Abdomens und eventueller Muskelatrophie (Hyperadrenokortizismus), aber auch auf die Palpation der Lymphknoten zu richten, die u. a. bei Demodikose vergrößert sein können.

6.4.3 Dermatologische Untersuchung

Zusätzlich zur dermatologischen Untersuchung der haarlosen Stellen (Ausmaß, Verteilungsmuster) müssen immer die gesamte Haut und das verbleibende Fell beurteilt werden. Bei einer gründlichen Inspektion der Körperoberfläche sind Hautläsionen (**Effloreszenzen**) zu identifizieren, die wertvolle Hinweise auf Differenzialdiagnosen liefern, z. B. werden **Erythem**, **Exkoriationen** und **Lichenifikation** bei Entzündungsprozessen wie Allergien gesehen, während **erythematöse Papeln** und **Krusten** auf superfizielle Pyodermie hindeuten. **Hyperpigmentierung** kommt häufig bei chronisch entzündlichen Prozessen vor, ist aber auch typisch für endokrine Alopezie. **Komedonen** werden bei Hyperadrenokortizismus beobachtet, kommen allerdings auch bei Demodikose vor. Palpatorisch werden die **Elastizität** und **Dicke** der Haut überprüft, aber auch spezielle Veränderungen wie **Calcinosis cutis** (harte, sandige Stellen mit weiß-gelblichen Papeln) festgestellt. Weiterhin sind **Fellveränderungen**, wie z. B. Farbaufhellungen, fettiges oder stumpfes Fell, zu notieren.

6.4.4 Weiterführende Untersuchungen

Folgende mikroskopische Untersuchungen sollten bei jedem Tier mit Haarausfall als Basistests durchgeführt werden:
- **Hautgeschabsel** (Ektoparasiten, besonders *Demodex*-Milben)
- **Haarzupfpräparate (Trichogramm)**
    - abgebrochene Haare: Hinweis auf Juckreiz, z. B. exzessives Lecken bei Katzen mit symmetrischer Alopezie
    - Wachstumsphase der Haare: mehrere anagene Haare im Präparat vorhanden (Wurzel rundlich und bei dunkelhaarigen Tieren pigmentiert); Haarzyklusstörung unwahrscheinlich
    - Keratinmanschetten um Haarwurzeln: Verdacht auf Sebadenitis (aber auch Demodikose, Dermatophytose, Pyodermie)

> Hautgeschabsel und Trichogramm sind auch dann wichtig, wenn ein starker Verdacht auf endokrine Ursachen besteht, da eine erfolgreiche Therapie auf Identifikation und Behandlung aller Begleitprobleme beruht.

Weiterhin ist eine **zytologische Untersuchung** von Hautläsionen (Objektträger- oder Tesafilm-Präparat) nötig zur Diagnose von Pyodermie und Malasseziadermatitis. Eine **Pilzkultur** sollte bei Verdacht auf Dermatophytose durchgeführt werden. Eine Allergieaufarbeitung ist in den meisten Fällen, in denen Juckreiz persistiert, und bei Katzen mit symmetrischer Alopezie indiziert. Sie beinhaltet neben einem rigorosen Flohbekämpfungsprogramm eine Eliminationsdiät und Atopiediagnostik.

Bei Verdacht auf **endokrine Alopezie** oder ursächliche systemische und neoplastische Krankheiten sollten zunächst eine **Hämatologie**, ein **Chemieprofil** (inklusive Leberenzyme, Kreatinin, Cholesterin, Glukose) und eine **Urinanalyse** (einschließlich bakteriologischer Untersuchung, Sediment und Kortisol-Kreatinin-Verhältnis) durchgeführt werden. Die Ergebnisse erleichtern die Planung weiterer Untersuchungen und können helfen, einzelne Endokrinopathien auszuschließen oder Begleiterkrankungen zu diagnostizieren (z.B. Harnwegsinfekt bei Hyperadrenokortizismus).

Die momentan verlässlichste Methode zur Diagnose der Hypothyreose beim Hund beruht auf einer Kombination von **Thyroxin-** und **TSH-Bestimmung** (Kap. 2.2.9, S. 10). Ein möglicher Einfluss von Begleitkrankheiten oder Medikamenten muss bedacht werden und bei unklaren oder unerwarteten Ergebnissen sollte die Blutuntersuchung ca. 4 Wochen später wiederholt werden. Mit **dynamischen Nebennierenfunktionstests** (ACTH-Stimulationstest, Dexamethason-Suppressionstest) und **Ultraschalluntersuchung** des Abdomens wird ein Hyperadrenokortizismus eruiert (Kap. 2.2.8, S. 9).

> Schilddrüsen- und Nebennierenfunktionstests sollten auch bei solchen Hunden durchgeführt werden, bei denen eine symmetrische Alopezie ohne weitere anamnestische oder klinische Hinweise auf Endokrinopathie vorliegt (z.B. zyklische Flankenalopezie, Schablonenalopezie), um diese wichtigen und behandelbaren Differenzialdiagnosen auszuschließen.

Bestimmung von **17-Hydroxyprogesteron** vor und nach Stimulation mit ACTH wird zur Labordiagnose von Alopezie X verwendet. Die Bestimmung anderer Sexualhormone wie Östrogen oder Testosteron ist nicht zu empfehlen. **Ultraschall- oder Röntgenuntersuchungen** können herangezogen werden, um Neoplasien innerer Organe zu identifizieren.

Hautbiopsien bei Alopezie sind selten pathognomisch, helfen aber, Differenzialdiagnosen auszuschließen oder einen klinischen Verdacht zu verstärken (z.B. bei follikulären Dysplasien). Charakteristische histopathologische Veränderungen können bei Sebadenitis und Alopecia areata gefunden werden sowie bei neoplastischen Hautkrankheiten, während endokrine Alopezien ein überwiegend unspezifisches Muster atrophischer Hautveränderungen ergeben. Generell sollte eine **Biopsie** erst nach Abklärung von Sekundärinfektionen erfolgen und mehrere Probenentnahmen aus haarlosen Stellen, aber auch aus behaarten Grenzbereichen einschließen.

6 Alopezie

Diagnostischer Algorithmus

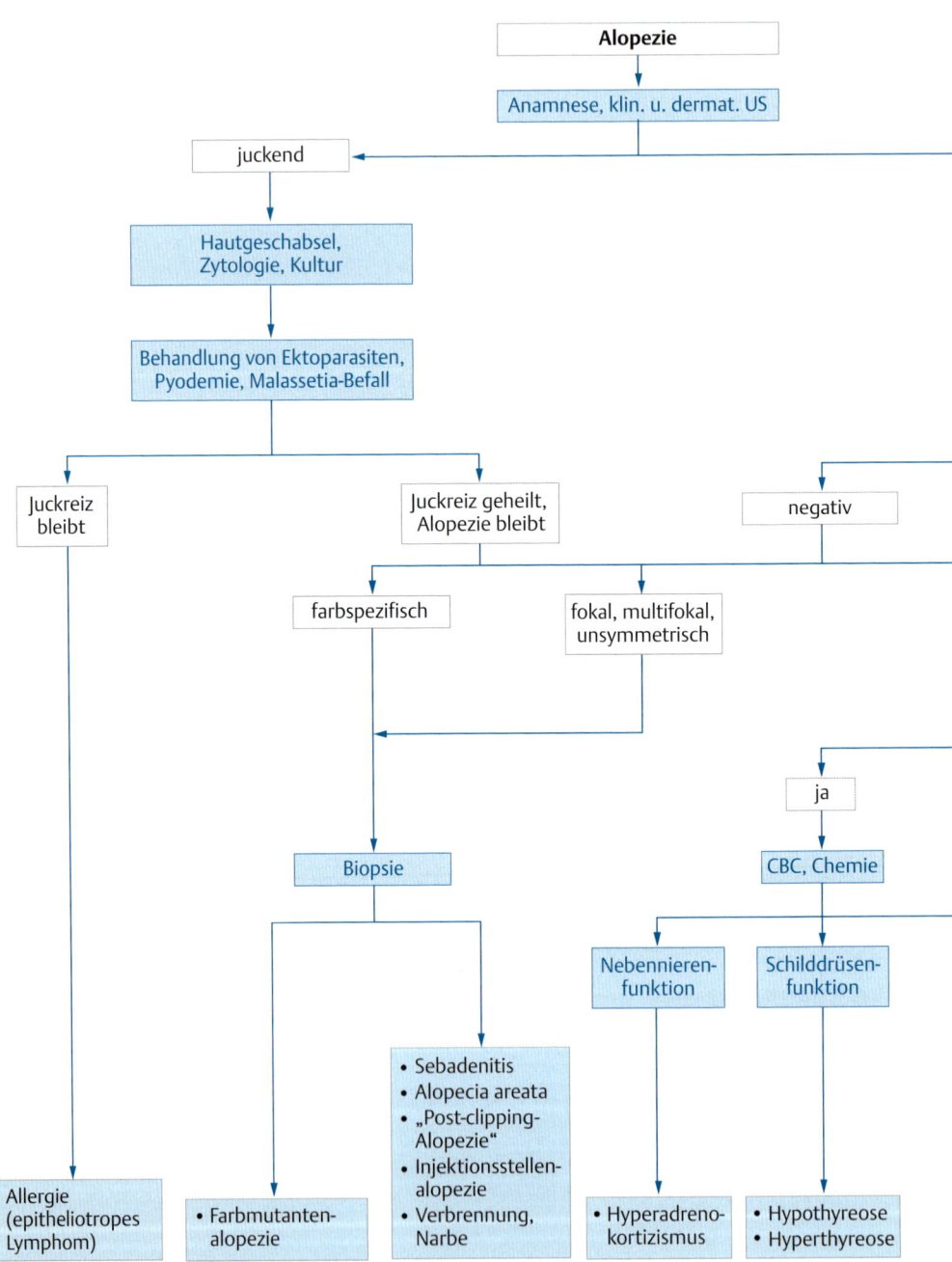

6 Alopezie

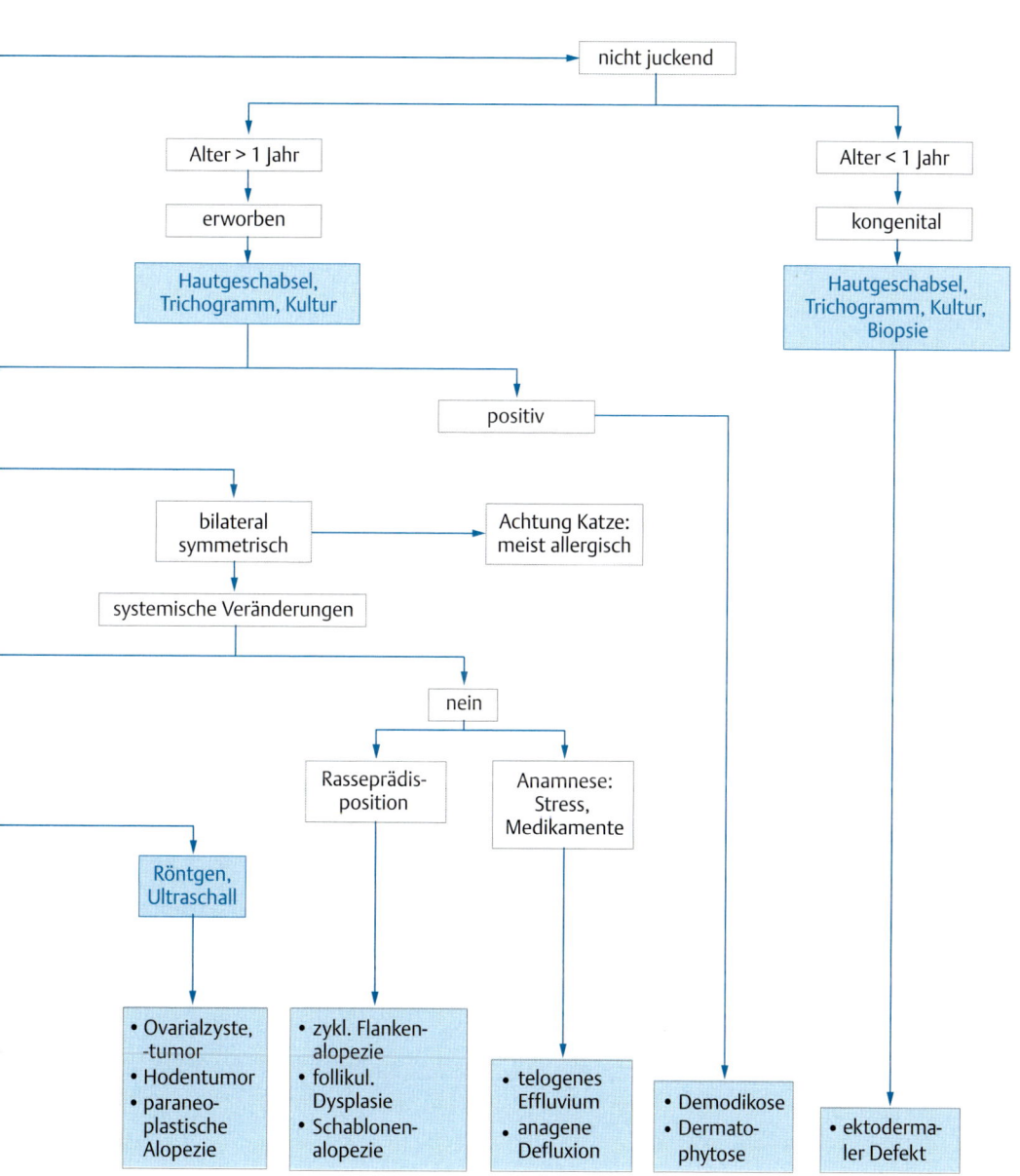

6.5 Therapie

Da eine symptomatische Stimulierung von Haarwachstum heutzutage noch nicht möglich ist, bleibt das Ziel einer Therapie, die ursächliche Krankheit zu behandeln. Wenn dies nicht möglich ist, müssen haarlose Stellen vor schädlichen Umwelteinflüssen geschützt werden.

Juckreiz (inklusive Behandlung und Prophylaxe von Ektoparasitenbefall) und sekundäre Infektionen sind im Rahmen der diagnostischen Aufarbeitung zu behandeln, in manchen Fällen aber auch dauerhaft oder bis ein nachgewachsenes Fell seine Schutzfunktion wieder übernimmt.

Bei superfizieller Pyodermie und Malasseziadermatitis, besonders wenn wiederholte oder langfristige Therapie notwendig ist, ist eine **topische Behandlung** mit antimikrobiellen Shampoos zu empfehlen, während systemische Antibiotika nach Antibiogramm gewählt werden sollten. Allergischer Juckreiz kann meist nur symptomatisch therapiert werden. Sofern eine Traumatisierung durch Kratzen oder Lecken verhindert wird, kann neues Haarwachstum innerhalb von Tagen bis wenigen Wochen erkennbar werden (besonders bei Katzen).

Sonnenschutz, Vermeidung von Sekundärinfektionen und **Beobachtung** sind oft die beste Lösung für Fälle, in denen die Haarlosigkeit hauptsächlich kosmetische Bedeutung hat (z.B. zyklische Flankenalopezie, Schablonenalopezie). Die Behandlung mit **Melatonin**, einem Hormon der Pinealdrüse, das Einfluss auf lichtperiodenabhängige Prozesse hat, wurde in einzelnen Fällen von zyklischer Flankenalopezie mit Haarwuchs assoziiert.

Spontaner Haarnachwuchs ist zu erwarten bei zyklischer Flankenalopezie, anagenem Defluvium, telogenem Effluvium und bei „Post-clipping"-Alopezie.

7 Anfälle und Krampfanfälle

Tim Bley und André Jaggy

Das Wichtigste vorweg

- Krampfanfälle können für den betroffenen Patienten eine lebensbedrohliche Situation darstellen, für den Besitzer eine psychische und physische Belastung. Gute Aufklärungsarbeit ist dabei essenziell.

- *Ein* Krampfanfall zu Lebenszeit ereignet sich bei rund 6% der Hundepopulation. Epilepsie aber ist die häufigste chronische neurologische Erkrankung und benötigt in den meisten Fällen antikonvulsive Therapie.

- Der Status epilepticus ist ein Notfall, der sofortige medikamentöse Therapie zum Stoppen der Konvulsionen erfordert.

- Mehrere Antikonvulsiva haben sich beim Kleintier als Mono- oder Kombinationstherapie bewährt. Welches Behandlungsregime gewählt wird, hängt einerseits vom Ansprechen des Patienten, andererseits von der Erfahrung des behandelnden Tierarztes ab.

Epilepsie, im Deutschen „Fallsucht" genannt, bezeichnet ein Krankheitsbild mit mindestens zwei spontan auftretenden Krampfanfällen, die nicht durch eine vorausgehende erkennbare Ursache hervorgerufen wurden.

Bei einem **Cluster** beobachten wir zwei oder mehr Anfälle, die sich innerhalb von Sekunden bis Minuten ereignen. Der Patient erlangt interiktal (zwischen den eigentlichen Anfällen) das Bewusstsein zurück.

Als **Status epilepticus** wird ein Krampfgeschehen von mehr als 5 Minuten Dauer mit permanentem Bewusstseinsverlust bezeichnet. Der Status epilepticus stellt eine lebensbedrohliche Situation dar und erfordert sofortiges Einleiten einer antikonvulsiven Therapie.

Eine **Synkope** ist ein plötzlicher, meist kurz anhaltender Kollaps, bedingt durch eine Ischämie des Gehirns (S. 357). Die häufigste Ursache hierfür sind bei den Haustieren kardiale Arrhythmien (S. 86). Dabei wird meist eine temporäre Trübung des Bewusstseins mit Erschlaffung der Muskulatur beschrieben. In der Erholungsphase können krampfartige Körperbewegungen auftreten.

7.1 Definitionen

Unter einem **Krampfanfall** verstehen wir das Auftreten und Ausbreiten von abnormaler elektrischer Aktivität im Großhirn, welche durch plötzlichen Anfang und Ende charakterisiert ist. Dieser wiederholt sich meist in un- oder regelmäßigen Abständen. In der Mehrzahl der Fälle treten bei Hund und Katze generalisierte tonisch-klonische Anfälle mit Verlust des Bewusstseins – auch **Grand Mal** bezeichnet – auf. Harn- und Kotabsatz sowie Speicheln sind Hinweise für eine Beteiligung des vegetativen Nervensystems. Zu Anfallsleiden werden auch rein tonische oder klonische Formen mit oder ohne Bewusstseinsstörungen sowie fokale Anfälle (partielle oder komplex fokale) gezählt. Nicht klassifizierbare Anfälle lassen sich keiner der genannten Formen zuordnen.

7.2 Anatomie – Physiologie – Pathophysiologie

Die Bildung und Weiterleitung von Impulsen im zentralen Nervensystem spielen sich unter komplexen Prozessen auf zellulärer Ebene ab. Das Gleichgewicht bzw. das „physiologische Ungleichgewicht" von Elektrolyten und erregenden bzw. hemmenden Neurotransmittern spielt dabei eine zentrale Rolle für einen normalen Ablauf.

Ein Anfallsgeschehen bedeutet die klinische Manifestation von paroxysmalen Entladungen in der Großhirnrinde. Dabei kommt es zu vorübergehen-

Tab. 7.1 Häufige Ursachen für Krampfanfälle.

Klassifikation	Häufige Ursachen	
vaskulär	Infarkt, Arrhythmie, Hypoxie, Hämorrhagie	Hund & Katze
entzündlich	Staupe	Hund
	FIP	Katze
	granulomatöse Meningoenzephalomyelitis	Hund
	Pug-dog-Enzephalitis	Hund
	Yorkshire-Terrier-Enzephalitis	Hund
	Toxoplasmose/Neosporose	Hund & Katze
	Ehrlichiose	Hund
	Tollwut	Hund & Katze
	bakteriell	Hund & Katze
traumatisch/toxisch	Kopftrauma (akut oder chronisch)	Hund & Katze
	Intoxikation (z. B. Metaldehyd, Organophosphat, Carbamat, Cannabis)	Hund & Katze
Anomalie	Hydrozephalus, Lissenzephalie	Hund & Katze
metabolisch	Hypoglykämie	Hund & Katze
	Elektrolytimbalance	Hund & Katze
	Hypothyreose	Hund
	Nephropathie	Hund & Katze
	Hepatopathie	Hund & Katze
	portosystemischer Shunt	Hund & Katze
	Thiaminmangel	Katze
idiopathisch	genetisch, unbekannte Ursache	Hund > Katze
neoplastisch	primärer Tumor: Gliom, Meningiom, Lymphom	Hund & Katze
	metastatischer Tumor	Hund & Katze
degenerativ	Speicherkrankheit	Hund & Katze

den elektrischen Entladungen von Neuronen und Neuronengruppen aufgrund erhöhter Krampfbereitschaft, welche erblich/spontan (**primär**) oder erworben (**sekundär**) sind. Die pathophysiologischen Mechanismen spielen sich auf intrazellulärer Ebene und an den Synapsen ab. Störungen der metabolischen Energieerzeugung und des Gleichgewichts zwischen exzitatorischen (z. B. Glutamat, Aspartat) und inhibitorischen Neurotransmittern (z. B. Gammaaminobuttersäure [GABA], Glycin) sind die Basis für ein Krampfgeschehen. Diese wirken auf das Ruhepotenzial der Zelle ein, sodass eine Depolarisation durch Einstrom von Protonen in die Zelle mit der Folge einer elektrischen Entladung und Reizleitung „leichter" erfolgt. Jeder Neurotransmitter dockt an einem ihm spezifischen Rezeptor an. Die erhöhte Reizbarkeit von Neuronen kann durch herabgesetzte Inhibition bedingt sein oder aber durch gesteigerte neuronale Exzitation per se.

> Ein erbliches/spontanes Anfallsgeschehen wird als **primärer Anfall** bezeichnet, während eine erworbene Ursache als **sekundärer Anfall** bezeichnet wird.

Durch Entladungsserien einzelner Neurone erfolgt die Synchronisierung unterschiedlicher Neuronenverbände und es können so einzelne Hirnareale (**partieller Anfall**) oder das gesamte Großhirn (**generalisierter Anfall**) involviert sein. Daher können motorische und/oder sensorische Komponenten, Funktionsstörungen des Vegetativums und Störungen des Bewusstseins als einzelne Symptome oder in verschiedenen Kombinationen beobachtet werden. Man vermutet, dass sich die meisten generalisierten Anfälle sekundär aus fokalen Anfällen entwickeln. Erstgenannte werden klinisch meist als **tonisch-klonische Anfälle** mit deutlicher motorischer Komponente **(Grand Mal)** offenbar.

Der **Aura** (griech. „Windhauch"; Vorphase eines Anfalls mit möglichen Verhaltensstörungen) folgt der **Iktus**, der eigentliche Krampfanfall. Kieferschlagen, Speicheln, Lautäußerungen, Umfallen in Seitenlage und Versteifen oder Ruderbewegungen der Gliedmaßen, Opisthotonus und häufig spontanes Absetzen von Harn und Kot als autonome Aktivität werden üblicherweise gesehen. Nach einigen Sekunden bis zu 3 Minuten kommt es zum Nachlassen der Krampfaktivität und das Tier erholt sich in der **postiktalen Phase**. Diese Zeit ist von Orientierungslosigkeit, Unruhe, Drangwandern, Blindheit oder auch Aggressivität geprägt.

Der **Status epilepticus** stellt immer einen lebensbedrohlichen Notfall dar. Der Status ist ein Krampfanfall, bei dem die Mechanismen, die zum spontanen Ende führen, nicht greifen. Wieso dieses Phänomen auch bei einer primären Epilepsie auftreten kann, ist noch nicht bekannt. Ein Status epilepticus kann sich aus einem „einfachen" Krampfanfall entwickeln oder auch ohne vorheriges Ereignis entstehen. Ohne therapeutischen Einfluss stirbt der Patient an den Folgen des Dauerkrampfes. Hyperthermie, Hypoglykämie, Dehydratation, Hypotension, kardiovaskuläre Probleme, Lungenödem, Laktatazidose/respiratorische Azidose, Rhabdomyolyse und das zerebrale Ödem sind Faktoren, die bei einer intensivmedizinischen Versorgung bedacht werden müssen. Es gilt also: schnellstmögliches Handeln und Beenden des Krampfanfalls mit anschließender Intensivbetreuung des Tieres!

7.3 Ursachen

Krampfanfälle können durch ein breites Spektrum an Prozessen, die die normale neuronale Funktion beeinträchtigen, verursacht werden (**Tab. 7.1**).

Da das Gehirn einen enormen O_2-Bedarf hat (20–30% des Gesamtbedarfs des Körpers), ist es besonders vulnerabel gegenüber **vaskulären Insulten**, die eine O_2-Unterversorgung herbeiführen (Infarkt, Arrhythmie, Hypoxie). Auch **Hämorrhagien** durch z. B. Trauma und spontan durch Gerinnungsstörungen können parenchymale Schäden verursachen, die meist plötzlich einsetzende Krampfanfälle auslösen. Es werden erregerbedingte (Staupe, Neosporose/Toxoplasmose, Ehrlichiose, Tollwut, bakteriell) und vermutlich immunmediierte (granulomatöse Meningoenzephalitis, Pug-dog-Enzephalitis [Mops], Yorkshire-Terrier-Enzephalitis) **Entzündungen** gesehen, die in Krampfgeschehen münden. Diesen gehen in der Regel neurologische oder Allgemeinsymptome voraus.

Trauma von Gehirnparenchym kann in der Akutphase (Blutung, Ödem etc.) oder auch zu späterem Zeitpunkt (Glianarbenbildung) für Anfälle verantwortlich sein. Der Nachweis von oral aufgenommenen **Toxinen** ist möglich, aber nicht als Schnelltest praktikabel. Substanzen wie Metaldehyd, Organophosphate, Carbamat und verschiedenste Drogen wie Cannabis und Kokain sind in manchen Fällen Haustieren zugänglich und Symptome variieren je nach Substanz sowie aufgenommener Dosis erheblich. Nicht selten führt der Weg von anfänglicher Nervosität und Clustern zum lebensgefährlichen Status epilepticus.

Bei **Anomalien** wie Hydrozephalus (z. B. Yorkshire Terrier, Chihuahua) kann wiederholtes Krampfgeschehen zu den neurologischen Symptomen zählen. Je nach zugrunde liegendem **metabolischem Problem**, wie z. B. einer hepatischen Enzephalopathie, wird die genaue Diagnose erst nach intensiver internistischer Abklärung inkl. Ultraschall des Abdomens und zytologischer Untersuchung zu stellen sein.

Idiopathische (genetische, primäre) **Epilepsie** kann alle oben definierten Krampfanfallstypen hervorbringen und Anfallsstärke und Frequenz können sehr variieren. Ein wesentliches Merkmal ist, dass die Patienten in der Zeit zwischen den Anfällen neurologisch völlig normal sind. Die idiopathische Epilepsie tritt bei allen Hunderassen und auch bei Mischlingen auf, Katzen sind deutlich seltener betroffen. Bei ca. 50% aller Hunde mit Anfällen liegt eine idiopathische Epilepsie vor. Als prädisponierte Rassen (und hier v. a. bestimmte Familien) fallen die Retriever-Rassen, Cockerspaniel, Pudel, Irish Setter, Bernhardiner, Collie und Border Collie, Dackel, Großer Schweizer und Berner Sennenhund, Groenendael, Boxer oder Vizsla auf. Bei einigen konnte eine genetische Basis nachgewiesen werden.

Primäre oder metastatische **Neoplasien** (ohne oder mit raumforderndem Effekt auf das Großhirnparenchym) können einen epileptogenen Fokus bilden. **Speicherkrankheiten** sehen wir selten beim Jungtier, eine Diagnose zu Lebzeiten gestaltet sich meist schwierig.

7.4 Diagnostisches Vorgehen

7.4.1 Anamnese

In der Diagnosefindung kommt der Anamnese gleich am Anfang eine große Bedeutung zu. Die Anamnese kann erhoben werden, während der Untersucher den Patienten und dessen Verhalten, Bewusstsein und Haltung im Raum beurteilt. Im Fall eines andauernden Krampfanfalles, eines Status epilepticus, ist es ideal, wenn die Anamnese durch eine Person aufgenommen werden kann, während zeitgleich eine andere bereits am Patienten arbeitet. Fragen nach möglicher Aufnahme von Fremdstoffen oder schon früher beobachteten Krampfanfällen sind hilfreich. Zeitpunkt des Auftretens erster Anfälle, Dauer und genaue Beschreibung von Vor-, Haupt- (fokale oder generalisierte Anfälle?) und Nachphase sind wichtig. Details hierbei sind beobachteter Bewusstseinsstatus und möglicher Abgang von Exkrementen. Ist das Tier vorbehandelt? Womit und wie hat es darauf reagiert?

7.4.2 Klinische Untersuchung

Ist das Tier in normalem Allgemeinzustand oder ein im Krampf vorgestellter Patient ruhiggestellt, wird eine eingehende klinische Untersuchung durchgeführt. Dazu gehören Evaluierung von Pulsfrequenz und -stärke, KRZ, Maulschleimhautfarbe und -feuchtigkeit, Körpertemperatur, Hydratationsgrad, Auskultation von Herz-, Lunge-, Abdomenpalpation und Ohradspektion. Hinweise auf zahlreiche zugrunde liegende Erkrankungen, die epileptische Anfälle auslösen, können so auch am schlafenden Tier gewonnen werden (auch **Augenhintergrund** beurteilen).

Nach der klinischen wird eine **neurologische Untersuchung** durchgeführt. Mithilfe der erhobenen Befunde wird der Untersucher meist zwischen **idiopathischer Epilepsie** oder **sekundären Anfällen** unterscheiden können: Der Drohreflex wird in jedem Fall 12–48 Stunden postiktal reduziert bis abwesend sein. Bei der idiopathischen Epilepsie sind in der Regel nach dieser Zeit keine Abnormalitäten zu erkennen, bei sekundären Anfällen zeigen sich je nach Ausmaß und Lokalisation der primären Läsion typische neurologische Ausfallerscheinungen wie abnormaler Drohreflex, propriozeptive Defizite, Verhaltens- und Bewusstseinsstörungen, Ataxie und/oder Drangwandern.

7.4.3 Weiterführende Untersuchungen

Die Blut- und Urinentnahme sollten wegen des Einflusses durch eine Infusionstherapie möglichst früh erfolgen. Untersuchungen der **Blutchemie** (Gewichtung hier auf Glukose, Elektrolyte, Leber- und Nierenwerte, NH$_3$ bzw. Gallensäuren [prä- und 2 Stunden postprandial]; Kap. 2.2.5, S. 9), der **Hämatologie** und des **Harnes** (Kap. 2.2.8, S. 9) werden baldmöglichst durchgeführt. Fallen diese normal aus, hatte der Patient *einen* Krampfanfall; ist der Patient post-/interiktal neurologisch normal und/oder bestand ein begründeter anamnestischer/klinischer Verdacht auf eine Intoxikation, werden keine weiteren Abklärungen angestrebt. Weitere Abklärungen sind aber unbedingt durchzuführen, trifft das vorher Beschriebene *nicht* zu.

> Bei einem Patienten mit normaler Hämatologie, Chemieprofil, Harnanalyse und Leberfunktionstest, der nur *einen* Anfall hatte und postiktal neurologisch normal ist, sind weitere Untersuchungen zu diesem Zeitpunkt nicht notwendig.

Als weitere Untersuchungen kommen eine Analyse des **Liquor cerebrospinalis** (Kap. 2.3.3, S. 14), **EEG** (Kap. 2.5.1, S. 17) und bildgebende Verfahren wie **MRT** und **CT** in Betracht. Anhand abnormaler Befunde wird es möglich sein, die Grundursache einer sekundären Epilepsie zu definieren. Eine Verlaufsbeurteilung wird durch periodisch durchgeführte neurologische Untersuchungen möglich.

In der Mehrzahl der Fälle zeigen Patienten nach einem Status epilepticus sekundäre Symptome wie Seh- und Bewusstseinsstörungen, Verhaltensauffälligkeiten und motorische Ausfälle als Folge von Krampfschäden und/oder Medikamentennebenwirkungen. Diese Veränderungen treten entweder einzeln oder in Kombination auf und können Stunden bis Tage andauern. Sind diese auch nach Wochen noch präsent, muss man das Behandlungsregime überdenken.

7.5 Therapie

Epileptische Anfälle enden in der Regel nach Sekunden bis wenigen Minuten und werden selten als Notfälle in der Praxis behandelt. Dem „Stoppen" von Cluster-Anfällen oder gar eines Status epilepticus muss hingegen absolute Priorität gegeben werden. Ziel der Behandlung ist das Ruhigstellen des elektrisch überaktiven epileptogenen Fokus im Gehirn.

Wird ein Epileptiker eingeliefert, müssen zunächst die physiologische Atmung und die Kreislauffunktion gewährleistet werden. In jedem Fall sollte der behandelnde Tierarzt bald versuchen, einen intravenösen Katheter zu platzieren – erst recht oder auch, wenn sich der Patient in einer anfallsfreien Phase befindet. Ein weiterer Anfall kann jederzeit folgen. Ist ein Anfallsgeschehen nach wie vor aktiv, so kann ein tief rektal applizierter **Diazepam**-Bolus (2 mg/kg) die Aktivität herabsetzen und das Legen eines Katheters wird vielleicht so erst möglich. Außer handelsfertigen Klistieren kann Diazepam-Injektionslösung in einer Spritze aufgezogen verwendet werden.

Auch bei einem heftigen **Grand-Mal-Anfall** sollte die Gabe möglich sein. Zeitlich kommt der Wirkungseintritt nach rektaler Gabe der intravenösen Injektion fast gleich. Bleibt die sedative Wirkung aus, kann der Bolus noch einmal verabreicht werden. Bei der Mehrzahl der Patienten kann der Anfall so unterdrückt werden, doch hält die Wirkung (vor allem beim Hund) nur für kurze Zeit an.

Konnte der Anfall nicht dauerhaft beendet werden, ist die intravenöse Gabe des antikonvulsiven **Phenobarbital** (10 mg/kg i. v.) oder von **Propofol** (2–6 mg/kg i. v.) zwingend. Auch hier besteht die Möglichkeit der Wiederholung des Bolus bzw. einer Propofol-Narkose mit Dauerinfusion (6 mg/kg/h). Nachteilig ist der hohe Kostenaufwand bei großen Hunden und Exzitationen in der Aufwachphase.

Etabliert ist auch die Narkose mit **Pentobarbital** (2–15 mg/kg, nach Effekt langsam i. v.) – immer in Kombination mit Phenobarbital, da Pentobarbital selbst keine antikonvulsiven Eigenschaften besitzt. Diese Narkosen werden 12–48 Stunden unterhalten und langsam reduziert, um abschätzen zu können, ob der Patient möglicherweise wieder zu krampfen beginnt. Ziel ist eine Beruhigung des übererregten epileptogenen Herdes. Exzitationen, die in der Aufwachphase vorkommen können, sollten nicht mit „andauernden Krämpfen" verwechselt werden.

Gibt es anamnestische Hinweise auf die orale Aufnahme eines Toxins vor weniger als 4 Stunden oder kann eine Aufnahme nicht ausgeschlossen werden (z. B. Metaldehyd [„Schneckenkorn"], Organophosphat), sollte eine **Magen-**, evt. auch **Kolonspülung** in Narkose beim intubierten Patienten versucht werden. Die anschließende Verabreichung von **Carbo medicinalis** (1–5 g/kg) über die gastrische Sonde wird empfohlen. Bei Intoxikation durch Substanzen, die auf die Haut/das Fell des Tieres gelangt sind, muss der Bezirk geschoren und die Haut mit lauwarmem Leitungswasser 10 Minuten lang gewaschen (bei lipidlöslichen Giften Seifen im Wechsel mit Speiseöl anwenden), ausgespült und abgetrocknet werden.

Die **intensivmedizinische Betreuung** eines Cluster- oder gar Status-Patienten erfordert einen Aufwand an Pflege und Monitoring, der nicht zu unterschätzen ist, weil sich hier über Stunden/Tage zeigt, ob die erfolgreiche Therapie des Krampfpatienten möglich ist. Komplikationen wie Aspiration, Lungenatelektasen und Elektrolytentgleisungen oder Hypoglykämie sind nicht selten.

7 Anfälle und Krampfanfälle

Diagnostischer Algorithmus

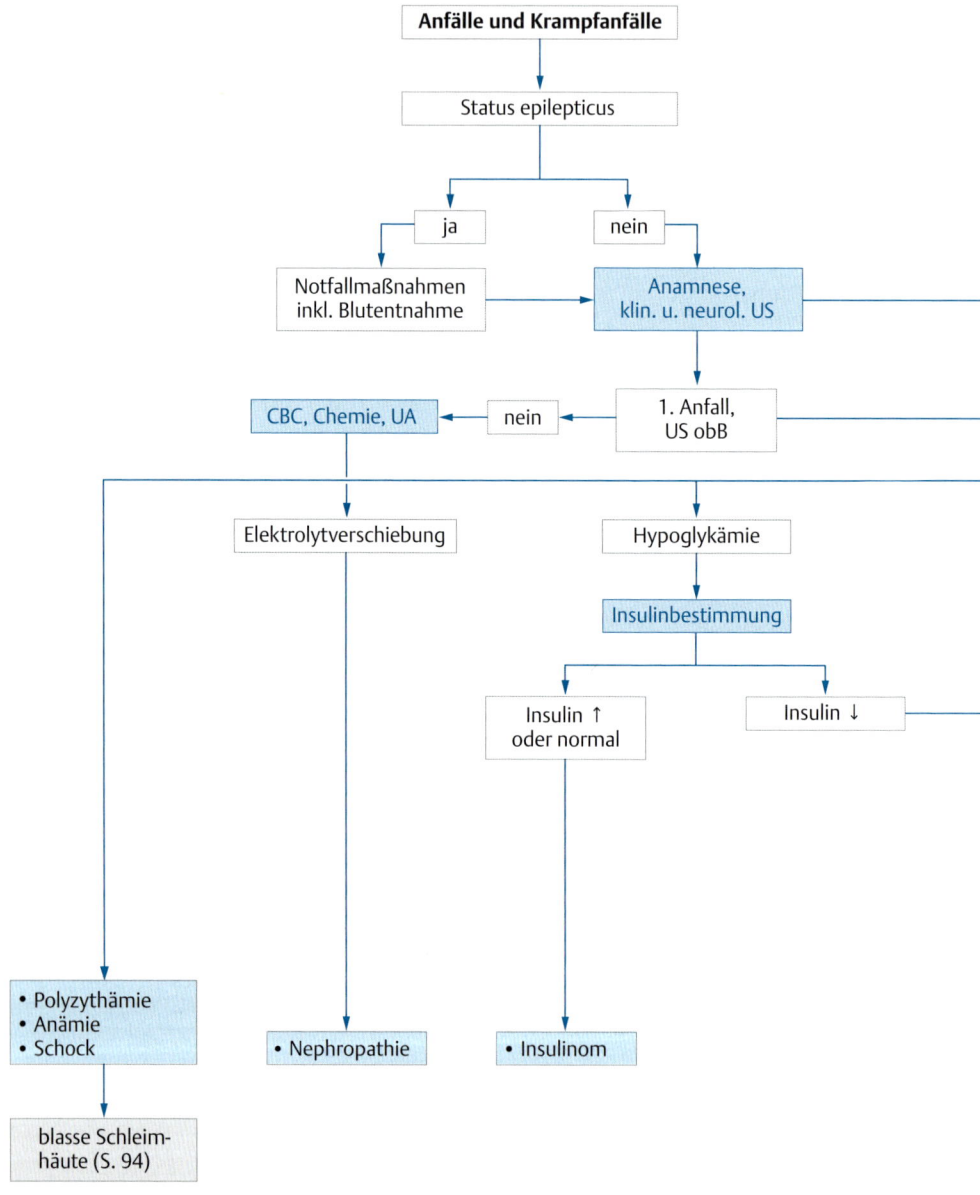

7 Anfälle und Krampfanfälle

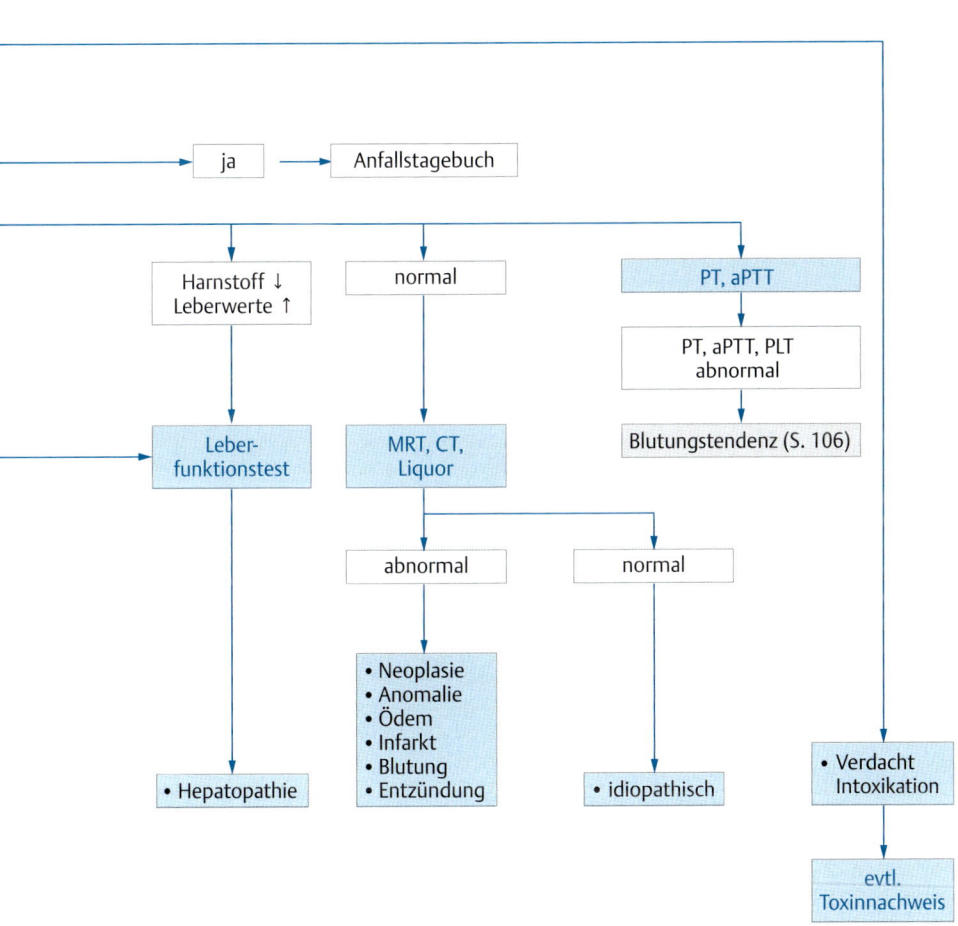

Patienten mit symptomatischer Epilepsie (extra- oder intrazerebralen Erkrankungen) brauchen in erster Linie eine kausale antikonvulsive Therapie. Sind die epileptischen Anfälle unter Kontrolle gebracht worden und der Hund/die Katze stabil, sollte ein konstanter **Blutserumspiegel** des eingesetzten Antiepileptikums erzielt werden. **Phenobarbital** wird in einer Erhaltungsdosis von 2(–4) mg/kg q12h p.o. verabreicht. Dosierung Kaliumbromid und Phenytoin: **Kaliumbromid** 20–30 mg/kg q12h; **Phenytoin** (beim Hund) 15–40 mg/kg q8h.

Eine Dauertherapie setzt einen kooperierenden, gut aufgeklärten Besitzer voraus. Dies verhindert Enttäuschung bei Tierhalter und Tierarzt. Die Entscheidung, ob eine **Mono-** oder **Kombinationstherapie** durchgeführt wird, hängt von Therapieerfolg oder -misserfolg bzw. von der Verträglichkeit und den Nebenwirkungen des eingesetzten Medikamentes ab.

> Die häufigste Kombinationstherapie einer primären Epilepsie erfolgt mit Phenobarbital und Kaliumbromid (selten als Dreierkombination zusätzlich mit Phenytoin).

8 Anorexie

Silke Schmitz

Das Wichtigste vorweg

- Fast jede systemische Erkrankung kann mit Anorexie einhergehen.

- Die echte Anorexie muss von der Pseudoanorexie (schmerzhafte oder dysfunktionelle Nahrungsaufnahme) unterschieden werden.

- Diagnostische Vorgehensweise und Differenzialdiagnosen bei Patienten mit Anorexie unbekannter Genese sind identisch mit denen bei Patienten mit Gewichtsverlust.

- Eine ätiologische Diagnose kann nur bei Vorliegen einer ausführlichen Anamnese und klinischen Untersuchung sowie durch sorgfältiges problemorientiertes Herangehen an den Patienten gestellt werden und ist häufig – bei Fehlen anderer spezifischer Symptome – schwierig.

- Eine primäre oder psychische Anorexie ist in der Veterinärmedizin selten.

- Die Behandlung erfolgt möglichst durch die Therapie der Grunderkrankung. Bei längerer Anorexie muss aber früh sichergestellt werden, dass eine adäquate Fütterung, evtl. mittels Sonden, gewährleistet ist.

8.1 Definitionen

Eine **Anorexie** wird in der Veterinärmedizin als vollständiges Fehlen der Futteraufnahme bzw. als Verlust des Appetits bezeichnet. Sie wird im Allgemeinen von der **Inappetenz** (reduzierte Futteraufnahme oder Aufnahme nur besonders schmackhafter Nahrung) abgegrenzt.

Dabei erscheint die Abgrenzung zwischen Appetit und Hunger in der Tiermedizin deutlich schwieriger als in der Humanmedizin. Unter **Appetit** (lat. appetitus cibi – Verlangen nach Speise, v. adpetere = begehren) versteht man beim Menschen einen **psychischen** Zustand, der sich durch das lustvoll geprägte Verlangen, etwas Bestimmtes zu essen, auszeichnet. Damit unterscheidet er sich als **psychologisches Phänomen** von dem in erster Linie **physiologischen** Gefühl des **Hungers**. Dass Tiere auch Appetit verspüren, konnte anhand von Experimenten eindeutig gezeigt werden; eine klinische Unterscheidung, ob ein fehlender Appetit oder ein fehlendes Hungergefühl vorliegt, ist häufig nicht möglich.

Anorexie führt bei längerer Dauer häufig zu signifikantem Gewichtsverlust (S. 165) bis hin zur Kachexie und kann schwerwiegende metabolische Folgeerscheinungen nach sich ziehen.

Eine Einteilung nach der Ursache in eine **primäre Anorexie** (Veränderungen in Hunger-, Nahrungs- und Sättigungszentren des zentralen Nervensystems), **sekundäre Anorexie** (Veränderungen in Organsystemen außerhalb des zentralen Nervensystems) und eine **Pseudoanorexie** (der Vorgang des Aufnehmens, Kauens und Schluckens von Futter ist nicht physiologisch) ist sinnvoll. Speziell Letzteres tritt oft zusammen mit einer Dysphagie (S. 131) oder mit Regurgitieren (S. 350) auf.

8.2 Anatomie – Physiologie – Pathophysiologie

Appetit bzw. Hunger sind Zustände, die durch eine komplexe Interaktion zwischen dem zentralen Nervensystem und der Peripherie gesteuert werden. Eine klare Unterscheidung zwischen Appetit und Hunger ist in der Veterinärmedizin schwierig.

Es wird angenommen, dass **Hunger** allein durch die sogenannten **Hunger- und Nahrungszentren** im lateralen Nukleus des Hypothalamus kontrolliert wird und eine Modulation oder Inhibierung durch das **Sättigungszentrum** im ventromedialen Nukleus des Hypothalamus erfolgt. Neurotransmitter, die durch vagale oder sympathische Stimulation peripherer wie zentraler Rezeptoren freigesetzt werden, versorgen diese Nuklei mit Informationen, sodass der Hunger der jeweiligen Körpersituation angepasst werden kann. Mit anderen Worten, das Hungerzentrum ist immer aktiv, wird aber durch ein aktiviertes Sättigungszentrum ausgeschaltet. Der **Appetit** dagegen entsteht wahrscheinlich im limbischen System bzw. der Amygdala. Als kognitives motivationales Phänomen wird er stark von den Sinneswahrnehmungen beeinflusst. Sensorische Faktoren wie Aussehen, Geruch, Geschmack, Temperatur und Konsistenz der Nahrung spielen hier eine wichtige Rolle. Erlerntes Verhalten und ein zirkadianer Rhythmus modulieren den Appetit und können andere Mechanismen verdrängen.

> Das **Sättigungsgefühl** entsteht durch die Abwesenheit von Hunger während der Absorption von Nahrungsbestandteilen aus dem Magen-Darm-Trakt. Dabei spielen sowohl die Anwesenheit bestimmter Nährstoffe im Magen-Darm-Trakt als auch dessen Dehnung während der Nahrungsaufnahme und Weiterverarbeitung eine Rolle.

Hunger entsteht durch Kontraktionen des leeren Magens, das Absinken der Plasmakonzentrationen von Glukose und Fettsäuren in der postabsorptiven Phase und durch eine Änderungen im Thermo- und Lipidstoffwechsel. In dieser Phase muss Energie durch die Mobilisation von körpereigenen Reserven wie Glykogen, Triglyzeriden und Proteinen zur Produktion von Glukose, Fettsäuren und Aminosäuren gewonnen werden.

Eine verminderte Nahrungsaufnahme ist im Alter physiologisch (sog. **Altersanorexie**), kann ältere Patienten aber auch für die Entstehung einer Mangelernährung prädisponieren und wird wahrscheinlich über Cholezystokinin und eine Erhöhung des Sättigungseffektes durch Kohlehydrate mediiert.

Bei entzündlichen und auch neoplastischen Erkrankungen kommt es häufig durch die Ausschüttung von **Zytokinen** wie Interleukin-1, Tumor-Nekrose-Faktor oder Interferon zur Anorexie. Zusätzlich können bei einer Tumorerkrankung die katabole Stoffwechsellage und der damit erhöhte Energiebedarf nicht ausreichend über Kompensationsmechanismen ausgeglichen werden.

8.3 Ursachen

Eine Anorexie wird eingeteilt in eine primäre Form, eine sekundäre Form und eine Pseudoanorexie (**Tab. 8.1**).

8.3.1 Primäre Anorexie

■ **Erkrankungen des zentralen Nervensystems**
Erkrankungen oder Veränderungen, die das Hungerzentrum im ZNS zerstören oder strukturell verändern, führen zum Verlust der Futteraufnahme. Dabei kann es sich um **generalisierte Veränderungen des ZNS** handeln, wie z. B. ein erhöhter intrakranieller Druck durch ein zerebelläres Ödem nach

Tab. 8.1 Ursachen einer Anorexie.

primäre Anorexie	Erkrankung des zentralen Nervensystems	Großhirnläsion	Hund & Katze
	Umgebungseinfluss	Angst, Stress	Hund & Katze
		Dominanz durch anderes Tier	Hund & Katze
		andere Wohnsituation	Hund & Katze
		Futterwechsel	Katze > Hund
	fehlende Sensorik	angeboren = Anosmie	Hund & Katze
		Neoplasie der Nase oder des Riechhirns	Hund & Katze
		Rhinitis/Infektion der oberen Atemwege	Katze > Hund

8 Anorexie

Tab. 8.1 Fortsetzung.

sekundäre Anorexie	Entzündung/Infektion/Immunologie	jedes Organ möglich	Hund & Katze
	Toxine	endogen: • Harnstoff • Ammoniak • Ketonkörper	Hund & Katze
		exogen: • bakterielle Toxine • Medikamente	Hund & Katze Hund > Katze
	endokrine Erkrankung	Diabetes mellitus Hyper- und Hypoadrenokortizismus Hyperthyreose	Hund & Katze Hund >> Katze Katze >> Hund
	Elektrolytstörung	Hyperkalzämie • Hyperparathyreoidismus • Neoplasie • Vit.-D-Intoxikation • granulomatöse Entzündung • Osteolyse • Azidose • Niereninsuffizienz • idiopathisch	 Hund > Katze Hund & Katze Hund > Katze Hund & Katze Hund & Katze Hund & Katze Hund & Katze Katze > Hund
	Hypothermie		Hund & Katze
	Neoplasie	Lymphom	Hund & Katze
	Schmerz	Veränderungen in Körperhöhlen • Organomegalie • Peritonitis/Pleuritis muskuloskeletale Veränderung	Hund & Katze Hund & Katze
	Magen-Darm-Trakt	mechanisch funktionell Neoplasie entzündlich/infektiös	Hund & Katze Hund & Katze Hund & Katze Hund & Katze
	sonstiges	Dyspnoe, Herz- und Lungenerkrankung Reiseübelkeit vestibuläre Erkrankung Unterernährung	Hund & Katze Hund > Katze Hund > Katze Hund & Katze
Pseudoanorexie	lokale Entzündung	Infektion/Entzündung von Hals-Nasen-Rachen-Raum	Katze > Hund
	orale Dysfunktion/Dysphagie	Zahn- und Kieferveränderung Trigeminusneuritis Myositis retrobulbärer Abszess Fremdkörper Pharynxstenose, zu langes Gaumensegel Megaösophagus Ösophagusstriktur, - divertikel, Ringanomalie Hiatushernie, gastroösophageale Hernie	Hund & Katze Hund >> Katze Hund >> Katze Hund & Katze Hund & Katze Hund > Katze Hund >> Katze Hund >> Katze Hund >> Katze

Trauma oder im Rahmen einer Meningitis (vor allem granulomatöse Meningoenzephalitis), durch Blutungen oder einen Hydrozephalus. **Lokale Veränderungen**, die direkt den Hypothalamus betreffen, wie z. B. eine Infektion, entzündliche Veränderung, Trauma oder Neoplasie, können ebenfalls Anorexie auslösen.

Andere neurologische Ausfälle können zusätzlich vorhanden sein, die bei einer sorgfältigen neurologischen Untersuchung zu finden sind. Insgesamt ist eine primäre Anorexie in der Veterinärmedizin eher selten.

Umgebungseinflüsse

Psychologische Gründe für Anorexie sind schwierig von sekundären Ursachen abzugrenzen. Verschiedene Faktoren der Umgebung, die der Tierbesitzer nicht immer als signifikant wahrnimmt, können zur Verweigerung der Futteraufnahme führen (wie z. B. Angst, Dominanz eines anderen Tieres, Stress, veränderte Wohnsituation). Auch ein Wechsel zu einem weniger schmackhaften Futter kann zu reduziertem Appetit führen. Eine echte Anorexia nervosa, wie sie in der Humanmedizin bekannt ist, ist in der Veterinärmedizin bisher nicht beschrieben worden.

Fehlen der Sensorik

Tiere, denen der Geruchssinn fehlt oder abhanden gekommen ist (**Anosmie**), haben unter Umständen Schwierigkeiten, das Futter zu finden. Dies kann angeboren sein (sehr selten) oder durch einen Erkrankungsprozess in der Nase oder im Riechhirn (Entzündung, Infektion, Neoplasie) entstehen.

8.3.2 Sekundäre Anorexie

Bei einer Systemerkrankung mit sekundärer Anorexie kommen entzündliche, infektiöse, toxische, immunologische, endokrine und neoplastische Ursachen infrage sowie Schmerzen und Fieber. Auch Erkrankungen eines einzelnen Organsystems, wie z. B. des Magen-Darm-Trakts, können zur Verweigerung der Futteraufnahme führen.

> Jede Systemerkrankung kann zu einer sekundären Anorexie führen.

Entzündungen und Infektionen

Eine entzündliche Organveränderung kann über neurale Leitungsbahnen oder die Ausschüttung proinflammatorischer Zytokine eine Anorexie erzeugen. Entzündungen von Leber, Pankreas, Magen, Dünndarm und Nieren sind die häufigsten Gründe für Anorexie in der Veterinärmedizin. All diese Erkrankungen können mit abdominalen Schmerzen (S. 41) und anderen gastrointestinalen Symptomen wie Erbrechen (S. 147) und Durchfall (S. 119) einhergehen.

Infektionen können bakterieller oder viraler Natur sein, weiterhin kommen systemische Pilzinfektionen (in Europa selten), Rickettsien und Protozoen infrage.

Toxine

Die Anwesenheit exogener oder endogener Toxine ist ein häufiger Grund für Anorexie. Die Anorexie wird dabei durch zwei unterschiedliche Mechanismen ausgelöst: einen direkten Effekt auf Hunger- und Sättigungszentrum und einen indirekten Effekt durch die mitbetroffenen Organe, der zu Entzündung, Nekrose oder Organversagen führen kann. Die meisten beteiligten **exogenen Toxine** oder **Medikamente** stimulieren die Chemorezeptor-Triggerzone in der Medulla oblongata und produzieren so Erbrechen, Nausea und Anorexie. Digitalis wirkt z. B. auf diese Art und Weise, wohingegen Amphetamine direkt auf die Appetitzentren wirken.

Endogene Toxine, die sich aufgrund von Organversagen (z. B. Azotämie bei Niereninsuffizienz, erhöhter Plasmaammoniak bei Leberinsuffizienz/portosystemischem Shunt, diabetische Ketoazidose) im Plasma anreichern, sind schwerwiegende Ursachen für eine Anorexie und kommen meist in Kombination mit anderen Symptomen des Magen-Darm-Traktes (Nausea, Speicheln, Erbrechen, Durchfall) vor.

Bakterientoxine können schon in sehr geringen Mengen Anorexie verursachen. Dieser Effekt wird durch die bei Infektionen häufig freigesetzten Pyrogene, die auch einen direkten Einfluss auf die Hunger- und Sättigungszentren haben, ausgelöst.

Immunologische Erkrankungen

Sterile Entzündungen kommen bei immunvermittelten Erkrankungen (Meningitis, immunvermittelte Anämie und Thrombozytopenie, immunvermittelte Polyarthritis) vor und gehen häufig mit sehr hohem, antibiotikaresistentem Fieber und Anorexie einher.

Neoplasien

Bei Vorliegen von Neoplasien kann eine Anorexie nicht nur durch die Ausschüttung von Zytokinen entstehen; der Kau- und Schluckvorgang kann zusätzlich durch eine Lymphadenomegalie (z.B. bei Lymphom) (S. 283) beeinträchtigt oder manchmal sogar schmerzhaft sein.

Schmerz

Jede Form von Schmerz kann zu Anorexie führen. Veränderungen können dabei im Thorax oder Abdomen gelegen sein, aber auch muskuloskelettale Veränderungen oder urogenitale Erkrankungen kommen infrage. Dabei wird die Anorexie über eine fehlende Stimulation des Appetitzentrums ausgelöst. Schmerz kann außerdem psychologische Störungen hervorrufen, die zu fehlender Futteraufnahme führen.

Die Vergrößerung von abdominalen Organen kann auf der einen Seite rein mechanisch die Aufnahme großer Futtermengen unmöglich machen, auf der anderen Seite können Schmerzen durch Zug an der Serosa entstehen. Besonders eine Kombination mit entzündlichen oder infektiösen Ursachen, wie z.B. bei einer Peritonitis oder einer Pyometra, spielt hier eine Rolle.

Erkrankungen des Magen-Darm-Traktes

Magenentleerungsstörungen, die wiederum durch lokale Veränderungen im Magen (wie z.B. gastrale Neoplasien) oder durch systemische Veränderungen wie metabolische und endokrine Erkrankungen oder Elektrolytstörungen ausgelöst werden können, führen durch unterschiedlichste Mechanismen zu Anorexie. Der häufigste **Tumor des Magens** beim Hund ist das (Adeno-)Karzinom, gefolgt vom Lymphom, dem häufigsten Magentumor der Katze.

Eine häufige entzündliche Erkrankung des Magen-Darm-Traktes mit Anorexie und Gewichtsverlust ist die **IBD**. Bei dieser Erkrankung, die mit unterschiedlichen entzündlichen Infiltraten der Magendarmschleimhaut einhergeht, kann oft zusätzlich chronisch rezidivierend Erbrechen und/oder Durchfall auftreten.

Schwere Leber- und Pankreaserkrankungen können mit Anorexie einhergehen, sind aber ebenfalls häufig mit anderen Symptomen (abdominaler Schmerz und Erbrechen bei Pankreatitis; Ikterus [S. 245] bei schwerer Hepatopathie) vergesellschaftet.

Erkrankungen anderer Organsysteme

Tiere mit hochgradiger **Dyspnoe** (S. 138) oder Schwäche aufgrund einer schweren Herz- oder Lungenerkrankung sind meist nicht in der Lage, Futter aufzunehmen.

Sonstiges

Zahlreiche **endokrine Erkrankungen** können mit Anorexie einhergehen, wie z.B. Diabetes mellitus, Hyperadrenokortizismus, Hypoadrenokortizismus oder die Hyperthyreose der Katze, wobei die genauen Mechanismen unbekannt sind. Dabei zeigen die Tiere bei den meisten dieser Erkrankungen zusätzlich typische andere Symptome, sodass klinisch häufig schnell eine Verdachtsdiagnose gestellt und gezielte diagnostische Schritte eingeleitet werden können. Die Ausnahme ist hierbei evtl. der Hypoadrenokortizismus. Es gibt atypische Verläufe der Erkrankung, die mit einem reinen Kortisolmangel einhergehen können. Somit fehlen die typischen klinischen Anzeichen und vor allen Dingen auch die typischen Elektrolytverschiebungen (Hyponatriämie, Hyperkaliämie), sodass die Anorexie das einzige Symptom bei Fehlen spezifischer klinischer oder labordiagnostischer Parameter sein kann.

Bei Elektrolytstörungen spielt vor allem die **Hyperkalzämie** (Kap. 38.3.1, S. 339) eine große Rolle. Sie kann zu Darmträgheit und damit zu Obstipationen, Koprostase und Anorexie führen, wobei der genaue Mechanismus unbekannt ist.

Selten können eine kurzfristige Anorexie und Nausea im Rahmen der Reiseübelkeit oder bei vestibulären Erkrankungen vorkommen. Auch längerfristige Unterernährung mit Ausbildung einer Ketose kann solche Symptome hervorrufen.

8.3.3 Pseudoanorexie

Tiere – vor allem Katzen – mit schwerwiegenden Erkrankungen des oberen Atem- und Digestionsapparates (z. B. hochgradige Rhinitis beim Katzenschnupfenkomplex, nasale Neoplasien) nehmen häufig aufgrund des Verlustes des Riechsinns, von Schmerzen oder Druckgefühlen, oralen Ulzerationen oder der Ausschüttung entzündlicher Zytokine kein Futter mehr auf.

Liegt eine orale, linguale, pharyngeale oder ösophageale Dysphagie (S. 131) vor oder leidet ein Tier an neurologischen Ausfällen, die den Schluckvorgang beeinträchtigen (wie z. B. Trigeminusneuritis), zeigen die Tiere häufig Interesse am Futter und Hunger, sind dann aber nicht in der Lage, es aufzunehmen. Dies wird als Pseudoanorexie bezeichnet.

Auch wenn der Kauvorgang selbst schmerzhaft ist, wie z. B. bei Vorliegen von retrobulbären Abszessen, Kaumuskelmyositis, Kiefergelenkserkrankungen, Ober- oder Unterkiefer- sowie Zahnfrakturen oder oralem Fremdkörper, wird das Futter zwar anfänglich oft aufgenommen, dann aber wieder fallen gelassen und die Tiere zeigen eine Schmerzreaktion.

8.4 Diagnostisches Vorgehen

8.4.1 Anamnese

Bei der Anamneseerhebung ist vor allem zu versuchen, zwischen einer Pseudoanorexie und einer echten Anorexie zu unterscheiden. Auch ist nach anderen spezifischen Symptomen (z. B. Erbrechen [S. 147], Durchfall [S. 119], Polyurie/Polydipsie [S. 338], Schmerzhaftigkeit [S. 41]) zu fragen. Die Frage nach einem Auslandsaufenthalt ist nötig, um mögliche systemische Infektionserkrankungen aufzuspüren. Zusätzlich ist eine sorgfältige Fütterungsanamnese zu erheben. Auch kann versucht werden, das Tier mit unterschiedlichen Futtermitteln selbst zu füttern, um den Vorgang der Futteraufnahme, des Kauens und Schluckens zu beobachten und evtl. eine Abhängigkeit der Problematik von Futterart und -textur zu überprüfen.

8.4.2 Klinische Untersuchung

Eine sorgfältige klinische Untersuchung inklusive orthopädisch-neurologischer Untersuchung und evtl. einer Adspektion der Maulhöhle in Narkose mit Sondierung der Zähne ist wichtig. Eine rektale Untersuchung sollte bei jedem Patienten durchgeführt werden. Bei männlichen Tieren wird die Größe der Prostata bestimmt. Weiterhin können rektale Massen, Perinealhernien oder Hämatochezie (S. 291) ausgeschlossen werden. Eine Adspektion des Augenhintergrundes (Fundus) sollte in die klinische Untersuchung mit eingeschlossen werden, da sich systemische Erkrankungen wie z. B. die FIP oder Neoplasien wie das Lymphom und das multiple Myelom sowie systemische Infektionen wie Toxoplasmose oder Rickettsiosen durch typische okulare Veränderungen manifestieren können.

8.4.3 Weiterführende Untersuchungen

Wenn sich spezifische klinische Symptome ergeben, sind diese weiter aufzuarbeiten. Liegen Hinweise auf eine Pseudoanorexie aufgrund von Schmerzen, Frakturen oder oralen Entzündungen vor, sind diese weiter zu verfolgen (mittels Röntgen oder ggf. Computertomographie) und zu behandeln (Fremdkörperentfernung, Zahnsanierung, entzündungshemmende und/oder antibiotische Therapie, ggf. operative Korrektur). Ergeben sich Hinweise auf eine Dysphagie (S. 131), kann dies mittels Röntgen, Schluckstudien oder Kontrastpassagen näher lokalisiert werden. Auch eine Laryngo-, Pharyngo- oder Ösophagoskopie kann sinnvoll sein.

Wenn nach der Durchführung der Anamnese und klinischen Untersuchung keine spezifischen Symptome vorliegen, sind eine Hämatologie sowie ein komplettes Chemieprofil inklusive Elektrolyten durchzuführen. Wenn möglich sollte nicht nur das Gesamtkalzium, sondern auch das ionisierte, biologisch aktive Ca^{2+} bestimmt werden.

Eine Urinuntersuchung (Kap. 2.2.8, S. 9) ist ebenfalls durchzuführen, gegebenenfalls ist eine bakteriologische Untersuchung des Urins einzuleiten. Bei zusätzlichem Vorliegen von Gewichtsverlust und/oder einem erniedrigten Serumalbuminspiegel kann auch die Messung eines Urin-Protein-Kreatinin-Quotienten zur Diagnose einer Proteinverlustnephropathie oder eines nephrotischen Syndroms sinnvoll sein.

Bei **Katzen** sollte sowohl die Bestimmung von **Thyroxin (T_4)** (falls > 6 Jahre) sowie die Untersuchung auf felines Immundefizienz-Virus (**FIV**) und felines Leukämievirus (**FeLV**) mit eingeschlossen werden.

Beim **Hund** können, bevor invasive diagnostische Schritte oder eine länger andauernde Narkose durchgeführt werden, eine Bestimmung der **Schilddrüsenwerte** (Thyroxin und TSH) sowie ein **ACTH-Stimulationstest** sinnvoll sein, um eine Hypothyreose oder einen atypischen Hypoadrenokortizismus auszuschließen (Kap. 2.2.9, S. 10).

Bei Hunden, die in endemischen Gebieten waren, können Untersuchungen auf Anaplasmose, Ehrlichiose, Leishmaniose, ggf. Dirofilarien sinnvoll sein, wobei **Titeruntersuchungen** bei einem längeren Intervall seit dem letzten Auslandsaufenthalt ausreichen, bei kürzlichem Auslandsaufenthalt allerdings **PCR-Untersuchungen** vorzuziehen sind (Kap. 2.2.12, S. 12).

Bildgebende Verfahren wie **Übersichtsröntgenbilder** von Thorax und Abdomen und/oder **Ultraschalluntersuchungen** können okkulte Erkrankungen zutage fördern. Je nach Verdacht kann die Durchführung einer **Gastroduodenoskopie** mit Biopsieentnahme (Kap. 2.4.5, S. 17) oder eine **Computertomographie** zur Aufspürung infiltrativer Erkrankungen/Neoplasien sinnvoll sein. Auch die **Punktion multipler Gelenke** (Kap. 2.3.5, S. 14) zum Ausschluss einer immunvermittelten Polyarthritis kann selten indiziert sein.

8 Anorexie

Diagnostischer Algorithmus

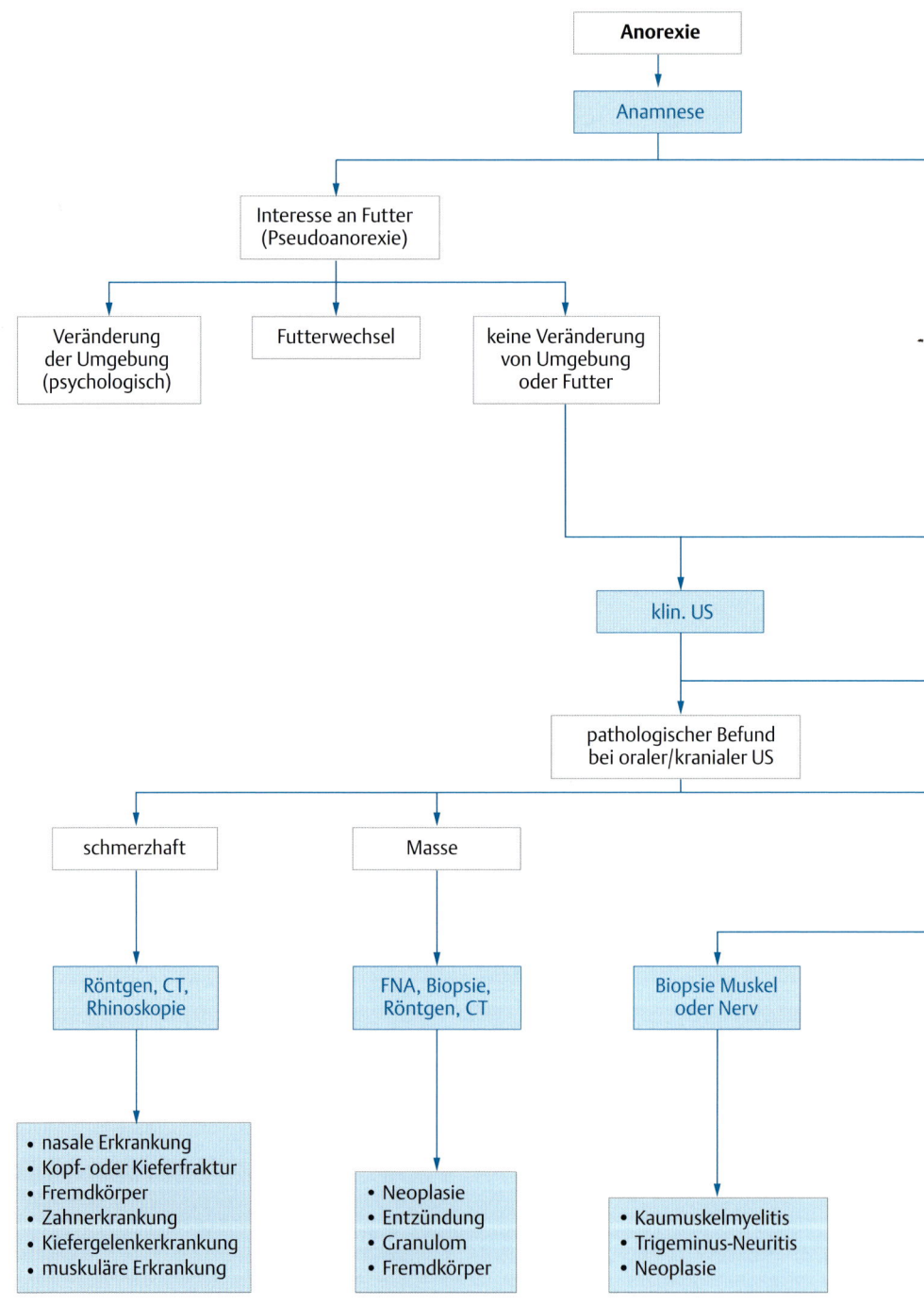

8 Anorexie

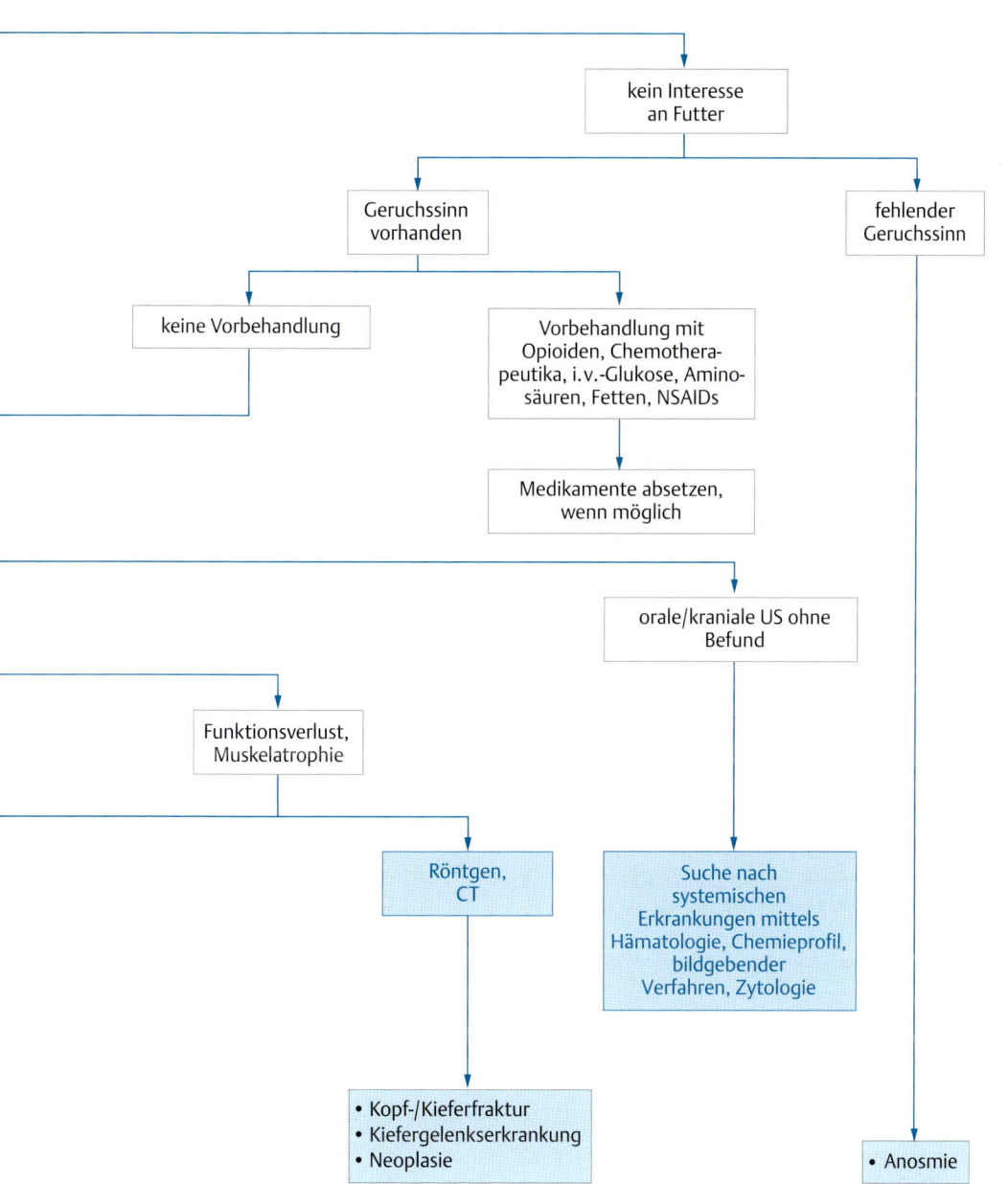

8.5 Therapie

Das Ziel der Therapie ist es, die Grunderkrankung zu behandeln. Zusätzlich sollte aber in jedem Fall, wenn die Tiere länger als 3–5 Tage keine Nahrung zu sich genommen haben, ein **adäquates Fütterungsregime** berechnet und zugeführt werden.

> Besonders bei adipösen Katzen kann es bei Anorexie zu schweren Folgeschäden im Sinne einer hepatischen Lipidose und anschließendem Leberversagen kommen.

Der tägliche Energiebedarf des Idealgewichts berechnet sich aus dem Ruheenergiebedarf (RER):

Hund: RER = $(70 \, kg_{[KG]}^{0,75}) \times 1,6$

Katze: RER = $(70 \, kg_{[KG]}^{0,75}) \times 1,2$

Die meisten kommerziellen Futtermittel werden aber auch mit einem Fütterungshinweis geliefert. Es ist sinnvoll, bei diesen Tieren hochkalorische Futtermittel zu wählen.

Wird die Nahrung nicht freiwillig aufgenommen, muss eine Zwangsfütterung (Spritzenfütterung) oder besser eine **Sondenfütterung** erfolgen. Dabei haben sich sowohl nasoösophageale Sonden für den Zeitraum von einigen Tagen als auch ösophageale oder perkutane gastrische Sonden bewährt. Letztere können bei guter Pflege auch Monate bis Jahre im Einsatz bleiben. Je nach Sonde sollten spezifische kommerzielle Futtermittel gegeben werden, um ein Verstopfen der Sonden zu vermeiden. Bei längerer Anorexie ist ein vorsichtiges Anfüttern mit ca. einem Drittel bis der Hälfte des errechneten Tagesbedarfs über 1–2 Tage anzuraten, da sich sonst schwere metabolische Komplikationen (Refeeding-Syndrom) entwickeln können.

Eine **partielle (PPN)** oder **totale parenterale Ernährung (TPN)** ist über einen kurzen Zeitraum möglich. Lösungen für eine PPN sind kommerziell erhältlich, solche für eine TPN müssen individuell für jedes Tier berechnet und unter absolut sterilen Bedingungen angemischt werden. Komplikationen einer PPN oder TPN sind Pankreatitis, Embolien, Elektrolytverschiebungen wie Hypokaliämie und Hypophosphatämie sowie metabolische Intoleranzen gegenüber den infundierten Lipiden und Kohlenhydraten (transiente Hyperglykämie und Hyperlipidämien). Parenterale Ernährung darf nur über zentrale Venenverweilkatheter verabreicht werden, welche sehr sorgfältig gepflegt werden müssen, um Infektionen zu vermeiden.

Appetitstimulanzien können anfänglich, aber nur über einen kurzen Zeitraum (1–2 Tage) als überbrückende Maßnahme zum Einsatz kommen. Dabei wird vor allem auf Agenzien, die im ZNS auf Serotonin- und Dopaminrezeptoren wirken, zurückgegriffen. **Benzodiazepine** (Diazepam, 0,05–0,1 mg/kg bei Bedarf) und der Serotonin-Antagonist **Cyproheptadin** (2–4 mg/Katze p.o., 1 × täglich) induzieren Hunger und hemmen die physiologische Sättigung.

> **Diazepam** kann bei Katzen zu einem Leberversagen führen und ist daher selten angezeigt.

Megestrolacetat (2,5–5 mg/Katze p.o. 1 × täglich) kann evtl. durch die Hemmung von Kortikotropin-releasing-Hormon appetitstimulierend wirken.

9 Apathie – Stupor – Koma

Gaby Wyss-Flühmann und André Jaggy

Das Wichtigste vorweg

- Bewusstseinsveränderungen basieren immer auf einer abnormalen Funktion des Gehirns und sind in den meisten Fällen sekundär durch eine intra- oder extrakranielle Grundursache bedingt.

- Folgende Bewusstseinsveränderungen werden unterschieden:
    - Apathie: bewusste, aber verminderte Teilnahme an der Umwelt
    - Stupor: keine Teilnahme an der Umwelt, weckbar durch Schmerzauslösung
    - Koma: vollständiger Bewusstseinsverlust

- Die häufigsten Ursachen für eine Bewusstseinsveränderung sind Traumata (Kontusion, Gehirnödem, Blutung, Ischämie) und metabolisch/toxische Ereignisse (neuronale Fehlfunktion durch z.B. Hypoglykämie, Elektrolytverschiebung).

- Die Therapie hat das Ziel, die „bewusstseinsstörenden" Ereignisse zu bekämpfen oder zu reduzieren.

9.1 Definitionen

Bewusstseinsveränderungen basieren immer auf einer abnormalen Funktion des Gehirns. Diese Funktionseinschränkung kann durch intra- oder extrakranielle Pathologien verursacht werden. Grundsätzlich werden vier verschiedene **Bewusstseinsstufen** unterschieden.
- **Normales Bewusstsein:** Das Tier ist aufmerksam und reagiert auf Geschehnisse in seiner Umwelt.
- **Apathie:** Apathie geht mit der großen Mehrheit aller Krankheiten einher. Sobald das Tier nicht manipuliert wird, zeigt es eine Tendenz zum Einschlafen. Das Interesse an Stimuli aus der Umwelt ist herabgesetzt, jedoch bewusst (Teilnahmslosigkeit), wobei die Fähigkeit von normalen Reaktionen erhalten bleibt.
- **Stupor:** Dieser Bewusstseinszustand ist dem Tiefschlaf ähnlich. Das Tier ist durch Stimulation aus der Umwelt (optische Reize, Geräusche, strenger Geruch) nicht weckbar. Es kann nur durch Schmerzauslösung aufgeweckt werden. Stupor wird meistens im Zusammenhang mit einer Leitungsstörung zwischen Formatio reticularis und Kortex beobachtet.
- **Koma:** Vollständiger Bewusstseinsverlust. Das Tier ist auch durch schmerzhafte Stimuli nicht weckbar. Koma wird unter anderem bei kompletter Durchtrennung der Formatio reticularis und dem zerebralen Kortex beobachtet. In den meisten Fällen ist die Ursache eine Hirnstammläsion.

9.2 Anatomie – Physiologie – Pathophysiologie

Das **Bewusstsein** ist eine Funktion des zerebralen Kortex und vor allem des Hirnstamms. Sensorische Stimuli vom Körper selbst (Berührung, Temperaturveränderungen wie Wärme und Kälte, Schmerz) und von außerhalb des Körpers (Sehvermögen, Geräusche, Gerüche) beliefern die Formatio reticularis ständig mit Informationen. Der Bewusstseinszustand leitet sich mittels diffuser Projektion zum Kortex vom Grad dieser Wechselwirkung ab. Diese Zusammenarbeit wird auch als „**erweckendes System**" bezeichnet und als **aufsteigendes retikuläres aktivierendes System (ARAS)** benannt. Das ARAS ist ein Netzwerk von Neuronen und ein Teil der Formatio reticularis. Die Ausdehnung seines Ursprungs erstreckt sich von der Medulla bis zum Mittelhirn. Die Funktion des ARAS ist, den zerebralen Kortex zu erregen, das Gehirn zum Bewusstsein zu erwecken und den Kortex auf aufsteigende, fein abgestimmte sensorische Modalitäten vorzubereiten. Es ist auch verantwortlich für den Unterhalt der Schlaflosigkeit bzw. Wachsamkeit.

Verminderte Aktivität des ARAS ist assoziiert mit Schlafen. Ein normaler Bewusstseinszustand setzt also ein Gleichgewicht zwischen dem cholinergen System der Formatio reticularis und dem adrenergen System des Großhirns voraus.

Unter physiologischen Umständen ist das Gehirn in der knöchernen Schädelkalotte geschützt, aber auch eingeschlossen. In diesem Inneren herrscht ein Gleichgewicht zwischen Gehirnparenchym, Gehirnflüssigkeit und Blut. Der Druckunterschied zwischen der knöchernen Schädelkalotte und dem im Inneren herrschenden Gleichgewicht bewirkt den intrakraniellen Druck. Eine intrakranielle Erkrankung wird mindestens eine der drei Komponenten (Parenchym, Gehirnflüssigkeit oder Blut) in ihrem Volumen verändern. Da die Schädelkalotte ein starres Gebilde ist, wird der Körper vorerst versuchen, bei Volumenzunahme einer Komponente das Volumen einer anderen zu verringern, um den intrakraniellen Druck konstant zu halten. Sind die kompensatorischen Mechanismen erschöpft, kommt es zum **intrakraniellen Druckanstieg**. Der Druckanstieg resultiert in zunehmender Ischämie und Hypoxie, welche neuronale Dysfunktionen, Autolyse und Zelluntergang erzeugen. Sind das ARAS und/oder der zerebrale Kortex davon betroffen, werden Bewusstseinsveränderungen beobachtet. Mit zunehmendem intrakraniellem Druckanstieg kann mit konstanter Bewusstseinsveränderung gerechnet werden.

Im Allgemeinen gilt, dass eine nicht physiologische Weiterleitung der Reize in der Formatio reticularis zu einer Unterbrechung des ARAS oder diffuse kortikale Fehlfunktionen zwangsläufig zu einem herabgesetzten Bewusstsein führen. Die Unterscheidung zwischen einer diffus-kortikalen Störung oder einer Hirnstammläsion muss anhand der klinisch-neurologischen Untersuchung erfolgen. Dabei stützt sich die Lokalisation vor allem auf folgende Funktionen: Bewusstseinszustand, motorische Funktion, Visus, Pupillengröße und Augenbewegungen (**Tab. 9.1**).

Eine pathologische Bewusstseinsveränderung setzt also eine funktionelle und/oder eine morphologische Schädigung zwischen dem ARAS und dem zerebralen Kortex voraus. Solche Schädigungen können durch traumatisch bedingte Kontusionen und Blutungen des Parenchyms, Gehirnödem sowie bei degenerativen Nervenveränderungen bei z. B. Spei-

Tab. 9.1 Lokalisation und neurologische Ausfallerscheinungen bei Patienten mit Bewusstseinsstörungen (Apathie, Stupor, Koma).

Lokalisation	neurologische Ausfallerscheinung
diffus zerebraler Kortex	• Koma, Stupor • Tetraparese (leichtgradig) • Visusverlust (bilateral; Drohreflex ↓) • normal responsive oder miotische Pupillen
Mittelhirn	• Koma, Stupor • Tetraparese, erhöhter Extensor-Tonus (Enthirnungsstarre) • dilatierte, nicht responsive Pupillen → (unilateral oder bilateraler Ausfall N. III) • vestibulärer Nystagmus • ventrolateraler Strabismus • Hyperventilation • Cheyne-Stokes-Atmung • Bradykardie
Pons und Medulla	• Apathie • miotische oder normale Pupillen • vestibulärer Nystagmus • ventrolateraler Strabismus ± (N. VIII) • Ausfall der Kopfnervenfunktion (N. V–XII) • unregelmäßige/ataktische Atmung • Bradykardie (Verlust Sinusarrhythmie)

cherkrankheiten entstehen. Die durch ein Trauma hervorgerufene Läsion wird in Primär- und Sekundärschaden unterteilt. Die **primäre** Schädigung umfasst Blutungen und akuten Zelltod durch direkte Gewalteinwirkung und kann durch den behandelnden Tierarzt nicht mehr beeinflusst werden. Anders ist es bei den **Sekundärschäden**, die größtenteils in den ersten Stunden bis Tagen nach dem Unfall entstehen. Dabei werden viele biochemische Abläufe aktiviert, wie der Anstieg von intrazellulärem Kalzium und die Produktion von freien Radikalen. Zusätzlich führen sogenannte Impressionsfrakturen, Blutungen und Gehirnödem zu einem erhöhten intrakraniellen Druck. Dieser wiederum reduziert die Durchblutung des Gehirns, was eine Ansammlung von CO_2 an den Rezeptoren der vasomotorischen Zentren im Hirnstamm bewirkt. Die Akkumulation bewirkt sogleich eine Stimulation des sympathischen Nervensystems, welches den systemischen Blutdruck und somit die Durchblutung im Gehirn erhöht. Dies wird als **zerebrale ischämische Antwort** bezeichnet. Durch den gesteigerten Blutdruck werden jedoch die Barorezeptoren im Gefäßsystem gereizt und informieren die vagalen Zentren im Hirnstamm über das Vorliegen eines Bluthochdruckes. Diese Reaktion wird auch als **Cushing-Reflex** bezeichnet und resultiert in einer Bradykardie.

Diesen Ursachen kann medikamentös oder chirurgisch entgegengewirkt werden, entweder präventiv oder durch Senkung des Schweregrades der eintretenden Sekundärschädigung.

9.3 Ursachen

In **Tab. 9.2** werden die häufigsten Ursachen nach dem Prinzip des VETAMIN-D-Systems zusammengefasst und aufgelistet. Dabei sind traumatische und metabolische/toxische Insulte an erster Stelle zu setzen. Klinische Symptome können nur dann mit Sicherheit mit einer Vergiftung in Zusammenhang gebracht werden, wenn diese auch dokumentiert werden können. Leider wird es aber in den meisten Fällen nur bei einer Vermutung bleiben. In jedem Fall ist eine gründliche klinisch-neurologische Untersuchung vorrangig, da sich z. B. zahlreiche metabolische, endokrine, neoplastische oder entzündliche Erkrankungen und Traumata auf den ersten Blick ähnlich manifestieren können.

9.3.1 Vaskulär

Ein **Infarkt** ist die starke und andauernde Reduktion des Blutflusses, bedingt durch degenerative Gefäßwandveränderungen (Arteriosklerose) oder eines Embolus. Das Hirngewebe wird nicht mehr genügend mit Sauerstoff und Glukose versorgt (**Ischämie**), was die Homöostase des Ionenaustausches an der Zellmembran stört, zur Formation von freien Radikalen führt und somit in einer Zellwandschädigung und Nekrose resultiert. Im Gegensatz zum Menschen werden degenerative Gefäßwandveränderungen bei Tieren viel weniger beschrieben. Sie treten jedoch auf und können mit endokrinen Störungen (Hypothyreose, Hyperadrenokortizismus) und/oder Hypertension in Zusammenhang gebracht werden. **Emboli** können septischen, kardiogenen oder metastatisch-tumorösen Ursprungs sein. Es ist daher wichtig, bei der Diagnose Hirninfarkt nach einer zugrunde liegenden Erkrankung zu suchen. Eine **Hirnblutung** kann epidural, subdural, subarachnoidal, intraparenchymal oder intraventrikulär sein. Epidurale oder subdurale Blutungen sind meistens mit einem Kopftrauma assoziiert. Die wichtigsten Ursachen für Blutungen im Gehirn, die nicht durch ein Trauma verursacht wurden, sind **Gerinnungsstörungen** (auch Intoxikation) und eine **DIG** (Kap. 12.3.2, S. 111).

9.3.2 Entzündlich

Eine **Enzephalitis** kann durch eine infektiöse oder eine nicht infektiöse Ursache bedingt sein. Infektiöse Ursachen können unter anderem viral, bakteriell, protozoär, parasitär oder durch Pilze bedingt sein. Bei den nicht infektiösen Enzephalitiden sollte z. B. an eine **granulomatöse Meningoenzephalitis**, an eine **nekrotisierende Enzephalitis** oder an eine steroidresponsive Meningitis gedacht werden.

9.3.3 Anomalie

Die häufigste Gehirnanomalie ist der **Hydrozephalus**, welcher durch eine abnormale Ansammlung von Flüssigkeit in der Schädelhöhle charakterisiert

Tab. 9.2 Ursachen für einen veränderten Bewusstseinszustand.

	akut nicht progressiv	progressiv	chronisch progressiv	
vaskulär	Infarkt, Blutung			Hund & Katze
entzündlich		Enzephalitis	Enzephalitis	Hund & Katze
traumatisch	subarachnoidale, intramedulläre, parenchymale Blutung	zerebrales Ödem, epidurale und subdurale Blutung	subdurale Blutung	Hund & Katze
Anomalie	Gehirn-Malformation		Hydrozephalus	Hund > Katze
metabolisch/ toxisch		Hypoglykämie diabetisches Koma Hyperammonämie Urämie metabolische Azidose Hypokalzämie Ischämie Hypoadrenokortizismus Hypothyreose Hitzschlag-Hyperthermie Thiaminmangel Schwermetalle Barbiturate Kohlenstoffmonoxid Elektrolytveränderungen (Na^+ ↑/↓, Mg^{2+} ↑/↓)	Pflanzen-, Insektizid-intoxikation	Hund & Katze Hund & Katze Hund & Katze Hund & Katze Hund & Katze Hund & Katze Hund & Katze Hund >> Katze Hund Hund & Katze Hund << Katze Hund & Katze Hund & Katze Hund & Katze Hund & Katze
idiopathisch		postiktale Phase nach Krampfanfall		Hund & Katze
neoplastisch		Metastasen	primärer Gehirntumor	Hund & Katze
degenerativ			Speicherkrankheit	Hund & Katze

wird. Es gibt drei Subtypen, der wohl häufigste ist der Hydrocephalus internus mit vermehrter Flüssigkeit in den Ventrikeln. Beim Hydrocephalus externus befindet sich die Flüssigkeitsansammlung im subarachnoidalen Raum und beim kommunizierenden Hydrozephalus befindet sich der Flüssigkeitsüberfluss in beiden Räumen. Nicht jeder Hydrozephalus muss klinisch sein oder werden, viele, vor allem brachyzephale Rassen, haben „physiologisch" erweiterte Hirnventrikel. Vermehrte Flüssigkeitsansammlung im Ventrikelsystem führt zu einem Druckanstieg auf das Parenchym mit anschließender Atrophie und damit einhergehendem Funktionsverlust.

9.3.4 Metabolisch/toxisch

Der Umfang an metabolischen/toxischen Erkrankungen, welche Apathie, Stupor sowie auch Koma verursachen können, ist enorm groß, ein Auszug der wichtigsten ist in **Tab. 9.2** dargestellt. Prinzipiell können nicht physiologisch anfallende Metaboliten direkt oder durch deren Verstoffwechselung indirekt toxisch auf das Hirnparenchym wirken. Ein wichtiges Beispiel hierfür bietet in der Kategorie der hepatischen Enzephalopathie insbesondere der **portosystemische Shunt**, da er relativ häufig vorkommt. Das dabei entstehende Ammoniak (NH_3) wird von Astrozyten zu Glutamin metabolisiert, welches im Überschuss neurotoxisch wirksam ist. Zusätzlich durch die Leber anfallende toxische Faktoren sind kurzkettige Fettsäuren, Merkaptane und die Bildung von Pseudotransmittern durch eine Veränderung der Blutzusammensetzung von Aminosäuren. Die toxische Wirkung auf das ZNS in diesem Fall ist daher multifaktoriell, wie viele andere metabolische oder toxische Erkrankungen auch.

9.3.5 Idiopathisch

Die Zeitspanne nach einem **epileptischen Anfall** wird postiktale Phase genannt. Sie kann bis zu 3 Tage andauern. Bewusstseinsstörungen sind keine Seltenheit und können von Drangwandern und Ataxie begleitet sein.

9.3.6 Neoplasie

Neoplasien können durch infiltratives Verhalten parenchymzerstörend sein. Sie verursachen aber auch zahlreiche Sekundärschädigungen wie Ödembildung, Ischämie/Infarkte, Blutungen und parenchymale Atrophie durch Kompression.

9.3.7 Degenerativ

Störungen im Zellmetabolismus wie z.B. **lysosomale Enzymdefekte** führen zur Ansammlung von Fehlprodukten in der Zelle und stören damit deren Funktionsintegrität.

> Akut aufgetretene hochgradige Apathie bis hin zum Koma ist meist durch ein Trauma oder eine metabolische/toxische Erkrankung bedingt.

9.4 Diagnostisches Vorgehen

9.4.1 Anamnese

Es ist wichtig, nach dem Zeitpunkt des Auftretens der Symptome sowie deren Verlauf zu fragen. Eventuell ist eine Trauma-Vorgeschichte bekannt oder es wurde beobachtet, dass das Tier Toxine aufgenommen hat. Mit dem Wissen über Auftreten und Verlauf (akut/chronisch/progressiv/nicht progressiv) können gewisse Differenzialdiagnosen ein- bzw. ausgeschlossen werden (**Tab. 9.2**).

9.4.2 Klinische Untersuchung

Eine gründliche klinische Untersuchung ist sehr wichtig und wird die Befunde der neurologischen Untersuchung komplementieren sowie die weiterführende Diagnostik mitentscheiden.

9.4.3 Weiterführende Untersuchungen

Das weiterführende diagnostische Vorgehen richtet sich nach der Anamnese, einer gründlichen klinischen und neurologischen Untersuchung und den Differenzialdiagnosen. Als Grundlage sollen bei jedem Patienten folgende Untersuchungen erfolgen:
- Hämatologie
- **Chemieprofil** inklusive **Elektrolyte**
- vollständige **Harnuntersuchung** (Kap. 2.2.8, S. 9)

Weitere spezifische Abklärungen richten sich nach den Differenzialdiagnosen:

Bei Verdacht auf eine hepatische Enzephalopathie werden mithilfe eines **Gallensäurestimulationstests** Gallensäuren und/oder NH_3 prä- und postprandial bestimmt (Kap. 2.2.5, S. 9). Das Tier muss vor der präprandialen Blutentnahme 12 Stunden gefastet haben. Nach der Blutentnahme wird wenig (ca. 1 Esslöffel) Futter gegeben. Nach 2 Stunden erfolgt die zweite Blutentnahme für die postprandiale Bestimmung. Beim Ammoniak ist zu beachten, dass es sich schnell mit Sauerstoff bindet, was eine sehr rasche Untersuchungsmöglichkeit voraussetzt. Bei Versand an ein Labor ergeben sich daher keine aussagekräftigen Resultate.

Weitere durchzuführende Tests sind die Bestimmung von **TSH**, T_4 oder wenn verfügbar fT_4, ein **ACTH-Stimulationstest** und **Fruktosamine** (Kap. 2.7.9, S. 10).

9 Apathie – Stupor – Koma

Diagnostischer Algorithmus

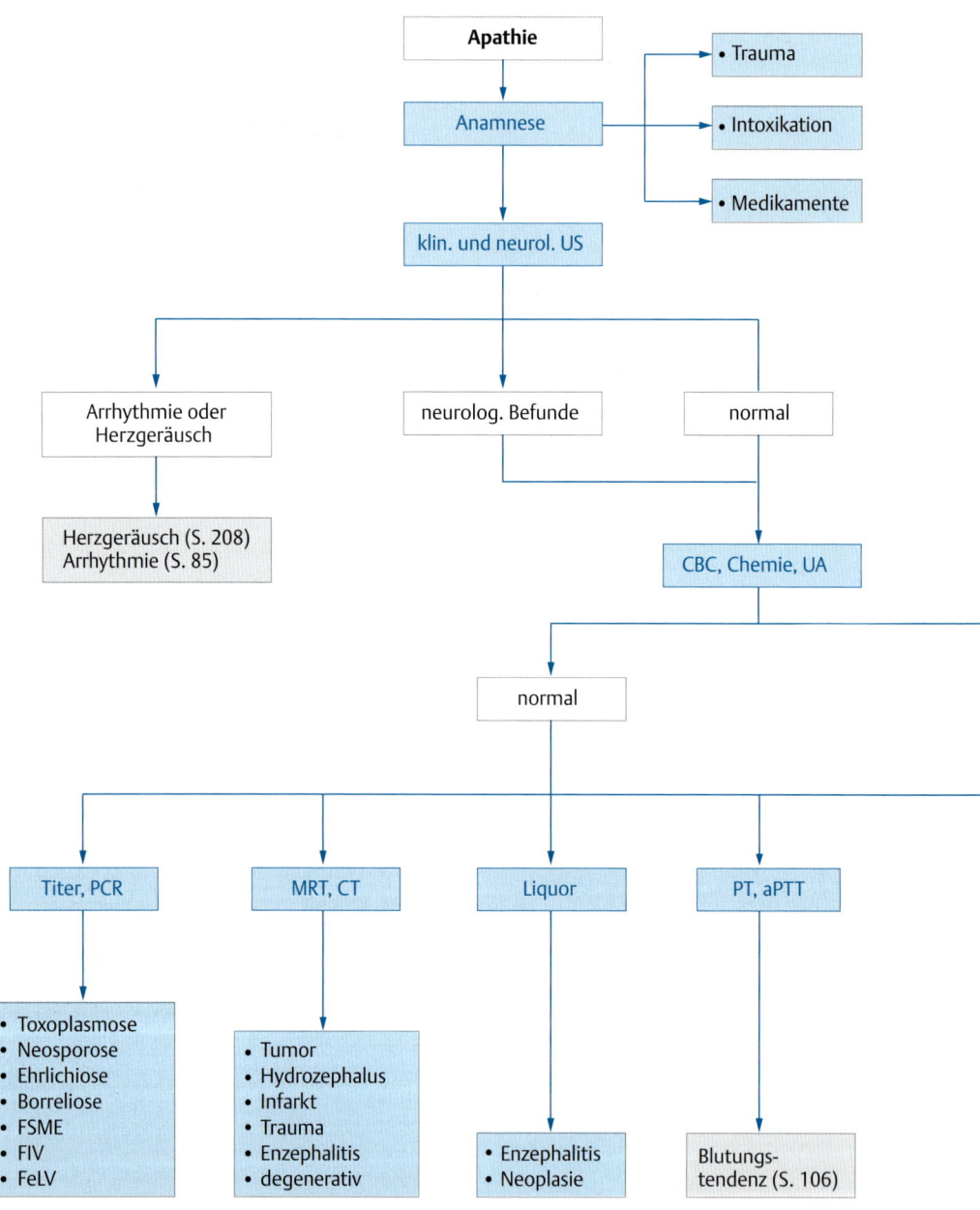

9 Apathie – Stupor – Koma

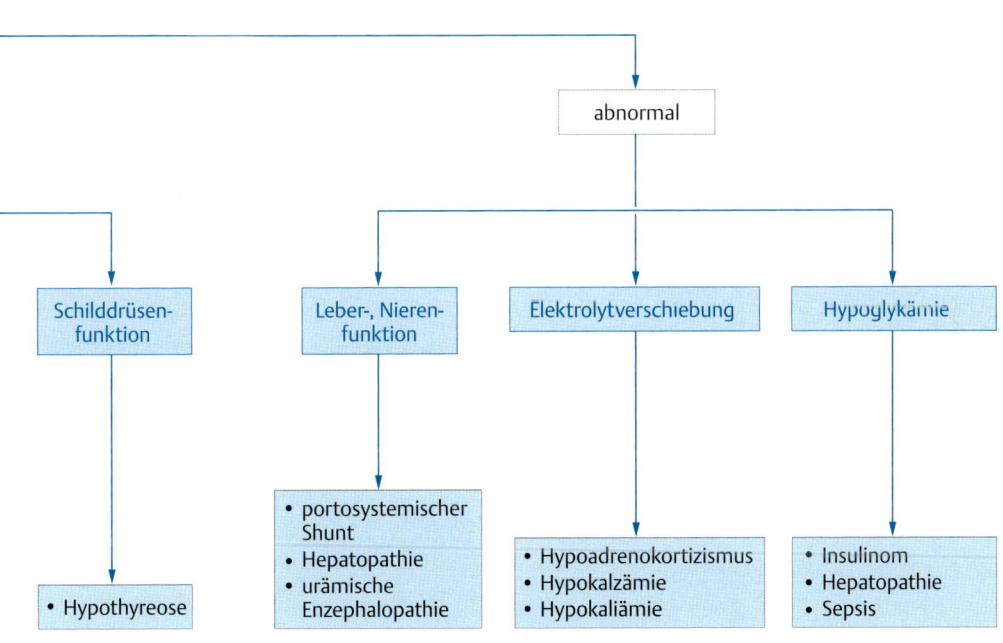

Titerbestimmungen richten sich nach Verdacht: Toxoplasmose, Neosporose, Ehrlichiose, Borreliose, FSME, FIV, FeLV usw. (Kap. 2.2.12, S. 12). Sind bei einer Vergiftung die Toxine bekannt, können einige davon (z.B. Organophosphate, Schwermetalle) in Blut, Mageninhalt oder Urin nachgewiesen werden. Wegen der enormen Vielzahl und Vielfalt möglicher Gifte ist ein **Toxinnachweis** jedoch nur in den seltensten Fällen möglich.

Die Untersuchung des **Liquor cerebrospinalis** kann weitere wertvolle Resultate liefern (z.B. bei Enzephalitis- oder Tumorverdacht; Kap. 2.3.3, S. 14). Sie ist jedoch kontraindiziert bei Schädelhirntraumata. Eine **kardiologische Abklärung** ist im Falle einer Herzerkrankung unumgänglich (Kap. 2.4.3, S. 16).

Röntgen, **Ultraschall** und **Szintigraphie** können abhängig von den Differenzialdiagnosen angezeigt sein. Für die Beurteilung des Gehirnparenchyms/Schädels ist eine diagnostische Aufarbeitung mittels **MRT** oder **CT** empfehlenswert.

Bei Verdacht einer **Speicherkrankheit** können Harn, Blutzellen oder Hautbiopsien in speziellen Laboratorien gezielt untersucht werden. Die Art des Untersuchungsmaterials richtet sich nach der Kategorie der Speicherkrankheit und ist im Einzelfall mit dem entsprechenden Labor abzusprechen.

Eine **Schädelchirurgie** ist angezeigt bei offenen Frakturen, bei Tieren mit stark einwärts verlaufenden Knochenfragmenten oder wenn Fragmente ins Gehirn eingedrungen sind und bei Patienten mit zunehmender Verschlechterung des neurologischen Status zwecks Senkung eines traumatisch bedingten erhöhten intrakraniellen Druckes trotz aggressiver medikamentöser Therapie.

9.5 Therapie

Die Behandlung richtet sich immer nach der ätiopathogenetischen Diagnose, eine symptomatische Therapie gibt es nicht.

10 Arrhythmie

Matthias Schneider

Das Wichtigste vorweg

- Physiologischerweise schlägt das Herz regelmäßig, einzige Ausnahme ist das gleichmäßige Abwechseln von schnelleren und langsameren Herzphasen bei Inspiration bzw. Exspiration.

- Alle Abnormitäten in Bezug auf Herzfrequenz, Regelmäßigkeit und Entstehung des elektrischen Impulses zählen zu dem Begriff Herzarrhythmie.

- Die Balance zwischen Parasympathikus und Sympathikus beeinflusst die Frequenz des primären (Sinusknoten), sekundären (AV-Knoten) und tertiären (Purkinje-Fasern) Schrittmachers.

- In der Entstehung von Arrhythmien werden Impulsbildungs- und Reizleitungsstörungen unterschieden. Ursachen sind sowohl primär kardiale Erkrankungen, aber auch extrakardiale Einflüsse wie Sympathikus-Parasympathikus-Imbalance, Elektrolytstörungen, endokrine Erkrankungen und Arzneimittelwirkung.

- Wichtigstes Diagnosehilfsmittel ist die Aufzeichnung eines Elektrokardiogramms, welches in einigen Fällen durch ein Langzeit-EKG oder einen Event-Rekorder ergänzt werden muss.

- Therapiert werden prinzipiell nur die Rhythmusstörungen, die eine deutlich hämodynamische Störung auslösen oder wenn ein plötzlicher Todesfall zu befürchten ist.

- Eine kardiale Grunderkrankung sollte therapiert werden, bevor die Therapie mit antiarrhythmischen Medikamenten gestartet wird.

10.1 Definitionen

Abweichungen der elektrischen Herzaktion in der Frequenz, der Regelmäßigkeit oder dem Ort der Impulsbildung werden als Arrhythmie bezeichnet.

Damit zählen zu den Arrhythmien nicht nur Unregelmäßigkeiten der Herzaktion, sondern auch **Tachy- und Bradykardien** und alle Herzaktionen, die außerhalb des Sinusknotens entstehen. Eine Herzarrhythmie tritt oft mit folgenden Problemen zusammen auf:
- Dyspnoe (S. 138)
- Zyanose (S. 382)
- Herzgeräusch (S. 208)
- Synkope (S. 357)

10.2 Anatomie – Physiologie – Pathophysiologie

10.2.1 Aufbau des elektrischen Systems

Bei der elektrischen Herzaktion muss man die Herzmuskelzelle und die Impulsbildungs- bzw. Reizleitungsbahnen unterscheiden.

Die **Herzmuskelzelle** hat ein stabiles Membranpotenzial, eine Depolarisation geschieht normalerweise durch den Impuls einer Nachbarzelle, die Erregungsausbreitung von Muskelzelle zu Muskelzelle verläuft langsam. Wichtig ist, dass Vorhof- und Kammermyokard physiologischerweise nur über die Leitungsbahnen des AV-Knotens in Verbindung stehen.

Das Herz besitzt ein hierarchisches System von **Reizbildungszentren** (Schrittmacher). Alle besitzen ein instabiles diastolisches Membranpotenzial durch langsame Kalziumkanäle. Der erste Schrittmacher ist der Sinusknoten im rechten Vorhof, der zweite Schrittmacher ist der AV-Knoten und der dritte Schrittmacher sind die Purkinje-Fasern im Ventrikel. Die Eigenfrequenz der Schrittmacher hängt vom Parasympathikus- bzw. Sympathikustonus ab, so kann der Sinusknoten beim Hund etwa 60–180 Impulse pro Minute generieren, der AV-Knoten 40–60 und die Purkinje-Fasern 20–40, wobei Letztere nur dem Sympathikustonus unterliegen. Die Eigenfrequenzen bei der Katze liegen höher (ca. 100–220; 60–100; 30–60). Fällt das übergeordnete Schrittmacherzentrum aus, so übernimmt das nächste, der Rhythmus wird dann als **Ersatzrhythmus** aus dem AV-Knoten oder aus der Kammer benannt.

Die elektrischen **Leitungsbahnen** (Internodalbahnen zwischen Sinusknoten und AV-Knoten, His-Bündel und der rechte bzw. der zweigeteilte linke Tawara-Schenkel im Ventrikel) sind für die raschere Erregungsausbreitung als von Muskelzelle zu Muskelzelle verantwortlich.

10.2.2 Pathophysiologische Grundlagen zur Entstehung von Arrhythmien

In der Entstehung von Rhythmusstörungen kommen Impulsbildungs- oder Erregungsausbreitungsstörungen infrage.

Impulsbildungsstörungen
Zu den Impulsbildungsstörungen zählen:
- langsamer Schrittmacher
- schneller Schrittmacher
- abnorme Autonomie
- getriggerte Aktivität

Eine **zu langsame Aktion des Sinusknotens** entsteht durch Erkrankungen des Sinusknotens selbst (z. B. Sick-Sinus-Syndrom des West Highland White Terriers) oder durch Depression der Sinusknotenaktion wie z. B. erhöhten Parasympathikustonus, Elektrolytverschiebung (besonders Hyperkaliämie), endokrine Störungen (z. B. Hypothyreose) und durch Hypothermie oder Hypoxie.

Eine **zu schnelle Schrittmacheraktion** kann im Sinusknoten selbst oder in den anderen Schrittmacherzentren entstehen, Letzteres insbesondere, wenn der Sinusknoten verlangsamt arbeitet. Ein klassisches Beispiel ist der akzelerierte idioventrikuläre Rhythmus.

Eine **abnorme** (außerhalb der Schrittmacherzentren gelegene) **Autonomie** kann prinzipiell in jeder Herzzelle entstehen. Ursache ist in der Regel ein instabiles Membranpotenzial aufgrund einer Zellschädigung wie z. B. einer Überdehnung.

Getriggerte Aktivität bedeutet, dass ein normales Aktionspotenzial eine Extrasystole auslöst, diese entsteht durch sogenannte Nachpotenziale. Frühe Nachpotenziale treten noch vor der vollständigen Repolarisation auf, sie sind zu finden infolge von Arzneimitteln, Hypokaliämie und niedriger Herzfrequenz und sind oftmals mit einem langen QT-Intervall vergesellschaftet. Späte Nachpotenziale findet man nach der Repolarisation, sie entstehen durch Kalziumfreisetzung aus dem sarkoplasmatischen Retikulum und sind daher bei intrazellulärem Kalziumüberschuss (z. B. Digitaliswirkung) zu finden.

Leitungsstörungen
Leitungsstörungen beruhen auf einer reduzierten oder vollständig geblockten elektrischen Leitung. Sie können zur Bradykardie (sinuatrialer Block oder AV-Block), aber auch zur Tachykardie führen. Letztere entsteht durch eine kreisende Erregung (sog. Re-entry).

10.2.3 Pathophysiologische Folgen von Arrhythmien

Als Folge der Arrhythmie entsteht oftmals eine Minderung der Herzleistung (Cardiac Output). Dies wird verursacht durch das Fehlen der Herzaktion bei bradykarden Arrhythmien oder durch eine ineffektive Herzaktion aufgrund unzureichender Ventrikelfüllung bei tachykarden Arrhythmien. Bei Kammerarrhythmien besteht das Risiko zum Kammerflimmern und damit zum plötzlichen Herztod.

10.3 Ursachen

> Der **Sinusrhythmus** ist gekennzeichnet durch eine normale Frequenz, Regelmäßigkeit, positive P-Welle in den Ableitungen I, II, III und der aVF-Ableitung, ein P-QRS-Verhältnis von 1 : 1 und durch eine konstante P-Q-Dauer.

10.3.1 Arrhythmien mit konstantem P-R-Verhältnis

Hierzu zählen die Sinusarrhythmie, die Sinusbradykardie und -tachykardie sowie der sinuatriale Block bzw. Stillstand (**Tab. 10.1**).

Eine **Sinusarrhythmie** kommt beim ruhig atmenden Hund vor, sie erfüllt alle Kriterien des Sinusrhythmus (s. o.), allerdings ist die P-Folge bei der Inspiration schneller und bei der Exspiration langsamer. Verstärkt tritt sie zutage bei vertiefter Atmung wie im Schlaf und in Narkose oder bei inspiratorischer Atemnot.

Eine **Sinusbradykardie** (< 60/min beim Hund; < 100/min bei der Katze) tritt auf bei Anästhesie, Vagotonie, Hypothermie, Hypothyreose, Sick-Sinus-Syndrom, der Gabe von Vagomimetika (Digitalis) oder Sympatholytika (Xylazin, β-Blocker).

Eine **Sinustachykardie** (> 160/min beim Hund; > 200/min bei der Katze) findet sich bei hohem Sympathikustonus (Stress, Schmerzen, Fieber, Herzinsuffizienz, Hypovolämie), bei Hyperthyreose, Gabe von Vagolytika (Atropin) oder Sympathomimetika. Bei hohen Frequenzen kann die P-Welle in die davor liegende T-Welle fallen (P- auf T-Phänomen), dadurch wird die Abgrenzung von einer supraventrikulären Tachykardie schwierig.

Beim **sinuatrialen Block** ist die Überleitung vom Sinusknoten auf den Vorhof blockiert. Meist tritt er im 2. Grad auf und im EKG fällt das Fehlen eines oder mehrerer P-QRS-Komplexe in einem exakten Vielfachen des vorherigen R-R-Abstandes auf. Beim **temporären Sinusknotenstillstand** dagegen beträgt der Abstand mehr als das 2-Fache des vorherigen R-R-Abstandes. Ursache ist eine Sinusknotendysfunktion oder eine Vagotonie (chronische Respirationserkrankung oder Magen-Darm-Probleme).

10.3.2 Bradyarrhythmien ohne sichtbare P-Welle

Beim **permanenten Sinusknotenstillstand** durch Sinusknotenerkrankung setzt der AV-Knoten mit einem Ersatzrhythmus von etwa 60 Schlägen pro Minute ein.

Beim **Vorhofstillstand** entsteht zwar ein Impuls im Sinusknoten, die Vorhofmuskulatur ist aber wegen einer Hyperkaliämie oder einer Vorhofmyokarditis refraktär gegen eine Depolarisation. Die Weiterleitung des Sinusknotenimpulses auf den AV-Knoten kann noch funktionieren (sinuventrikulärer Rhythmus) oder aber ebenfalls blockiert sein (AV-Ersatzrhythmus).

10.3.3 Supraventrikuläre Extrasystolie (SVES)

Supraventrikuläre Extrasystolen sind neben dem vorzeitigen Auftreten gekennzeichnet durch einen in der Regel normal aussehenden Kammerkomplex und eine veränderte P-Welle, wobei Letztere durch Überlagerung mit dem QRS-Komplex auch fehlen kann.

Einzelne supraventrikuläre Extrasystolen kommen meist infolge eines Re-entry-Mechanismus im geschädigten Vorhofmyokard zustande.

Eine **supraventrikuläre Tachykardie** (SVT) wird meist durch einen Re-entry-Mechanismus im AV-Knoten oder eine akzessorische Leitungsbahn (regelmäßig), seltener durch eine Vorhofautonomie (unregelmäßig) ausgelöst. Im EKG findet sich meist eine regelmäßige Tachykardie (150–350/min) mit schmalen QRS-Komplexen. Seltener sind eine unregelmäßige Tachykardie oder breite QRS-Komplexe infolge eines gleichzeitigen Blocks eines Tawara-Schenkels. P-Wellen können zu finden sein oder auch nicht.

Tab. 10.1 Ursachen für Arrythmien nach EKG-Anormalitäten.

Arrhythmie mit konstantem P-R-Verhältnis	Sinusarrhythmie	physiologisch	Hund
		Schlaf/Narkose	Hund
		inspiratorische Dyspnoe	Hund & Katze
	Sinusbradykardie	Anästhesie	Hund & Katze
		Vagotonie	Hund & Katze
		Hypothermie	Hund & Katze
		Hypothyreose	Hund
		Sick-Sinus-Syndrom	Hund > Katze
		Digitalis	Hund & Katze
		Xylazin/β-Blocker	Hund & Katze
	Sinustachykardie	Stress, Schmerzen, Fieber	Hund & Katze
		Herzinsuffizienz	Hund & Katze
		Hypovolämie	Hund & Katze
		Hyperthyreose	Katze
		Atropin	Hund & Katze
		Sympathomimetika	Hund & Katze
	sinuatrialer Block	Sinusknotendysfunktion	Hund & Katze
	temporärer Sinusknotenstillstand	Vagotonie (chron. Respirationstrakt-/ Magen-Darm-Erkrankung	Hund & Katze
Bradyarrhythmie ohne sichtbare P-Welle	permanenter Sinusknotenstillstand	Sinusknotenerkrankung	Hund & Katze
	Vorhofstillstand	Hyperkaliämie	Hund & Katze
		Vorhofmyokarditis	Hund & Katze
supraventrikuläre Extrasystolie	supraventrikuläre Tachykardie	kardial/extrakardial	Hund & Katze
	Präexzitationssyndrom	kardial/extrakardial	Hund >> Katze
	Vorhofflattern	kardial/extrakardial	Hund >> Katze
	Vorhofflimmern	kardial/extrakardial	Hund >> Katze
ventrikuläre Extrasystolie	ventrikuläre Tachykardie	kardial/extrakardial	Hund & Katze
	Kammerflattern und -flimmern	kardial/extrakardial	Hund & Katze
AV-Block	Grad I	entzündliche/degenerative AV-Knoten-Erkrankung	Hund & Katze
		Medikamente	Hund & Katze
		Hyperkaliämie	Hund & Katze
		Vagotonie	Hund & Katze
	Grad II	chron. Respirationserkrankung	Hund & Katze
		Digitalisintoxikation	Hund & Katze
		Xylazin	Hund & Katze
		i.v.-Atropin	Hund & Katze
		entzündliche/degenerative/hypoxische Erkrankungen des AV-Knotens	Hund & Katze
	Grad III	kongenital	Hund & Katze
		Entzündung, Degeneration, Neoplasie des AV-Knotens	Hund & Katze

Beim **Präexzitationssyndrom** existiert eine akzessorische Leitungsbahn zwischen Vorhof und Kammer. Diese kann den Impuls antegrad leiten, dann zeigt sich im EKG eine verkürzte P-Q-Zeit. Leitet sie retrograd, dann findet sich eine P-Welle im QRS-T-Komplex. Die Gefahr besteht in der Entstehung einer supraventrikulären Tachykardie.

Beim **Vorhofflattern** entsteht durch Re-entry-Mechanismus eine hohe Impulsfrequenz im Vorhof (meist 350–400/min), es resultieren daraus entweder diskrete P-Wellen hoher Frequenz oder eine gezahnte Nulllinie. Der AV-Knoten blockiert die Weiterleitung dieser hochfrequenten Vorhofaktion (funktioneller AV-Block), wobei entweder eine regelmäßige Weiterleitung jeder 2., 3. oder 4. P-Welle oder aber eine völlig irreguläre Weiterleitung erfolgt, bei Letzterem muss anhand der Vorhoffrequenz eine Abgrenzung zum Vorhofflimmern erfolgen.

Vorhofflimmern entsteht durch Re-entry-Prozesse ohne vorherige Herzerkrankung (primäres Vorhofflimmern oder lone-atrial fibrillation beim Hund) oder infolge einer massiven Vergrößerung des linken und selten auch des rechten Atriums (sekundäres Vorhofflimmern beim Hund, selten bei der Katze). Die Vorhofflimmerfrequenz beträgt mehr als 500/min, die Ventrikelfrequenz wird durch den AV-Knoten ausgebremst und variiert in Abhängigkeit vom Sympathikustonus. Sie liegt beim primären Vorhofflimmern um 100–140/min (Hund), dagegen beim sekundären Vorhofflimmern um 180–240/min (Hund) bzw. > 220/min (Katze). Im EKG zeigt sich ein Fehlen von P-Wellen, stattdessen eine Nulllinie oder kleine unregelmäßige Wellen (f-Wellen).

10.3.4 Ventrikuläre Extrasystolie (VES)

Ventrikuläre Extrasystolen sind neben dem vorzeitigen Auftreten durch einen deformierten breiten Kammerkomplex mit breiten entgegengesetzten T-Wellen und das Fehlen von P-Wellen gekennzeichnet. Sie können in konstanter Folge nach einem normalen QRS-Komplex auftreten (z. B. bi- oder trigeminus) oder völlig unabhängig vom normalen Rhythmus sein.

Einzelne ventrikuläre Extrasystolen kommen selten bei gesunden Hunden und Katzen vor. Oftmals sind sie durch eine myokardiale, abdominale oder systemische Erkrankung ausgelöst. Zahlreiche Anästhetika induzieren ventrikuläre Extrasystolen. Verstärkt wird die Neigung zu ventrikulären Extrasystolen durch hohen Sympathikustonus (endogen oder Sympathomimetika und Vagolytika) sowie durch Elektrolyt- und Säure-Basen-Abweichung.

Drei oder mehr ventrikuläre Extrasystolen in Folge werden als **ventrikuläre Tachykardie** (VT) bezeichnet. Ist die QRS-Folge regelmäßig und die Frequenz kleiner als die maximale Sinusfrequenz, so spricht man von einem akzelerierten idioventrikulären Rhythmus (benigne), welcher oftmals ohne primäre Herzerkrankung bei Magendrehung, stumpfem Trauma, neurologischer Störung und abdominaler Erkrankung (Milz, Leber, Pankreas) vorkommt. Ist die Schlagfolge unregelmäßig oder die Frequenz über der maximalen Sinusfrequenz, handelt es sich um eine echte ventrikuläre Tachykardie (maligne), die in der Regel durch eine Myokardschädigung ausgelöst wird.

Kammerflattern und -flimmern sind hochfrequente Kammertachykardien, welche im Endstadium einer Herz- oder Systemerkrankung und durch Anästhesie oder Manipulation am Herzmuskel (z. B. Punktion, Biopsie) auftreten. Beim Kammerflattern sieht man große Wellen, wobei eine Unterscheidung zwischen QRS-Komplex und T-Welle nicht mehr möglich ist. Beim Kammerflimmern zeigen sich kleinere Wellen unregelmäßiger Höhe und Form.

10.3.5 AV-Block

Die gestörte Überleitung eines Impulses aus dem Vorhof auf die Kammer wird als atrioventrikulärer (AV-)Block bezeichnet. Die Ursachen können in den Internodalbahnen, dem AV-Knoten, dem His-Bündel oder in beiden Tawara-Schenkeln liegen.

Der AV-Block existiert in drei Graden:
- Grad I: verzögerte Überleitung und damit verlängertes PQ-Intervall
- Grad II: intermittierender Ausfall der Überleitung und dadurch P-Welle ohne folgenden QRS-Komplex

- Grad III: komplette Blockade der Überleitung mit einem Ersatzrhythmus aus dem AV-Knoten oder den Purkinje-Fasern

Bei AV-Block Grad II werden noch zwei Typen unterschieden: Bei Typ 1 nimmt die Zeit für die Überleitung stetig zu, bis sie einmal ausfällt. Beim Typ 2 gibt es einen plötzlichen Block ohne vorherige Verlängerung der Überleitungszeit. Beim hochgradigen AV-Block Grad II besteht ein P-zu-R-Verhältnis von > 2 : 1.

Der AV-Block Grad I kommt bei entzündlichen und degenerativen AV-Knoten-Erkrankungen, bei Arzneimittelanwendung (Digitalis, β-Blocker, Kalziumkanalantagonisten), bei Hyperkaliämie und Vagotonie vor.

Der AV-Block Grad II ist als funktioneller AV-Block beim Vorhofflimmern und -flattern zu finden. Ein nicht funktioneller AV-Block Grad II bei normaler Vorhofaktion kommt selten beim gesunden ruhigen Hund vor, häufigere Ursachen sind extrakardiale Einflüsse wie Vagotonie (chronische Respirationserkrankung), Digitalisintoxikation, Xylazin oder intravenöses Atropin und entzündliche, degenerative oder hypoxische Erkrankungen des AV-Knotens.

Die Ursache des AV-Blocks Grad III ist oftmals nicht zu klären. Bei Junghunden kommt eine angeborene Form vor. Bei älteren Hunden muss an eine entzündliche, degenerative oder tumoröse Erkrankung des AV-Knotens gedacht werden.

10.4 Diagnostisches Vorgehen

10.4.1 Elektrokardiogramm (EKG)

Zunächst muss die Art der Arrhythmie sicher festgestellt werden, dies geschieht mittels Aufzeichnung eines mindestens 3-minütigen **Elektrokardiogramms** (**EKG**; Kap. 2.4.4, S. 16). Die Art der Ableitung ist für die Arrhythmiediagnostik von untergeordneter Bedeutung, es gilt jedoch sicherzustellen, dass sowohl P-Wellen als auch QRS-Komplexe sicher erkannt werden können, mitunter ist dabei die Aufzeichnung einer oder mehrerer Brustwandableitungen hilfreich. In einigen Fällen tritt die Arrhythmie selten auf, sodass eine längere EKG-Aufzeichnung sinnvoll ist. Manche PC-gestützten EKG-Systeme können heute bis zu 1 Stunde EKG am Stück aufzeichnen; reicht dies nicht, muss ein mobiles **24-Stunden-EKG (Holter)** eingesetzt werden.

Bei jeder EKG-Befundung müssen zunächst die **Schreibgeschwindigkeit** und die **Amplitudeneinstellung** erfasst werden. Die Arrhythmieauswertung sollte nach einem konstanten Schema durchgeführt werden, um keine Veränderung zu übersehen. Ein mögliches Vorgehen ist Folgendes:
1. **P-QRS-Zusammenhang**
   - Sind P-Wellen vorhanden?
   - Anzahl der P-Wellen gleich, kleiner oder größer als Anzahl der QRS-Komplexe?
2. **Rhythmus**
   - Sind die QRS-Komplexe regelmäßig?
     - zu frühe Komplexe = Extrasystole
     - zu späte Komplexe = Impulsausfall oder -Block mit evtl. Ersatzsystole
   - Sind P-Wellen vorhanden und hat jede P-Welle einen QRS-Komplex?
   - Hat jeder QRS-Komplex eine P-Welle?
3. **Frequenz**
   - QRS-Frequenz und ggf. separat P-Frequenz?
4. **Konfiguration der QRS-Komplexe**
   - normale Komplexe = AV-Knoten-Leitung
   - breite Komplexe = VES, Schenkelblock, ventrikuläre Muskelmassenzunahme
5. **Konfiguration und Zeitpunkt der P-Wellen**
   - normale P-Welle mit langem Abstand zu QRS-Komplex = AV-Block Grad I
   - normale P-Welle mit verkürztem Abstand zu QRS-Komplex = Präexzitation
   - verformte P-Welle kurz vor oder im QRS-Komplex = retrograde P-Welle

10.4.2 Ätiologische Diagnostik

In Abhängigkeit von der im EKG ermittelten exakten Arrhythmiediagnose müssen die infrage kommenden Grunderkrankungen wie primäre Herzkrankungen, abdominelle oder thorakale Erkrankungen, Elektrolytstörungen, hoher Vagotonus (Atropintest) oder Sympathikustonus, endokrine Erkrankungen und der Einfluss von Arzneimitteln abgeklärt werden.

10.5 Therapie

> Eine Rhythmusstörung wird nur therapiert, wenn sie eine bedeutende hämodynamische Störung auslöst oder wenn sie das Risiko eines plötzlichen Todes in sich birgt.

Wenn möglich sollten extrakardiale Ursachen der Rhythmusstörung beseitigt werden, wie z.B. erhöhter Sympathikustonus bei Anämie oder Schmerz oder erhöhter Vagotonus bei Magen-Darm-Erkrankungen (z.B. Magendrehung), hochgradigen Elektrolytstörungen oder abdominaler Erkrankung wie Milztumor. In einigen Fällen können die Auswirkungen der extrakardialen Erkrankung am Herzen blockiert werden, z.B. Gabe von **Atropin** (0,03 mg/kg s.c. oder langsam i.v.) bei Vagotonie oder der Gabe von **Kalziumglukonat** (0,5 ml/kg langsam i.v.) bei schwerer Hyperkaliämie.

Bei primär kardialen Rhythmusstörungen werden die kardiale Grunderkrankung und die Rhythmusstörung behandelt.

Im Falle einer hochgradigen Bradykardie (z.B. AV-Block Grad III oder permanenter Sinusknotenausfall) können **Vagolytika** (Atropin, Ipratropiumbromid, Propanthelin) oder **Sympathomimetika** (Theophyllin, Terbutalin, Orciprenalin) eingesetzt werden. Bei einer vorhofassoziierten tachykarden Rhythmusstörung werden oftmals **Sympatholytika** (β-Blocker) oder Blocker der langsamen Kalziumkanäle (**Diltiazem**) eingesetzt.

Bei kammerassoziierten tachykarden Rhythmusstörungen wird als akute Therapie oftmals das sehr kurz wirksame **Lidocain** (Hund 2–4 mg/kg i.v., Katze 0,25–0,75 mg/kg i.v.) eingesetzt. In der Langzeittherapie werden orale Medikamente verschiedener Stoffgruppen (Klasse I Na-Kanalblocker, Klasse II β-Blocker, Klasse III Verlängerung des Aktionspotenzials) eingesetzt, wobei die einzelnen Medikamente oftmals Wirkungen aus mehreren Stoffgruppen besitzen.

Diagnostischer Algorithmus

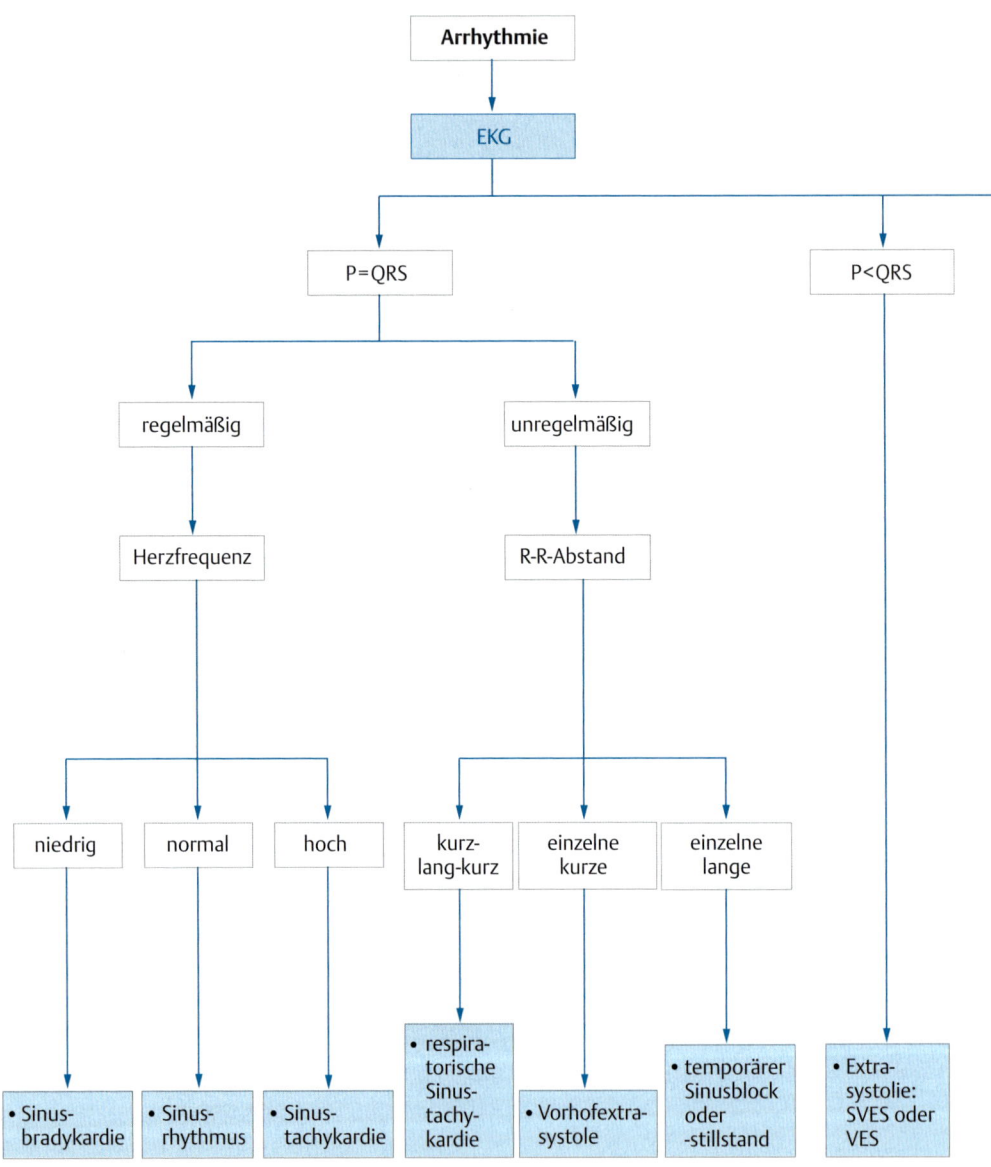

10 Arrhythmie 93

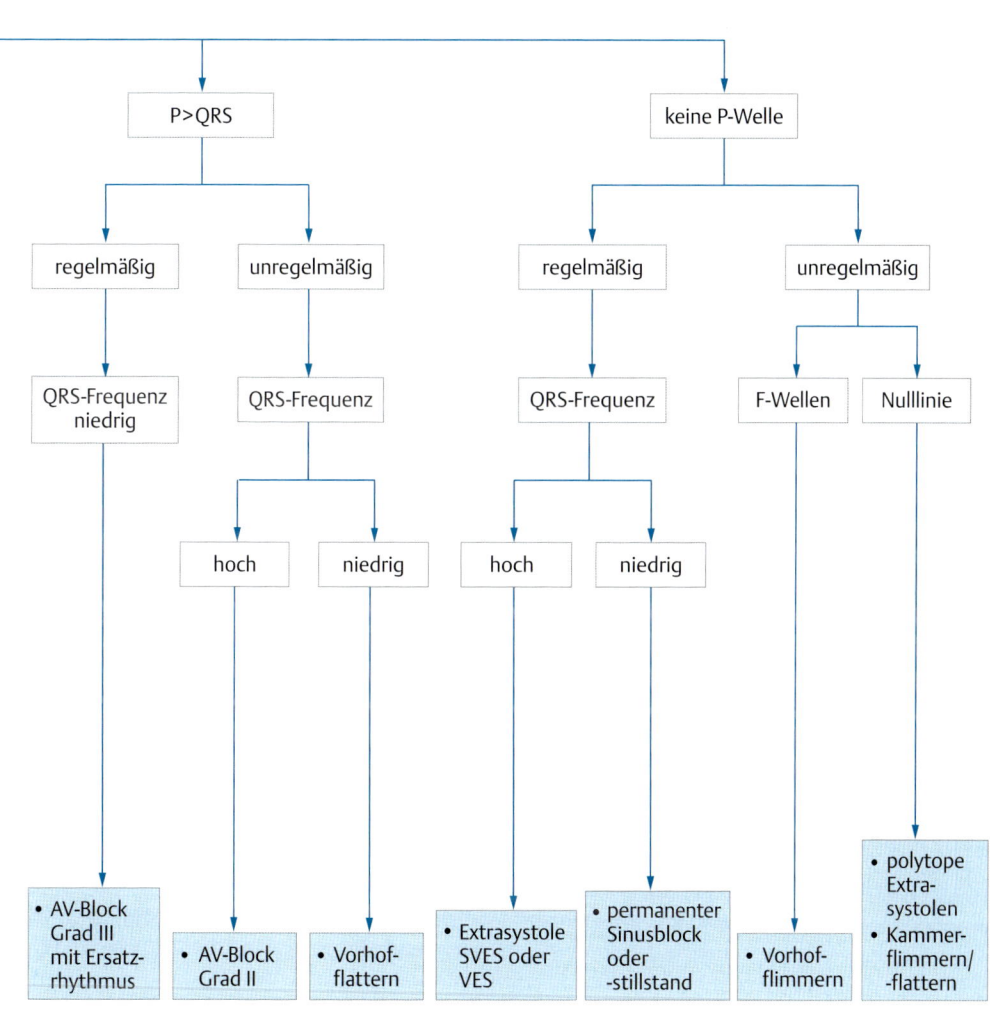

11 Blasse Schleimhäute

Barbara Kohn

Das Wichtigste vorweg

- Blasse Schleimhäute können auf einer Anämie, einer verminderten peripheren Durchblutung bei schwerer Dehydratation/Schock oder einer physiologischen Vasokonstriktion (Angst/Stress) beruhen.

- Ein schwerer Blutverlust kann zu Schock und Anämie führen und eine hochgradige Anämie kann letztlich im Schock enden.

- Anämien lassen sich in regenerative (Blutungs-, hämolytische Anämie) und nicht regenerative (extramedullär oder Knochenmarkerkrankungen) Formen unterteilen. Auch eine Anämie multifaktorieller Genese ist möglich.

- Die diagnostische Aufarbeitung von Anämien aufgrund einer Hämolyse oder von Knochenmarkerkrankungen, seltener von Blutungsanämien (okkulte Blutungen), kann aufwendig sein.

- Eine ätiologische Therapie einer Anämie ist erst nach korrekter Diagnosestellung möglich.

- Bei bestimmten Anämien (z.B. extramedullärer Genese) steht die Grunderkrankung im Vordergrund und muss entsprechend therapiert werden.

- Bei einer schweren Anämie können eine Transfusion oder Blutersatzstoffe (z.B. Hämoglobinlösung) als symptomatische Therapie lebensrettend sein, zudem wird Zeit für diagnostische Maßnahmen gewonnen.

11.1 Definitionen

Blasse Schleimhäute sind ein häufig vorkommendes klinisches Symptom bei Hund und Katze und auf verschiedene Ursachen bzw. Erkrankungen zurückzuführen. Einerseits können sie auf einer **Anämie** beruhen, andererseits auf eine verminderte periphere Durchblutung aufgrund einer schweren **Dehydratation**/eines **Schocks** oder physiologischer **Vasokonstriktion** (Angst/Stress) zurückzuführen sein. Ein schwerer Blutverlust kann zu Schock und Anämie führen und eine hochgradige Anämie kann letztlich im Schock enden.

11.2 Anatomie – Physiologie – Pathophysiologie

Eine **Anämie** ist durch eine Verminderung der Erythrozyten-(Ec-)Zahl, des Hämatokrits (Hkt) und der Hämoglobin-(Hb-)Konzentration unter die Normalwerte, bezogen auf Tierart, Alter und Geschlecht, charakterisiert. Folgen sind eine Verminderung des Blutfarbstoffes in den Gefäßen (verminderte Sauerstoffträgerkapazität) und entsprechende kompensatorische Mechanismen.

Schock wird als ein Zustand definiert, in dem die Kapillardurchblutung aufgrund verschiedener pathophysiologischer Mechanismen (vermindertes Herzminutenvolumen, Verteilungsstörung des Blutflusses in der Peripherie oder Kombination beider Störungen) herabgesetzt ist. Dies führt zu verminderter Gewebeperfusion, zellulärer Hypoxie, metabolischer Azidose und eventuell zum Zelltod und zur Einbuße der Organfunktion. Durch die periphere Vasokonstriktion soll der Blutdruck und die Durchblutung der lebensnotwendigen Organe und Gewebe aufrechterhalten werden.

> Insbesondere bei Katzen, aber auch beim Hund können Angst und Aufregung zu einer physiologischen Vasokonstriktion und damit zu blassen Schleimhäuten führen.

11.3 Ursachen

Eine physiologische Anämie kommt bei Jungtieren unter 4–6 Monaten und bei trächtigen Hündinnen vor.

Hilfreich ist die Einteilung der Anämie aufgrund ihrer Erythropoese in eine regenerative (**Tab. 11.1**) und nicht regenerative Form (**Tab. 11.2**).

11.3.1 Regenerative Anämie

Eine regenerative Anämie weist eine erhöhte Retikulozytenzahl, Polychromasie, Anisozytose und evtl. Normoblasten im Blutausstrich auf. Die absolute Retikulozytenzahl liegt über 40 000/µl (Katze) bzw. 60 000/µl (Hund), die korrigierte Retikulozytenzahl > 1 %. Zu den regenerativen Anämien zählen **hämolytische Anämien** und **Blutungsanämien**, allerdings ist auch eine regenerative Anämie während der initialen 3–4 Tage nicht regenerativ.

Perakute/akute Blutungsanämie: Um Anämie- bzw. Hypovolämiesymptome hervorzurufen, muss ein Blutverlust von über 20–30 % des zirkulierenden Blutvolumens vorliegen. Häufigste Ursachen sind Trauma, Gefäßruptur in Ulzera oder Tumoren (z.B. Hämangiosarkom) oder Spontanblutung bei einer Gerinnungsstörung (S. 106). Im Hkt wird ein perakuter Blutverlust nicht sofort erkennbar. Erst nach dem Übertritt von interstitieller Flüssigkeit ins Blut oder aber durch therapeutische Volumensubstitution sinken Hkt und Plasmaprotein.

Ein **chronischer Blutverlust** nach außen führt nach Erschöpfung der Reserven zu Eisenmangel (**Eisenmangelanämie**), da pro 2 ml Blut etwa 1 mg Eisen verloren geht. Die Hemmung der Hb-Synthese bei Eisenmangel führt zu verzögerter Kerndegeneration und zusätzlichen Teilungen der Erythrozytenvorläufer (mikrozytäre Ec), zudem werden die Ec zunehmend hypochrom. Ein progressiver Eisenverlust führt nur in sehr weit fortgeschrittenen Fällen zu einer herabgesetzten Knochenmarkaktivität. Mögliche Ursachen sind gastrointestinale Blutungen (Ulzera, z.B. nach Gabe von Glukokortikoiden und NSAID), blutende Tumoren, selten hochgradiger Endoparasitenbefall, chronisch-entzündliche Darmerkrankungen, massiver Floh- oder Läusebefall, urogenitale Blutung (S. 172), häufige größere Blutentnahmen zu diagnostischen Zwecken oder zur Bluttransfusion. Seltene Ursachen sind Gerinnungsstörungen (S. 106), Ernährungsfehler beim Jungtier (begrenzte Fähigkeit zur Eisenspeicherung) oder Malabsorption.

Eine **hämolytische Anämie** ist durch eine Verkürzung der normalen Ec-Überlebenszeit (Katze ca. 70, Hund ca. 100 Tage) charakterisiert. Bei der häufigeren **extravaskulären** Hämolyse erfolgt der Ec-Abbau im Makrophagensystem von Milz, Leber und Knochenmark. Hyperbilirubinämie und Bilirubinurie können die Folge sein, wobei bei langsam sich entwickelnder chronischer Anämie das Serumbilirubin auch normal sein kann. Bei der **intravaskulären** Hämolyse werden die Ec infolge Membranstörungen oder zellulärer Fragmentation in den Blutgefäßen zerstört (Folge ist Hämoglobinämie und -urie).

Antikörper gegen die eigenen Ec verkürzen deren Lebensdauer, bei der **primären** oder **autoimmunhämolytischen Anämie** (AIHA) werden Autoantikörper ohne bekannten Grund gebildet (Ausschlussdiagnose). Hunde und Katzen jeden Alters können erkranken. Eine Prädisposition bestimmter Hunderassen, z.B. Cockerspaniel oder Irish Setter, ist bekannt. Bei Vorstellung ist die Anämie in etwa ein Drittel bis zur Hälfte der Fälle nicht regenerativ, was insbesondere bei Katzen auch länger als 4 Tage anhalten und die Diagnose erschweren kann. Bei der **sekundären immunbedingten hämolytischen Anämie** liegt ein möglicher Stimulus für die Antikörperproduktion vor, wie z.B. Infektionen (z.B. Babesiose, hämotrophe Mykoplasmose (Hämoplasmose), FeLV-Infektion, Ehrlichiose), lympho- und myeloproliferative Neoplasien (z.B. Lymphom), Medikamente (z.B. Sulfonamide, Antikonvulsiva), Immunopathien (systemischer Lupus erythematodes), Vakzinierung und eine inkompatible Bluttransfusion.

Tab. 11.1 Ursachen einer regenerativen Anämie.

Blutungsanämie	gastrointestinale Blutung	Steroide	Hund > Katze
		NSAID-Gabe	Hund > Katze
		blutende Tumoren	Hund & Katze
		Endoparasiten	Katze & Hund
		IBD	Hund & Katze
	Ektoparasiten		Hund & Katze
	urogenitale Blutung (S. 172)		Katze > Hund
	Gerinnungsstörung (S. 106)		Hund > Katze
	Trauma		Hund & Katze
	innere Blutungen (z. B. Milz, Leber)		Hund > Katze
	iatrogen (häufige/größere Blutentnahmen)		Katze > Hund
Hämolyse	immunbedingt	primär/idiopathisch	Hund > Katze
		sekundär	Hund & Katze
	Infektionen	Babesiose	Hund (Katze)
		Hämoplasmose	Katze (Hund)
		Leptospirose	Hund
		FeLV	Katze
		FIP	Katze
		Rickettsiosen	Hund
		Sepsis	Hund & Katze
	hereditär	Pyruvatkinasemangel	Katze > Hund
		Phosphofruktokinasemangel	Hund
		Stomatozytose	Hund
		Sphärozytose	Hund
		erhöhte osmotische Fragilität der Ec	Katze
	Alloantikörper	Blutgruppeninkompatibilität	Hund & Katze
		akute hämolytische Transfusionsreaktion	Hund & Katze
		neonatale Isoerythrolyse	Katze
	Medikamente	(Acetaminophen, Phenazopyridin, Propofol, Vit.-K-Überdosis, Methylenblau u. a.)	Katze > Hund
	Futterzusatzstoffe (Zwiebeln, Propylenglykol)		Katze > Hund
	Toxine (Schlangengift, Rizin)		Hund & Katze
	mechanisch (mikroangiopathische hämolytische Anämie)		Hund & Katze
	metabolisch (Hypophosphatämie)		Katze > Hund

Eine hämolytische Anämie kann durch eine **Infektion** verursacht sein. Ec-Parasiten und verschiedene andere infektiöse Organismen können Ec direkt schädigen oder immunologisch eine hämolytische Anämie verursachen. Wichtige Differenzialdiagnosen bei hämolytischer Anämie sind Babesiose und Hämoplasmose, bei denen der Coombs-Test positiv sein kann (sekundäre immunbedingte hämolytische Anämie).

Diverse **angeborene Ec-Defekte** wurden bei verschiedenen Hunde- und Katzenrassen beschrieben. Sie können schwere hämatologische Veränderungen, meist Hämolysen hervorrufen, gehen z. T. mit systemischen Störungen einher oder stellen lediglich hämatologische Eigenheiten dar. Für die Diagnosesicherung sind für einige Defekte Spezialuntersuchungen wie DNA-Tests vorhanden, mit deren Hilfe erkrankte und Trägertiere sicher erkannt werden können.

Chemikalien, Medikamente, Toxine und **Futterzusatzstoffe** können Ec (Membran, Hb) direkt schädigen. Folgen können Hämolyse, Heinz-Körper-Bildung (denaturiertes, präzipitiertes Hb) und Methämoglobinämie sein. Vermehrt Heinz-Körper werden bei Katzen auch bei Diabetes mellitus insbesondere mit Ketoazidose, bei Hyperthyreose und Neoplasien (z. B. Lymphom) beschrieben. Das Hb von Katzen ist im Gegensatz zum Hb anderer Spezies besonders oxidations- und denaturierungsempfindlich. Gesunde Katzen jeden Alters haben weniger als 5 % Heinz-Körper.

Die **mikroangiopathische hämolytische Anämie** kommt durch Kapillarendothelschädigungen und Fibrinfädenbildung bei disseminierter intravasaler Gerinnung (DIG), Vaskulitis, Dirofilariose (Caval-Syndrom) oder im Kapillargebiet von Tumoren (besonders Hämangiosarkom) zustande, die Ec werden mechanisch geschädigt und fragmentiert (Schistozytenbildung). (Intravasale) Hämolysen kommen auch im Zusammenhang mit Milztorsion vor.

11.3.2 Nicht regenerative Anämie

Eine nicht regenerative Anämie ist charakterisiert durch eine ineffektive oder ungenügende Erythropoese, sie ist meist normozytär und normochrom. Ausnahmen sind z. B. die mikrozytäre Anämie beim portosystemischen Shunt oder die makrozytäre nicht regenerative Anämie bei FeLV-Infektion (**Tab. 11.2**).

Extramedulläre Ursachen

Dies ist vermutlich die häufigste Anämieform; sie tritt regelmäßig als Begleitsymptom vieler anderer Krankheiten auf. Als „**Anaemia of inflammatory Disease**" (AID) werden Anämien bezeichnet, die im Zusammenhang mit entzündlichen Prozessen (z. B. Pyometra, Pankreatitis), chronischen Infektionen, traumatischen Ereignissen sowie nekrotisierenden oder disseminierten neoplastischen Erkrankungen vorkommen. Pathogenetisch spielen eine verkürzte Lebensspanne der Ec, eine verminderte Eisenverfügbarkeit und eine Abnahme der Erythropoese eine Rolle. Der Hkt sinkt beim Hund selten unter 0,20 l/l, bei der Katze ist eine deutlichere Hkt-Abnahme auf bis zu 0,15 l/l möglich. Weitere extramedulläre Ursachen einer Anämie sind **chronische Niereninsuffizienz, Hepato-** und **Endokrinopathien** (z. B. Hypothyreose, Hypoadrenokortizismus) und **Cobalamin-Mangel**. Die Anämie ist meist mild bis mittelschwer und in der Regel normozytär-normochrom. Es herrschen die Symptome der Grundkrankheit, selten der Anämie, vor.

Knochenmarkerkrankungen

Eine **aplastische Anämie** ist durch eine **Panzytopenie** infolge einer Störung des gesamten hämatopoetischen Systems charakterisiert. Das Knochenmark ist **hypo- oder aplastisch.** Ursachen sind Zytostatika, zahlreiche andere Medikamente (z. B. Chloramphenicol, Phenylbutazon, Cephalosporine, Griseofulvin, Albendazol, Methimazol, endogen und exogen zugeführte Östrogene beim Hund), weiterhin Infektionen (z. B. Ehrlichiose, Leishmaniose, FeLV-/FIV-Infektion), Chemikalien (z. B. Schwermetalle, Benzol), ionisierende Strahlen und eine idiopathische Form. Das Knochenmark kann auch von anderen Zellen infiltriert sein (myeloproliferative Erkrankungen, **Myelophthise**). Ursachen sind Leukämien, multiples Myelom, Lymphom, metastatische Neoplasien oder granulomatöse Entzündungen des Knochenmarks (z. B. systemische Pilzinfektion). Auch bei der **Myelofibrose** oder **Osteopetrose/Osteosklerose** werden Knochenmarkzellen verdrängt (mögliche Ursachen: FeLV-Infektion, idiopathisch).

Tab. 11.2 Ursachen einer nicht regenerativen Anämie.

perakute Blutungsanämie		Hund & Katze
extramedulläre Ursachen	Anämie entzündlicher (chronischer) Erkrankungen	Katze > Hund
	chronisches Nierenversagen	Hund & Katze
	Endokrinopathie	
	• Hypothyreose	Hund
	• Hypoadrenokortizismus	Hund
	chronische Hepatopathie	Hund & Katze
	Cobalamin-Mangel	Hund (Katze)
Knochenmarkerkrankungen	Medikamente, Zytostatika	Hund & Katze
	Infektionen	Hund & Katze
	Chemikalien	Hund & Katze
	ionisierende Strahlen	Hund & Katze
	idiopathisch	Hund & Katze
	Myelophthise	Hund & Katze
	Myelofibrose	Hund & Katze
	Pure Red Cell Aplasia	Katze > Hund
	myelodysplastisches Syndrom	Katze > Hund

Bei der **selektiven Aplasie der Erythropoese (Pure Red Cell Aplasia)** ist die Knochenmarkinsuffizienz auf die Erythropoese limitiert. Die Erkrankung ist in der Regel erworben und kann immunbedingt sein (Antikörperbildung gegen Ec-Vorstufen, Coombs-Test evtl. positiv). Weitere mögliche Ursachen sind FeLV-Infektion, Medikamente, Chemikalien, Neoplasien und eine idiopathische Form.

Anämien beim **myelodysplastischen Syndrom (MDS)** beruhen auf Entwicklungsstörungen in Knochenmarkstammzellen. Ein Maturationsdefekt in der erythroiden Reihe führt zu einer Zytopenie trotz normaler Zellularität oder Hyperplasie des Knochenmarks. Oft sind mehrere Zelllinien betroffen. Die Diagnose anhand einer Knochenmarkuntersuchung ist oft schwierig. Ursache kann u. a. eine FeLV- oder FIV-Infektion sein. Das MDS kann Vorläufer einer akuten Leukämie sein.

11.3.3 Schock

Nicht kardiogener Schock
Ursachen eines **hypovolämischen** Schocks sind meist akuter Blutverlust (**hämorrhagischer** Schock), Flüssigkeitsverluste über den Gastrointestinaltrakt oder ein Hypoadrenokortizismus. Der **traumatische** Schock ist durch eine hochgradige Aktivierung des sympathischen Nervensystems und eine Vasokonstriktion gekennzeichnet. Beim **anaphylaktischen** Schock werden Mediatorsubstanzen wie Histamin und Serotonin freigesetzt. Folgen sind Tonusverlust der Gefäße sowie massiver Flüssigkeitsaustritt in das Interstitium. Der **septische** Schock tritt als Komplikation einer generalisierten Entzündungsreaktion infolge einer Invasion pathogener Mikroorganismen und/oder ihrer Toxine auf. In der initialen **hyperdynamen Phase** bestehen ein erhöhtes Herzminutenvolumen und ein erniedrigter peripherer Gefäßwiderstand. In der anschließenden **hypodynamen Phase** fallen Herzzeitvolumen und arterieller Blutdruck ab und der Gefäßwiderstand steigt an. Beim septischen Schock sind die Schleimhäute initial nicht blass, sondern gerötet.

Kardiogener Schock
Der **kardiogene Schock** kann durch ein primäres Pumpversagen des Herzens unterschiedlicher Ätiologie, z.B. rupturierte Chordae tendinae oder dilatative Kardiomyopathie, hervorgerufen werden. Weitere Gründe sind eine schwere Behinderung der passiven diastolischen Füllung der Ventrikel, z.B. bei Perikardtamponade oder hypertropher Kardiomyopathie, eine Behinderung der Auswurffunktion des Herzens (z.B. Aortenstenose, hypertrophe obstruktive Kardiomyopathie, Thrombosen) und schwere Arrhythmien (S. 85).

11.4 Diagnostisches Vorgehen

11.4.1 Anamnese

Beim Schock handelt es sich immer um ein (per-) akutes Geschehen, oft gibt bereits die Anamnese Hinweise zur Ursache (Trauma, schwere Blutung, bekannte Herzerkrankungen etc.). Eine Anämie kann dagegen akut oder chronisch verlaufen. Plötzlicher Kollaps und Schwäche (S. 375) sprechen für ein akutes Geschehen. Vage, allmählich auftretende Symptome wie Apathie, vermindertes Leistungsvermögen und Inappetenz sind eher bei chronischer Anämie zu finden. Insbesondere Katzen werden oft erst bei hochgradiger Anämie vorgestellt.

Das Signalement des Patienten kann Hinweise auf die Anämieursache geben (Abessinier/Somali – Pyruvatkinasemangel; Dobermann mit Blutungen – Von-Willebrand-Krankheit; männlicher Rhodesian Ridgeback mit Blutungen – Hämophilie B; Cockerspaniel mit Ikterus/Blutungen – immunbedingte Anämie oder Thrombozytopenie). Treten Symptome bereits im jugendlichen Alter auf, so kann dies auf ein angeborenes Problem hindeuten.

Zu erfragen sind die Herkunft des Patienten (z. B. Tierheim, Züchter) und ob es sich um ein Einzeltier handelt oder mehrere Tiere im Haushalt sind. Bei Katzen mit **Freigang** sind Infektionen (FeLV, FIV, FIP oder Hämoplasmose), ein Trauma oder eine Rodentizidaufnahme wahrscheinlicher als bei reiner Wohnungshaltung. Wichtig ist, ob Traumata, Zecken- oder Flohbefall, Blutverlust (z. B. Melaena) oder Medikamentengabe (z. B. NSAID, Griseofulvin, Ostrogene, Impfung) vorliegen, ob die Aufnahme von Toxinen oder chemischen Agenzien (z. B. Zwiebeln, Rodentizide) möglich ist und ob ein **Auslandsaufenthalt** (Risiko einer „Reisekrankheit") der Erkrankung vorangegangen ist. Ähnliche Symptome bei Eltern- oder Geschwistertieren deuten auf eine Erbkrankheit hin. Gewichtsverlust kann im Zusammenhang mit einer chronischen Erkrankung und Polyurie/Polydipsie mit einem chronischen Nierenversagen stehen.

11.4.2 Klinische Untersuchung

Anämische Patienten, die nicht im Schock sind, sollten eine normale **KRZ** (< 1 s) haben, Schockpatienten dagegen haben eine verlängerte KRZ. Bei sehr tiefem Hkt (ca. < 0,15 l/l) wird es schwierig, die KRZ zu beurteilen, da nicht mehr genug Hb in den Gefäßen vorhanden ist.

Die **Anämiesymptome** sind besonders deutlich bei schwerer und sich rasch entwickelnder Anämie. Bei chronischer Anämie wird der Hb-Abfall infolge kompensatorischer Mechanismen oft gut toleriert, bis es nach Erreichen eines kritischen Hkt von weniger als 0,12–0,15 l/l zu einem Zusammenbruch kommen kann. **Tachykardie**, **pochender Puls** und evtl. **Tachypnoe** sind kompensatorische Mechanismen, die durch Anstrengung verstärkt werden. Leise, inkonstant auftretende systolische **Herzgeräusche** (S. 208) werden durch veränderte Fließeigenschaften hervorgerufen. Dyspnoe (S. 138) kann u. a. im Zusammenhang mit Hämothorax oder Lungenblutungen vorkommen.

Die Symptome der Grundkrankheiten lassen oft Rückschlüsse auf den Anämietyp zu. Innere und äußere **Blutungen** können häufig durch die klinische Allgemein- und evtl. Röntgenuntersuchung (z. B. Hämaskos) ermittelt werden. Frakturen, z. B. Femurfrakturen, können zu erheblichem Blutverlust führen. Teerstuhl (Melaena) deutet auf Nasen-, Maulhöhlen-, Magen- und Dünndarmblutungen hin (S. 291). Multiple Haut- und Schleimhautblutungen deuten auf eine Gerinnungsstörung hin (S. 106); **Ikterus** (S. 245), Fieber, **Pigmenturie** (Bilirubinurie, Hämoglobinurie) (S. 172) und gelegentlich **Hepato-** und **Splenomegalie** (S. 201) sind Anzeichen einer Hämolyse. Eine **Lymphknotenvergrößerung** kommt bei Anämie infolge Lymphom oder Infektionen vor (S. 283). Auf **Augenveränderungen** (z. B. Uveitis bei FIP, Ehrlichiose) ist zu achten.

11.4.3 Weiterführende Untersuchungen

■ Hämatologische Untersuchungen
Die Probenentnahme sollte möglichst vor Therapiebeginn erfolgen und die Tiere sollten so wenig wie möglich gestresst werden. Die Parameter **Ec-Zahl,**

Hb und Hkt geben Auskunft über den **Schweregrad der Anämie**. Neben dem maschinell ermittelten Hkt kann es sinnvoll sein, zusätzlich den **Mikro-Hkt** (**PCV**) mittels Zentrifuge zu bestimmen. Maschinell errechneter und manuell ermittelter Wert können sich bei schwerer Ec-Agglutination deutlich unterscheiden. Die Bestimmung des PCV eignet sich besonders für Notfallsituationen und zur Verlaufskontrolle. Im überstehenden Plasma kann mithilfe eines Refraktometers zur Unterscheidung von hämolytischen und Blutungsanämien der Plasmaproteingehalt bestimmt werden. Auch die Beurteilung der Plasmafarbe ist von Bedeutung: ikterisch – Hämolyse (Differenzialdiagnose: Hepatopathie); kirschrot – intravasale Hämolyse (Differenzialdiagnose: Artefakt); farblos – Blutungsanämie, Ec-Bildungsstörung, chronische Hämolyse.

Bei **Schockpatienten** ist der Hkt normal oder evtl. erhöht. Ausnahmen sind mittelgradige oder schwere Blutverluste und seltener bestimmte Grunderkrankungen (z. B. Hämolyse bei Sepsis), die zu Schock und einem erniedrigten Hkt führen können.

▪ Erythrozytenindizes

Das **MCV** (mittleres korpuskuläres Volumen) gibt an, ob das durchschnittliche Volumen der Ec normalgroß, vergrößert oder verkleinert ist. Eine Anämie und ein MCV von 61–77 fl (Femtoliter) bedeutet eine normozytäre Anämie, ein kleineres MCV eine mikrozytäre und ein größeres MCV eine makrozytäre Anämie. Neugeborene haben ein hohes MCV (95–100 fl).

Die **MCHC** (mittlere korpuskuläre Hb-Konzentration) beurteilt den durchschnittlichen Hb-Gehalt der Ec. Normal sind 19–22 mmol/l Ec (31–35 g/dl Ec). Das MCH ist ein Maß für den Hb-Gehalt des einzelnen Ec und beträgt normalerweise 1,3–1,5 fmol (Femtomol)/Ec (21–25 pg/Ec). Anämien mit normalem MCH und MCHC werden als normochrom, bei zu tiefen Werten als hypochrom klassifiziert. Sind MCH und MCHC erhöht (hyperchrom), sollte man intravasale Hämolyse, zahlreiche Heinz-Körper oder einen Laborfehler in Betracht ziehen.

Normozytäre-normochrome Anämien sind am häufigsten, meist nichtregenerativ und werden bei vielen chronischen Krankheiten, z. B. Nierenversagen oder Hypothyreose, gesehen. Es kann sich auch um das Anfangsstadium einer hämolytischen oder Blutverlustanämie handeln (präregenerative Phase).

Mikrozytäre (**hypochrome**) Anämien entstehen meist durch Eisenmangel infolge chronischer Blutverluste. Differenzialdiagnosen sind u. a. ein portosystemischer Shunt oder eine rassetypische Mikrozytose ohne Anämie (Akita Inu, Shiba Inu u. a.).

Ursachen einer **makrozytären Anämie** (normochrom/hypochrom) sind eine regenerative Anämie (vermehrt junge Erythrozyten und Retikulozytose), angeborene Erkrankungen oder Anomalien (z. B. familiäre Makrozytose beim Pudel, Stomatozytose beim Zwergschnauzer). Makrozytäre nicht regenerative Anämien kommen bei Katzen mit FeLV-Infektion oder Folsäuremangel vor. Sehr hohe MCV-Werte können auf einer Ec-Agglutination beruhen.

▪ Erythrozytenmorphologie

Die Beurteilung eines Blutausstriches sollte immer Bestandteil einer Anämiediagnostik sein. Eine **Anisozytose** kommt bei regenerativen Anämien, in geringem Maße auch bei gesunden Hunden und Katzen vor. **Polychromasie** ist ein Hinweis auf eine aktive Blutbildung (Regeneration). **Hypochrome Zellen** (Anulozyten) deuten, bei gleichzeitiger Mikrozytose, auf eine Eisenmangelanämie hin.

Eine **Poikilozytose** (Vielgestaltigkeit der Ec, Verformung und Zerreißung der Ec im ordnungsgemäß hergestellten Ausstrich) kommt bei der Katze seltener als beim Hund vor. **Schistozyten (Fragmentozyten)** kommen z. B. bei mikroangiopathischer hämolytischer Anämie, schwerer Eisenmangelanämie, DIG, Hepatopathie oder Doxorubicin-Toxizität (Katze) vor.

Sphärozyten (Kugelzellen) entstehen durch teilweise Erythrophagozytose der Ec durch Makrophagen bei immunhämolytischer Anämie. Sie sind beim Hund in hoher Zahl vorkommend nahezu pathognomonisch für eine immunhämolytische Anämie. Seltene Ursachen sind u. a. Zinktoxizität, Schlangenbiss und Transfusion von gelagertem Blut. Sphärozyten sind bei der Katze aufgrund des Fehlens einer zentralen Aufhellung kaum zu erkennen.

Target-Zellen (Schießscheibenzellen) kommen bei regenerativen Anämien, besonders der Eisenmangelanämie, Lebererkrankungen und vereinzelt bei Gesunden vor.

Beim Durchmustern sollte immer auf **Blutparasiten**, insbesondere Babesien, sowie auf Morulae in Monozyten und Neutrophilen (bei Ehrlichiose, Anaplasmose) geachtet werden. Hämoplasmen (hämotrophe Mykoplasmen) lassen sich schwer nachweisen, es stehen PCR-Tests zur Verfügung.

Eine **Agglutination der Ec** kommt insbesondere bei der immunhämolytischen Anämie vor. Um Agglutination von **Rouleaubildung** zu unterscheiden, wird dem Blutstropfen 0,9%ige NaCl-Lösung zugesetzt und danach erneut mikroskopisch untersucht. Zur Überprüfung auf eine **persistierende Agglutination** werden die Ec dreimal mit 0,9 % NaCl gewaschen. Persistiert die Agglutination (**Autoagglutination**), so ist dies nahezu pathognomonisch für eine immunhämolytische Anämie. Eine Rouleaubildung kann in normalen Blutproben auftreten oder auch bei einer Hyperglobulinämie.

Retikulozyten sind jugendliche, polychromatische, kernlose Ec, die Reste des endoplasmatischen Retikulums enthalten. Zur Darstellung sind Spezialfärbungen notwendig (z. B. Brillantkresylblau). Die Retikulozytenzahl im Blut reflektiert die Aktivität der Erythropoese. Sie wird in Anzahl pro 100 Ec (in %) angegeben **(relative Retikulozytenzahl)** und beträgt normalerweise < 1 %. Weil die Retikulozytenzahl als Prozentsatz der Ec-Zahl angegeben wird, hängt der Wert vom Schweregrad der Anämie ab. Daher ist insbesondere die Berechnung der **absoluten Retikulozytenzahl** hilfreich.

absolute Retikulozytenzahl =
   (% Retikulozyten × Ec-Zahl)/100

Alternativ kann auch die **korrigierte Retikulozytenzahl** berechnet werden:

korrigierte Retikulozytenzahl =
   aktueller Hkt/normaler Hkt
   (45 Hund, 37 Katze) × Retikulozytenzahl (%)

Anhand der **Polychromasie** des Ec-Ausstriches kann die Retikulozytenzahl geschätzt werden. Katzen haben im Gegensatz zum Hund zwei Arten von Retikulozyten: **punktierte** und **aggregierte Retikulozyten**. Aggregierte Retikulozyten gehen nach wenigen Tagen in punktierte Retikulozyten über, die bis zu 3 Wochen in der Zirkulation verbleiben und daher keine Aussage über die aktuelle Aktivität der Erythropoese erlauben.

Normoblasten sind kernhaltige Ec-Vorstufen und werden in % der Leukozyten angegeben. Normalerweise sind keine Normoblasten im peripheren Blut. Eine Vermehrung der Normoblasten zusammen mit einer erhöhten Retikulozytenzahl deutet auf eine aktive Erythropoese hin. Normoblasten bei Tieren mit nicht regenerativer Anämie kommen u. a. bei Knochenmark- oder Milzerkrankungen vor.

Bedeutend ist, ob neben der Anämie noch andere Zytopenien (**Leukopenie, Thrombozytopenie**) vorliegen, was auf eine Knochenmarkerkrankung hindeutet, aber auch z. B. bei einer Sepsis mit DIG vorkommen kann. **Leukozytosen** können auf entzündliche oder neoplastische Erkrankungen hindeuten, wobei immer ein Differenzialblutbild anzufertigen ist. Bei einer starken regenerativen Anämie kann das Knochenmark unspezifisch stimuliert sein und hochgradige Leukozytosen z. T. mit Linksverschiebung können auftreten (z. B. bei immunhämolytischer Anämie beim Hund).

Weitere Laboranalysen

Ein **Chemieprofil** kann Hinweise auf die Ursache der Anämie geben, z. B. erniedrigtes Gesamtprotein/Albumin (z. B. bei Blutungsanämie), eine Hyperbilirubinämie (z. B. bei [extravaskulärer] Hämolyse, Ec-Abbau bei inneren Blutungen, Hepatopathie), erhöhte Nierenwerte (z. B. bei Anämie aufgrund chronischen Nierenversagens), Hyperglobulinämie (z. B. bei FIP, chronisch-entzündlichen Erkrankungen), veränderte Leberwerte (z. B. bei Hepatopathie mit gleichzeitiger Anämie, hypoxische Leberschädigung aufgrund einer hochgradigen Anämie), Hypophosphatämie (z. B. bei Hämolyse bei Werten < 0,8 mmol/l bzw. 2,5 mg/dl). Die Anfertigung eines Serumeisenprofils ist hilfreich, aber zur Diagnose einer Eisenmangelanämie nicht unbedingt nötig. Zudem ist die Serumeisenbestimmung störanfällig.

Je nach Symptomatik und Vorbericht sind **serologische und/oder PCR-Untersuchungen** auf u. a. Babesiose, Ehrlichiose, Anaplasmose und Leishmaniose einzuleiten (Kap. 2.2.12, S. 12). Ein **FeLV-/FIV-Test** sollte bei allen unklaren Anämien der Katze durchgeführt werden. Bei negativem FeLV-Test kann eine FeLV-Provirus-PCR aus Blut oder Knochenmark in seltenen Fällen dem Nachweis einer okkulten Infektion dienen.

Der **direkte Coombs- oder Antiglobulintest** dient dem Nachweis Ec-gebundener Antikörper oder Komplement und ist (neben Vorliegen einer Autoagglutination und zahlreichen Sphärozyten) wichtig bei der Diagnose einer immunhämolytischen Anämie (Kap. 2.2.3, S. 8). Positive Testergebnisse sind nicht spezifisch für eine primäre immunhämolytische Anämie, sondern kommen auch bei sekundären immunhämolytischen Anämie-Formen (z. B. bei Hämoplasmose, FeLV-Infektion, Babesiose) vor. Auch nach Glukokortikoid-Vorbehandlung kann der Coombs-Test noch positiv sein. Bei Verdacht auf einen systemischen Lupus erythematodes ist der Antinukleäre-Antikörper-(ANA-)Test indiziert.

Die selten durchgeführte Testung der **erythrozytären osmotischen Fragilität** misst die in vitro stattfindende Lyse von Ec, die zunehmend hypotoneren NaCl-Lösungen ausgesetzt sind. Eine verringerte osmotische Resistenz liegt u. a. bei immunhämolytischer Anämie oder Hämoplasmose vor.

Bei Abessiniern und Somalis mit ungeklärter hämolytischer Anämie sollte eine **DNA-Testung** auf **Pyruvatkinasedefizienz** eingeleitet werden, da diese Erbkrankheit auch in Europa gehäuft vorkommt. Weitere DNA-Tests (z. B. für Phosphofruktokinasemangel beim Springer Spaniel, Pyruvatkinasemangel beim Basenji, Dackel, West Highland White und Cairn Terrier) stehen zur Verfügung (Kap. 2.2.13, S. 13).

Bei unklaren Blutungen sollten neben der manuellen Thrombozytenzählung Tests zur Evaluierung der **plasmatischen Gerinnung** (u.a. Prothrombinzeit, partielle Thromboplastinzeit, evtl. Thrombinzeit) durchgeführt werden (Kap. 2.2.2, S. 9). Die **bukkale Schleimhautblutungszeit** zur Überprüfung der Thrombozytenfunktion mittels eines Testsimplates ist insbesondere beim Hund gut standardisiert und einfach durchführbar.

In Fällen unklarer nicht regenerativer Anämie oder vor einer Erythropoetinbehandlung kann eine **Serumerythropoetinbestimmung** hilfreich sein.

Indikationen für eine **Knochenmarkuntersuchung** sind neben einer nicht regenerativen Anämie eine persistierende Neutro- oder Thrombozytopenie unklarer Genese, eine Panzytopenie, Blutparasitennachweis, Klassifizierung bestimmter Tumoren (z. B. Lymphome) und der Verdacht auf eine myelo- oder lymphoproliferative Erkrankung (Kap. 2.3.6, S. 14). Ist eine Aspiration von Zellen aus dem Knochenmark nicht möglich, wie z. B. bei Myelofibrose oder Aplasie, sollte eine **Knochenmarkbiopsie** durchgeführt werden.

Eine **Urinanalyse** kann Hinweise auf extravaskuläre (Bilirubinurie) oder intravaskuläre (Hämoglobinurie) Hämolyse geben (Kap. 2.2.8, S. 9). Eine Sedimentuntersuchung dient der Unterscheidung von Hämoglobinurie und Hämaturie (S. 172), wobei Blutverluste über den Urin zu einer akuten (z. B. nach schwerer obstruktiver FLUTD), aber auch chronischen Blutungsanämie führen können.

Bei unklarer Anämie kann eine **Kotuntersuchung** auf frisches oder okkultes Blut (nach 5 Tagen fleischloser Diät) oder auf Parasiten im Kot hilfreich sein (Kap. 2.3.1, S. 13).

Bildgebende Verfahren

In unklaren Fällen sind **Röntgen- und Ultraschalluntersuchungen** von Thorax und Abdomen indiziert. Dabei ist auf Hinweise für Blutungen zu achten. Eine Splenomegalie kann bei (immun-)hämolytischer Anämie vorkommen, allerdings auch bei Neoplasien, Milztorsion oder entzündlicher Erkrankung. Massen oder vergrößerte Lymphknoten in Thorax und/oder Abdomen sowie Hinweise für entzündliche/infektiöse Erkrankungen (z. B. ein Pyothorax) können auf eine AID hindeuten. Vergrößerte Lymphknoten oder Massen sollten ggf. für eine zytologische Untersuchung aspiriert werden, wobei eine Milzzytologie selten aussagekräftig ist.

11.5 Therapie

11.5.1 Symptomatische Therapie

Bei akutem Blutverlust ist erstes Ziel die Verhinderung von weiterem Blutverlust sowie eine **intravenöse Flüssigkeitsgabe** bei Hypovolämie- bzw. Schocksymptomen (Elektrolytlösung in einer Dosierung bis zu 50 ml/kg [Katze] bzw. 90 ml/kg [Hund] in der ersten Stunde, evtl. Plasmaersatzstoffe, z. B. HAES 10 ml/kg).

Eine **Bluttransfusion** (Ec-Konzentrat, Vollblut) ist je nach Allgemeinzustand des Patienten indiziert, falls der Blutverlust sehr groß ist (> 30 ml/kg) oder der Hkt rasch auf weniger als (0,20–)0,25 l/l sinkt. Zu beachten ist, dass ein (per-)akuter Blutverlust nicht sofort durch eine Hkt-Erniedrigung erkennbar ist. Bei chronischem Blutverlust, Hämolyse oder ineffektiver Erythropoese hängt die Entscheidung zur Transfusion ebenfalls vom Allgemeinzustand des Patienten ab. Bei einer langsam sich entwickelnden Anämie kann eine Transfusion erst ab einem Hkt unter etwa 0,12 l/l (Katze) bis 0,15 l/l (Hund) nötig sein. Für einen narkosefähigen Zustand ist ein Hkt von 0,20 l/l anzustreben.

Hunde besitzen keine klinisch bedeutsamen, natürlich vorkommenden Antikörper gegen andere **Blutgruppen**, sodass die erste Transfusion im Hinblick auf hämolytische Transfusionsreaktionen gefahrlos ist. Es können jedoch Antikörper nach Sensibilisierung durch eine inkompatible Transfusion gebildet werden. Vor einer Transfusion sollten beim Hund möglichst die Blutgruppe DEA (dog erythrocyte antigen) 1.1 bestimmt werden und negative Hunde nur mit DEA-1.1-negativem Blut transfundiert werden. Ab der zweiten Transfusion muss eine **Kreuzprobe** durchgeführt werden, wenn die Ersttransfusion länger als 4–7 Tage zurückliegt.

Katzen besitzen im Gegensatz zum Hund natürlich vorkommende Antikörper (**Alloantikörper**) gegen die Blutgruppe, die ihnen fehlt. Daher muss vor jeder Transfusion eine **Bestimmung der Blutgruppe** (A, B oder AB) bei Spender und Empfänger erfolgen.

Falls eine Blutgruppenbestimmung nicht möglich ist, kann sie notfalls durch eine **Kreuzprobe** ersetzt werden.

Das **Transfusionsvolumen** hängt vom Schweregrad und der Art der Anämie ab. Durch die Verabreichung von ca. 2 ml Vollblut (oder ca. 1 ml Ec-Konzentrat) pro kg Körpergewicht steigt der Hkt um etwa 1 %, vorausgesetzt, es liegt kein weiterer Blutverlust vor.

Die **Transfusionsgeschwindigkeit** ist abhängig vom Hydratationszustand, dem Schweregrad der Anämie bzw. des Blutverlustes und dem Allgemeinzustand des Patienten. Anfänglich sollten 1–3 ml langsam während 5 min transfundiert und dabei sorgfältig auf **Transfusionsreaktionen** (u. a. Tachypnoe, erhöhte Temperatur, Erbrechen) geachtet werden. Normovolämische Hunde erhalten 10–20 ml/kg/h (Katzen bis 10 ml/kg/h). Bei Hypovolämie kann die Transfusionsgeschwindigkeit erhöht werden, dagegen sollten an Herzinsuffizienz leidende Hunde nicht mehr als 4 ml/kg/h (Katze 1 ml/kg/h) erhalten. Die Patienten sind während und 2–3 Stunden nach der Transfusion sorgfältig auf Transfusionsreaktionen zu überwachen.

Als Alternative zur Ec-Transfusion kann eine **Hämoglobinlösung** (Oxyglobin®) gegeben werden. Einsatzmöglichkeiten sind Notfallsituationen, in denen eine sofortige hämodynamische Stabilisierung notwenig ist, und Situationen, in denen keine oder keine kompatiblen Ec-Produkte zur Verfügung stehen (keine Blutgruppenbestimmung oder Kreuzprobe vor Transfusion notwendig). Die zugeführte Menge sollte abhängig vom Schweregrad der Anämie 10–20 ml/kg (Hund) bzw. 5–7,5 ml/kg (Katze) betragen. Die Infusionsgeschwindigkeit sollte maximal 10 ml/kg (Hund) bzw. 5 ml/kg (Katze) beim normovolämischen Patienten betragen, wobei eine noch langsamere Infusionsgeschwindigkeit mittels Perfusor sicherer ist. Oxyglobin® hat kolloidale Eigenschaften, daher besteht insbesondere bei herzinsuffizienten Patienten oder bei Überdosierung die Gefahr einer lebensbedrohlichen Volumenüberladung.

11 Blasse Schleimhäute

Diagnostischer Algorithmus

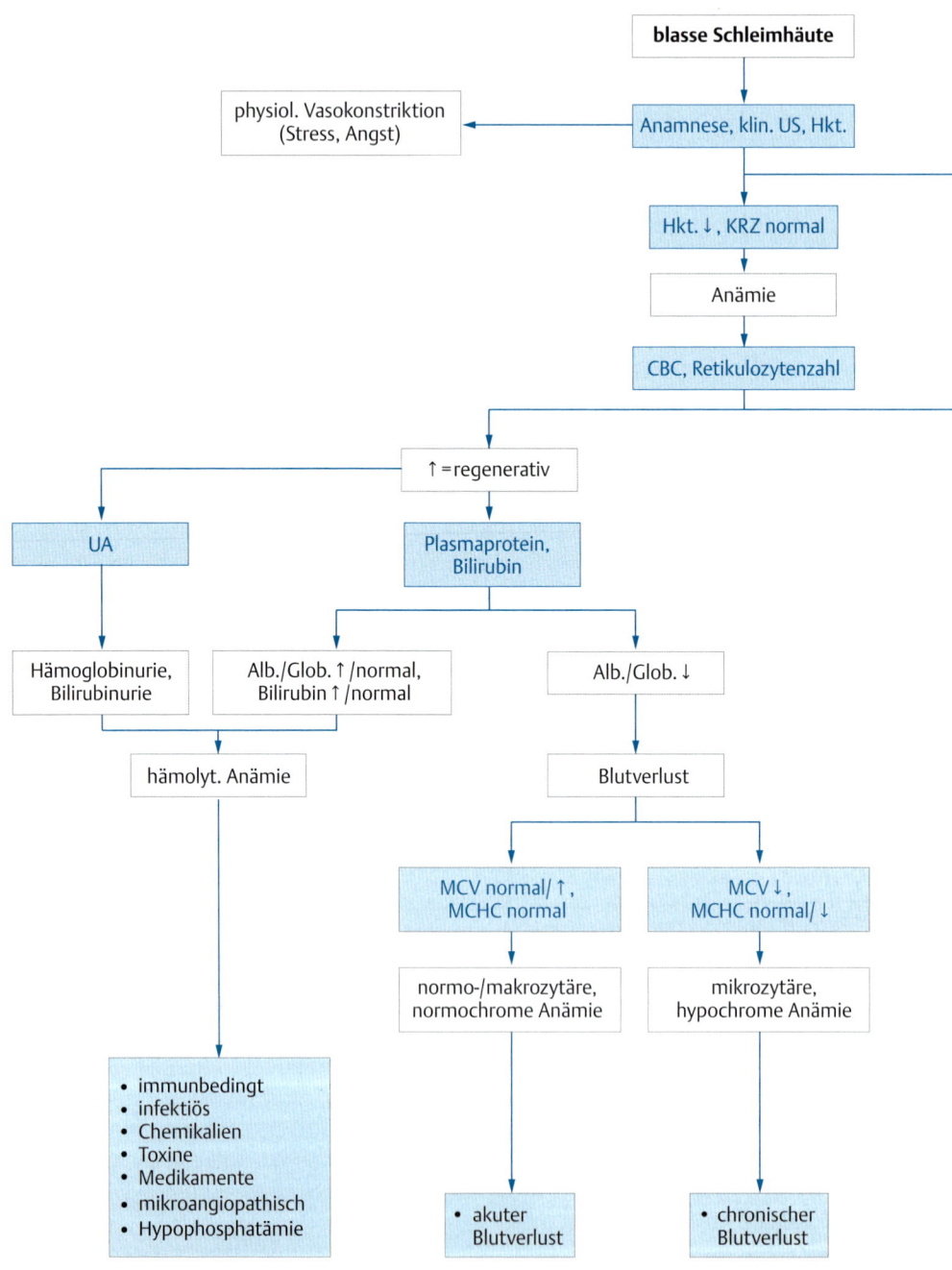

11 Blasse Schleimhäute

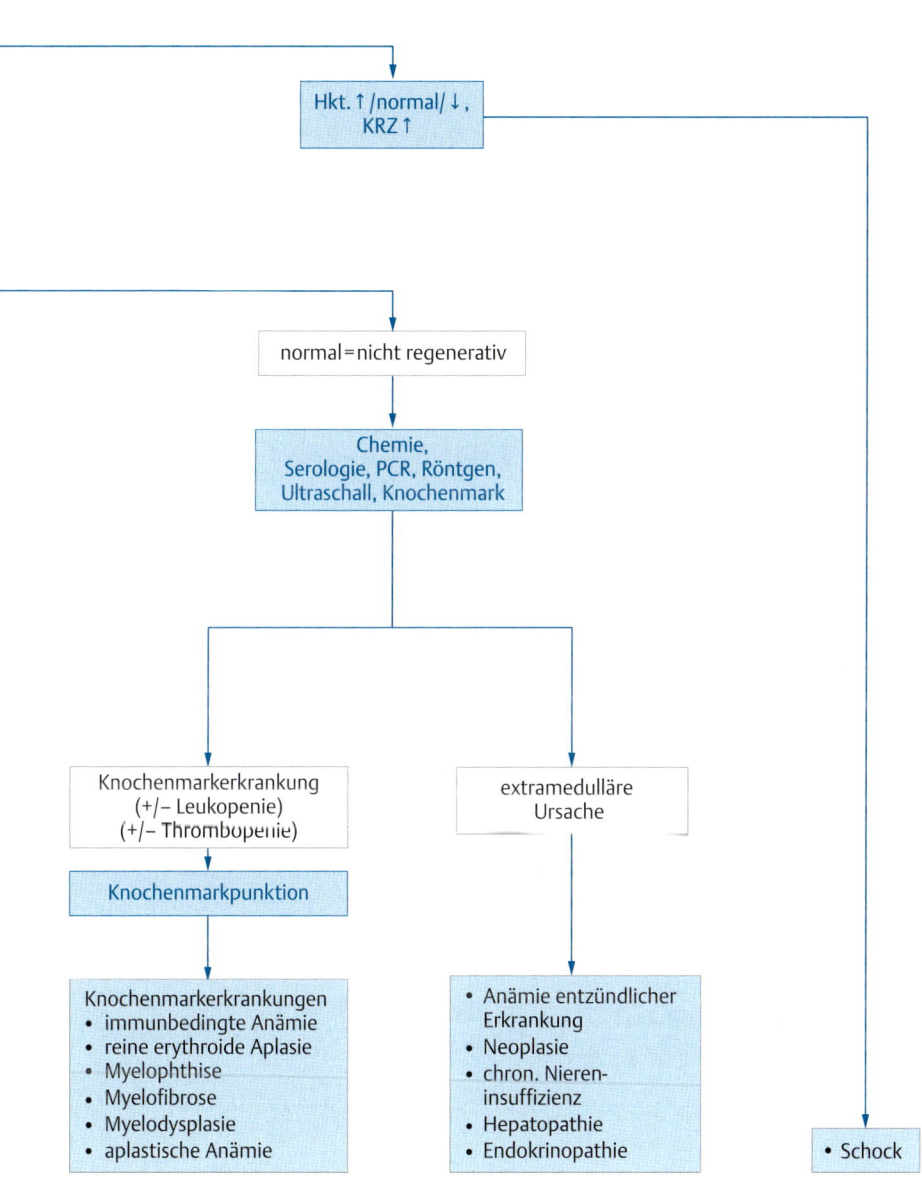

12 Blutungstendenz

Andreas Moritz

Das Wichtigste vorweg

- Die Hämostase besteht aus primärer Hämostase (Blutgefäßwand, Thrombozyten – quantitativ, qualitativ, von-Willebrand-Faktor [vWf]) und sekundärer Hämostase (Gerinnungsfaktoren) sowie fibrinolytischem System und biologischer Gerinnungshemmung.

- Patienten mit Störungen der primären Hämostase zeigen oft Petechien in Schleimhäuten und der Haut (Ohrinnenseite, Bauch, Innenschenkel); Störungen der sekundären Hämostase führen oft zu Hämatomen oder Blutungen in die Muskulatur, Gelenke und Körperhöhlen.

- Epistaxis und Blutungen in den Magen-Darm-Trakt kommen sowohl bei Störungen der primären als auch der sekundären Hämostase vor.

- Neben der immunvermittelten Thrombozytopenie (ITP) ist die Intoxikation mit Cumarinderivaten (Dicumarolvergiftung) die am häufigsten auftretende Hämostasestörung bei Hund und Katze.

- Bei verlängerter Maulschleimhautblutungszeit und normaler Thrombozytenzahl sollte zunächst an eine von-Willebrand-Krankheit gedacht werden. Ist diese ausgeschlossen, bleiben differenzialdiagnostisch nur noch eine Vaskulopathie und Thrombozytopathie.

- Störungen der Gerinnung können auch mit einer pathologischen Steigerung der Gerinnungsaktivität (Hyperkoagulabilität) einhergehen, die in einer Thromboseneigung (Thrombophilie) des Patienten resultiert.

12.1 Definitionen

Unter einer Blutungstendenz (Synonym: hämorrhagische Diathese, Hämostasestörung) versteht man eine krankhaft erhöhte Blutungsneigung, deren Ursache in einer Störung der primären Hämostase durch **Vaskulopathie** bzw. **Thrombozytopenie** oder **Thrombozytopathie** oder der sekundären Hämostase durch eine **Koagulopathie** (Gerinnungsstörung im engeren Sinn, Störung der plasmatischen Gerinnung) begründet ist. Eine Blutungstendenz kann mit folgenden Symptomen zusammen auftreten:
- Melaena und Hämatochezie (S. 291)
- Niesen und Nasenausfluss (S. 308)
- Abdomenvergrößerung (S. 20)
- Hämaturie und veränderte Harnfarbe (S. 172)

12.2 Anatomie – Physiologie – Pathophysiologie

Der Gerinnungsprozess lässt sich in drei Stadien unterteilen:
- primäre Hämostase
- sekundäre Hämostase
- Fibrinolyse und biologische Gerinnungshemmung

12.2.1 Primäre Hämostase

Nach einer **Gefäßschädigung** wird zuerst eine **Vasokonstriktion** (durch das α-adrenerge System, Thromboxan A_2, Serotonin und Endothelin) ausgelöst und **Thrombozyten** aktiviert (morphologisch erkennbar durch Formveränderung – Shape Change – und Ausbildung von Filopodien [Ausläufer]). Das ins Gewebe ausgetretene Blut führt zu einem höheren Druck im Gewebe, ein weiterer Blutaustritt reduziert sich dadurch. Unverzüglich lagern sich weitere, aktivierte Thrombozyten auf der

Innenseite des Gefäßes an. Durch die Interaktion der Thrombozyten mit dem Subendothel werden Adenosinphosphate (ADP), Serotonin, Thromboxan A_2 und plättchenaktivierender Faktor (PAF) freigesetzt (Degranulation der Thrombozyten), wodurch erneut weitere Thrombozyten aktiviert werden. Es entsteht der primäre, labile **Thrombozytenpropf** (weißer Thrombus). Dieser reicht aus, um kleinere Läsionen zu verschließen, die regelmäßig durch natürliche Endothelzellapoptose (Zelluntergang) oder durch Verletzungen bzw. Entzündungen vorkommen. Der **von-Willebrand-Faktor** (vWF) hat in diesem Zusammenhang vielfältige Funktionen im Rahmen der **Adhäsion** und **Aggregation** der Thrombozyten (via vWF-Rezeptor) sowie als Trägerprotein des Faktor-VIII:C-Moleküls und somit als „Vermittler" zum plasmatischen Gerinnungssystem (sekundäre Hämostase).

12.2.2 Sekundäre Hämostase

Die **plasmatische Gerinnung** ist die Wechselwirkung der in der Leber gebildeten und im Plasma gelösten **Gerinnungsfaktoren**. Sie läuft als eine Reaktionsfolge – **Gerinnungskaskade** – ab, bei der jeweils ein Enzym, d.h. ein aktivierter Gerinnungsfaktor und ein Substrat (ein Proenzym, d.h. die inaktivierte Form eines Gerinnungsfaktors) einen Komplex bilden. Diese Reaktion läuft nach Bindung über Kalziumionen auf der Oberfläche von Endothelzellen und Thrombozytenmembranen ab. Der Start wird durch zwei Faktoren ausgelöst (**Abb. 12.1**): **Faktor VIIa** im Blutplasma und **Faktor III** im Gewebe/Endothel (= Gewebsthromboplastin oder Tissue Factor [TF]). Beide sind normalerweise im Gewebe durch das Endothel voneinander

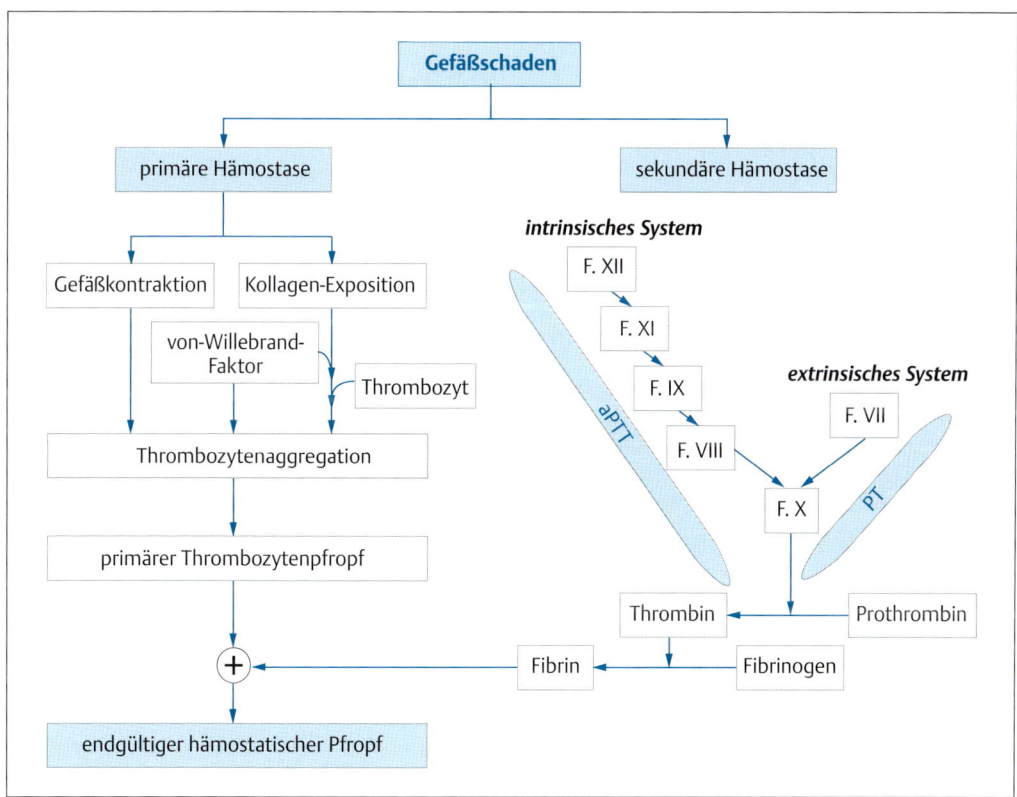

Abb. 12.1 Schematische Darstellung der Hämostase.
aPTT = aktivierte partielle Thromboplastinzeit; F. = Gerinnungsfaktor; PT = Prothrombinzeit.

getrennt. Bei Verletzungen oder Endothelzellschäden bindet der Faktor VIIa an den Faktor III. Dieser Komplex startet die zur Fibrinbildung führenden Schritte des sogenannten **extrinsischen Systems** (**Abb. 12.1**). Tritt Blutplasma in Kontakt mit einer **Fremdoberfläche**, z. B. dem subendothelial gelegenen Kollagen (auch wieder nach Verletzungen oder Endothelschäden), kommt es zur Autoaktivierung des Faktors XII zu XIIa und damit zum Start des **intrinsischen Systems** (**Abb. 12.1**).

12.2.3 Fibrinolytisches System und biologische Gerinnungshemmer

Die Protease **Plasmin** baut Fibringerinnsel ab. Schon während der Fibrinbildung wird Plasminogen, die inaktive Form von Plasmin, an Fibrin gebunden und in das Fibrinnetzwerk eingebaut. **Gewebsplasminogenaktivatoren** und Urokinase überführen Plasminogen zu Plasmin. Daneben existieren auch die im Plasma vorhandenen (intrinsischen) Plasminogenaktivatoren Faktor XIIa und Kallikrein. Der Plasmininhibitor bindet freies Plasmin und verhindert so eine überschießende Entgleisung der Fibrinolyse.

Fibrin(ogen)spaltprodukte (**FSP**), die durch Plasmineinwirkung aus Fibrin oder Fibrinogen entstehen, hemmen (negative Rückkopplung) die Fibrinbildung durch Störung vor allem der Fibrinpolymerisation.

Eine der wichtigsten Rollen innerhalb des Gerinnungssystems kommt der Protease **Thrombin** zu. Prokoagulatorisch wirkt Thrombin durch Spaltung von Fibrinogen zu Fibrin, Aktivierung der Faktoren V, VII und VIII (positives Feedback der Gerinnungsreaktionen) und als Aktivator von Thrombozyten mit Förderung der Plättchenaggregation. Thrombin hat aber auch eine deutliche antikoagulatorische Wirkung. Endothelzellen exprimieren auf ihrer Oberfläche ein Protein, das **Thrombomodulin**. Thrombomodulin bindet Thrombin und ändert die Substratspezifität der Protease. Sie aktiviert nun nicht mehr Fibrinogen zu Fibrin, sondern **Protein C** aus dem Plasma zu Protein Ca, das die Faktoren Va und VIIIa spaltet und damit inaktiviert.

Thrombin wird zudem von **Antithrombin III** aus dem Plasma gebunden und damit inaktiviert. Dieser Vorgang läuft nur dann effektiv ab, wenn zugleich Heparin in den Komplex eingebunden ist. So wird auch verständlich, warum Heparin als Gerinnungshemmer eingesetzt werden kann und nur dann gut wirkt, wenn genügend Antithrombin III zur Verfügung steht.

12.3 Ursachen

12.3.1 Störungen der primären Hämostase

> Störungen der primären Hämostase kommen im Rahmen von Vaskulopathien, thrombozytär bedingten Blutungsneigungen und der von-Willebrand-Krankheit vor.

▪ Vaskulopathien
Primäre Gefäßkrankheiten (Vaskulopathien, Vasopathien, Angiopathien), die mit einer erhöhten Fragilität und Permeabilität der Gefäßwände einhergehen, sind bei Hund und Katze selten alleinige Ursache für eine Blutungstendenz. Sie werden mitunter angeboren (Ehlers-Danlos-Syndrom) oder im Zusammenhang mit einer Neoplasie gefunden. Hier ist insbesondere an das **Hämangiosarkom** (häufiger beim Hund) zu denken, das als Tumor in der Milz oder der Leber zu abdominalen Blutungen mit tödlichem Ausgang führen kann. Weitere Blutgefäßtumoren sind das Hämangiom und Perizytom. Häufiger sind sekundäre Vaskulopathien, z. B. bei Hunden mit Sepsis, Schock sowie hypoxischen Zuständen. Insbesondere muss dann mit Blutungen in den Magen-Darm-Trakt gerechnet werden. Vaskulitiden findet man bei Endo- bzw. Exotoxikosen, Autoimmunkrankheiten (systemischer Lupus erythematodes, Polyarthritis) oder auch infektiös bedingt z. B. bei der Leishmaniose, Dirofilariose, *Angiostrongylus-vasorum*-Infektionen oder Parvovirose.

Thrombozytär bedingte Blutungstendenz

Thrombozyten (Platelets, PLT) sind polymorphe (meist diskoide), granulierte, von Megakaryozyten in den peripheren Blutstrom freigesetzte Zytoplasmafragmente mit vielfältigen Funktionen im Organismus im Rahmen der primären Hämostase, aber auch bei inflammatorischen Prozessen.

Die Ursache thrombozytär bedingter Blutungstendenz ist eine verminderte Zahl (**Thrombozytopenie**) (Tab. 12.1) oder eine abnormale Funktion (**Thrombozytopathie**) (Tab. 12.2).

Tab. 12.1 Ursachen einer Thrombozytopenie.

vermehrte Thrombozytenzerstörung	immunvermittelt	primäre autoimmune Thrombozytopenie (ITP)	Hund > Katze
		sekundäre immunvermittelte Thrombozytopenie	Hund > Katze
		Infektion (Ehrlichiose, Hämobartonellose, Staupe, Hepatitis contagiosa canis)	Hund >> Katze
		Immunkomplexbildung	Hund & Katze
		Neoplasie	Hund & Katze
		Medikamente (Phenylbutazon, Diphenylhydantoin)	Hund > Katze
		systemischer Lupus erythematodes	Hund >> Katze
	nicht immunvermittelt	direkte Schädigung durch Medikamente	Hund & Katze
		infektiöse Erkrankungen	Hund & Katze
		mechanische Schädigung (vaskuläre Erkrankungen)	Hund & Katze
		Impfung mit Lebendvakzinen (auch immunologisch)	Hund > Katze
verminderte Produktion (Thrombozytenbildungsstörung)	Knochenmarkhypoplasie, (-aplasie, -dysplasie)	immunvermittelt	Hund & Katze
		infektiös (Ehrlichiose, FeLV)	Hund & Katze
		chemische Toxine, Medikamente (Östrogen)	Hund & Katze
		Bestrahlung	Hund & Katze
		zyklische Hämatopoese	Hund
	myelo- oder lymphoproliferative Erkrankungen		Hund & Katze
	idiopathisch		Hund & Katze
erhöhter Verbrauch, Sequestrierung	Verbrauchskoagulopathie (DIG)		Hund & Katze
	Vaskulitis		Hund & Katze
	schwere Blutungen		Hund & Katze
	Thrombosen		Katze >> Hund
	Thrombozytenaggregation (nach Vakzination)		Hund & Katze
abnormale Verteilung, Verlust	Splenomegalie (Torsion, Neoplasie)		Hund >> Katze
	Hepatomegalie		Hund & Katze
	Vasodilatation (Endotoxinschock)		Hund & Katze
	Herzinsuffizienz		Hund > Katze

Tab. 12.2 Ursachen einer Thrombozytopathie.

angeborene Thrombozytopathie	Storage-Pool-Krankheit (Cockerspaniel)	Hund
	Thrombasthenie (Glanzmann-Naegeli-Syndrom) (Otterhund, Großer Pyrenäenberghund, Spitz)	Hund
	Signaling-Defekte (Basset Hound, Boxer, Boston Terrier, Spitz)	Hund
erworbene Thrombozytopathie	Medikamente (Aspirin, NSAID, Antibiotika, Zytostatika)	Hund & Katze
	Niereninsuffizienz	Hund & Katze
	Hepatopathie	Hund & Katze
	Dysproteinämie (polyklonale und monoklonale Gammapathie)	Katze > Hund
	myeloproliferative und lymphoproliferative Erkrankung	Hund & Katze
von-Willebrand-Krankheit	Typ I, Typ II, Typ III	Hund

> Eine Thrombozytopenie entsteht durch vermehrte Zerstörung, verminderte Produktion, erhöhten Verbrauch oder eine abnormale Verteilung.

Eine **immunbedingte Thrombozytopenie (ITP)** ist die häufigste Ursache einer primären Blutungstendenz. Sie kann primärer oder sekundärer Natur sein. Bei **primärer immunbedingter Thrombozytopenie** führen Antithrombozytenantikörper (IgG) gegen die Thrombozytenmembran zu einer extravaskulären Entfernung der Thrombozyten durch Makrophagen in Milz und Leber (Monozyten-Makrophagen-System, MPS) oder seltener zu einer intravaskulären Lyse (Zerstörung). Sind die Antithrombozytenantikörper direkt gegen Megakaryozyten gerichtet, bedingt dies eine verminderte Thrombozytenproduktion. Bei der **sekundär immunvermittelten Thrombozytopenie** entstehen durch äußere Reize (Viren, Medikamente, Neoplasie etc.) Antigen-Antikörper-Komplexe, welche sich an Thrombozyten binden, mit nachfolgender Entfernung der mit immunglobulinbeladenen Thrombozyten aus der Zirkulation (MPS).

Eine verminderte Produktion (Thrombozytenbildungsstörung) durch eine **Knochenmarkhypoplasie** (oder -aplasie, -dysplasie) kann ebenfalls immunvermittelt (Antikörper gegen Megakaryozyten) sein, häufiger sind jedoch eine Infektion (**Ehrlichiose**), Medikamente (**Östrogene**), Toxine oder eine myeloproliferative Erkrankung. Seltener kommen eine zyklische Hämatopoese oder eine angeborene Bildungsstörung (King Charles Spaniel) vor oder die Ursache ist idiopathisch.

Die **disseminierte intravasale Gerinnung** (DIG) führt zu einem erhöhten Verbrauch mit teilweise starker Thrombozytopenie. Letztendlich kann auch eine veränderte Verteilung durch eine Spleno- oder Hepatomegalie Ursache sein.

Von-Willebrand-Krankheit

Das großmolekulare und sich aus mehreren Untereinheiten (Multimeren) zusammensetzende Plasmaprotein **von-Willebrand-Faktor** (vWF) wird von Megakaryozyten und Endothelzellen synthetisiert und vermittelt die Adhäsion von Thrombozyten an das Subendothel eines geschädigten Gefäßes (Kollagen). Der von-Willebrand-Faktor ist außerdem das Trägerprotein für den Faktor VIII im Plasma. Die von-Willebrand-Krankheit ist die häufigste angeborene Gerinnungsstörung beim Hund (über > 60 Rassen sind betroffen), bei Katzen kommt sie selten vor.

Man unterscheidet beim Hund drei Typen der von-Willebrand-Krankheit:

Typ I. Dieser Typ wird vermutlich autosomal-rezessiv vererbt. Die Plasmakonzentration des vWF liegt bei 5–60 %, alle Multimergrößen sind reduziert vorhanden. Betroffene Rassen sind folgende: Dobermann, Airedale-Terrier, Akita, Welsh Corgi, Dackel, Deutscher Schäferhund, Golden Retriever, Greyhound, Irischer Wolfshund, Manchester-Terrier, Pudel, Schnauzer, Sheltie.

Typ II. Es handelt sich um eine autosomal-rezessiv vererbte Erkrankung mit einer Plasmakonzentration an vWF von 5–30 %; nur die großen Multimere fehlen. Betroffene Rassen sind der Deutsch Kurzhaar und Deutsch Drahthaar.

Typ III. Eine autosomal-rezessive Form der Erkrankung mit einer Plasmakonzentration an vWF von 0 % ist die schwerste Form. Betroffene Rassen sind familiär bedingt der Chesapeak Bay Retriever, der Schottische Terrier und der Sheltie, während sporadisch Fälle auftreten beim Border-Collie, Bullterrier, Cockerspaniel, Labrador Retriever, Spitz und Kooiker.

12.3.2 Störungen der sekundären Hämostase

Störungen der sekundären Hämostase können angeboren (z. B. Hämophilie) und erworben (z. B. Dicumarolvergiftung) sein.

Die wichtigsten **angeborenen Koagulopathien** und ihr Erbgang bei Hund und Katze sind in **Tab. 12.3** dargestellt.

Bei Katzen ist insbesondere der **Faktor-XII-Mangel** von Bedeutung, der jedoch klinisch nicht mit Blutungen einhergeht. Zudem wurde bei Devon-Rex-Katzen in seltenen Fällen eine angeborene Störung der Carboxylierung von Vitamin-K-abhängigen Gerinnungsfaktoren (II, VII, IX, X) beschrieben, wobei die betroffenen Katzen klinisch keine Blutungen zeigten.

Die Ätiologie der erworbenen Koagulopathien bei Hund und Katze umfasst eine **Dicumarolvergiftung** (verhindert durch Vitamin-K-Antagonismus die Carboxylierung der Gerinnungsfaktoren), eine **hochgradige Leberinsuffizienz** (alle Gerinnungsfaktoren außer Faktor VIII werden in der Leber gebildet und Resorption von Vitamin K ist gestört), eine **DIG/Verbrauchskoagulopathie** und die Heparintherapie. Seltener kommen als Ursache einer erworbenen Gerinnungsstörung eine Cholestase, eine Vitamin-K-Malabsorption sowie eine Aflatoxikose infrage.

Die antikoagulatorisch wirkenden Rodentizide sind Vitamin-K-Antagonisten und führen zu schweren Blutgerinnungsstörungen. In der Leber erfolgt die Synthese der Vitamin-K-abhängigen Gerinnungsfaktoren II, VII, IX und X zunächst als inaktive Vorstufen. Im endoplasmatischen Retikulum werden sie durch Carboxylierung eines Glutaminsäurerestes in die aktiven Gerinnungsfaktoren überführt. Dieser Vorgang der Carboxylierung ist mit der Oxidation von Vitamin K zu Vitamin-K-Epoxid verbunden. Die Vitamin-K-Epoxidreduktase reduziert Vitamin K in seine aktive Form zurück. Dieser biochemische Schritt wird durch Cumarinderivate kompetitiv gehemmt. Bei einer Cumarinintoxikation findet daher die posttranslationelle Carboxylierung der Vitamin-K-abhängigen Gerinnungsfaktoren nicht statt, sodass diese verbraucht werden. Diagnostisch wichtig ist zu wissen, dass Faktor VII aufgrund seiner kurzen Halbwertszeit (4–6 Stunden) zuerst verbraucht und daher eine Überprüfung des extrinsischen Gerinnungsweges mittels PT diagnostisch ist (wichtig für die Einstellung von Thrombosepatienten auf Warfarin).

Verbrauchskoagulopathie (DIG)

Dieser dynamisch ablaufende Prozess führt zur Freisetzung proinflammatorischer Zytokine (Interleukin-6 und Tumor-Nekrose-Faktor α), welche die biologischen Inhibitoren der Gerinnung hemmen, über Gewebsthromboplastinfreisetzung die Koagulation aktivieren und durch Inhibition des Plasminogenaktivators die Fibrinolyse unterdrücken.

Diese Vorgänge überwältigen die physiologischen Regulations- und Kontrollmechanismen und führen zu Fibrinablagerungen, Thrombozytenaggregation und somit zu mikrovaskulären Thromben mit der Folge multiplen Organversagens (Herz, Lunge, Leber, Niere und ZNS) durch Hypoxie und Infarzierung. Der Beginn ist also ein Übergewicht prokoagulatorischer Aktivität (DIG). Im Verlauf dieses Prozesses werden Thrombozyten und dann plasmatische Gerinnungsfaktoren verbraucht, was letztendlich zur Hämorrhagie führt (Verbrauchskoagulopathie). Fibrinogenspaltprodukte (FSP) entstehen durch Plasmineinwirkung auf Fibrin oder Fibrinogen und hemmen selbst wiederum die Fibrinvernetzung (Verstärkung der Blutungsneigung). Der Nachweis von FSP ist ein Hinweis auf eine DIG, das Fehlen schließt eine DIG nicht aus. Ebenso entstehen nach Plasmineinwirkung auf Fibrin Unter-

Tab. 12.3 Angeborene Koagulopathien bei Hund und Katze.

Faktor	Angeborene Koagulopathie	Angeborene Krankheiten	Hund Erbgang	Betroffene Rassen (Beispiele)	Katze Erbgang	Betroffene Rassen (Beispiele)
I	Fibrinogen	A- bzw. Dysfibrinogenämie	autosomal	Barsoi, Berner Sennenhunde, Bichon Frise, Collie, Bernhardiner	nicht bekannt	Maine Coon, Europäisch Kurzhaar, Europäisch Langhaar
II	Prothrombin	Prothrombin-Mangel, Hypoprothrombinämie	autosomal	English Cockerspaniel, Boxer, Otterhund	–	–
VII	Prokonvertin	Faktor-VII-Mangel, Hypoprokonvertinämie	autosomal	Beagle, Malamut, Boxer, Bulldogge, Zwergschnauzer	nicht bekannt	Europäisch Kurzhaar
VIIIc	Antihämophilie-Faktor, antihämophiles Globulin A	Hämophilie A	X-chromosomal-rezessiv	Deutscher Schäferhund, Rottweiler, Labrador, Deutsch Kurzhaar, Golden Retriever und viele andere Rassen, auch Mischlinge	X-chromosomal-rezessiv	Europäisch Kurzhaar, Europäisch Langhaar, Birma, Perser, Havana, Siam, Himalaya
IX	Christmas-Faktor, antihämophiles Globulin B	Hämophilie B	X-chromosomal-rezessiv	Airedale-Terrier, Cairn Terrier, Labrador, Deutsch Drahthaar, American Cockerspaniel und viele andere Rassen, auch Mischlinge	X-chromosomal-rezessiv	Europäisch Kurzhaar, Europäisch Langhaar, Perser, Himalaya, British Shorthair, Siam
X	Stuart-Power-Faktor	Faktor-X-Mangel	autosomal dominant	American Cockerspaniel, Jack-Russell-Terrier	unbekannt	Europäisch Kurzhaar
XI	Rosenthal-Faktor, PTA (plasma thromboplastin antecedent)	Faktor-XI-Mangel	autosomal rezessiv	Großer Pyrenäenberghund, English Springer Spaniel, Kerry Blue Terrier, Weimaraner		
XII	Hagemann-Faktor	Faktor-XII-Mangel	autosomal	Shar-Pei, Zwergpudel	autosomal rezessiv	Europäisch Kurzhaar, Europäisch Langhaar, Siam, Himalaya
	hereditärer Defekt in Vitamin-K-Synthese			verschiedene		verschiedene

einheiten, von denen ein Dimer des D-Fragmentes (D-Dimer) auch für die Diagnostik einer DIG genutzt werden kann. Letztere steigen auch im Blutplasma bei Thrombosen und thromboembolischen Erkrankungen an.

12.4 Diagnostisches Vorgehen

12.4.1 Signalement und Anamnese

Bei der Untersuchung von Hunden mit spontan aufgetretenen Blutungen ist es im Rahmen der Anamnese wichtig, folgende Informationen zu erfragen:
- Rasse, Alter, Geschlecht. Junge Tiere haben eher angeborene, alte meist erworbene Krankheiten.
- Gab es frühere Operationen und dabei vermehrt Blutungen?
- Ist bekannt, dass Geschwistertiere Blutungsneigungen aufweisen (→ angeborene Koagulopathie)?
- Wurde kürzlich eine Impfung vorgenommen (→ modifizierte Lebendvakzine können zur Thrombozytopenie oder -pathie führen)?
- Wurden Medikamente verabreicht (Sulfonamide [Dobermann], Aspirin, Antibiotika; → Thrombozytopenie, -pathie möglich)?
- Hat das Tier Zugang zu Rodentiziden und/oder unbeaufsichtigten Freigang (→ Vergiftung mit Cumarinderivaten möglich)?
- War das Tier im Ausland und/oder hatte es Zeckenbefall (→ Ehrlichiose, Leishmaniose, Babesiose möglich)?

12.4.2 Klinische Untersuchung

Defekte der primären und sekundären Hämostase haben häufig typische klinische Symptome (**Tab. 12.4**).

Eine komplette Untersuchung inkl. Palpation des Abdomens (Hämaskos), Rektalpalpation (Kotfarbe am Handschuh) und evtl. eine Beurteilung des Augenhintergrundes (spontane Blutungen) sind wichtige klinische Schritte.

12.4.3 Weiterführende Untersuchungen

Bestimmung der Thrombozytenzahl

Die Bestimmung der Thrombozytenzahl erfolgt mittels Hämatologiesystemen, Zählkammern oder durch Abschätzen der Zellzahl auf einem Blutausstrich. Auf einem guten Blutausstrich entspricht ein Thrombozyt pro Gesichtsfeld (100x-Auflösung) ungefähr 15 000 Thrombozyten/µl (auf Thrombozytenklumpen an Ausstrichende achten). Eine Thrombozytopenie bedingte Blutung kann ab einer Thrombozytenzahl $< 40–50 \times 10^9$/l auftreten, mit Spontanblutungen muss ab einer Thrombozytenzahl $< 30 \times 10^9$/l gerechnet werden, wobei Hunde mit klinischen Symptomen oft Thrombozytenzahlen $< 10 \times 10^9$/l aufweisen.

Schleimhautblutungszeit (BMBT)

Die Schleimhautblutungszeit (Buccal mucosal bleeding Time, BMBT) ist ein einfacher Test für Störungen insbesondere der primären Hämostase (Vaskulopathie, Thrombozytopenie/-pathie, von-Willebrand-Krankheit). Bei der Durchführung ist darauf zu achten, dass standardisierte Verletzungen gesetzt werden. Dies ist unter Verwendung

Tab. 12.4 Häufig vorkommende Symptome bei Störungen der primären und sekundären Hämostase.

Störungen der primären Hämostase	Störungen der sekundären Hämostase
Petechien: oft	Petechien: selten
Hämatome: selten	Hämatome: oft
Blutungen in die Haut (Ohrinnenseite, Bauch, Innenschenkel), Schleimhäute	Blutungen in die Muskulatur, Gelenke, Körperhöhlen
Blutung bleibt direkt nach einer Venenpunktion	Blutung tritt verzögert nach einer Venenpunktion wieder ein

von Einmallanzetten oder Testsimplategeräten zu erzielen. Durch definierte Einstiche entsteht eine oberflächliche, kapilläre Blutung. Beim Vorliegen einer Thrombozytopenie kann die BMBT nicht mehr nachweisen, ob zusätzlich eine Thrombozytopathie vorliegt.

Zum Vorgehen: Die Oberlippe des Tieres wird nach oben geklappt und vorsichtig (z. B. mit einer Mullbinde oder manuell) fixiert. Das Testsimplate (Snapper, Einmalgerät) wird auf die Schleimhautoberfläche aufgesetzt und ausgelöst bzw. der Einstich erfolgt mit einer Lanzette (am besten zwei Einstiche nebeneinander). Es ist wichtig, dass nur das abtropfende Blut aufgesaugt wird, ein Abtupfen des entstehenden Plättchenthrombus ist zu vermeiden. Die Zeit bis zum Stillstand der Blutung wird gemessen. Referenzwert: < 4 Minuten, meist steht die Blutung nach etwa 2,5 Minuten.

Aktivierte Gerinnungszeit (ACT)

Der einfachste und für Notfälle gut geeignete Suchtest für die Ermittlung der intrinsischen und gemeinsamen Gerinnungskaskade ist die aktivierte Gerinnungszeit (Activated clotting Time, ACT). Dazu werden 2 ml Blut (nach Verwerfen der ersten ca. 0,5 ml) am besten direkt aus der Jugularvene in ein vorgewärmtes graues ACT-Röhrchen entnommen. Dieses Röhrchen enthält Kieselerde als Aktivator. Das ACT-Röhrchen sollte in ein Wasserbad mit 37 °C gestellt werden (bessere Standardisierung), in der Praxis kann man es in der geschlossenen Hand halten, vorsichtig schwenken und alle 10 Sekunden ablesen, wobei die Zeit bis zur Fibrinbildung (Clot-Bildung) bestimmt wird. Der Referenzbereich beim Hund liegt bei < 110 Sekunden.

Aktivierte partielle Thromboplastinzeit (aPTT)

Die aktivierte partielle Thromboplastinzeit (aPTT) ist ein wichtiger Test bei allen Koagulopathien. Frisches, mit Natriumzitrat antikoaguliertes Vollblut oder frisch abzentrifugiertes und dann eingefrorenes Zitratplasma kann verwendet werden. Zur Durchführung der Untersuchung wird das Blut rekalzifiziert, durch eine Kontaktsubstanz (z. B. Kaolin) aktiviert und die Fibrinbildung gemessen. Der Referenzbereich ist stark von der Labormethode abhängig. Eine aPTT-Verlängerung findet man bei Gerinnungsstörungen des intrinsischen System oder des gemeinsamen Weges und somit bei allen angeborenen Koagulopathien (außer Faktor-VII-Mangel, hier ist das extrinsische System betroffen), verschiedenen Hepatopathien, einer verzögerten Cumarinvergiftung, einer DIG und nach Heparingabe.

Thromboplastinzeit (PT)

Dieser Test wird insbesondere bei kombinierten Koagulopathien (DIG), einer Cumarinvergiftung, Vitamin-K-Mangel und der Warfarinbehandlung angewendet. Wie bei der aPTT wird die Fibrinbildung im Zitratplasma beurteilt, allerdings wird hier das extrinsische System durch Thromboplastin aktiviert. Der Referenzbereich ist laborabhängig. Die Thromboplastinzeit (Prothrombin Time, PT; Quick-Zeit) ist bei Gerinnungsstörungen des extrinsischen System oder des gemeinsamen Weges verlängert.

Bestimmungen der Fibrinogenkonzentration und Thrombinzeit (TZ)

Die Fibrinogenkonzentration im Blutplasma kann anhand des hitzepräzipitierten Proteins im Hämatokritröhrchen oder mittels der Methode nach Clauss im Koagulometer gemessen werden.

Die Fibrinogenfunktion wird durch die Bestimmung der **Thrombinzeit** (**TZ**) erfasst. Sie ist bei Störungen in der gemeinsamen Endstrecke und bei einer Verbrauchskoagulopathie verlängert, bei einer Cumarinvergiftung bleibt sie unverändert.

Eine Auswertung verschiedener Gerinnungstests im Hinblick auf Störungen der primären und sekundären Hämostase ist in **Tab. 12.5** zusammengestellt. Es ist jedoch zu beachten, dass die Diagnose einer DIG/Verbrauchskoagulopathie nicht durch einen erhöhten **D-Dimer-Test** allein gestellt wird, sondern sich aus einer Kombination von mindestens drei bis vier der folgenden labordiagnostischen Veränderungen ergibt:

- Thrombozytopenie
- Verlängerung der aPTT
- Verlängerung der PT
- Hypofibrinogenämie
- erhöhte D-Dimere oder FSP
- Fragmentozyten im Blutausstrich (Hund)

Andere Untersuchungen

Bei einer Thrombozytopenie ist eine **Hämatologie** anzufertigen, um festzustellen, ob zusätzlich andere Blutzellen vermindert sind (z. B. immunbedingte

Thrombozytopenie zusammen mit immunbedingter Anämie = Evans-Syndrom). Falls eine Blutung vermutet wird, sollte auch ein **Chemieprofil** erfolgen, um die Proteinkonzentration zu beurteilen. Bei einer Thrombozytopathie sind Hinweise auf eine Lebererkrankung oder Niereninsuffizienz als mögliche Ursache abzuklären.

Eine **Knochenmarkuntersuchung** (Kap. 2.3.6, S. 14) ist nötig, wenn andere Zellreihen nebst den Thrombozyten erniedrigt sind – bei einer massiven Thrombozytopenie mit Verdacht einer immunvermittelten Ursache ist dies jedoch nicht nötig.

Infektiöse Ursachen einer Vaskulopathie oder Thrombozytopenie (Ehrlichiose, Leishmaniose) sind mittels **Serologie** oder **PCR** auszuschließen (Kap. 2.2.12, S. 12).

Antithrombozytenantikörper können im Serum gemessen werden, die Genauigkeit des Tests ist jedoch nicht sehr gut und die alleinige Diagnose einer immunvermittelten Thrombozytopenie aufgrund eines positiven Tests ist nicht zulässig.

Beim Vorliegen einer sekundären Hämostasestörung können die einzelnen **Gerinnungsfaktoren** in Speziallabors aus Zitratblut bestimmt werden. Bei Verdacht auf eine von-Willebrand-Krankheit (verlängerte BMBT) wird die **von-Willebrand-Faktorenmenge** im Plasma bestimmt.

Ursachen einer Vaskulopathie oder Hinweise auf eine sekundäre Thrombozytopenie (Tumoren, Splenomegalie etc.) sowie Ursachen einer DIG sollten mittels bildgebender Verfahren (**Röntgen**, **Ultraschall**) eruiert werden.

12.5 Therapie

Bei schweren Blutungen besteht eine **Notfallbehandlung**, unabhängig von der Ursache und besonders bei gleichzeitiger Anämie, mittels **Frischbluttransfusion**. Je nach Ursache sind lokale Blutstillung und intraoperative Hämostaseverfahren wichtig. Weitere Maßnahmen, wie z. B. Schocktherapie, Sauerstoffzufuhr oder auch Thorakozentese

Tab. 12.5 Labordiagnostische Veränderungen der häufigsten Ursachen von hämorrhagischen Diathesen.

Erkrankung	BMBT	Knm	PLT	PT	aPTT	Fibr.	FSP	D-Di
Verbrauch oder vermehrte Zerstörung von Thrombozyten → Thrombozytopenie	↑	±/↑	↓	±	±	±	±	±
Bildungsstörung → Thrombozytopenie	↑	↓	↓	±	±	±	±	±
angeborene Defekte des intrinsischen Systems (z. B. Hämophilie A oder B)	±*	±	±	±	↑	±	±	±
angeborene Defekte des extrinsischen Systems (z. B. Faktor-VII-Mangel)	±	±	±	↑	±	±	±	±
Angeborene Defekte des gemeinsamen Systems (z. B. Faktor-X-Mangel)	±*	±	±	↑	↑	±	±	±
von-Willebrand-Krankheit (vWF), Thrombozytopathie	↑	±	±	±	±/↑	±	±	±
multipler Faktorenmangel (z. B. Cumarinvergiftung)	±*	±	±	↑	↑	↑	±	±
Verbrauchskoagulopathie disseminierte intravasale Gerinnung (DIG)	↑	±	↓	↑	↑	±/↓	↑	↑

BMBT = Schleimhautblutungszeit; Knm = Knochenmark; PLT = Platelets, Thrombozyten; PT = Prothrombinzeit; aPTT = aktivierte Thromboplastinzeit; Fibr. = Fibrinogenkonzentration; FSP = Fibrinogenspaltprodukte; D-Di = D-Dimere.
↑ = erhöht bzw. verlängert; ↓ = vermindert bzw. verkürzt; ± = innerhalb des Referenzbereiches; * = initial normal, danach kann die Blutung erneut starten.

Diagnostischer Algorithmus

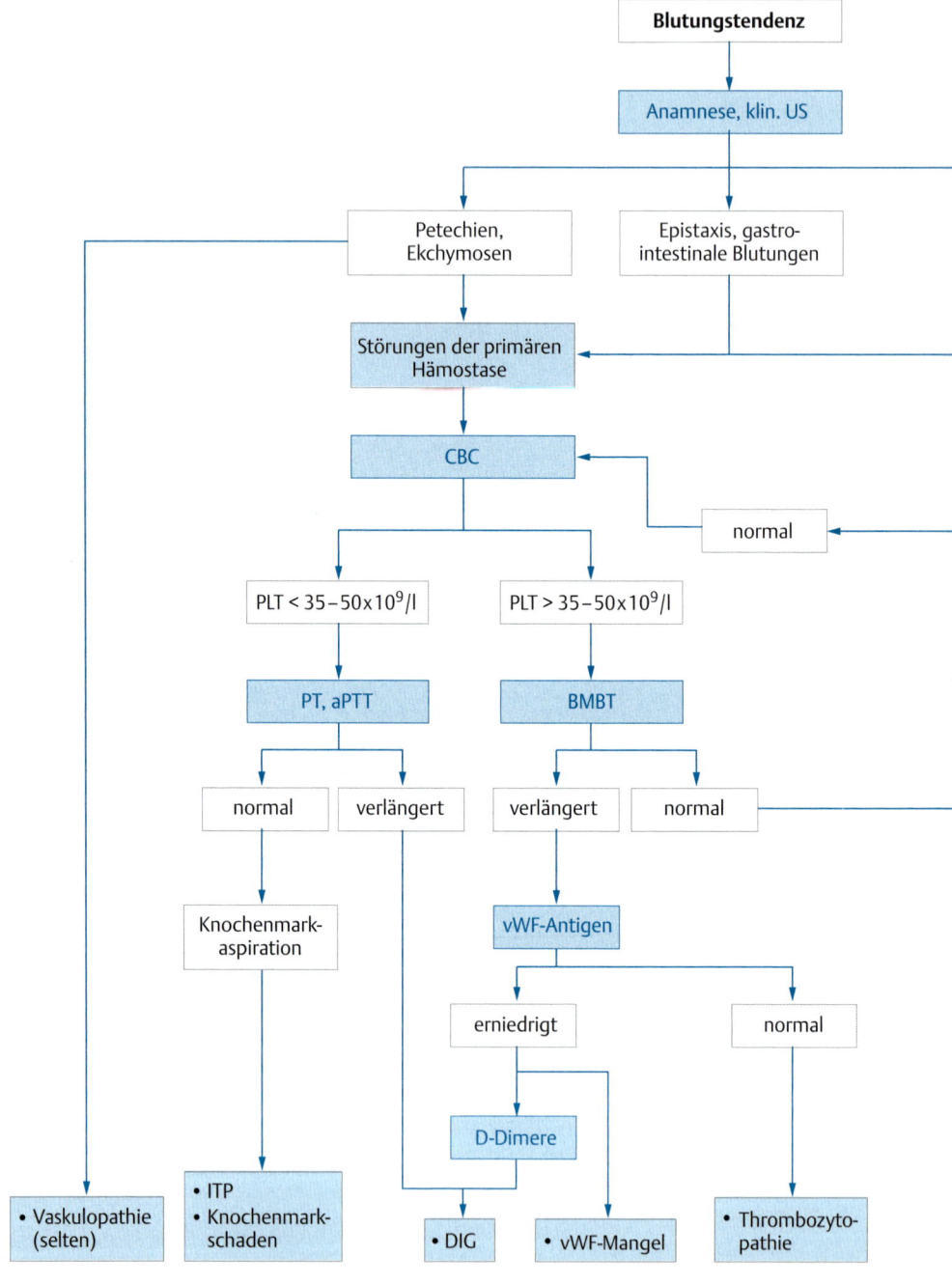

12 Blutungstendenz

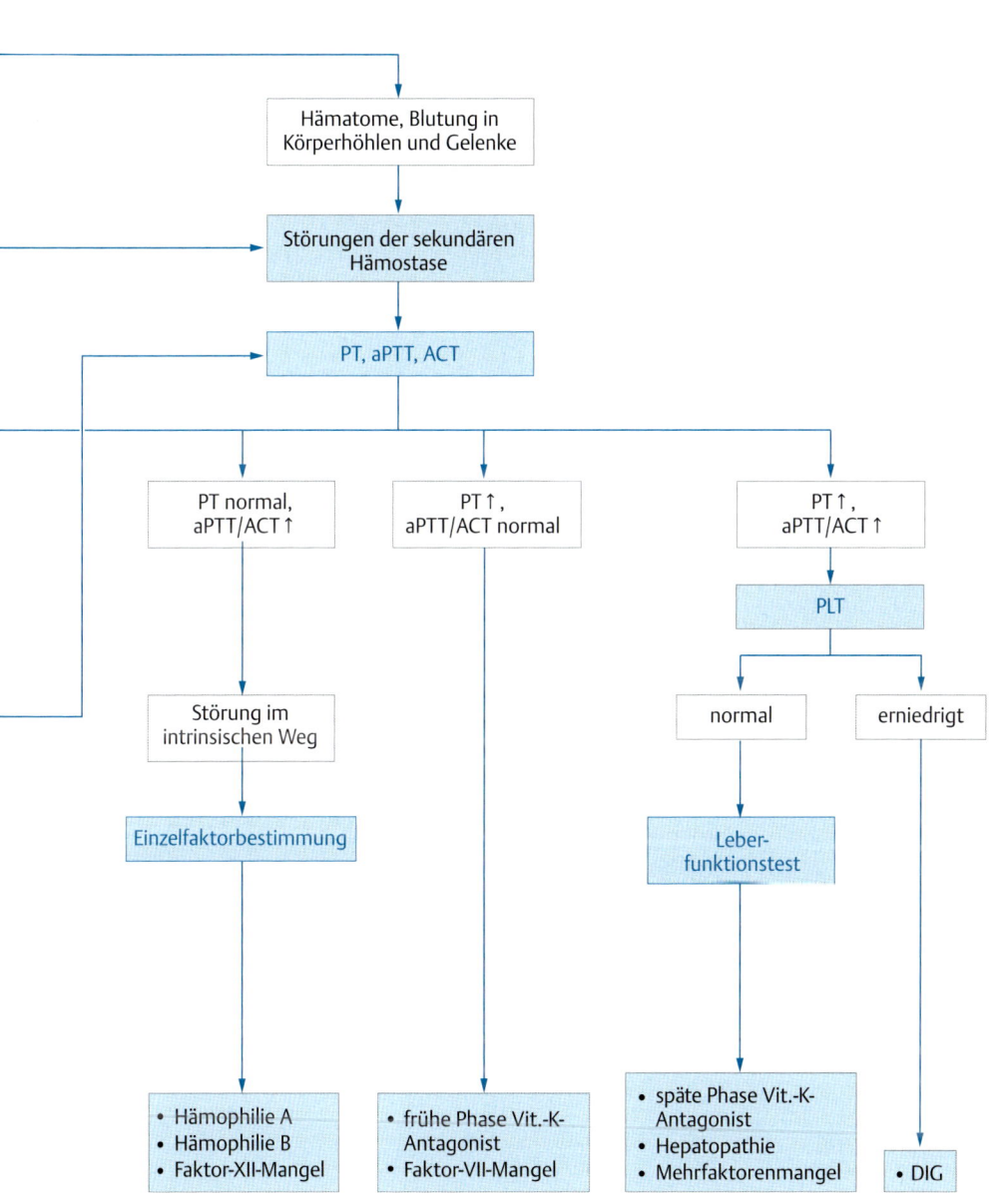

bei Hämothorax bzw. Abdomenpunktion bei Hämaskos, dienen der Entlastung und Stabilisierung des Patienten. Außerdem kann das zurückgewonnene Blut als Autotransfusion verabreicht werden (**cave:** Tumorosen wie z.B. das Hämangiosarkom sollten vor der Autotransfusion differenzialdiagnostisch ausgeschlossen sein).

Die Mittel der Wahl bei **immunbedingten Thrombozytopenien** sind Glukokortikoide und Vincristin. Ziel der Therapie ist eine Phagozytosehemmung, Anheftungsverringerung der Antikörper an Thrombozyten, eine Gefäßabdichtung und eine verminderte Antikörperbildung. **Prednisolon** (1,0–2,0 mg/kg p.o. q12h) ist so lange zu verabreichen, bis die Thrombozytenzahl auf $100 \times 10^9/l$ angestiegen ist und kann dann ausgeschlichen werden (ggf. bis zur Erhaltungsdosis). Sofern die Thrombozyten nach 2- bis 3-tägiger Behandlungsdauer nicht angestiegen sind, wird **Vincristin** (0,01–0,025 mg/kg i.v., 1×/Wo.) verabreicht. Zusätzlich anzuwendende Zytostatika sind **Cyclophosphamid** und **Azathioprin**.

Bei **Koagulopathien** oder der **von-Willebrand-Krankheit** können frisches oder frischgefrorenes **Plasma** (5,0–10,0 ml/kg, mehrmals) oder, sofern erhältlich, **Kryopräzipitat** (enthält u.a. konzentriert vWF und Faktor VIII, 2,0–10,0 ml/kg i.v., wiederholt alle 6–8 h über Tage, bis Blutungen sistieren) verwendet werden.

Zur Behandlung der **Cumarinvergiftung** wird Vitamin K_1 einmalig in einer Dosierung von 4,0–5,0 (bis 10,0) mg/kg p.o. (sofern das Tier abschlucken kann) oder s.c. (verdünnt mit 0,9 % NaCl-Lösung, dünne Nadel) verabreicht (die intramuskuläre Gabe kann zu Hämatomen führen und ist nicht indiziert). Bei intravenöser Gabe sollte wegen der Anaphylaxiegefahr Vit. K_1 langsam, verdünnt (z.B. mit 0,9 % NaCl-Lösung) nach vorheriger Prednisolon-Gabe (1,0 mg/kg) infundiert werden. Das ölige Präparat kann (auch ohne anaphylaktische Reaktion) Erbrechen auslösen. Bei der hoch dosierten intravenösen Gabe von **Vit. K_3** (in Deutschland nicht auf dem Markt) wurde das Auftreten einer Heinz-Körperchen-Anämie festgestellt. Vit. K_1 wird nach der akuten Phase in Abhängigkeit von der (sofern bekannten) Art des Cumarinderivates in einer Dosierung von etwa 1,0–2,0 mg/kg p.o. q12h gegeben (mehrwöchig). Zwei bis drei Tage nach dem Absetzen sollten die Thromboplastinzeit (Quick) unbedingt nochmals kontrolliert und bei Verlängerung die Medikation erneut fortgeführt werden, um beim nächsten Absetzen dasselbe zu wiederholen.

Die Behandlung der **Verbrauchskoagulopathie** richtet sich nach der Grundkrankheit. Neben der meistens erforderlichen Schocktherapie ist **Heparin** (100–150 IE/kg initial i.v.), dann alle 6–12 h s.c. (Dosis anpassen) bis zur Besserung und darüber hinaus unter Gerinnungskontrolle einzusetzen. Bei akuten Blutungen ist eine **Frischbluttransfusion** erforderlich. Weiterhin, je nach Grundkrankheit, werden Infusionen (Toxinverdünnung, Stabilisierung), Antibiotika und Kortikosteroide verabreicht.

13 Durchfall

Jörg M. Steiner

Das Wichtigste vorweg

- Durchfall ist eines der häufigsten Symptome, weshalb Hunde und Katzen einem Tierarzt vorgestellt werden.

- Akuter Durchfall (< 1 Woche) wird von chronischem Durchfall (> 3 Wochen) unterschieden.

- Akuter Durchfall kann zu systemischen Komplikationen (Dehydratation, Elektrolyt- und Säure-Basen-Verschiebungen) führen, die aggressiv behandelt werden müssen.

- Chronischer Durchfall wird anhand der Anamnese und klinischen Untersuchung in Dünndarmdurchfall oder Dickdarmdurchfall oder eine Kombination von beiden unterteilt.

- Bei Fällen eines chronischen Durchfalls kann es schwierig sein, eine definitive Diagnose zu stellen.

- Der Ausschluss von extra-gastrointestinalen Erkrankungen als Ursache eines chronischen Durchfalls ist äußerst wichtig.

- Beim chronischen Durchfall kann eine Diagnose auch durch eine empirische Therapie (Diät für Futtermittelhypersensitivität, Anthelmintika bei chronischen Parasitosen, Antibiotika für Antibiotika-responsive Enteropathie) erfolgen.

13.1 Definitionen

Durchfall (Diarrhö, von gr. dia = durch und rhein = Fluss) ist der Absatz von Kot mit einem erhöhten Wassergehalt und/oder eine erhöhte Frequenz des Kotabsatzes. Dabei kann der Kot breiig bis wässrig sein. Die wichtigste Einteilung erfolgt anhand der **Dauer** in akuten (< 1 Wo.) und chronischen (> 3 Wo.) Durchfall. Andere Einteilungen basieren auf der **Pathophysiologie** (sekretorisch, osmotisch, abnormale Permeabilität, abnormale Motilität) oder der Ätiopathogenese.

Durchfall geht oft mit folgenden anderen Problemen einher:
- Erbrechen (S. 147)
- Anorexie (S. 67)
- Flatus und Borborygmus (S. 159)
- Gewichtsverlust (S. 165)
- Melaena und Hämatochezie (S. 291)

Andererseits muss ein Durchfall von folgenden Problemen unterschieden werden, denn Patienten mit diesen Problemen zeigen meist auch etwas dünneren Kotabsatz:
- Obstipation (S. 318)
- Tenesmus und Dyschezie (S. 374)
- Kotinkontinenz (S. 276)

13.2 Anatomie – Physiologie – Pathophysiologie

Durchfall kann aufgrund mehrerer pathophysiologischer Ursachen auftreten. Generell ist es die Aufgabe des Darmtrakts, Nahrungsbestandteile zu verdauen und zu absorbieren. Wenn es zu Störungen der Verdauung kommt, so bleiben Nahrungsbestandteile im Darm zurück und Bakterien können diese Nahrungsbestandteile vergären, was zu Durchfall führen kann. Eine **Entzündung** des Darms kann zur Zerstörung von Tight Junctions in der Darmmukosa führen, was einen Verlust von Elektrolyten und Wasser zur Folge hat. Eine solche Entzündung kann durch einen immunologischen Prozess bedingt sein (z. B. Infiltration der Mukosa mit Entzündungszellen aufgrund abnormaler oder gesteigerter luminaler diätetischer oder mikrobieller Antigene), kann aufgrund einer Neoplasie (z. B. Lymphom) oder durch eine Überwucherung bzw. Fehlbesiedelung des Darmtraktes mit Bakterien entstehen. Des Weiteren können **pathogene Keime** die Sekretion von Elektrolyten stimulieren. Wasser folgt den Elektrolyten passiv, was ebenso zu Durchfall führen kann. Weiterhin können sowohl eine **Hypo-** als auch eine **Hypermotilität** (z. B. bei partieller Obstruktion) des Darmes zu Durchfall führen.

13.3 Ursachen

13.3.1 Akuter Durchfall

Akuter Durchfall ist meist **nahrungs- oder infektionsbedingt** (Tab. 13.1). Beim Hund spielt die Aufnahme von verdorbenem Futter, Müll oder Dingen, die nicht zum Verzehr geeignet sind, eine große Rolle. Zudem kann auch ein rascher Futterwechsel oder eine Intoleranz gegenüber dem angebotenen Futter zu akutem Durchfall führen.

Bei den infektiösen Durchfallerkrankungen spielt beim Hund die Parvovirose die größte, die Staupe eine weit weniger wichtige Rolle. Des Weiteren können eine Reihe von enteropathogenen Keimen, wie *Salmonella* spp., *Campylobacter* spp., *Yersinia* spp., *E. coli* und enterotoxische Formen von *Clostridium perfringens* und *Clostridium difficile* akuten Durchfall auslösen. Dabei ist auch hier der Hund weit häufiger betroffen als die Katze. Die Katze

Tab. 13.1 Ursachen von akutem Durchfall.

gastrointestinal	diätetisch	verdorbenes Futter	Hund > Katze
		Futtermittelintoleranz (akuter Futterwechsel, Überfressen, schlechte Futterqualität)	Hund & Katze
	infektiös entzündlich	parasitär	
		• Rundwürmer (Askariden, Peitschenwürmer, Hakenwürmer)	Hund & Katze
		• Bandwürmer (Taenien, *Diphyllobothrium*, *Dipylidium*)	Katze > Hund
		• Protozoen (Giardien, Tritrichomonaden, Kokzidien)	Hund & Katze
		Bakterien	
		• *Salmonella* spp.	Hund >> Katze
		• *Campylobacter* spp.	Hund >> Katze
		• *Yersinia* spp.	Hund & Katze
		• Clostridien	Hund >> Katze
		• enteropathogene *E. coli*	Hund >> Katze
		Viren	
		• Parvo	Hund > Katze
		• Corona	Katze > Hund
		• Staupe	Hund
		• FeLV, FIV	Katze
		• Reo, Astro	Hund >> Katze
	nicht infektiös entzündlich	akute hämorrhagische Enteritis (AHE)	Hund & Katze
		idiopathischer juveniler Durchfall	Hund & Katze
	Obstruktion	Invagination	Hund > Katze
		Fremdkörper	Hund > Katze
nicht gastrointestinal	metabolisch	Lebererkrankung	Hund & Katze
		Nierenerkrankung	
		Pankreatitis	
	endokrin	Hypoadrenokortizismus	Hund
		Diabetes und diabetische Ketoazidose	Hund & Katze
	toxisch	Medikamente	Hund & Katze
		Toxine (Schwermetall, Pflanzen etc.)	Hund > Katze
	Hypovolämie	Schock	Hund & Katze
		Dehydratation	
		Anämie	
	Neoplasie	verschiedenste Tumoren im Körper	Hund & Katze

kann akuten infektionsbedingten Durchfall aufgrund einer Coronavirus-Infektion oder seltener einer FeLV, FIV oder Panleukopenie zeigen. Bei beiden Spezies sind Parasiten (Rundwürmer, Bandwürmer) eine wichtige Ursache des akuten Durchfalls, insbesondere Giardien, aber auch Kokzidien oder Isospora kommen recht häufig vor.

Toxische Ursachen (Medikamente, Toxine) sind eine weitere häufige Ursache von akutem Durchfall. Eine **partielle Darmobstruktion** (Fremdkörper, Invagination) führt nebst Erbrechen oft auch zu Durchfall. Bei Hund und Katze ist der Darmtrakt ein Schockorgan und somit ist Durchfall (meist blutig durch Abschilfern von Darmzellen) ein wichtiges Symptom einer starken Hypovolämie. Und schließlich wird natürlich jede chronische Form von Durchfall zunächst einmal akut auftreten.

13.3.2 Chronischer Durchfall

Chronischer Durchfall kann sowohl durch Erkrankungen im Gastrointestinaltrakt als auch durch solche außerhalb des Gastrointestinaltrakts bedingt sein (**Tab. 13.2**). Eine Reihe von Ursachen zeigt sich v. a. als Dünndarmdurchfall, ein Teil v. a. als Dickdarmdurchfall, die meisten können aber sowohl Dünndarm- als auch Dickdarmsymptome zeigen.

Die wichtigste gastrointestinale Ursache, welche mit chronischem Durchfall einhergeht, ist wie bei der akuten Form diätetischer Natur, wobei eine **Futtermittelhypersensitivität** häufig vorkommt, eine echte Futtermittelallergie jedoch sehr selten. **Infektiöse Ursachen** sind Parasiten, Bakterien, Pilze, Protozoen und bei der Katze auch Viren – wichtig ist hier auch an Ursachen bedingt durch Import aus anderen Ländern zu denken. Entzündlich nicht infektiös, ist der **IBD-Komplex** sehr wichtig, der im Dünndarm, Dickdarm oder gemischt zur Infiltration mit mehreren Arten von Entzündungszellen führen kann. Einzelne Rassen haben zusätzlich noch eigene Formen (Basenji, Soft Coated Wheaten Terrier) einer IBD. **Tumoren** (Lymphom, Adenokarzinom, Leiomyosarkom) führen über eine Obstruktion oder Infiltration der Mukosa zu Durchfall. Weitere gastrointestinale Ursachen sind die auf **Antibiotika-responsive Enteropathie** sowie die bakterielle Dünndarmüberwucherung, wobei unklar ist, ob es sich dabei nicht um dieselbe Erkrankung handelt.

Das Syndrom der **Proteinverlustenteropathie** ist durch einige Erkrankungen des Darmes bedingt, welche zu einem starken Verlust von Proteinen (Albumin, Globuline und andere) aus dem Blut ins Darmlumen führen. Infrage kommen v. a. eine IBD, eine Lymphangiektasie oder eine Neoplasie (v. a. Lymphom) des Darmes. Selten führen auch andere Erkrankungen zu einer Proteinverlustenteropathie.

> Chronischer Durchfall kann durch primäre Erkrankungen des Gastrointestinaltrakts, aber auch durch nicht gastrointestinale Probleme verursacht werden.

13.4 Diagnostisches Vorgehen

> Bei Patienten mit akutem Durchfall spielt die definitive Diagnose oft eine untergeordnete Rolle.

Trotzdem sollte eine möglichst genaue Diagnose gestellt werden, um die entsprechende Therapie einzuleiten und bei einer infektiösen Ursache eine Übertragung zu vermeiden.

Die Aufarbeitung eines Patienten mit chronischem Durchfall kann sowohl für den Besitzer als auch den Tierarzt frustrierend sein und eventuell mehrere Monate in Anspruch nehmen. Daher ist ein systematisches Vorgehen besonders wichtig. Der Autor verwendet ein **5-Schritte-Programm** zur Aufarbeitung dieser Fälle:

13.4.1 Anamnese

Der Vorbericht sollte genaue Fragen über die vorherige als auch die aktuelle Krankengeschichte des Patienten enthalten. Beim akuten Durchfall sind folgende Fragen wichtig:
- Impf- und Entwurmungsanamnese
- Auslandsanamnese
- genaue Diät (Futterumstellung, Aufnahme von verdorbenem Futter oder Abfall möglich, rohes Fleisch)
- mögliche infektiöse Ursachen (andere Tiere im Haushalt, Freigang, Tierheimbesuch etc.)

Tab. 13.2 Ursachen von chronischem Dünndarm- (D) und Dickdarmdurchfall (C).

gastrointestinal	diätetisch	Futtermittelhypersensitivität	D & C	Hund & Katze
		Futtermittelallergie	D & C	Hund & Katze
	infektiös entzündlich	parasitär		
		• Giardien	D & C	Hund & Katze
		• Hakenwürmer	D	Hund & Katze
		• Peitschenwürmer	D	Hund & Katze
		Bakterien (s. akuter Durchfall)	D	Hund & Katze
		• Tritrichomoniasis	C	Katze
		Viren		
		• FeLV/FIV	D & C	Katze
		• Coronavirus	D & C	Katze > Hund
		Prototheca, Pythium, Pilze	C	Hund >> Katze
	nicht infektiös entzündlich	chronische Darmentzündung (IBD)		
		• lymphoplasmazellulär	D & C	Hund & Katze
		• eosinophil	D & C	Hund & Katze
		• granulomatöse Enteritis	D & C	Hund & Katze
		• neutrophile Enteritis	D	Hund > Katze
		• histiozytäre ulzerative Kolitis	C	Hund
		Antibiotika-responsive Enteropathie (ARE) bakterielle Dünndarmüberwucherung (SIBO)	D	Hund > Katze
	Neoplasie	• Lymphom	D & C	Hund & Katze
		• Adenokarzinom	D & C	Hund & Katze
		• Leiomyom/-myosarkom	D & C	Hund & Katze
		• Mastzelltumor	D & C	Hund & Katze
	Verschiedenes	Lymphangiektasie	D	Hund >> Katze
		Reizkolon (Irritable Bowel Syndrom)	C	Hund
		Zottenatrophie	D	Hund
		Divertikulose im Jejunum	D	Hund & Katze
		Short Bowel Syndrom	D	Hund & Katze
		Immunglobulin-A-Mangel	D	Hund
nicht gastrointestinal	Pankreas	exokrine Pankreasinsuffizienz (EPI)	D	Hund > Katze
		Pankreatitis		Hund & Katze
	endokrin	• Hypoadrenokortizismus	D	Hund >> Katze
		• Diabetes mellitus	D	Hund & Katze
		• Hyperthyreose	D & C	Katze
		• Hypothyreose	D	Hund
	Verschiedenes	hypereosinophiles Syndrom	D & C	Katze >> Hund
		Niereninsuffizienz		Hund & Katze
		Leberinsuffizienz		Hund & Katze
		portosystemischer Shunt		Hund > Katze
		Herzinsuffizienz		Hund & Katze

- Medikamentengabe oder potenzielle Toxinaufnahme
- andere Symptome, z.B. Gewichtsverlust (S. 165), Erbrechen (S. 147), Tenesmus und Dyschezie (S. 374) oder Melaena und Hämatochezie (S. 291)

Beim chronischen Durchfall ist aufgrund der Anamnese eine **Unterteilung in Dünndarm- und Dickdarmdurchfall** vorzunehmen (**Tab. 13.3**). Allerdings ist es wichtig festzustellen, dass diese Einteilung nicht absolut ist und viele Patienten mit klinischen Anzeichen für einen Dickdarmdurchfall eine diffuse Darmerkrankung haben. Wichtig sind zudem die Dauer des Durchfalls, ob dauernd oder intermittierend sowie alle Fragen, die auch beim akuten Durchfall erfolgen.

13.4.2 Klinische Untersuchung

Beim klinischen Untersuchungsgang sollte großer Wert auf die Untersuchung des Allgemeinzustandes (inkl. Temperatur und Schleimhäute) des Patienten gelegt werden. Auch die Untersuchung der Mundhöhle, des Abdomens durch Palpation (verdickte Därme, Masseneffekt, Schmerz, flüssigkeits- oder gasgefüllte Därme, Invagination) und des Rektums (Schmerz, Masse [z. B. Polyp], unregelmäßige Darmwand, Verengung, Perinealhernie, Fisteln, Analdrüsen) durch digitale Rektaluntersuchung ist äußerst wichtig. Außerdem sollte der Patient auskultiert werden. Bei akutem Durchfall ist zudem auf den Hydratationsstatus zu achten, der von normal bis zu hypovolämischer Schock reichen kann. Unbedingt ist bei allen Tieren das genaue Körpergewicht zu bestimmen. Bei Katzen sollten die Schilddrüsen palpiert werden.

Durch Anamnese und klinischen Untersuchungsgang ist es in den meisten Fällen möglich, eine zentralnervöse Störung sowie Herzversagen als Ursache des chronischen Durchfalls auszuschließen.

13.4.3 Ausschluss von parasitären Erkrankungen

Jeder Patient mit akutem und chronischem Durchfall sollte auf einen eventuellen Befall mit gastrointestinalen Parasiten (**Tab. 13.1** und **Tab. 13.2**) untersucht werden. Dazu sollten ein Kotausstrich, eine Flotation und eine Zinksulfatflotation durchgeführt werden (Kap. 2.3.1, S. 13). Zum Nachweis von Giardien kann auch ein Kot-ELISA erfolgen. Bei der Katze spielt *Tritrichomonas foetus* vor allem bei jungen Rassekatzen eine große Rolle. Daher sollte bei Katzen mit chronischem Durchfall, vor allem wenn Dickdarmdurchfall vorliegt und der Patient zur Patientengruppe mit erhöhtem Risiko gehört, auf Tritrichomoniasis untersucht werden (Kap. 32.4.3, S. 295). Unabhängig davon, ob eine parasitäre Infektion festgestellt wird, sollte der Patient mit einem Breitbandanthelminthikum (z. B. Fenbendazol 50 mg/kg p. o. für 5 Tage) behandelt werden.

Tab. 13.3 Unterscheidung zwischen Dünndarm- und Dickdarmdurchfall.

Befund	Dünndarmdurchfall	Dickdarmdurchfall
Kot		
Schleim	kaum	häufig
Hämatochezie (frisches Blut)	selten	häufig
Melaena (Teerstuhl)	möglich	abwesend
Menge pro Absatz	normal bis erhöht	meist erniedrigt
Steatorrhö (Fettstuhl)	vorhanden bei Maldigestion	abwesend
Kotabsatz/Defäkation		
Frequenz	normal bis leicht erhöht (2–4/d)	stark erhöht (4–12/d)
Tenesmus (Kotdrang)	abwesend	häufig
Dringlichkeit	nicht typisch	häufig
zusätzliche Anzeichen		
Gewichtsverlust	häufig	selten (möglich mit Tumor oder schwerer Kolitis und Histoplasmose)
Erbrechen	möglich	möglich (bis zu 30 % der Kolitisfälle)
Appetit	meist normal bis polyphag	normal bis vermindert
Mundgeruch	möglich (bei Malassimilation)	abwesend
Borborygmus (Bauchgeräusche)	möglich	abwesend
Flatulenz/Wind	möglich	häufig
Kotinkontinenz	selten bis abwesend	möglich
Schlittenfahren	abwesend	möglich bei Proktitis

> Jeder Patient mit chronischem Durchfall sollte auf einen eventuellen Befall mit gastrointestinalen Parasiten hin untersucht und auch dann behandelt werden, wenn keine Parasiten vorgefunden werden.

13.4.4 Unterscheidung von primären und sekundären Ursachen

Das nächste Ziel der klinischen Abklärung ist der Ausschluss von sekundären Gastrointestinalerkrankungen.

Die meisten sekundären Ursachen können durch eine **Hämatologie**, ein **Chemieprofil** und eine **Urinanalyse** ausgeschlossen werden. Dabei sollte bei älteren Katzen (je nach Vorkommenshäufigkeit ab 7–10 Jahren) auch eine **Thyroxinkonzentration** gemessen werden.

Lebererkrankungen gehen oft mit erhöhten Leberenzym- und Bilirubinwerten einher. Bei der Leberinsuffizienz steht die erhöhte Bilirubinkonzentration (S. 245) im Serum im Vordergrund, die Leberenzymwerte können normal oder erhöht sein. Konzentrationen des Albumins, des Harnstoffs und des Cholesterins sind bei Leberversagen oft vermindert. Wenn Zweifel am Vorhandensein einer Lebererkrankung bestehen, sollte eine weiterführende Diagnostik wie die Bestimmung der Serumgallensäuren (Stimulationstest) erfolgen (Kap. 2.2.5, S. 9) und eventuell eine Ultraschalluntersuchung des Abdomens oder auch eine Leberbiopsie durchgeführt werden.

Niereninsuffizienz kann durch Untersuchung der Harnstoff- und Kreatininkonzentration im Zusammenhang mit einer Untersuchung des spezifischen Gewichts und einer Sedimentanalyse des Urins ausgeschlossen werden (Kap. 2.2.8, S. 9). Wenn jedoch noch Zweifel vorhanden sind, kann weitere Diagnostik wie eine Kultur des Urins, ein Protein-Kreatinin-Quotient, eine Ultraschalluntersuchung des Abdomens oder in wenigen Fällen eine Nierenbiopsie notwendig werden.

Hypoadrenokortizismus ist in klassischen Fällen mit einer Verminderung von Natrium und einer Erhöhung von Kalium verbunden. Allerdings schließt ein Fehlen dieser Befunde einen Hypoadrenokortizismus nicht aus (Kap. 2.2.9, S. 10). Patienten mit chronischem Durchfall sollten ein Stressleukogramm aufweisen. Daher ist beim Fehlen einer Lymphopenie der Verdacht eines Hypoadrenokortizismus gegeben.

> Bei geringstem Verdacht auf Hypoadrenokortizismus sollte ein ACTH-Stimulationstest durchgeführt werden.

Eine **exokrine Pankreasinsuffizienz** wird leicht durch Messung eines Trypsin-like-Immunoreactivity-(TLI-)Wertes im Serum ausgeschlossen (≤ 2,5 µg/l beim Hund und ≤ 8 µg/l bei der Katze; Kap. 2.2.6, S. 9). Auch eine **chronische Pankreatitis** kann zu chronischem Durchfall führen, wobei eine chronische Pankreatitis häufiger mit Erbrechen und/oder Anorexie einhergeht. Eine Pankreatitis kann in manchen Fällen schwer auszuschließen sein, vor allem dann, wenn eine milde Verlaufsform vorliegt. Mehrere minimalinvasive Tests sind zur Pankreatitisdiagnose beschrieben worden. Traditionell wurden die Amylasen- und Lipasenaktivität im Serum herangezogen. Leider sind sie weder sensitiv noch spezifisch. Dagegen hat sich die Messung der Konzentration der pankreatischen Lipase-Immunreaktivität (PLI) im Serum beim Hund und bei der Katze sowohl als spezifisch wie auch als sensitiv für eine Pankreatitis erwiesen (beim Hund ist eine Spec-cPL™-Konzentration im Serum ≥ 400 µg/l hinweisend für eine akute Pankreatitis, bei der Katze eine Spec-fPL™-Konzentration ≥ 5,4 µg/l). Daneben stellt auch der abdominale Ultraschall eine diagnostisch wertvolle Methode zur Pankreatitisdiagnose dar, allerdings ist eine leichtgradige chronische Pankreatitis durch Ultraschall schwer festzustellen.

> Eine exokrine Pankreasinsuffizienz kann durch die Messung der TLI-Konzentration im Serum, eine Pankreatitis durch die Messung einer PLI-Konzentration im Serum diagnostiziert werden.

13.4.5 Diagnose der Ursache einer primären Gastrointestinalerkrankung

Nach Ausschluss von sekundären Erkrankungen verbleiben noch primäre gastrointestinale Erkrankungen als Ursache für einen chronischen Durchfall. Traditionell wurde immer großer Wert auf eine Differenzierung von Dickdarm- und Dünndarmdurchfall gelegt (**Tab. 13.3**). Leider sind diese Charakteristika nicht absolut und viele Patienten mit klinischen Anzeichen eines Dickdarmdurchfalls haben sowohl Dickdarm- als auch Dünndarmdurchfall. Ein reiner Dickdarmdurchfall kommt bei Hund und Katze nicht besonders häufig vor. Eine Ausnahme stellt dabei die ulzerative Kolitis des Boxers dar.

Oft empfiehlt es sich, bei chronischem Durchfall nach Ausschluss parasitärer und sekundärer Erkrankungen diagnostisch erst eine 4- bis 6-wöchige Probetherapie mit spezifischen Antibiotika und einer Diät durchzuführen (Kap. 13.5.2, S. 130).

Einen größeren klinischen Wert als eine vermeintliche Lokalisation des Durchfalls hat eine Funktionsanalyse des Dünndarms. Dabei werden sowohl die Konzentrationen des Cobalamins (Vitamin B_{12}) als auch der Folsäure im Serum gemessen. Erniedrigte **Folsäure** weist auf eine schwergradige oder diffuse Erkrankung des Dünndarms hin, insbesondere wenn der proximale Dünndarm mitbetroffen ist. Viele Bakterienspezies sind in der Lage, Folsäure zu synthetisieren und bei einer Überwucherung (**SIBO**) findet sich nach einer gewissen Zeit eine erhöhte Folsäurekonzentration im Serum. Erkrankungen des Ileums führen zur Malabsorption von **Cobalamin** und über längere Zeit zur erniedrigten Serumkonzentration. Auch bei diffusen Darmerkrankungen kann es zum Cobalamin-Mangel kommen, wenn das Ileum vom Krankheitsprozess betroffen ist. Schließlich kann es bei der SIBO beim Hund zum Cobalamin-Mangel kommen, da viele Bakterien Cobalamin verbrauchen.

> Die Messung der Serumkonzentrationen von Folsäure und Cobalamin bei Hunden und Katzen mit chronischem Durchfall spielt bei der Diagnose und Behandlung eine große Rolle.

Als Nächstes ist wichtig zu entscheiden wie aggressiv vorgegangen werden muss. Bei gestörtem Allgemeinbefinden oder Hypoalbuminämie muss aggressiver vorgegangen werden als bei Patienten ohne gestörtes Allgemeinbefinden. Bei Letzteren ist eine Probediät angebracht (Kap. 13.5.2, S. 130).

Bei gestörtem Allgemeinbefinden sind oft ein abdominaler Ultraschall und/oder eine Endoskopie hilfreich. Ein **abdominaler Ultraschall** kann bei Tumoren (Schichtung der Darmwand abnormal) oder chronischem Fremdkörper hilfreich sein. Zudem können verdickte Darmwände oder veränderte Lymphknoten festgestellt werden. Allerdings ist festzuhalten, dass der abdominale Ultraschall in wenigen Fällen spezifische Veränderungen aufzeigt.

Es gibt viele weitere diagnostische Tests, die bei einzelnen Patienten zum Einsatz kommen können. So empfiehlt sich bei Patienten mit blutigem Durchfall eine **Kotkultur** für spezifische Keime (*Salmonella* spp., *Campylobacter* spp. und *Yersinia* spp.). Eine unspezifische Kotkultur hat allerdings wenig Nutzen. Pathogene *Campylobacter* spp. können auch durch PCR-Tests nachgewiesen werden (Kap. 2.3.1, S. 13).

Bei Patienten mit Verdacht auf Proteinverlustenteropathie kann die **α1-Proteinase-Inhibitor-Konzentration** in den Fäzes gemessen werden. Bei Proteinverlust in den Darm kommt es weitgehend zur Verdauung von Albumin. Das Plasmaprotein $α_1$-Proteinaseninhibitor hat eine ähnliche Molekulargröße wie Albumin, wird aber nicht abgebaut und kann daher in den Fäzes bestimmt werden. Spezies-spezifische Assays für Hunde und Katzen stehen zur Verfügung.

Die **Endoskopie** (Kap. 2.4.5, S. 17) oder **Probelaparotomie** mit Biopsieentnahme kann zur spezifischen Diagnose führen. Allerdings muss die Histopathologie vorsichtig interpretiert werden. Es wurde gezeigt, dass eine große Variabilität zwischen der Interpretation des gleichen Bioptates durch verschiedene Histopathologen besteht.

> Die histopathologische Untersuchung einer Darmbiopsie ist zur Diagnose von chronischen Darmerkrankungen äußerst hilfreich. Allerdings müssen Befunde kritisch bewertet werden.

13 Durchfall

Diagnostischer Algorithmus

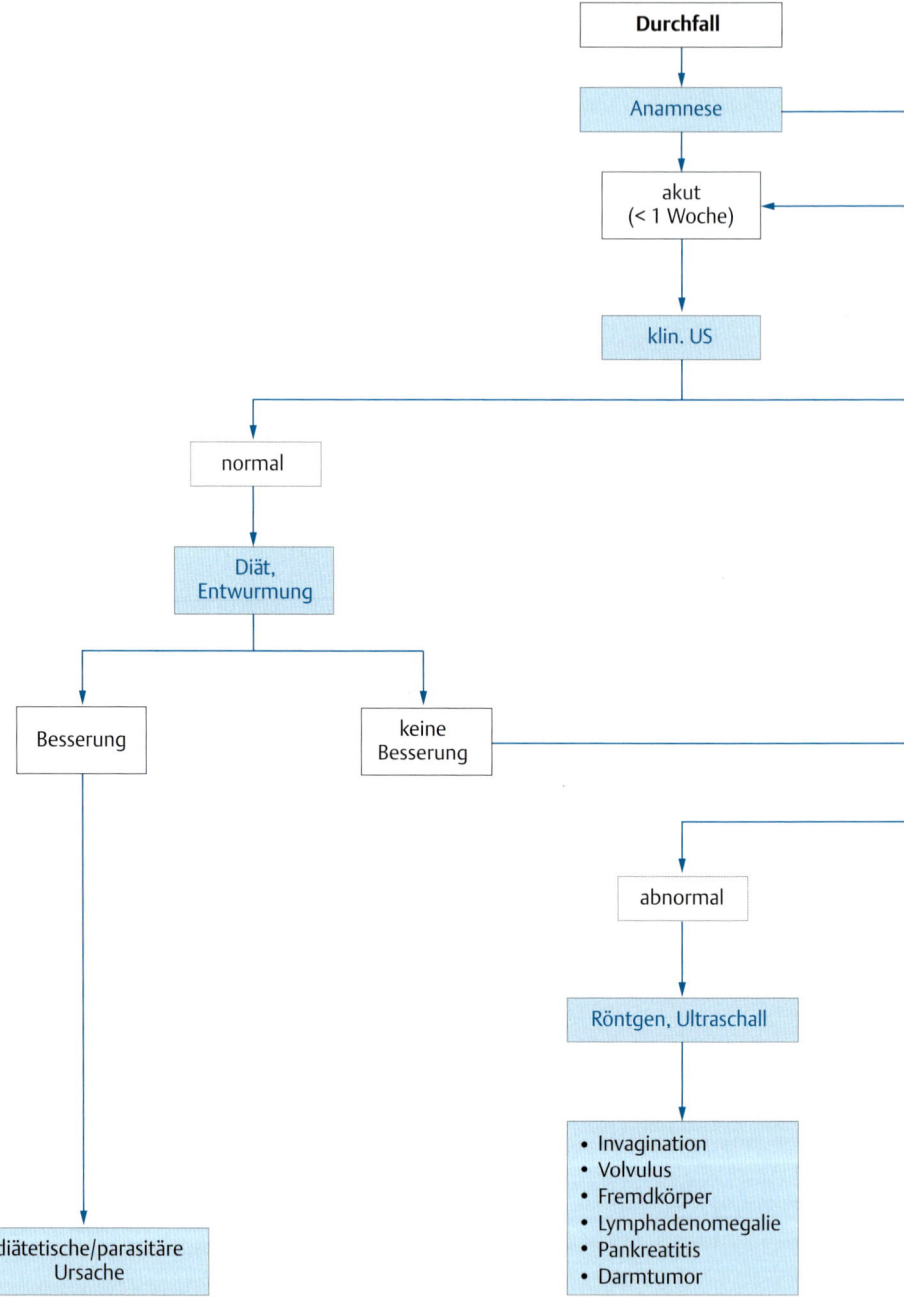

13 Durchfall

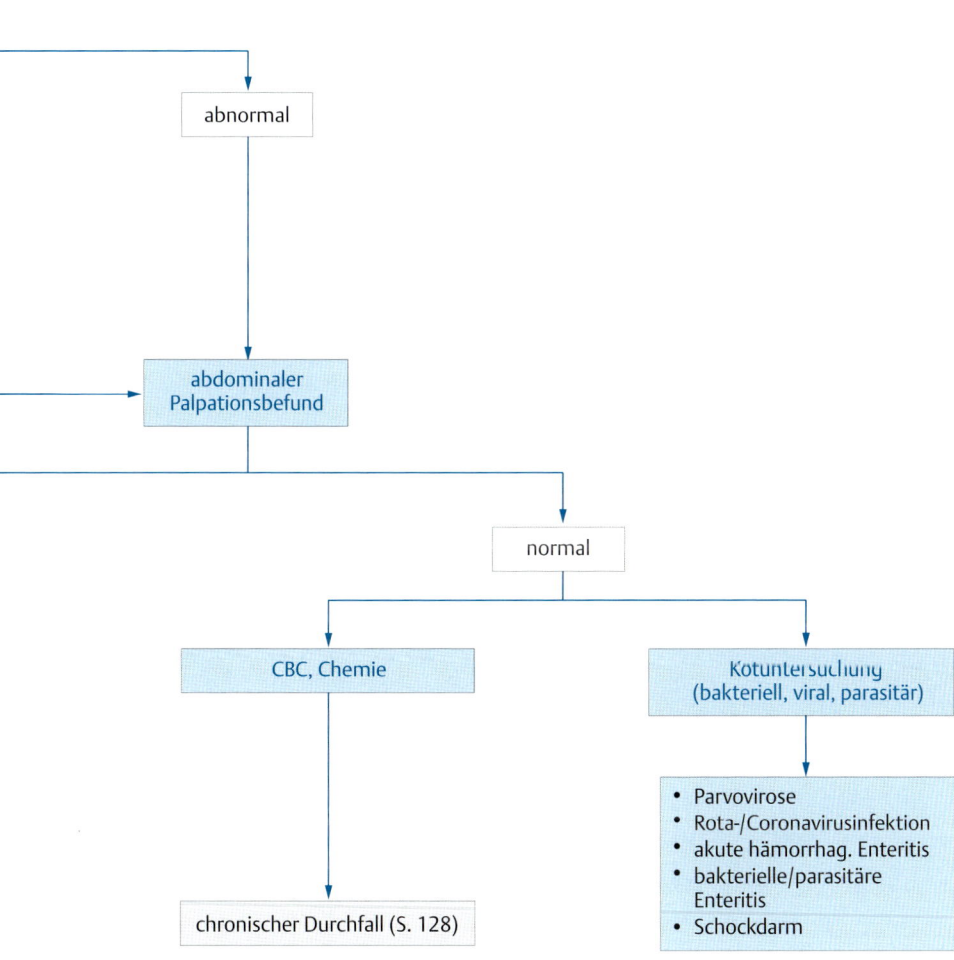

13 Durchfall

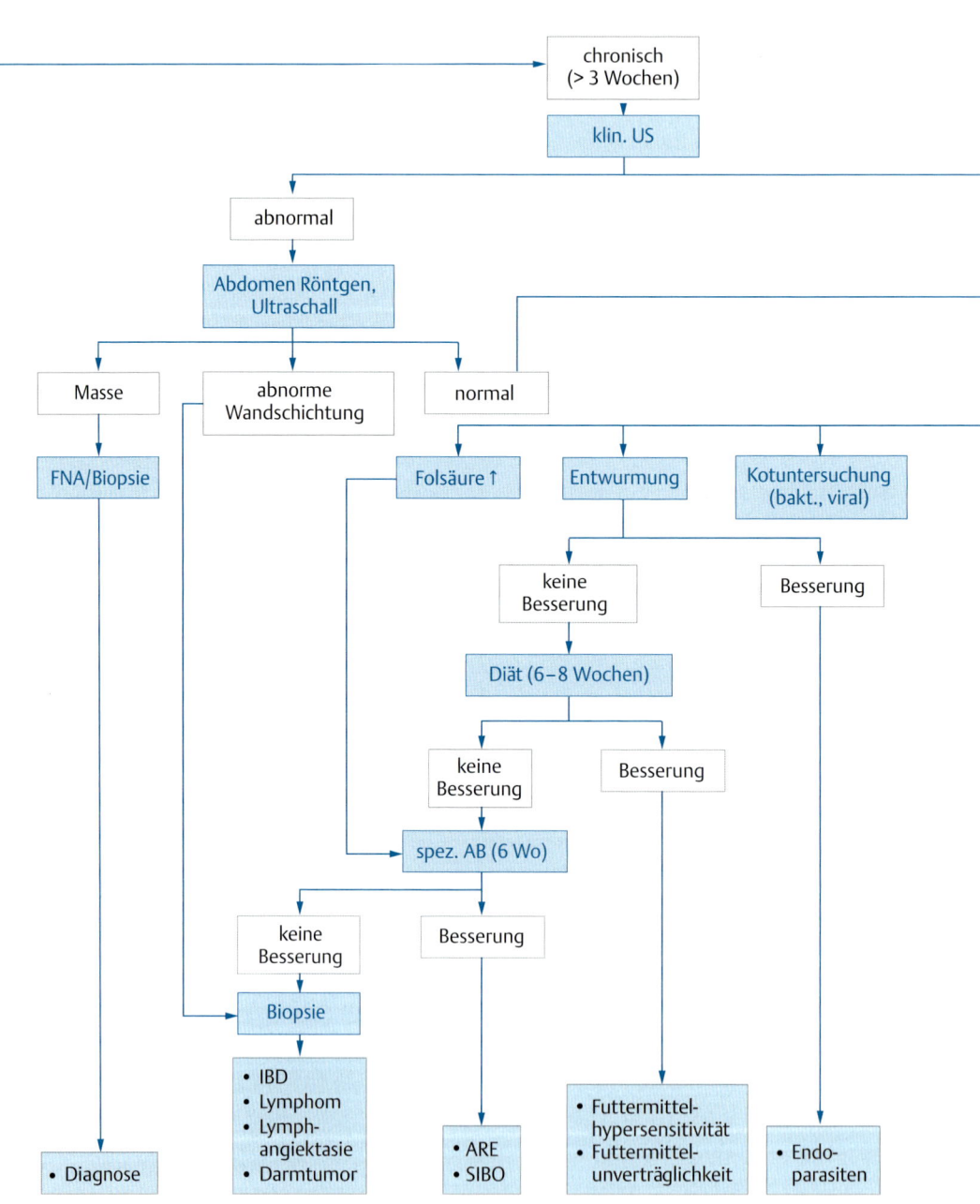

13 Durchfall

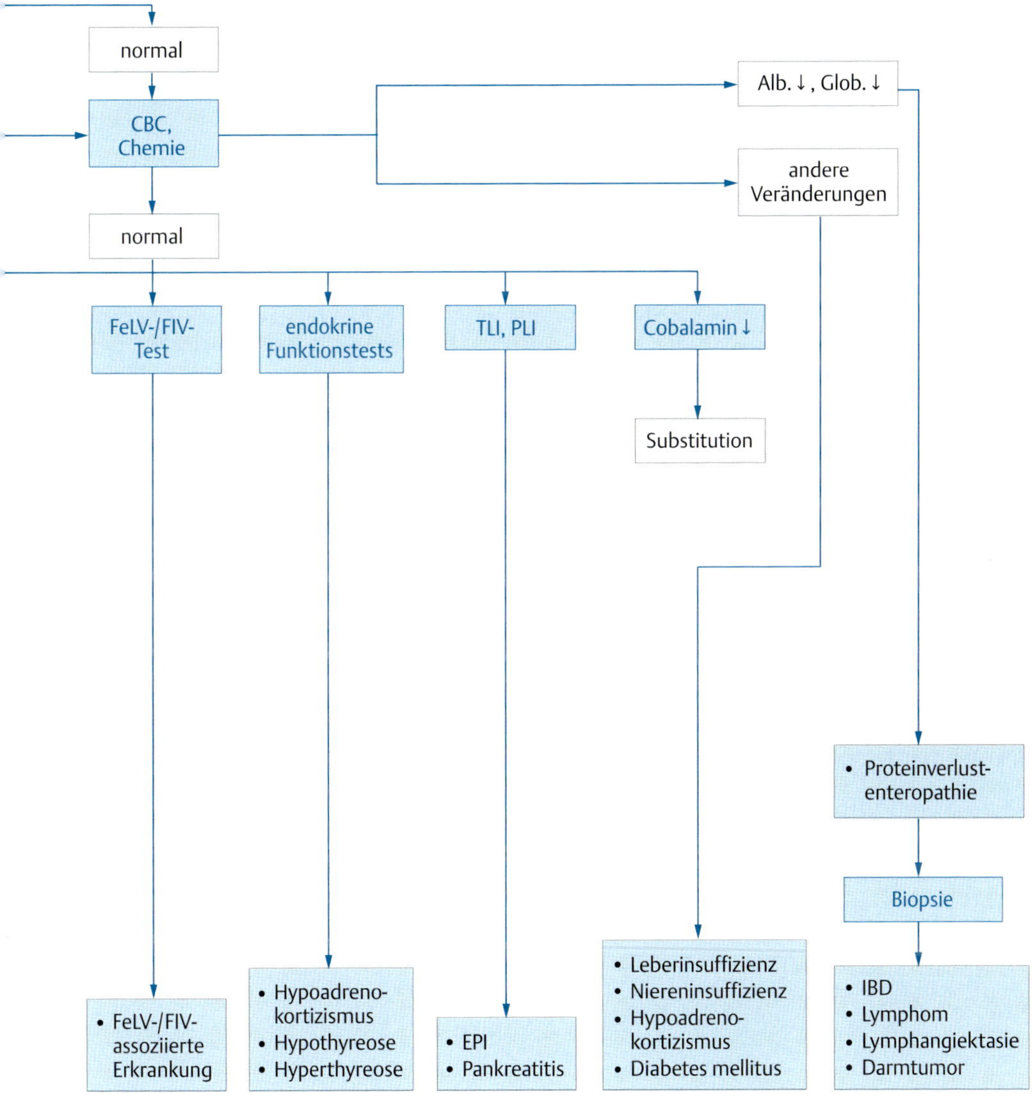

```
              ┌──────────┐
              │  normal  │
              └────┬─────┘
                   │                          ┌──────────────┐
              ┌────┴─────┐              ┌────→│ Alb.↓, Glob.↓│
              │  CBC,    ├──────────────┤     └──────────────┘
              │  Chemie  │              │     ┌──────────────┐
              └────┬─────┘              └────→│   andere     │
                   │                          │ Veränderungen│
              ┌────┴─────┐                    └──────────────┘
              │  normal  │
              └────┬─────┘
```

- FeLV-/FIV-Test
- endokrine Funktionstests
- TLI, PLI
- Cobalamin ↓ → Substitution

- FeLV-/FIV-assoziierte Erkrankung
- Hypoadrenokortizismus
- Hypothyreose
- Hyperthyreose
- EPI
- Pankreatitis
- Leberinsuffizienz
- Niereninsuffizienz
- Hypoadrenokortizismus
- Diabetes mellitus

- Proteinverlustenteropathie → Biopsie
  - IBD
  - Lymphom
  - Lymphangiektasie
  - Darmtumor

13.5 Therapie

13.5.1 Akuter Durchfall

Die unterstützende und symptomatische Therapie von Patienten mit akutem Durchfall ist äußerst wichtig. Bei mildem Durchfall kann eine diätetische Maßnahme (12 h fasten, dann eine gutverdauliche fettarme Diät) ausreichend sein. Bei gestörtem Allgemeinbefinden (Erbrechen, Fieber, Apathie, Anorexie) und/oder blutigem Durchfall sind entsprechende Maßnahmen (z.B. Infusion, intravenöse Antibiotika, Anthelmintika, Antiemetika) notwendig (s. dazu entsprechende Literatur).

13.5.2 Chronischer Durchfall

Eine symptomatische Therapie von chronischem Durchfall ist nicht zu empfehlen. Stattdessen sollte der Patient spezifisch behandelt werden. Dabei hat eine Therapie oft auch diagnostischen Charakter und wird in die Aufarbeitung des Patienten mit eingebaut.

Wie bereits beschrieben, sollte jeder Patient mit chronischem Durchfall mit einem **Breitspektrumanthelminthikum** behandelt werden. Komplikationen wie Cobalamin-Mangel müssen mit **Cobalamin** behandelt werden (Katze 100–250 µg s.c., Hund 200–1200 µg s.c., 1 ×/Wo. für 6 Wochen, dann jede zweite Woche für 6 Wochen, eine weitere Injektion 4 Wochen später und eine erneute Messung der Cobalamin-Konzentration 4 Wochen nach der letzten Injektion).

Eine **spezifische Diät** ist von großer Bedeutung. Dabei kann man eine von fünf Möglichkeiten wählen:
1. eine Ausschlussdiät, die eine einzige, aber für den Patienten neue Proteinquelle und eine einzige Kohlehydratquelle enthält
2. eine Diät, die hydrolysierte Proteine enthält
3. eine Diät, die leicht verdaulich ist
4. eine Diät mit vermindertem Kohlenhydratanteil
5. eine Diät mit hohem Rohfaseranteil

> Es gibt mehrere Möglichkeiten für eine Probediät bei Patienten mit chronischem Durchfall. Dabei ist nicht bekannt, welche Diät am besten anspricht, und oft müssen mehrere Diäten ausprobiert werden.

Eine Diät mit erhöhtem Rohfaseranteil sollte vor allem bei Patienten mit Dickdarmdurchfall zum Einsatz kommen. Eine Diät mit vermindertem Kohlenhydratanteil sollte nur bei der Katze und hier nur dann zur Anwendung kommen, wenn eine chronische Pankreatitis ausgeschlossen wurde. Eine Diät, die hydrolysierte Proteine enthält, sollte theoretisch bei Patienten mit einer Futtermittelallergie sehr gute Erfolge erzielen; dies ist allerdings bisher nicht genügend untersucht worden.

Eine Diät sollte nach 10–14 Tagen eine Verbesserung des klinischen Bildes zur Folge haben. Wenn dies nicht der Fall ist, sollte eine andere Diät gewählt werden. Allerdings kann nicht erwartet werden, dass sich der Patient nach 10–14 Tagen völlig normalisiert hat. Dies kann 6–8 Wochen dauern und die Probediät sollte fortgesetzt werden, solange sich die Krankheitsanzeichen weiter verbessern.

Wenn der Patient nicht auf eine Diät anspricht, kann eine Therapie mit **Antibiotika** durchgeführt werden. Bewährt hat sich **Tylosin** (25 mg/kg p.o. q12h), **Metronidazol** (Hund: 10 mg/kg q12h; Katze: 20 mg/kg q24h) oder **Oxytetracyclin** (10–20 mg/kg q12h) für 4–6 Wochen.

Wenn der Patient auf keine dieser Therapien anspricht und der Besitzer nicht bereit ist, eine Endoskopie durchführen zu lassen, so kann eine Probetherapie mit **Kortikosteroiden** (**Prednisolon**) durchgeführt werden. Beim Hund werden 1–2 mg/kg p.o. q12h für 5 Tage verabreicht, bei der Katze die gleiche Dosis für 10 Tage. Danach wird die Dosis graduell über einige Monate vermindert.

14 Dysphagie

Karin Allenspach

Das Wichtigste vorweg

- Klinisch ist es wichtig, eine orale Dysphagie (Schwierigkeiten, die Nahrung aufzunehmen und/oder einen Futterbolus am Zungengrund zu bilden) von einer pharyngealen Dysphagie zu unterscheiden (Schwierigkeiten, den Futterbolus vom Zungengrund in den Ösophagus zu befördern).

- Die klinische Untersuchung und das Beobachten des Tieres beim Fressen und Trinken geben erste Anhaltspunkte dafür, ob eine orale oder pharyngeale Dysphagie vorliegt.

- Orale Dysphagien gehen mit Schwierigkeiten bei der Futteraufnahme einher. Typische Symptome sind das Fallenlassen von Futter aus dem Maul, das Verspritzen von Wasser beim Wassertrinken, exzessive Kaubewegungen, übertriebene Kopfbewegungen beim Fressen und vermehrter Speichelfluss.

- Pharyngeale Dysphagien gehen mit normaler Futteraufnahme ins Maul einher, hingegen versuchen die Tiere typischerweise wiederholt und ohne Erfolg, den Futterbolus zu schlucken. Übertriebene Kopfbewegungen beim Fressen, Würgen und Regurgitieren sind häufig.

- Morphologische Störungen können meist durch eine gründliche Untersuchung der Maulhöhle in Narkose diagnostiziert werden.

- Funktionelle Dysphagien können muskuläre oder neurologische Ursachen haben und werden meist durch Schluckstudien unter Durchleuchtung (Fluoroskopie) diagnostiziert.

14.1 Definitionen

Dysphagie bezeichnet eine Schluckstörung und Schwierigkeiten beim Schlucken und kann mit Würgen, Fallenlassen von Futter aus dem Maul während des Fressaktes, Gewichtsverlust und Wachstumsstörungen bei Jungtieren einhergehen. Eine Dysphagie muss von folgenden Symptomen unterschieden werden:
- Hypersalivation (S. 227)
- Regurgitieren (S. 350)
- Husten (S. 217)
- Dyspnoe (S. 138)

Dysphagien werden klinisch in orale, pharyngeale und ösophageale Dysphagien eingeteilt. Im Folgenden werden die Ursachen und Aufarbeitung von oralen und pharyngealen Dysphagien behandelt; ösophageale Ursachen von Dysphagien werden im Kapitel 39 Regurgitieren (S. 350) beschrieben.

14.2 Anatomie – Physiologie – Pathophysiologie

Das Schlucken ist ein komplexer Reflex, der die Muskeln der Zunge, des weichen und des harten Gaumens, des Pharynx, Ösophagus und des gastroösophagealen Sphinkters involviert. Der **Schluckreflex** wird von den Kopfnerven V, VII, IX, X und XII kontrolliert sowie von ihren Nuklei im Hirnstamm und dem Schluckzentrum, das in der Formatio reticularis liegt.

Der normale Schluckreflex verläuft in drei Phasen:
1. oropharyngeale Phase
2. ösophageale Phase
3. gastroösophageale Phase

14.2.1 Oropharyngeale Phase des Schluckreflexes

Die oropharyngeale Phase des Schluckreflexes wird in drei Phasen unterteilt:
1. In der oralen Phase wird der Futterbissen an der Zungenbasis geformt. Dysphagien der oralen Phase werden daher oft durch Störungen der Zungenfunktion verursacht.
2. In der pharyngealen Phase befördern Kontraktionen, die von rostral nach kaudal verlaufen, den Bissen in die cricopharyngeale Passage. Danach relaxiert der cricopharyngeale Sphinkter und ermöglicht es dem Bissen, in den kranialen Ösophagus zu gelangen. Dysphagien der pharyngealen Phase sieht man deshalb häufig bei Dysfunktionen der pharyngealen Konstriktormuskeln.
3. In der cricopharyngealen Phase kontrahieren sich die pharyngealen Muskeln und der obere ösophageale Sphinkter relaxiert. Mögliche Ursachen für Dysphagien der cricopharyngealen Phase sind die cricopharyngeale Achalasie oder cricopharyngeale Inkoordination.

> Klinisch ist es wichtig, eine orale Dysphagie (Störungen der oralen Phase des Schluckreflexes) von der pharyngealen Dysphagie zu unterscheiden (Störungen der pharyngealen oder cricopharyngealen Phase des Schluckreflexes).

14.2.2 Ösophageale Phase

Beim Eintritt des Bissens in den Ösophagus beginnt die ösophageale Phase. Peristaltikwellen befördern den Bolus den Ösophagus entlang. Störungen der ösophagealen Phase gehen oft klinisch mit **Regurgitieren** einher. Funktionelle Ösophaguserkrankungen wie Myasthenia gravis oder Polymyositis kommen als Ursache infrage.

14.2.3 Gastroösophageale Phase

Die gastroösophageale Phase ist gekennzeichnet durch die Erschlaffung des unteren ösophagealen Sphinkters, wodurch der Bissen in den Magen gleitet. Störungen in dieser Phase sind oft durch gastroösophageale Hernien bedingt.

14.3 Ursachen

Anhand des normalen Schluckreflexes werden auch die Ursachen eines Dysphagie in orale und pharyngeale Dysphagie eingeteilt (**Tab. 14.1**).

14.3.1 Orale Dysphagie

Morphologische Störungen
Bei der oralen Dysphagie sind die häufigsten Differenzialdiagnosen **Fremdkörper** (z.B. durch Stockverletzungen), **Gingivitis/Stomatitis**, **orale Neoplasie**, Zahnerkrankung und anatomischer Defekt wie z.B. ein Wolfsrachen. Morphologische Störungen können meist durch eine gründliche Untersuchung der Maulhöhle, in der Regel in Sedation oder Anästhesie, diagnostiziert werden.

Funktionelle Störungen
Die häufigste Differenzialdiagnose bei funktioneller oraler Dysphagie ist die **eosinophile Myositis**. Die Tiere zeigen meist anfänglich Schmerzen beim Öffnen des Fanges oder sind sogar gänzlich unfähig, das Maul zu öffnen. In späteren Fällen kann auch eine Fibrose der Kaumuskeln auftreten, wobei ein nicht reversibler **Trismus** (Kieferklemme/Maulsperre) auftritt. Die Diagnose lässt sich durch Muskelbiopsien und Serum-Antikörper gegen Typ-II-M-Muskelfasern stellen. Myasthenie ist eine eher seltene Ursache für orale Dysphagie (s. pharyngeale Dysphagie). Hirnnervendefizite durch Hirnstammtumor, Trauma oder Hydrozephalus kommen ebenfalls als Ursache für eine funktionelle orale Dysphagie infrage. Dabei ist der Schluckreflex meistens reduziert und weitere neurologische Symptome, wie ein reduzierter Bewusstseinszustand, können zusätzlich vorhanden sein. Die **idiopathische Trigeminuslähmung** stellt eine isoliert auftretende Läsion des Hirnnerven V dar und zeigt sich in der Unfähigkeit, das Maul zu schließen. Sie ist vorwie-

Tab. 14.1 Ursachen für eine orale und pharyngeale Dysphagie.

orale Dysphagie	morphologische Ursachen	Gingivitis, Stomatitis	Katze >> Hund
		Fremdkörper	Hund >> Katze
		Neoplasie	Hund & Katze
		anatomischer Defekt (Wolfsrachen)	Hund >> Katze
		Zahnproblem	Hund & Katze
	funktionelle Ursachen	eosinophile Myositis	Hund
		Myasthenia gravis	Hund >> Katze
		Kopfnervendefizite (V, IX, XII) (z. B. idiopathische Trigeminuslähmung)	Hund & Katze
		Hydrozephalus	Hund >> Katze
		Hirntrauma	Hund & Katze
		Hirnstammtumoren	Hund & Katze
pharyngeale Dysphagie	morphologische Ursachen	Pharyngitis/Tonsillitis	Hund & Katze
		retropharyngealer Abszess	Hund >> Katze
		vergrößerte retropharyngeale Lymphknoten	Hund & Katze
		Fremdkörper	Katze >> Hund
		Neoplasie	Hund & Katze
	funktionelle Ursachen	Polymyositis	Hund >> Katze
		Myasthenia gravis	Hund >> Katze
		cricopharyngeale Achalasie	Hund
		cricopharyngeale Inkoordination	Hund

gend idiopathisch bedingt und verschwindet meistens innerhalb von 2–3 Wochen von selbst.

14.3.2 Pharyngeale Dysphagie

Morphologische Störungen
Morphologische Ursachen für pharyngeale Dysphagien werden am häufigsten durch **Pharyngitis/Tonsillitis**, **retropharyngealen Abszess**, Vergrößerung der retropharyngealen Lymphknoten, Fremdkörper in der Pharynxregion (z. B. Grashalme im Nasopharynx bei Katzen) oder Neoplasie verursacht. Morphologische Störungen können oft, wie bei der oralen Dysphagie, mittels gründlicher klinischer Untersuchung der Maulhöhle unter Sedation oder Anästhesie gefunden werden.

Funktionelle Störungen
Falls der Verdacht auf eine funktionelle pharyngeale Dysphagie besteht, kommen differenzialdiagnostisch generalisierte Myopathien wie **Polymyositis**, Erkrankungen der neuromuskulären Endplatte wie **Myasthenia gravis**, eine cricopharyngeale Achalasie oder cricopharyngeale Inkoordination infrage. Meist geht die Myasthenie mit Allgemeinsymptomen wie Leistungsschwäche, Gewichtsverlust, Stimmveränderung, Regurgitieren und Husten, verursacht durch eine Aspirationspneumonie, einher. Seltener kann die Myasthenie auch fokal auftreten und nur den Ösophagus und/oder die pharyngealen Muskeln betreffen, was zu Megaösophagus oder lokaler pharyngealer Dysphagie führen kann.

Cricopharyngeale Achalasie/Inkoordination
Bei normaler neurologischer Untersuchung muss an die **cricopharyngeale Achalasie** oder cricopharyngeale Inkoordination gedacht werden. Die Diagnose dieser Erkrankungen kann nur mittels Schluckstudie unter Fluoroskopie gestellt werden. Bei der cricopharyngealen Achalasie wird das Kontrastmittel im Pharynx zurückbehalten, da sich der obere ösophageale Sphinkter nicht öffnet. Im Gegensatz dazu zeigt sich bei der cricopharyngealen Inkoordination ein Öffnen und Schließen des oberen ösophagealen Sphinkters, allerdings erfolgen die Kontraktionen unkoordiniert und zur falschen Zeit, wodurch der Bissen nicht in den Ösophagus befördert wird; der Futterbolus kann über die Nase regurgitiert oder in den Larynx aspiriert werden. In seltenen Fällen kann die cricopharyngeale In-

koordination sekundär zu anderen Erkrankungen auftreten, wie z. B. Myasthenia gravis oder Hypothyreose.

14.4 Diagnostisches Vorgehen

14.4.1 Anamnese

Die Anamnese ist sehr wichtig bei der Aufarbeitung einer Dysphagie, da sie Aufschluss über die mögliche Lokalisation der Störung geben kann.

Klinische Symptome, die häufig mit einer Dysphagie assoziiert werden, sind Würgen, Hypersalivation (S. 227), Regurgitieren (S. 350), Husten (S. 217), Dyspnoe (S. 138), das Fallenlassen von Futter aus dem Maul, während das Tier frisst, zögerndes Fressen, Gewichtsverlust (S. 165) und bei Jungtieren auch Wachstumsstörungen.

Eine **orale Dysphagie** geht mit Schwierigkeiten bei der Futteraufnahme einher. Die Tiere lassen wiederholt Futter aus dem Maul fallen oder verspritzen Wasser beim Trinken. Exzessive Kaubewegungen, übertriebene Kopfbewegung beim Fressen und vermehrter Speichelfluss können auch beobachtet werden. Typischerweise sieht man bei einer oralen Dysphagie keinen Gewichtsverlust, da die Tiere die Nahrungsaufnahme durch anhaltende Fressversuche kompensieren. Auch eine Aspirationspneumonie ist eher selten anzutreffen, da der eigentliche Schluckreflex bei der oralen Dysphagie normal funktioniert.

Eine **pharyngeale Dysphagie** geht mit normaler Futteraufnahme ins Maul einher, hingehen versuchen die Tiere typischerweise wiederholt und ohne Erfolg, den Futterbolus zu schlucken. Die Tiere würgen häufig und spucken manchmal auch speichelbedeckte Futterboli aus. Regurgitieren kann ein weiteres klinisches Symptom bei pharyngealer Dysphagie darstellen, besonders wenn der Ösophagus mitbetroffen ist. Das Regurgitieren kann auch über den Nasopharynx erfolgen, wobei dann Futter und Wasser aus der Nase fließen. Eine Aspirationspneumonie ist bei einer pharyngealen Dysphagie häufig zu beobachten, ebenso Gewichtsverlust.

Regurgitieren ist das Hauptsymptom bei ösophagealer und gastroösophagealer Dysphagie (S. 131) und muss unbedingt von Erbrechen differenziert werden (S. 147).

14.4.2 Klinische Untersuchung

Falls das Tier unfähig ist, das Maul zu öffnen, kann eine eosinophile Myositis die Ursache sein. Eine **neurologische Untersuchung** ist ebenfalls sehr wichtig, um funktionelle Ursachen für eine orale und pharyngeale Dysphagie auszuschließen. Besondere Beachtung sollte dabei auf mögliche Kopfnervendefizite gelegt werden, vor allem der Kopfnerven V, IX und XII. Falls das Hauptproblem darin besteht, dass das Tier das Maul nicht schließen kann, ist eine idiopathische Trigeminuslähmung wahrscheinlich. Der Schluckreflex kann geprüft werden, indem die Nerven am Pharynxdach mittels Holzspatel gereizt werden. Multiple Kopfnervenausfälle weisen auf einen Hirnstammdefekt hin, wie z. B. bei Neoplasie, Hydrozephalus oder Hirntrauma. Bei generalisierter Schwäche, Muskelatrophie und Leistungsschwäche muss an Polymyositis oder Myasthenie gedacht werden. Zusätzlich ist es wichtig, das Tier zu auskultieren, um eine mögliche Aspirationspneumonie zu diagnostizieren.

> Bei der klinischen Untersuchung sollte das Tier unbedingt beim Fressen und Trinken beobachtet werden, damit zwischen oraler und pharyngealer Dysphagie unterschieden werden kann.

Eine gründliche Untersuchung der Maulhöhle und der Pharynxregion erfolgt in der Regel in Sedation oder Anästhesie und führt oft zur Diagnose einer morphologisch bedingten Dysphagie (Entzündungen, Massen, Fremdkörper). Um eine ausreichende Lichtquelle zu haben, sollte ein **Laryngoskop** oder Endoskop benutzt werden. Mit einem flexiblen Endoskop kann auch der Nasopharynx einfach untersucht werden. Von abnormalen Strukturen (Tonsillenveränderungen etc.) oder Massen ist eine **Feinnadelaspiration** (Kap. 2.3.7, S. 14) für eine zytologische Untersuchung oder eine **Biopsie** für eine histologische Untersuchung zu entnehmen.

14.4.3 Weiterführende Untersuchungen

Bei der pharyngealen Dysphagie und bei allen Tieren mit Anzeichen von Allgemeinstörungen oder Aspirationspneumonie sollten eine **Hämatologie**, **Chemieprofil** und **Urinuntersuchung** erfolgen. Eine Erhöhung der Kreatinkinase kann Hinweise auf eine Polymyositis geben. Je nach Befund der klinischen und neurologischen Untersuchung können weiterführende Untersuchungen im Blut wie **Acetylcholinesterase-Antikörper-Titer** (Diagnose einer Myasthenie) oder Antikörper gegen **Typ-II-M-Muskelfasern** (Diagnose einer eosinophilen Myositis) angezeigt sein (Kap. 2.2.3, S. 8). Falls die Untersuchung der Maulhöhle nicht diagnostisch ist, sollten der Schädel und die Pharynxregion geröntgt werden, um eventuell vorhandene röntgendichte Fremdkörper zu erkennen. Bei Verdacht von Zahnproblemen sind spezielle Zahnröntgen indiziert, da diese Veränderungen auf Übersichtsröntgen oft nicht klar zu erkennen sind. Manchmal sind auch **Schnittbildverfahren** wie CT oder MRT indiziert, falls der Verdacht auf eine morphologische Läsion besteht, die mit konventionellem Röntgen nicht entdeckt werden kann (Zungenbeinläsion, röntgendurchlässiger Fremdkörper, Neoplasie). Zusätzliche Untersuchungen, die auf neuromuskuläre Ursachen einer Dysphagie hindeuten können, sind **Muskelbiopsien** (Nachweis einer eosinophilen Myositis, Polymyositis) (Kap. 2.3.9, S. 15), **EMG** (Polymyositis, Myasthenie) (Kap. 2.5.1, S. 17) oder **Liquoruntersuchungen** (Neoplasie) (Kap. 2.3.3, S. 14).

Falls eine morphologische Ursache ausgeschlossen wurde, ist eine fluoroskopische Untersuchung des **Schluckaktes** angezeigt. Dabei wird dem Tier sowohl flüssiges wie auch mit Futter gemischtes Kontrastmittel oral verabreicht und der Schluckakt unter Durchleuchtung verfolgt. Die Fluoroskopie hilft bei der Unterscheidung zwischen pharyngealer und ösophagealer Dysphagie und kann zudem bei der cricopharyngealen Achalasie/Inkoordination die Diagnose stellen.

14.5 Therapie

Die Therapie einer oralen und pharyngealen Dysphagie besteht in der Behandlung der Ursache. Falls keine Ursache gefunden werden kann oder eine kausale Therapie nicht möglich ist, kann symptomatisch therapiert werden. **Füttern von Hand** oder von einem erhöhten Stand kann die Aufnahme von Nahrung erleichtern. Je nach Tier kann **festes oder flüssiges Futter** die Symptome einer Dysphagie vermindern – teilweise müssen Futterhäppchen in den hinteren Rachen platziert werden, damit diese abgeschluckt werden können. Bei hochgradigem Gewichtsverlust oder Wachstumsstörungen können **Ernährungssonden** wie z. B. Ösophagussonden oder Magensonden hilfreich sein, wobei je nach Ursache Ösophagussonden weniger geeignet sind (z. B. Myasthenie, cricopharyngeale Achalasie). Eine Aspirationspneumonie muss aggressiv mit **Antibiose** therapiert werden. Bei einer kongenitalen cricopharyngealen Achalasie ist eine **Myotonie** der cricopharyngealen Muskeln die Therapie der Wahl. Die Prognose ist in den meisten Fällen als vorsichtig zu beurteilen, da Komplikationen wie Aspirationspneumonien oder Unterernährung häufig vorkommen.

14 Dysphagie

Diagnostischer Algorithmus

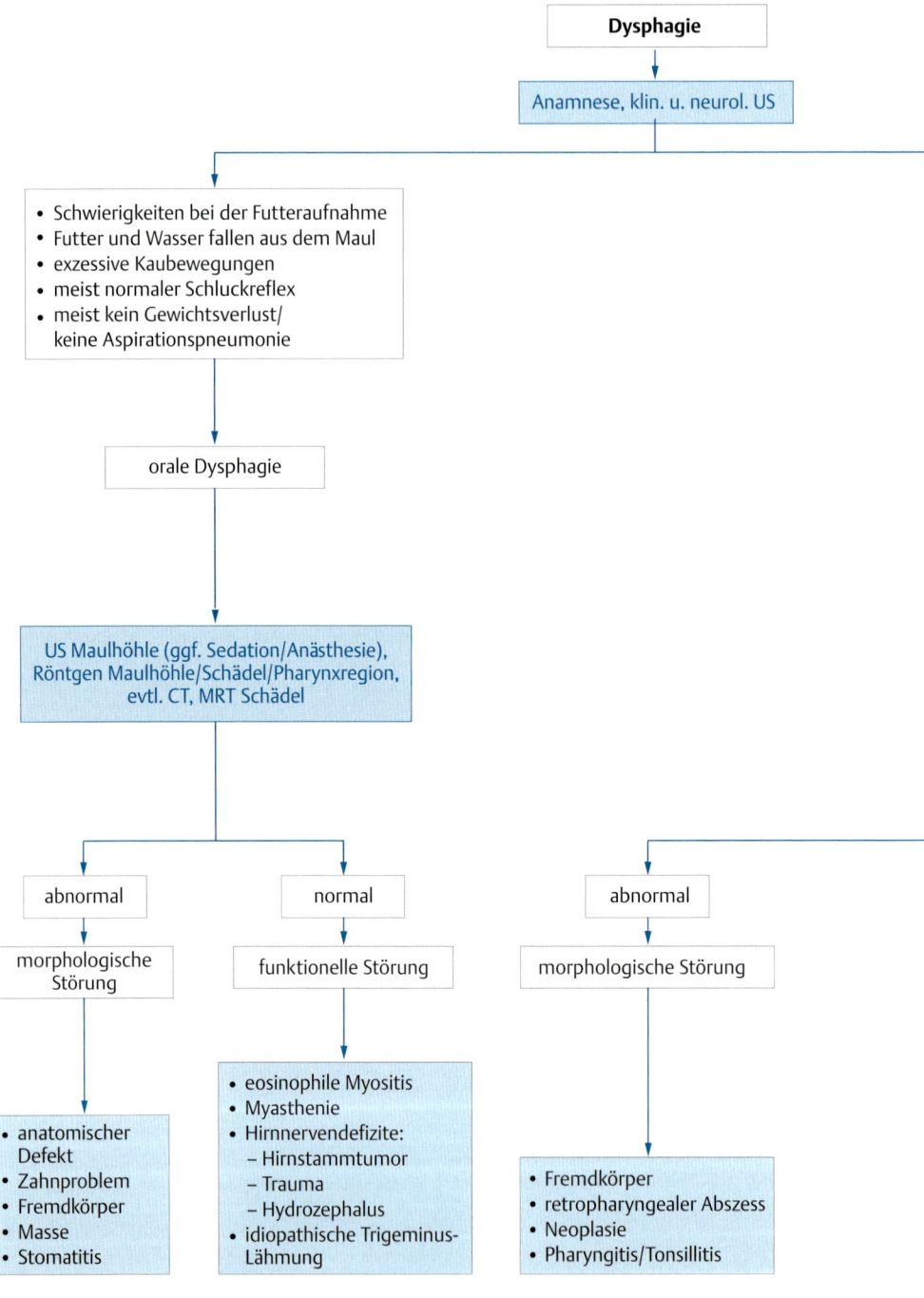

14 Dysphagie

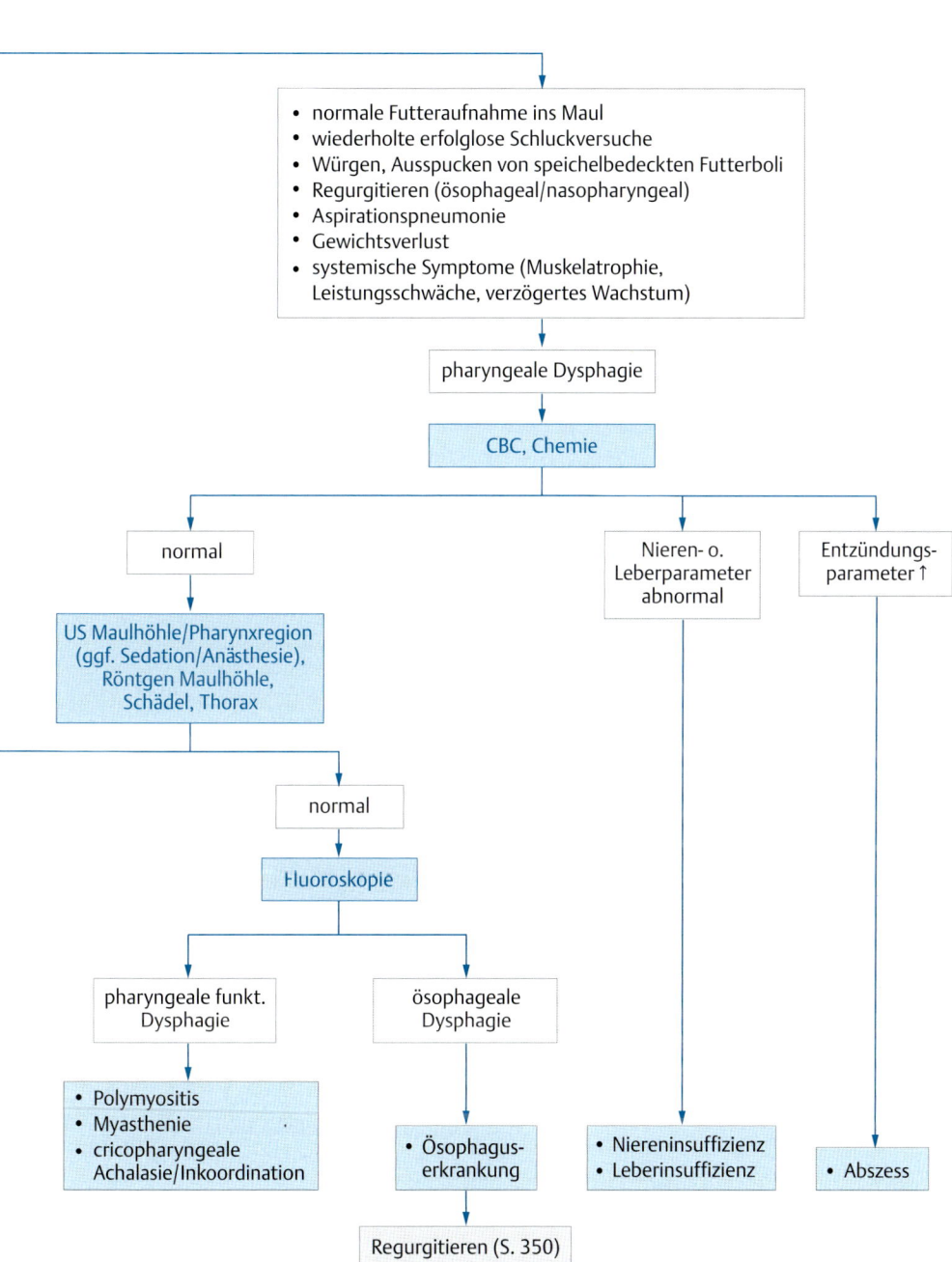

15 Dyspnoe

Tony Glaus

Das Wichtigste vorweg

- Bei einem Patienten mit vermehrter Atmung muss unterschieden werden, ob tatsächlich eine Dyspnoe, eine Hyperventilation oder Hecheln vorliegt.

- Dyspnoe bei einem Notfallpatienten muss zuerst mit klinischen Hilfsmitteln (Adspektion, Auskultation, Perkussion) charakterisiert und der Ursprung lokalisiert werden.

- Geräuschvolle Atmung (Stridor, Stertor) und betont inspiratorische Dyspnoe sind typisch für eine Verengung der oberen Atemwege.

- Verstärkte Lungengeräusche mit exspiratorischem Giemen und verstärktem Perkussionsschall sind bei Katzen typisch für ein Asthma (**cave:** Hunde haben kein Asthma).

- Die Kombination einer oberflächlichen, schnellen Atmung, dumpfer Herztöne und Atemgeräusche zusammen mit vermindertem Perkussionsschall sind typisch für Pleuraerguss.

- Eine gemischte Dyspnoe mit verstärkten Lungengeräuschen und Rasseln spricht für ein Problem im Lungenparenchym. Die Ursachen sind variabel. Zusätzliche Herzbefunde wie lautes Geräusch, Galopp oder Arrhythmie sprechen für eine kardiale Ursache, also ein Lungenödem.

- Bei intrathorakalen Prozessen sind Thoraxröntgenbilder Diagnostikum der Wahl zur Identifikation der Ursache, dürfen aber erst bei genügend stabilen Patienten angefertigt werden.

15.1 Definitionen

Es werden in der Kleintiermedizin verschiedene Begriffe verwendet, um physiologische und pathologische Atemmuster zu beschreiben.

Äußere Atmung ist die Aufnahme von Sauerstoff und Abgabe von CO_2, **innere Atmung** der Verbrauch von Sauerstoff und Produktion von CO_2.

15.1.1 Atmungstypen

Physiologische Atmungstypen sind:
- **Eupnoe:** unbewusste Ruheatmung mit regelmäßigen Atemzügen gleicher Atemtiefe; in Anpassung an erhöhten Sauerstoffbedarf oder erniedrigtes Sauerstoffangebot kommt es durch
- **Hyperpnoe** (= erhöhtes Atemzugvolumen) und
- **Tachypnoe** (= Zunahme der Atemfrequenz) zu einer Zunahme des Atemminutenvolumens. Bei Normalatmung wird weiter die Bauchatmung (abdominaler Atmungstyp, Überwiegen der Zwerchfellatmung) von der Brustatmung (kostaler Atmungstyp) unterschieden.

Pathologische Atmungstypen sind:
- **Dyspnoe:** mit subjektiver Atemnot einhergehende Erschwerung der Atemtätigkeit, i.d.R. mit sichtbar verstärkter Atemarbeit (Tachypnoe, Hyperpnoe) als Ausdruck einer Atmungsinsuffizienz.
- **Orthopnoe:** höchste Dyspnoe, die nur in aufrechter Haltung und unter Einsatz der Atemhilfsmuskulatur kompensiert werden kann.
- **Paradoxe Atmung:** inspiratorische Einwärts- und exspiratorische Auswärtsbewegung eines pathologisch beweglichen Thoraxwandanteils infolge Rippenserienfraktur; bei Phrenikuslähmung mit inspiratorischer Senkung der gesunden und Hebung der kranken Zwerchfellhälfte; Einziehen des Abdomens in Inspiration bei Zwerchfellhernie; respiratorische Alternanz:

Wechsel von abdominaler und kostaler Atmung bei Patienten mit ZNS-Störungen.
- **Inverse Atmung:** Bei Atemwegsobstruktionen im Bereich von Kehlkopf oder Luftröhre kommt es durch maximale Zwerchfellexkursionen zur passiven (paradoxen) Thoraxbewegung: Vorwölbung des Abdomens und Senkung des Thorax während der versuchten Einatmung bzw. Einziehen und Hebung während der versuchten Ausatmung, ohne dass eine Ventilation stattfindet (funktioneller Atemstillstand).

Hecheln ist sehr schnelles oberflächliches Atmen mit reiner Totraumventilation, thermal oder nervös bedingt. Hecheln muss von der Hyperventilation, einer inadäquat verstärkten Atemtätigkeit, unterschieden werden. Beim Hecheln wird im Gegensatz zur Hyperventilation nicht vermehrt Gas ausgetauscht, es erfolgt also keine respiratorische Alkalose.

Als **Atmungsinsuffizienz** bezeichnet man alle Formen eines gestörten Gasaustauschs.
- Störung der inneren Atmung (Zellatmung) bei Anämie, Vergiftung des Sauerstofftransportsystems (CO-Vergiftung) oder der Enzyme der Atmungskette (Zyanidvergiftung)
- Störung der äußeren Atmung, respiratorische Insuffizienz.

Respiratorische Insuffizienz wird verursacht durch:
- alveoläre Hypoventilation (zu wenig Luft kommt in die Alveolen) infolge gestörten Atemantriebs (zerebral, beispielsweise in Narkose), infolge obstruktiver oder restriktiver Ventilationsstörungen
- pulmonale Diffusionsstörung
- pulmonales Perfusions-Ventilations-Missverhältnis

Wichtige Symptome, die von einer Dyspnoe abgegrenzt werden müssen, sind:
- Stridor (S. 367)
- Husten (S. 217)

15.2 Anatomie – Physiologie – Pathophysiologie

Die normale automatische Atmung wird im Hirnstamm gesteuert. Das Atemzentrum erhält Atemstimuli von zentralen Chemorezeptoren in der Medulla und peripheren Chemorezeptoren in den Karotis- und Aortenkörperchen. Das Atemzentrum reguliert dann angepasst an den Bedarf die Arbeit der Atemmuskulatur. Die wichtigsten physiologischen Atemstimulatoren in abnehmender Reihenfolge sind arterieller CO_2, pH im Liquor und arterieller O_2. Erkrankungen, welche zu einem Anstieg des CO_2-Partialdrucks oder zu einer Azidose führen, stimulieren die Atmung deutlich stärker als eine Hypoxämie. Da die CO_2-Diffusion in den Alveolen deutlich einfacher und schneller als die O_2-Diffusion abläuft, ist dennoch bei vielen Krankheitsprozessen der O_2-Hunger die treibende Kraft für die verstärkte Atmung. Die verstärkte Atmung führt in diesen Fällen sogar zu vermehrter CO_2-Abgabe und assoziierter respiratorischer Alkalose.

15.3 Ursachen

Anhand der Pathophysiologie kann eine Dyspnoe in verschiedene Ursachengruppen eingeteilt werden (**Tab. 15.1**).

15.3.1 Alveoläre Hypoventilation

Eine alveoläre Hypoventilation kann die Folge eines zerebral gestörten Atemantriebs sein, am häufigsten iatrogen durch eine zu tiefe Narkose, im Weiteren bei jeder Art einer Hirnläsion (traumatisch, neoplastisch, metabolisch beispielsweise bei Myxödem). Ein zentral gestörter Atemantrieb ist jedoch keine Dyspnoe.

Dyspnoe infolge verminderter Atemluftzufuhr erfolgt bei einer ungenügenden Lungenexkursion, bei Erkrankungen des mechanischen Atemapparates, einer Obstruktion der oberen oder unteren Atemwege, bei intrapleuralen Erkrankungen und bei Erkrankungen mit verminderter Lungenelastizität. Bei alveolärer Hypoventilation ist der Gasaustausch

Tab. 15.1 Wichtigste Ursachen einer Dyspnoe.

alveoläre Hypoventilation	Läsion der Atemmechanik	Atemmuskulatur: Myopathie, Trauma	Hund & Katze
		Zwerchfell: Lähmung, Ruptur	Hund & Katze
		Rippen: Frakturen	Hund & Katze
	Obstruktion der Atemwege	Nase: Tumor, Entzündung	Hund & Katze
		Nasenrachen: Masse, Stenose, langes Gaumensegel, Sekretansammlung	Hund & Katze
		Larynx: Stimmbandlähmung, selten Tumor oder Abszess	Hund >> Katze
		Trachea: Kollaps, Fremdkörper, Granulome (*Filaroides osleri*), mediastinale Masse, traumatische Ruptur (auch iatrogen)	Hund >> Katze
		mediastinale Masse	Katze >> Hund
		Bronchien, Bronchiolen:	
		• Kollaps	Hund >> Katze
		• Asthma	Katze
	Restriktion der Lungenexpansion	Pleuralerkrankung: Erguss, Pneumothorax, Masse, fibrosierende Pleuritis	Katze > Hund
		interstitielle Lungenerkrankung: Lungenfibrose	Hund >> Katze
		Zwerchfellhochstand bei intraabdominalen raumfordernden Prozessen: Erguss, Magendilatation, Masse, Trächtigkeit	Hund >> Katze
pulmonale Diffusionsstörung	interstitielle Erkrankung	Ödem (kardial, nicht kardial)	Hund & Katze
		interstitielle Pneumonie	Hund > Katze
		Tumorinfiltration	Hund & Katze
		Fibrose	Hund >> Katze
	alveoläre Erkrankung	Ödem (kardial, nicht kardial)	Hund & Katze
		Lungenblutung	Hund > Katze
		Bronchopneumonie	Hund > Katze
pulmonales Perfusions-Ventilations-Missverhältnis	Lungenthrombose	bei Herzwurmerkrankung, nephrotischem Syndrom, Hyperadrenokortizismus, immunhämolytischer Anämie u. a.	Hund >> Katze
	Bronchopneumonie		Hund > Katze
	kardiovaskulärer Rechts-links-Shunt	(S. 208)	Hund & Katze
verminderte Sauerstofftransportkapazität	Anämie		Hund & Katze
	Methämoglobinämie	Paracetamolintoxikation	Katze
metabolisch	Azidose	Ketoazidose, Urämie u. a.	Hund & Katze
Störung der inneren Atmung	Zyanidvergiftung		sehr selten

von O_2 und CO_2 gleichermaßen betroffen und es ist eine respiratorische Azidose zu erwarten.

Bei Hund und Katze sind auch traumatische Trachealläsionen eine mögliche Dyspnoeursache, insbesondere iatrogen durch unsachgemäße Intubation oder Extubation. Auffällig bei der klinischen Untersuchung ist ein subkutanes Emphysem.

15.3.2 Diffusionsstörungen

Alle alveolären und interstitiellen Krankheitsprozesse, welche die Alveolen schädigen oder den Weg zwischen Alveolen und Kapillaren verlängern, insbesondere Flüssigkeit (**Ödem, Entzündung**) und Zellinfiltration (**Tumor, Fibrose**), stören den Gasaustausch zwischen Alveolen und Kapillaren durch eine verminderte Diffusion. Da das CO_2 viel einfacher und schneller diffundiert als der O_2, ist die O_2-Aufnahme stärker betroffen als die CO_2-Abgabe und die Hypoxie wird zum treibenden Atemstimulator. Die Hyperventilation führt durch vermehrtes Abatmen von CO_2 zur respiratorischen Alkalose.

> Ödem, Entzündung, Tumor und Fibrose sind die wichtigsten Ursachen einer gestörten Diffusion von O_2 und CO_2 in der Lunge.

15.3.3 Missverhältnis Perfusion – Diffusion

Als Idealfallvorstellung werden für einen optimalen Gasaustausch alle Alveolen gleichmäßig belüftet und von Lungengefäßen durchblutet. Wenn eine Alveole nicht ventiliert wird, trägt ihre Perfusion nichts zum Gasaustausch bei; das Gleiche gilt, wenn eine Alveole nur ventiliert, aber nicht perfundiert wird. Ein wichtiger Adaptationsmechanismus zur Optimierung des Perfusion-Diffusions-Verhältnisses infolge alveolärer Hypoxie ist eine Vasokonstriktion der Pulmonalarteriolen zu den betroffenen Alveolen, z. B. bei einer traumatischen Lungenkontusion. Bei generalisierter alveolärer Hypoxie, beispielsweise bei Aufenthalt in großer Höhe, erfolgt eine generalisierte Vasokonstriktion der Lungenarterien, was dann zu einer pulmonären arteriellen Hypertonie führt, ohne Verbesserung des Perfusion-Diffusions-Verhältnisses, aber mit Druckbelastung des rechten Ventrikels.

Bei vielen pulmonären Krankheitsprozessen, insbesondere bei einer **Thrombembolie**, ist ein Perfusions-Diffusions-Missverhältnis der vorherrschende Pathomechanismus des gestörten Gasaustauschs. Auch hier resultiert in der Regel eine respiratorische Alkalose.

Ein Spezialfall eines hochgradig gestörten Perfusion-Diffusions-Verhältnisses ist ein **kongenitaler kardialer Rechts-links-Shunt**, bei dem faktisch ein großer Teil des Herzschlagvolumens die Lunge gar nicht erreicht.

15.3.4 Verminderte Sauerstofftransportkapazität

Damit genügend O_2 für aeroben Stoffwechsel ins Gewebe transportiert werden kann, ist auch eine adäquate Menge Hämoglobin notwendig. Bei einer **Anämie** als Ursache einer verminderten O_2-Transportkapazität wird die Hypoxie jedoch meist nur bei Anstrengung manifest. Eine Ruhedyspnoe tritt erst bei hochgradiger Anämie auf. Neben der Hämoglobinmenge ist auch dessen Fähigkeit, O_2 aufzunehmen und wieder abzugeben, relevant. Neben den beim Tier kaum diagnostizierten Hämoglobinopathien sind eine CO-Intoxikation und **Methämoglobinämie** (Paracetamolintoxikation bei Katzen) Ursachen für gestörten O_2-Transport trotz normaler Hämoglobinkonzentration.

15.3.5 Metabolische Ursachen

Metabolische Entgleisungen provozieren eine angestrengte Atmung bis zur Dyspnoe. Dabei kann die Unterscheidung zwischen einer Tachypnoe, Hyperventilation oder Dyspnoe schwierig sein. Wichtigster pathophysiologischer Auslöser der Dyspnoe ist eine **Azidose**, am häufigsten im Zusammenhang mit diabetischer Ketoazidose, seltener mit hochgradiger Niereninsuffizienz.

15.3.6 Störungen der inneren Atmung

Die erwähnten Ursachen der verminderten Sauerstofftransportkapazität werden zu den Störungen der inneren Atmung gezählt. Hierzu gehören schließlich auch Störungen im Energiestoffwechsel, welche den Sauerstoff betreffen. Bekanntestes Beispiel hierfür ist die **Zyanidvergiftung**, welche jedoch als medizinisches Problem äußerst selten auftritt. Ein mögliches Szenario ist die iatrogene Vergiftung durch die hoch dosierte Gabe von Nitroprussid über längere Zeit. Vergiftungserscheinungen können verzögert werden durch die gleichzeitige Gabe von Cyanocobalamin (Vitamin B_{12}).

15.4 Diagnostisches Vorgehen

15.4.1 Anamnese und klinische Untersuchung

Eine exakte Anamnese und klinische Untersuchung sind Grundvoraussetzungen zur schnellen Identifikation des Ursprungs der Dyspnoe. In einem ersten Schritt muss eine **Obstruktion der oberen Atemwege** ausgeschlossen werden. Typische Befunde hierfür sind betont inspiratorische Dyspnoe und geräuschvolle Atmung (nasaler, pharyngealer, laryngealer, trachealer Stridor) (S. 367). Je nach Erkrankung kann äußerlich eine Umfangsvermehrung festgestellt werden. Bei den eher seltenen Tracheallsionen kann ein subkutanes Emphysem palpiert werden. Die exakte Diagnose der verschiedenen Erkrankungen wird röntgenologisch und endoskopisch gestellt.

Wenn klinisch die oberen Atemwege als Ursache der Dyspnoe ausgeschlossen wurden, fokussieren die differenzialdiagnostischen Überlegungen auf eine intrathorakale Pathologie. In einer Notfallsituation muss der zugrunde liegende pathophysiologische Mechanismus mit den klinischen Mitteln Adspektion, Auskultation und Perkussion möglichst exakt eruiert werden, damit auch ohne Röntgenbilder adäquate, lebensrettende Notfallmaßnahmen eingeleitet werden können.

Einer der wichtigsten Mechanismen für eine **Obstruktion der unteren Atemwege** sind Bronchospasmen bei **felinem Asthma**. Typischerweise zeigen betroffene Tiere im Vorfeld Husten als Zeichen der entzündlichen Grundpathologie. Die Dyspnoe ist initial exspiratorisch betont, da die Verengung der Bronchiolen durch den höheren intrathorakalen Druck bei der Exspiration verstärkt wird. Mit zunehmendem „Air Trapping" und überblähter Lunge wird die Inspiration ebenfalls zunehmend schwieriger. Wenn die Atemnot sich zum Notfall entwickelt, zeigen betroffene Katzen teils eine gemischte oder betont inspiratorische Dyspnoe. Bei der Lungenauskultation fallen verstärkte Atemgeräusche und exspiratorisches Giemen auf. Bei der Perkussion sind erhöhter Schall und vergrößertes Lungenfeld festzustellen.

> Hunde entwickeln bei einer Bronchitis keine Spasmen, Hunde haben damit per definitionem kein Asthma.

Ursachen für eine Obstruktion der unteren Atemwege sind Bronchialkollaps, selten der Parasit *Filaroides osleri* oder eine Neoplasie. Üblicherweise geht der Dyspnoe eine längere Krankengeschichte mit Husten voraus.

Häufigste Ursachen für Dyspnoe infolge einer **Erkrankung des Lungenparenchyms** sind alle Mechanismen von kardialem und nicht kardialem Ödem, im Weiteren Pneumonie, Lungenfibrose und Neoplasie. Klinisch präsentiert sich die Dyspnoe als gemischt oder dominierend inspiratorisch. Bei der Auskultation sind die Atemgeräusche verstärkt und meist sind Rasselgeräusche zu hören. Zur Entstehung eines kardialen Ödems muss eine Stauungsinsuffizienz des linken Ventrikels vorliegen und es sind bei der Auskultation zusätzliche kardiale Befunde (Geräusch, Arrhythmie) zu erwarten.

Das Gemeinsame der verschiedenen Mechanismen einer **intrapleuralen Dyspnoe** ist die gestörte inspiratorische Lungenexpansion. Das kleine Atemzugvolumen muss mit einer beschleunigten Atemfrequenz kompensiert werden, die Atmung ist also typischerweise oberflächlich und schnell. Bei der Auskultation sind die physiologischen Atemgeräusche gedämpft oder nicht hörbar. Bei einem Pneumothorax ergibt die Perkussion einen vermehrten, bei einem Erguss einen verminderten Schall.

15.4.2 Weiterführende Maßnahmen

Thoraxröntgen ist das Diagnostikum der Wahl zur näheren Charakterisierung einer Dyspnoe, insbesondere zur Differenzierung von Erkrankungen der intrathorakalen Atemwege, des Lungenparenchyms und des Pleuralraums. Bei hochgradiger Dyspnoe kann der Stress, verbunden mit einer Röntgenuntersuchung, jedoch zum Tod führen. Radiologisch sind bei einem felinen Asthma ein bronchiales Lungenmuster und eine überblähte Lunge zu erwarten. Bei Erkrankungen des Lungenparenchyms muss das pathologische Lungenmuster exakt charakterisiert werden. Ein **kardiogenes Lungenödem** verursacht initial ein interstitielles und im weiteren Verlauf ein alveoläres Lungenmuster mit Luftbronchogrammen. Die Verteilung ist beim Hund speziell perihilär und in den kaudodorsalen Lappen betont, bei der Katze eher multifokal fleckig verteilt. Ein **nicht kardiales Ödem**, beispielsweise ein neurogenes Ödem, verursacht typischerweise eine sehr starke alveoläre Verschattung in den kaudalen Lungenlappen. **Bakterielle Bronchopneumonien**, ob eindeutig infolge Aspiration oder nicht, verursachen meist lobär betonte Verschattungen, am häufigsten in den ventralen Lungenanteilen. Eine **Lungenfibrose** verursacht typischerweise ein interstitielles Muster kaudodorsal in den kaudalen Lungenlappen. Lungentumoren können sich völlig variabel präsentieren, fokal nodulär, multifokal fein- oder grobnodulär, miliär, lobär alveolär, diffus interstitiell oder bronchial.

> Während beim Hund das kardiale Lungenödem klassischerweise perihilär vorkommt, ist bei der Katze eine eher multifokale fleckige Verteilung zu sehen.

Je nach radiologischer Verdachtsdiagnose beinhalten die weiterführenden Maßnahmen weitere kardiologische Abklärungen (**Echokardiographie** [Kap. 2.4.3, S. 16], **EKG** [Kap. 2.4.4, S. 16]), eine **broncho-alveoläre Lavage** für Zytologie und bakterielle Kultur (Kap. 2.3.4, S. 14), eine transthorakale **Feinnadelaspiration** (FNA) der Lunge, in Ausnahmefällen gar eine chirurgische Lungenbiopsie. Die computertomographische Darstellung von Lungenveränderungen gewinnt aktuell sehr stark an Bedeutung und ist für verschiedene Indikationen, insbesondere die Tumorsuche, dem konventionellen Röntgen deutlich überlegen.

Eine **intraabdominale Dyspnoeursache** mit Zwerchfellhochstand ist meist einfach zu erkennen. Während bei einer Magendrehung die Notfalltherapie zur Behebung der Blähung im Vordergrund steht, liegt der Fokus bei einem Aszites in der Abklärung seiner Entstehung (S. 20).

Bei hochgradiger Dyspnoe und Verdacht auf **Pneumothorax** oder **Pleuraerguss** muss eine **Thorakozentese** durchgeführt werden, bevor Röntgenbilder angefertigt werden können. Neben der therapeutischen hat die Punktion beim Erguss auch diagnostische Bedeutung (Kap. 2.3.2, S. 13); die Art des Ergusses (Blut, Eiter, Chylus, Transsudat) diktiert die nächsten diagnostischen und therapeutischen Maßnahmen.

Ein letzter wichtiger pathophysiologischer Mechanismus mit Sitz in der Lunge und teils hochgradiger Dyspnoe ist die **pulmonäre arterielle Thrombembolie**. Die Diagnose ist schwierig, weil neben der Dyspnoe keine typischen klinischen Veränderungen vorliegen und die radiologischen Veränderungen sehr variabel und zum Teil sehr unscheinbar sein können. Tatsächlich muss an eine Lungenthrombose insbesondere dann gedacht werden, wenn eine ausgeprägte Dyspnoe durch den Schweregrad der radiologischen Veränderungen nicht erklärbar ist. Der diagnostische Beweis mittels Szintigraphie (Kap. 2.4.7, S. 17), Angiographie oder CT ist speziellen Zentren vorbehalten. Bereits bei Verdacht auf eine Thrombembolie muss jedoch eine mögliche Grundursache bedacht und gesucht werden, u. a. die Herzwürmer *Dirofilaria immitis* und *Angiostrongylus vasorum*, nephrotisches Syndrom oder Hyperadrenokortizismus (Kap. 2.2.9, S. 10).

15 Dyspnoe

Diagnostischer Algorithmus

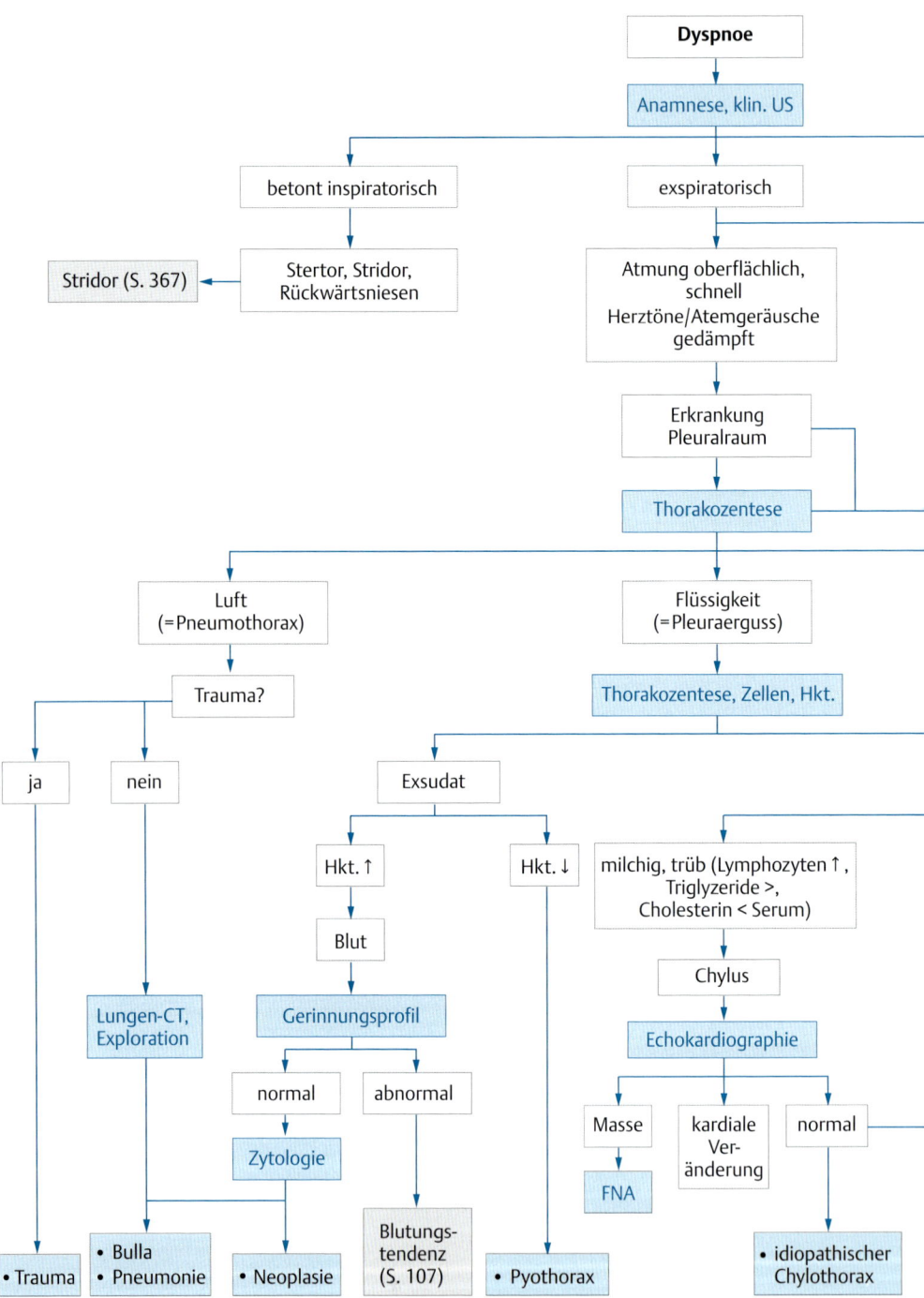

15 Dyspnoe

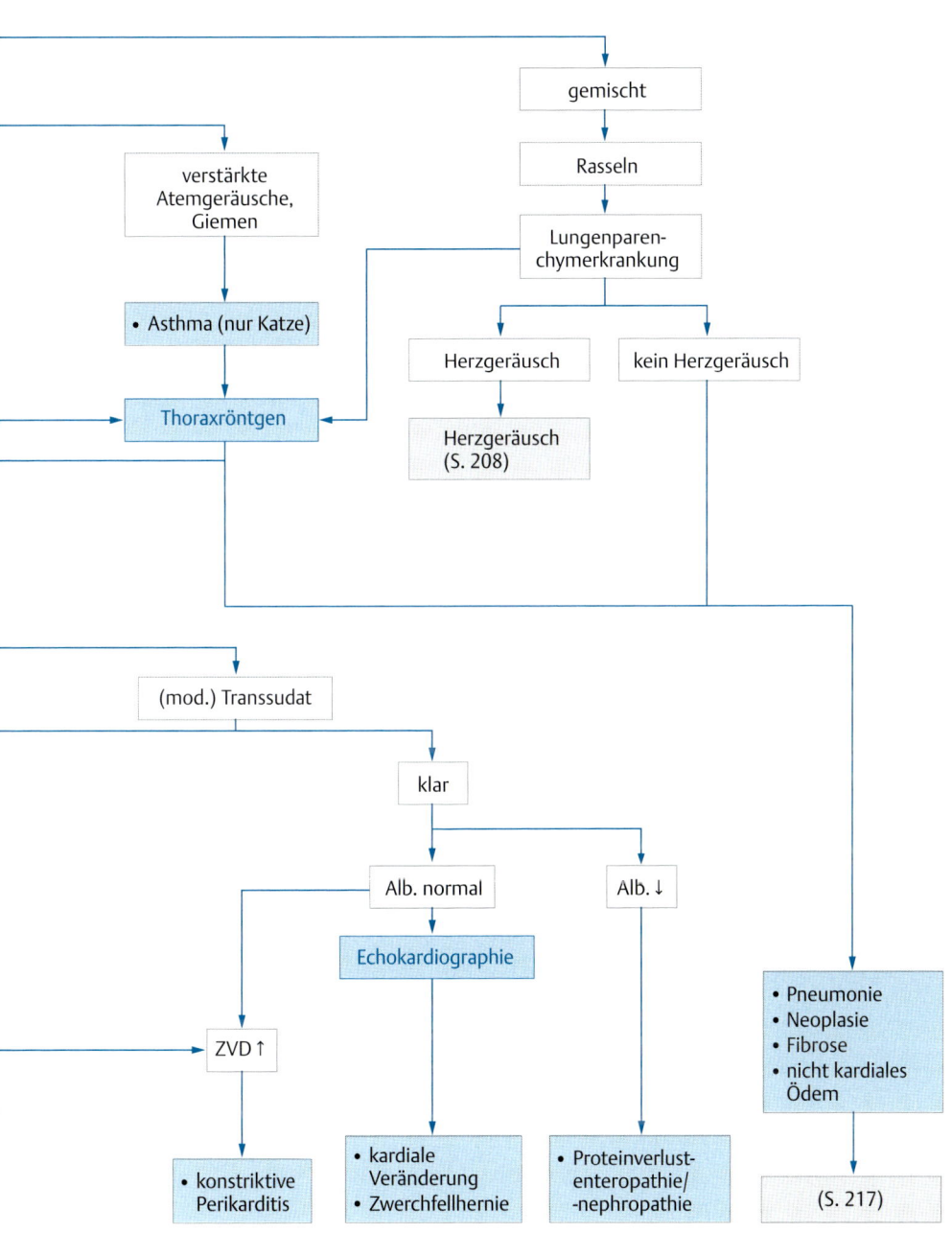

15.5 Therapeutische Notfallmaßnahmen

Das Gemeinsame bei der Notfalltherapie jeder Atemnot liegt in der **Gabe von Sauerstoff** und der Elimination von allem Stress und Schmerz zur Minimierung des Sauerstoffbedarfs. Anschließend muss gezielt der zugrunde liegende pathophysiologische Mechanismus der Dyspnoe mehr oder weniger aggressiv korrigiert werden.

Bei Läsionen in der Atemmechanik (Thoraxwand, Zwerchfell) bedeutet dies in den meisten Fällen einen chirurgischen Eingriff.

Bei einer Obstruktion der oberen Atemwege helfen manchmal die **reine Ruhigstellung** und Abkühlung des Patienten. Eine lebensbedrohliche Dyspnoe kann mittels **Intubation** (unter Narkose) sofort massiv verbessert werden. Anschließend stellen sich jedoch logistische Probleme. Der intubierte Patient muss dauernd überwacht werden und die nächsten Schritte zur tatsächlichen Lösung des Grundproblems erfordern meist einen spezialisierten Chirurgen. Eine **Tracheotomie** sollte nur durchgeführt werden, wenn nicht in kurzer Frist das eigentliche Problem gelöst werden kann.

Trachealruptur und -fremdkörper sind absolute Notfälle, welche sehr schnell einer Spezialklinik zugeführt werden müssen.

Die zielgerichtete Behandlung einer spastischen Obstruktion der Bronchiolen bei Katzen mit Asthma liegt in der Gabe eines **Bronchodilatators** (Aminophyllin) und eines Glukokortikoids (Kap. 24.5.1, S. 223). Bei der Notwendigkeit chronischer Applikation können Glukokortikoide auch per inhalationem verabreicht werden (AeroCat®).

Bei Pneumothorax und Pleuraerguss liegt die sinngemäße Notfalltherapie in einer **Thorakozentese**. Ein kardiales Lungenödem wird mittels aggressiver **Diurese** behandelt. Nicht kardiogene Ödeme sind nicht responsiv auf Diuretika. Im lebensbedrohlichen Notfall hilft nur die Beatmung mittels Respirator.

Bei Verdacht einer Lungenthrombembolie muss die Grundursache identifiziert und therapiert werden. Die **antithrombotische Behandlung** sollte in einer spezialisierten Klinik mit entsprechenden Überwachungs- und Intensivpflegemöglichkeiten erfolgen. Kongenitale kardiovaskuläre Rechts-links-Shunts zeigen meist nur Dyspnoe unter Anstrengung und stellen deshalb keine respiratorischen Notfälle dar. Bei einer hochgradigen Anämie liegt die folgerichtige symptomatische Therapie in der Gabe einer Transfusion (Kap. 11.5.1, S. 103).

16 Erbrechen

Iwan Burgener

Das Wichtigste vorweg

- Erbrechen ist ein aktiver Reflex zur retrograden Entleerung des oberen Magen-Darm-Traktes unter Einbezug der Magen-, Zwerchfell- und Abdominalmuskulatur.

- Erbrechen ist beim Kleintier ein häufiges klinisches Symptom infolge gastrointestinaler Störungen oder sekundär zu metabolischen, toxischen, neurologischen oder infektiösen Krankheiten sowie abdominalen Erkrankungen oder Medikamententoxizität.

- Vor allem beim Hund tritt häufig akutes Erbrechen als Folge der Aufnahme von verdorbenem Futter oder von Fremdmaterial auf. Diese Gastroenteritiden sind zumeist selbstlimitierend und können mit symptomatischer Therapie behandelt werden.

- Die symptomatische Anwendung von Antiemetika kann einen wichtigen Beurteilungspunkt der Therapie – das Erbrechen selbst – verschleiern.

16.1 Definitionen

Erbrechen (Synonyme: Vomitus, Emesis) ist ein komplexer Reflex, welcher als Folge von unwillkürlichen Kontraktionen von Magen-, Zwerchfell- und Abdominalmuskulatur zu einer retrograden Entleerung des oberen Magen-Darm-Traktes führt. Dabei können Schleim, wässrige Flüssigkeit, Galle, Blut sowie frisches oder verdautes Futter ausgeworfen werden. Die Ursache von Erbrechen ist zumeist gastrointestinaler oder metabolischer Natur.

Davon abzugrenzen ist das **Regurgitieren**, welches zu einer passiven retrograden Evakuation von unverdautem Futter oder Flüssigkeit aus dem Pharynx oder dem Ösophagus in die Maulhöhle führt (S. 350).

Die **Dysphagie** bezeichnet Schluckbeschwerden, welche oft mit Würgen, Speicheln und Futterverlust verbunden sind und von Erbrechen und Regurgitieren unterschieden werden müssen (S. 131).

16.2 Anatomie – Physiologie – Pathophysiologie

In seiner Entstehung war Erbrechen ein primitiver Schutzmechanismus zum Entfernen von aufgenommenen Toxinen oder anderen Noxen. Später entwickelte sich daraus ein höherer Reflex im zentralen Nervensystem, welcher es einem Tier erlaubte, seinen Nachwuchs mit zuvor aufgenommener Beute zu füttern.

Erbrechen ist der Mechanismus, mit welchem sich der obere Magen-Darm-Trakt seines Inhaltes entledigen kann, wenn gewisse Teile davon stark irritiert, überladen oder überempfindlich sind. Übermäßige Füllung oder Entzündung des Duodenums erweisen sich hierbei als besonders starke Stimuli. Auch die Reizung von anderen abdominalen Organen oder des Peritoneums kann durch **vagal-afferente Impulse** direkt Erbrechen stimulieren. Rezeptoren in den Nieren, im Uterus und der Harnblase hingegen senden **sympathisch-afferente Impulse**. Der Pharynx und die Tonsillengrube können über den N. glossopharyngeus Erbrechen auslösen. Alle Afferenzen werden zum bilateralen **Brechzentrum** in der Medulla oblongata geleitet, welches automatisch motorische Reaktionen auslöst, die schließlich zum Erbrechen führen. Hierbei werden die efferenten Impulse via Kopfnerven (V, VII, IX, X, XII) zum oberen Magen-Darm-Trakt geleitet. Das Zwerchfell und die abdominalen Muskeln werden hingegen durch spinale Impulse stimuliert.

Übelkeit wird häufig als Vorzeichen von Erbrechen empfunden, wobei es sich dabei um das bewusste Wahrnehmen einer nicht bewussten Stimulation des Brechzentrums oder dessen Umfeld han-

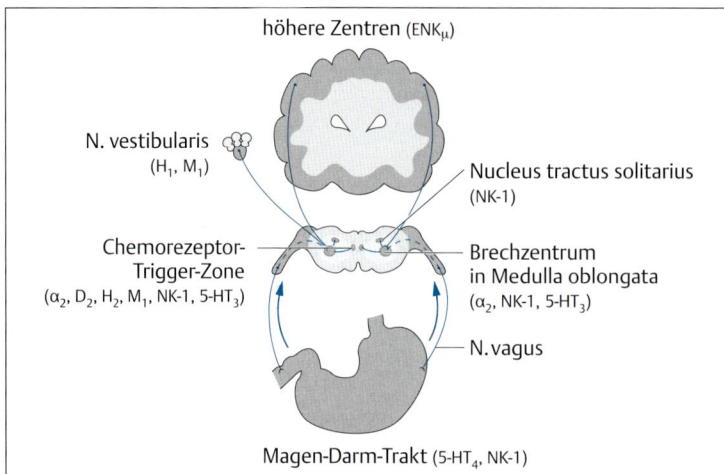

Abb. 16.1 Schema der Auslösung des Brechreflexes und beteiligte Rezeptoren. (Rezeptoren: α_2 = adrenerg; D_2 = dopaminerg; ENK_μ = enkephalinerg; H_1/H_2 = histaminerg; M_1 = cholinerg; NK-1 = neurokinerg; $5\text{-}HT_{3/4}$ = serotoninerg [vgl. **Tab. 16.3**]).

delt. Die Übelkeit kann durch irritierende Impulse aus dem Magen-Darm-Trakt, Impulse aus den tieferen Hirnzentren (z. B. Reisekrankheit) oder Impulse von der Großhirnrinde ausgelöst werden. Als äußere Zeichen der Übelkeit können Depression, Zittern, Verstecken, Gähnen und Lecken der Lippen beobachtet werden. Vermehrtes Speicheln und Schlucken führten dazu, dass der Ösophagus mit bikarbonatreichem Speichel bedeckt wird, welcher die Magensäure bei ihrer Passage durch den Ösophagus neutralisiert.

Im frühen Stadium starker gastrointestinaler Reizung oder Überladung beginnt die **Antiperistaltik** oft mehrere Minuten vor dem eigentlichen Erbrechen. Antiperistaltische Wellen können mit einer Geschwindigkeit von 2–3 cm/s Ingesta aus dem ganzen Dünndarm innerhalb von wenigen Minuten bis ins Duodenum oder den Magen bringen. Dies führt zu einer Überdehnung des oberen Magen-Darm-Trakts, wobei v. a. die Dehnung des Duodenums den eigentlichen Brechakt auslöst.

Zu Beginn des Erbrechens entstehen starke intrinsische Kontraktionen von Duodenum und Magen zusammen mit einer partiellen Relaxation des unteren Ösophagussphinkters. Dadurch kann der Magen-Darm-Inhalt in den Ösophagus eintreten. Sobald das Brechzentrum genügend stimuliert wurde, kommt es in der Folge zu einem tiefen Einatmen, zum Anstieg des Hyoids und des Larynx, um den oberen Ösophagussphinkter zu öffnen, zum Schluss der Glottis, zum Anheben des weichen Gaumens, um die posterioren Nares zu schließen, und schließlich zu einer starken Kontraktion des Zwerchfells und der Abdominalmuskulatur. Diese Kontraktionen erzeugen einen negativen intrathorakalen und einen positiven intraabdominalen Druck, was zusammen mit dem endgültigen Erschlaffen des unteren Ösophagussphinkters dazu führt, dass der Mageninhalt in den Ösophagus gelangt und ausgeworfen wird.

Neben dem Erbrechen infolge von irritierenden Stimuli im Magen-Darm-Trakt kann Erbrechen auch durch nervale Signale aus dem Hirn ausgelöst werden. Dies trifft besonders für die **Chemorezeptor-Trigger-Zone** (CRTZ) zu, welche bilateral auf dem Boden des vierten Ventrikels neben der Area postrema zu finden ist (**Abb. 16.1**). Die Blut-Hirn-Schranke ist in dieser Region nicht vorhanden, was zur Exposition der CRTZ gegenüber im Blut vorkommenden **chemischen Stimuli** führt. Die CRTZ kann auch durch das **Vestibulärsystem** und das **Kleinhirn** stimuliert werden, wie dies bei der Reisekrankheit, Entzündungen des Labyrinths oder Kleinhirnläsionen der Fall sein kann. Unabhängig von der Ursache löst die Stimulation der CRTZ einen Impuls aus, welcher seinerseits das Brechzentrum erregt.

> In der Chemorezeptor-Trigger-Zone ist die Blut-Hirn-Schranke durchbrochen und endogene (z. B. Zytokine, Kreatinin, Ammoniak) sowie exogene (z. B. Digoxin, Zytostatika, Toxine) emetische Substanzen können Erbrechen auslösen.

Tab. 16.1 Die wichtigsten Ursachen für Erbrechen.

gastrointestinal	Magen	Gastritis (meist unklarer Genese)		Hund & Katze
		Ulzeration (z. B. nach NSAID)		Hund >> Katze
		Obstruktionen	Fremdkörper	Hund > Katze
			Pylorusstenose	
		Dilatation, Magendrehung	Polyp	Hund >> Katze
		Hiatushernie	Neoplasie	Hund & Katze
		Parasiten (*Physaloptera rara*, *Ollulanus tricuspis*)		Hund & Katze
		Motilitätsproblem (Atonie u. a.)		Hund & Katze
	Dünndarm	IBD		Hund & Katze
		Obstruktion	Fremdkörper	Hund > Katze
			Polyp	
		Ileus, Volvulus	Neoplasie	Hund > Katze
		Lymphangiektasie		Hund
		Parasiten		Hund & Katze
		Infektionen, z. B.	Parvovirose (Hund)	Hund & Katze
			Panleukopenie (Katze)	
			Staupe (Hund)	
			Coronaviren	
			FeLV (Katze)	
			Campylobacteriose (Hund)	
			Salmonellose	
			Clostridiose	
			Mykosen	
		ARE/Dysbakterie		
	Dickdarm	Kolitis		Hund > Katze
		Obstipation		Katze > Hund
		Colon irritabile		Hund
		Neoplasie		Hund & Katze
		histiozytäre ulzerative Kolitis (v. a. Boxer)		Hund
	diätetisch	verdorbenes Futter, Fremdmaterial		Hund >> Katze
		abrupter Futterwechsel		Hund > Katze
		Intoleranz, Allergie		Hund & Katze
nicht-gastrointestinal	metabolisch	Urämie		Hund & Katze
		Lebererkrankungen und hepatische Enzephalopathie		Hund & Katze
		Elektrolytstörungen, Säure-Basen-Störungen		Hund & Katze
		Endotoxämie, Septikämie		Hund & Katze
	endokrin	Hypoadrenokortizismus		Hund
		Diabetes mellitus, diabetische Ketoazidose		Hund & Katze
		Hyperthyreose		Katze
	Intoxikation	Ethylenglykol		Hund >> Katze
		Herbizide, Schwermetalle, Putzmittel		Hund > Katze
		Blei, Zink, Strychnin u. a.		Hund > Katze

Tab. 16.1 Fortsetzung.

Medikamente	NSAID	Hund > Katze
	Chemotherapeutika	Hund & Katze
	Apomorphin, Xylazin, Medetomidin	Hund & Katze
	Glykoside	Hund > Katze
	Glukokortikoide	Hund & Katze
	Antibiotika (Erythromycin, Penicilline, Tetrazyklin u. a.)	Hund & Katze
intraabdominale Erkrankungen	Peritonitis (inkl. FIP)	Hund & Katze
	Pankreatitis (v. a. akut)	Hund > Katze
	Prostatitis, Pyelonephritis	Hund & Katze
	Pyometra	Hund & Katze
	Gastrinom (Zollinger-Ellison-Syndrom)	Hund >> Katze
	Neoplasie u. a.	Hund & Katze
neurologisch	vestibuläre Erkrankungen (Entzündung, Reisekrankheit)	Hund > Katze
	Kopftrauma, Hirnödem	Hund & Katze
	Psychogen (Stress, Angst, Schmerzen)	Hund & Katze
	Neoplasie (Hirnstamm, CRTZ)	Hund & Katze
	Epilepsie u. a.	Hund & Katze
	zyklisches Erbrechen	Hund

16.3 Ursachen

Klinisch gesehen entsteht Erbrechen in der Folge zahlreicher gastrointestinaler Störungen oder sekundär zu metabolischen, toxischen, neurologischen oder infektiösen Krankheiten sowie abdominalen Erkrankungen oder Medikamententoxizität. Eine Unterscheidung von gastrointestinalen und nicht gastrointestinalen Ursachen ist sinnvoll (**Tab. 16.1**).

16.3.1 Gastrointestinale Ursachen

Akutes, oft selbstlimitierendes Erbrechen wird beim Hund häufig durch eine Gastroenteritis sekundär zur Aufnahme von verdorbenem Futter oder von Fremdmaterial verursacht. Entzündliche gastrointestinale Läsionen wie Gastritis, IBD oder Kolitis sind häufig nicht nur mit Durchfall, sondern auch mit chronischem Erbrechen gekoppelt. Eine Ausflussbehinderung, z.B. bedingt durch Pylorushypertrophie, Polypen, Fremdkörper oder Neoplasien, können den Magenausfluss behindern oder das Duodenum verstopfen. Dies führt zur Ansammlung von Futter in Magen und Duodenum und in der Folge zu Erbrechen. Bei viralen Ursachen muss bei Hund und Katze immer an Parvo- und Coronaviren gedacht werden, wobei auch bei Staupe (Hund) oder einer FeLV-Infektion (Katze) Durchfall und Erbrechen beobachtet werden kann. Die meisten bakteriellen Ursachen bei Hund und Katze verursachen eher Durchfall als Erbrechen. Ob *Helicobacter* spp. als kausale Ursache Erbrechen hervorrufen kann, ist umstritten. Weiterhin dürfen auch bei adulten Hunden Parasiten nie ausgeschlossen werden.

16.3.2 Nicht gastrointestinale Ursachen

Viele endo- und exogene Substanzen wie urämische (Harnstoff, Kreatinin) oder bakterielle Toxine und leberpflichtige Substanzen (Ammoniak) sowie Elektrolyt- oder Säure-Basen-Störungen und viele Medikamente (z.B. Apomorphin, Digitalis, α_2-Agonisten) können die CRTZ stimulieren und zu Erbrechen führen. Neben anderen metabolischen Problemen sind auch Endokrinopathien wie Hypoadrenokortizismus, Hyperthyreose oder Diabetes mellitus/diabetische Ketoazidose als Ursache von Erbrechen bekannt. Diverse abdominale Erkrankungen können durch Stimulierung vagaler und sympathischer Afferenzen ebenfalls Erbrechen auslösen. Hierbei kann es sich um starke Entzündungen wie Pankreatitis oder Peritonitis handeln oder aber um eine Pyometra oder Neoplasie wie z. B. ein Gastrinom.

Erkrankungen des ZNS können das Brechzentrum direkt durch Entzündung, Ödem oder raumfordernde Läsionen stimulieren. Auch supramedulläre Rezeptoren könnten die Reaktivität des Brechzentrums beeinflussen. So scheint psychogenes Erbrechen seinen Ursprung im zerebralen Kortex zu haben und kann als Folge von Angst, Stress oder Schmerzen auftreten. Zyklisches Erbrechen beim Hund wurde ebenfalls mit autonomer oder viszeraler Epilepsie assoziiert, welche ihren Ursprung in der limbischen Region des ZNS hat.

16.4 Diagnostisches Vorgehen

16.4.1 Signalement und Anamnese

Das Signalement kann hilfreich sein, da vor allem junge, ungenügend geimpfte Tiere mit Infektionskrankheiten wie z. B. der Parvovirose vorgestellt werden.

Erbrechen wird häufig mit Regurgitieren (S. 350), Dysphagie (S. 131), Würgen oder sogar (produktivem) Husten (S. 217) verwechselt. Erbrechen zeigt jedoch als einziges Symptom zusätzlich Hypersalivation, Würgen und eine aktive Kontraktion von Abdominal- und Zwerchfellmuskulatur. Die Vorgeschichte sollte deshalb genau erfragt werden, da hauptsächlich Erbrechen und Regurgitieren oft miteinander verwechselt werden bzw. der Besitzer den Unterschied nicht kennt (**Tab. 16.2**). Beim Erbrochenen kann es sich um Futter oder klare Flüssigkeit mit unterschiedlicher Beimengung von Galle oder Blut handeln. Dies kann bei der Lokalisation des Problems hilfreich sein. Chronisches Erbrechen führt zudem häufig zu Gewichtsverlust (S. 165), mäßigem Appetit (S. 67) und Polydipsie (S. 338) zur Kompensation des Flüssigkeitsverlustes. Je nach zugrunde liegendem Problem können auch Durchfall (S. 119) und manchmal Melaena oder Hämatochezie (S. 291) auftreten, was zumeist auf eine gastrointestinale Lokalisation schließen lässt.

Es sollte gezielt nach Medikamenten gefragt werden, da vor allem steroidale und nicht steroidale Entzündungshemmer oft Erbrechen, z. T. mit Blutbeimengungen, auslösen können. Die zeitliche Relation zur Futteraufnahme kann ebenfalls hilfreich sein und Hinweise auf eine verzögerte Magenentleerung oder die Lokalisation geben. Das Ausmaß der Aufarbeitung hängt u. a. von der Dauer (akut oder chronisch), der Frequenz sowie den zusätzlichen Problemen (Allgemeinbefinden, Fieber, Blutbeimengung) ab.

16.4.2 Klinische Untersuchung

Die klinische Untersuchung sollte mit einer genauen **Adspektion** der Maulhöhle beginnen, wobei auf die Schleimhäute (ikterisch; blass; ulzeriert),

Tab. 16.2 Unterscheidung zwischen Regurgitieren und Erbrechen.

	Regurgitieren	Erbrechen
Warnzeichen	keine	Würgen, Übelkeit
Bauchpresse	nein	ja
Problemlokalisation	Ösophagus (Pharynx)	gastrointestinal, metabolisch, neurologisch
Futter	• unverdaut • gut geformt • eingespeichelt	• variabel verdaut • Schleim-/Galle-/Blutbeimengung möglich
Zeitpunkt nach Futteraufnahme	sofort oder später	meistens später (bis Stunden)
Geruch, Säuregehalt, Galle	• neutral bis säuerlich • keine Galle	• pH variiert stark • ± Galle

die Atemluft (urämisch) und eventuell Fremdkörper (unter Zungengrund schauen) geachtet werden sollte. Erbrechen kann zu einer deutlichen Dehydratation führen, da Flüssigkeit und Elektrolyte aus dem Magen-Darm-Trakt verloren gehen und oft kein oder zu wenig Wasser aufgenommen wird. Diese Tiere zeigen blasse, trockene Schleimhäute sowie eine verlängerte KRZ und einen schwachen Puls. In der kompensatorischen Phase können auch gerötete Schleimhäute, Tachykardie und eine verkürzte KRZ auftreten. Schwäche kann infolge Dehydratation und Elektrolytverlust (z. B. Hypokaliämie), eines Hypoadrenokortizismus, Fieber oder anderer Probleme beobachtet werden. Eine deutliche Tachypnoe oder auch Dyspnoe sind häufig Hinweise auf eine sekundäre Aspirationspneumonie. Fieber ist bei starken Entzündungen (z. B. akute Pankreatitis) oder bei Infektionen zu sehen. Bei der **Abdomenpalpation** können evtl. verdickte Darmschlingen, Invaginationen, Tympanie, Massen oder Dolenzen festgestellt werden, die bei der Lokalisation des Problems helfen können und das weitere Vorgehen mitbestimmen. Zusätzlicher Borborygmus oder Durchfall mit frischem oder verdautem Blut bei der Rektaluntersuchung weisen zumeist auf ein primäres Magen-Darm-Problem hin. Des Weiteren sollte bei einem unklaren Befund auch das ZNS genau evaluiert werden, da vor allem bei vestibulären oder zerebellären Problemen Erbrechen auftreten kann.

16.4.3 Weiterführende Untersuchungen

Die **Hämatologie** ist häufig unauffällig oder zeigt allenfalls eine leichte, nicht regenerative Anämie sekundär zu einem chronischen Problem. Eine Hämokonzentration mit hohem Hkt und erhöhtem Totalprotein weist auf eine Dehydratation hin. Eine mikrozytäre, hypochrome Anämie kann häufig bei chronischem Blutverlust über den Magen-Darm-Trakt gesehen werden, wohingegen bei akutem Blutverlust in den Magen-Darm-Trakt nach 2–3 Tagen eine regenerative Anämie und vielleicht ein erhöhter Harnstoff zu sehen ist. Eine nicht regenerative Anämie kann auch im Zusammenhang mit chronischen Nephropathien auftreten. Das **Leukogramm** ist sehr oft unauffällig oder zeigt Zeichen einer Entzündung, wobei bei chronischen Entzündungen eine Monozytose vorherrscht. Bei intestinalen Parasiten, Futtermittelallergien oder einer eosinophilen IBD kann z. T. eine leichte systemische Eosinophilie beobachtet werden.

Das **Chemieprofil** zusammen mit einem Säure-Basen-Status hilft sehr oft zur Einschränkung der Differenzialdiagnosenliste. Bei Lebererkrankungen z. B. können erhöhte Leberenzyme, Hypoglykämie, Hypoalbuminämie, Hypocholesterinämie und ein zu tiefer Harnstoff festgestellt werden und je nach Ursache auch ein erhöhtes Bilirubin und erhöhte Gallensäuren. Eine Hyperglobulinämie kann Zeichen einer chronischen Entzündung sein. Hypoglobulinämie zusammen mit Hypoalbuminämie sind klare Indikatoren für eine Proteinverlustenteropathie, wobei zumeist auch Durchfall und, vor allem bei einer Lymphangiektasie, zusätzlich eine Lymphopenie und eine Hypocholesterinämie auftreten können.

Bei Erbrechen kommt es zu Verlust von Natrium, Kalium und Chlorid, wobei diese immer im Verhältnis zum verlorenen Wasser zu sehen sind. Es entsteht fast immer eine **Hypokaliämie**, da Kalium sowohl mit dem Erbrochenen als auch über die Niere verloren geht (hypochlorämische metabolische Alkalose, sekundärer Hyperaldosteronismus infolge Hyponatriämie) und über die Nahrung nicht genügend aufgenommen wird. Die Hypokaliämie ihrerseits reduziert die Konzentrationsfähigkeit der Niere und kann zu Schwäche und prärenaler Azotämie beitragen. **Chlorid und Säure-Basen-Status** hängen sehr davon ab, woher die Mehrheit der verlorenen Flüssigkeit stammt. Bei Problemen im Magen und hoch im Duodenum geht vor allem Magensäure (HCl) verloren. Pankreassekrete und Gallenflüssigkeit hingegen enthalten große Mengen an Bikarbonat (HCO_3^-). Bei akuter Pankreatitis und Cholestase wird somit die ins Duodenum eintretende Bikarbonatmenge reduziert und das Erbrochene ist sauer. Dies führt zumeist zu einer Hypochlorämie und hohen Serum-Bikarbonat-Konzentrationen mit einer metabolischen Alkalose.

Die **Harnanalyse** kann ebenfalls hilfreiche Hinweise liefern. Bei einer deutlichen Dehydratation mit Azotämie kann anhand des spezifischen Gewichtes entschieden werden, ob die Nieren normal funktionieren (d. h. spezifisches Gewicht adäquat erhöht) oder ob es sich um ein primäres Nierenproblem mit einer renalen Azotämie handelt. Eine Glukosurie zusammen mit einer Hyperglykämie weist zumeist auf einen Diabetes mellitus oder eine diabetische Ketoazidose hin (zusätzlich Ketonurie und Azidose), wobei es vor allem bei gestressten Katzen auch vorübergehend zu einer Glukosurie kommen kann. Bei Verdacht auf Pyelonephritis oder Prostatitis ist zudem eine bakteriologische Kultur von Zystozeseharn nötig.

Bildgebende Diagnostik wie Röntgen und Ultraschall ist bei den meisten akuten Fällen mit vermindertem Allgemeinbefinden nötig, wobei es hauptsächlich darum geht, chirurgische Notfälle zu identifizieren (z. B. Ileus, Fremdkörper). Zumeist ist ein Übersichtsröntgen hilfreich, wobei ein Abdomenultraschall häufig mehr Details bieten kann (z. B. Pankreas, Leber, Nieren, Magen-Darm-Trakt). Auch bei der systematischen Aufarbeitung von chronischem Erbrechen ist fast immer zumindest ein Ultraschall des Abdomens nötig.

Bei **Magen-Darm-Problemen** sollte immer eine Kotuntersuchung (je 3-mal nativ und Zinksulfatflotation) vorgenommen werden, um Parasiten auszuschließen. Bei Jungtieren ist zudem immer an eine Parvovirose zu denken, da das Erbrechen meistens vor dem Durchfall auftritt. Magendilatation/-drehung ist oft klinisch schon klar, wobei ein rechtslaterales Röntgen bei der Diagnosesicherung helfen kann. Bei einer vollständigen Magendrehung wird jedoch kein Erbrechen mehr beschrieben, sondern nur ein unproduktives Würgen, da kein Auswurf mehr möglich ist. Neben den schon beschriebenen bildgebenden Maßnahmen ist bei Problemen wie IBD, Neoplasie, Magenulzera oder proximalen Fremdkörpern oft eine **Endoskopie** (Kap. 2.4.5, S. 17) zur Diagnosesicherung mittels Biopsien oder für eine eventuelle Fremdkörperentfernung nötig. Beim Fehlen von Endoskopen kann diese zum Teil auch durch Kontraströntgen oder eine Probelaparotomie ersetzt werden.

Falls durch Routineuntersuchungen die Diagnose immer noch nicht gestellt werden konnte, sind oft zusätzlich eine Serologie (z. B. Herzwürmer oder andere Erreger) (Kap. 2.2.12, S. 12) oder Bestimmungen von Schilddrüsenhormon (ältere Katzen) (Kap. 2.2.9, S. 10), Gallensäuren (Kap. 2.2.5, S. 9) oder bestimmten Toxinen (z. B. Blei) nötig. Bei einem Hypoadrenokortizismus mit Mineralokortikoiddefizienz sind eine Hyperkaliämie und eine Hyponatriämie zusammen mit einem verminderten $Na^+:K^+$-Verhältnis (normal 27–40:1) zu finden (Kap. 2.2.9, S. 10). Da ein Hypoadrenokortizismus jedoch auch aufgrund einer Glukokortikoiddefizienz auftreten kann und das zu tiefe $Na^+:K^+$-Verhältnis nicht pathognomonisch für einen Hypoadrenokortizismus ist, sollte ein ACTH-Stimulationstest (in Abwesenheit von Glukokortikoidgaben) bei berechtigtem Verdacht erfolgen.

16.5 Therapie

Das erste Ziel ist immer, eine spezifische Diagnose zu erhalten, die das Erbrechen erklären kann und eine gezielte Therapie nach sich zieht. Akute Episoden, welche beim Hund häufig auf verdorbenes Futter oder Fremdmaterial zurückzuführen sind, sind oft selbstlimitierend und können mit symptomatischer Therapie behandelt werden (v. a. Infusionen, evtl. zusätzlich H_2-Blocker und Sucralfat). Bei chronischen Problemen oder schwerwiegendem akutem Erbrechen sollten wenn möglich eine **spezifische und unterstützende Therapie der Grundkrankheit** angewendet werden, denn symptomatische Gaben von Antiemetika verschleiern einen wichtigen Beurteilungspunkt der Therapie – das Erbrechen selbst. Beim akuten Erbrechen sollte die Futter- und Wasseraufnahme für 12–24 Stunden vermieden werden. Danach kann allmählich Wasser und später leichtverdauliches Futter in kleinen Portionen angeboten werden. Dehydrierte und stark erbrechende Tiere müssen parenteral rehydriert werden, wobei der intravenöse Weg bei Weitem der sinnvollste ist.

Zur parenteralen **Rehydrierung** werden isoosmotische, kristalloide **Infusionen** wie Ringer-Lactat, Plasmalyte oder Kochsalzlösungen gegeben. Diese sollten je nach Grad der Hypokaliämie mit Kaliumchlorid substituiert werden, wobei eine Dosierung von 0,5 mEq/kg/h nicht überschritten werden darf.

Die Wahl des besten **Antiemetikums** setzt Kenntnisse des Neurotransmittersystems, der verschiedenen neuroanatomischen Nervenleitungen sowie pharmakologische Kenntnisse über die verfügbaren Substanzen voraus (**Tab. 16.3**). Antiemetika auf der Basis von **Phenothiazin** haben einen $α_2$-

16 Erbrechen

Diagnostischer Algorithmus

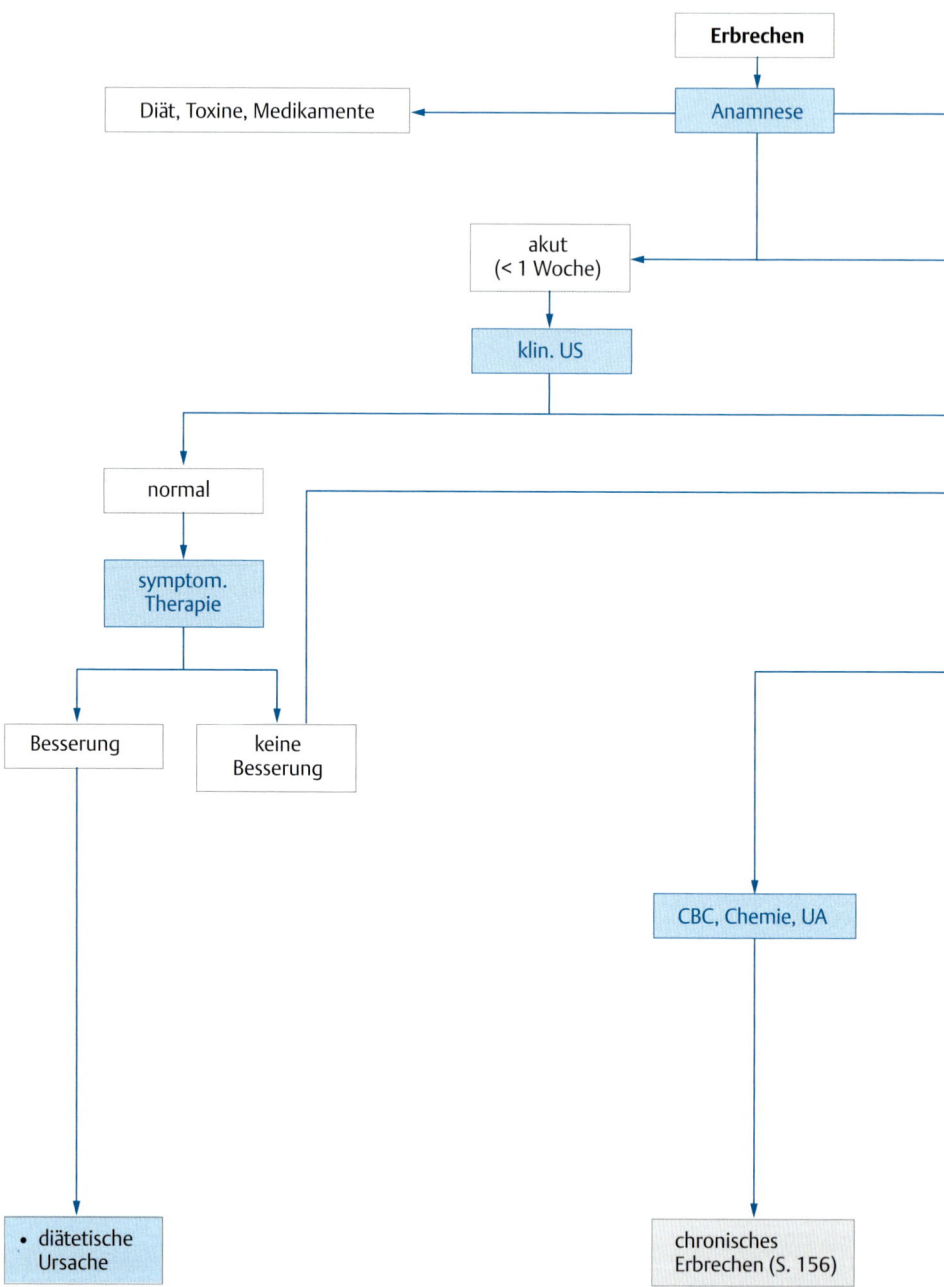

16 Erbrechen

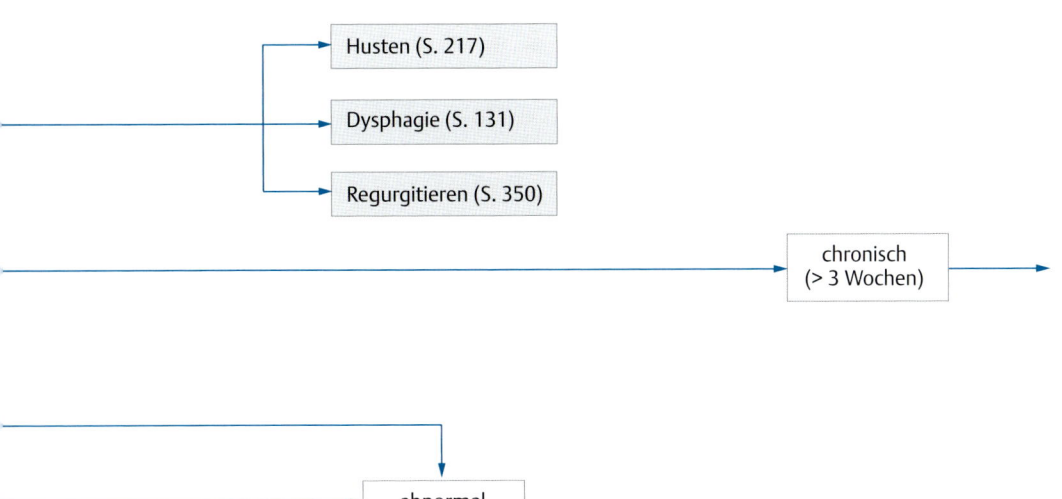
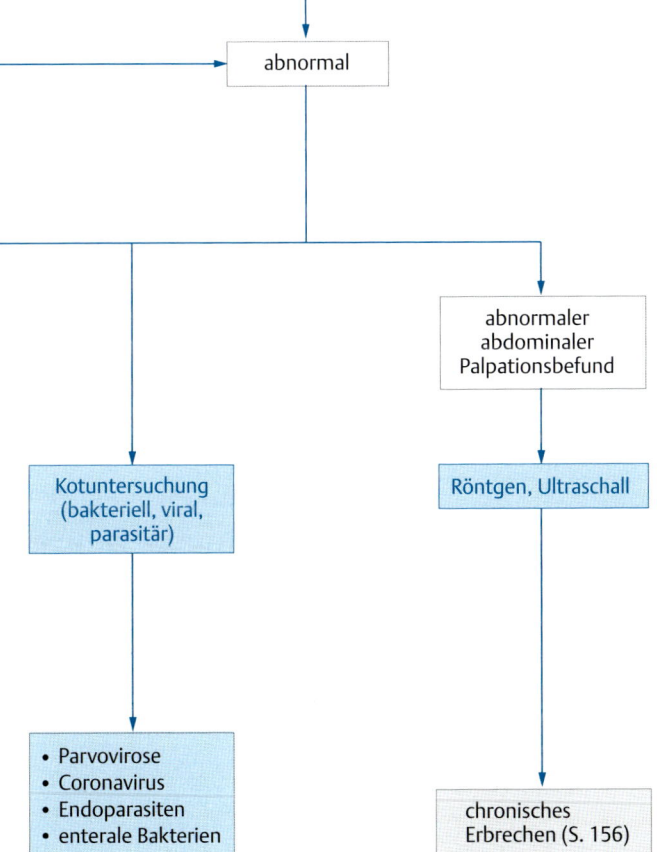

16 Erbrechen

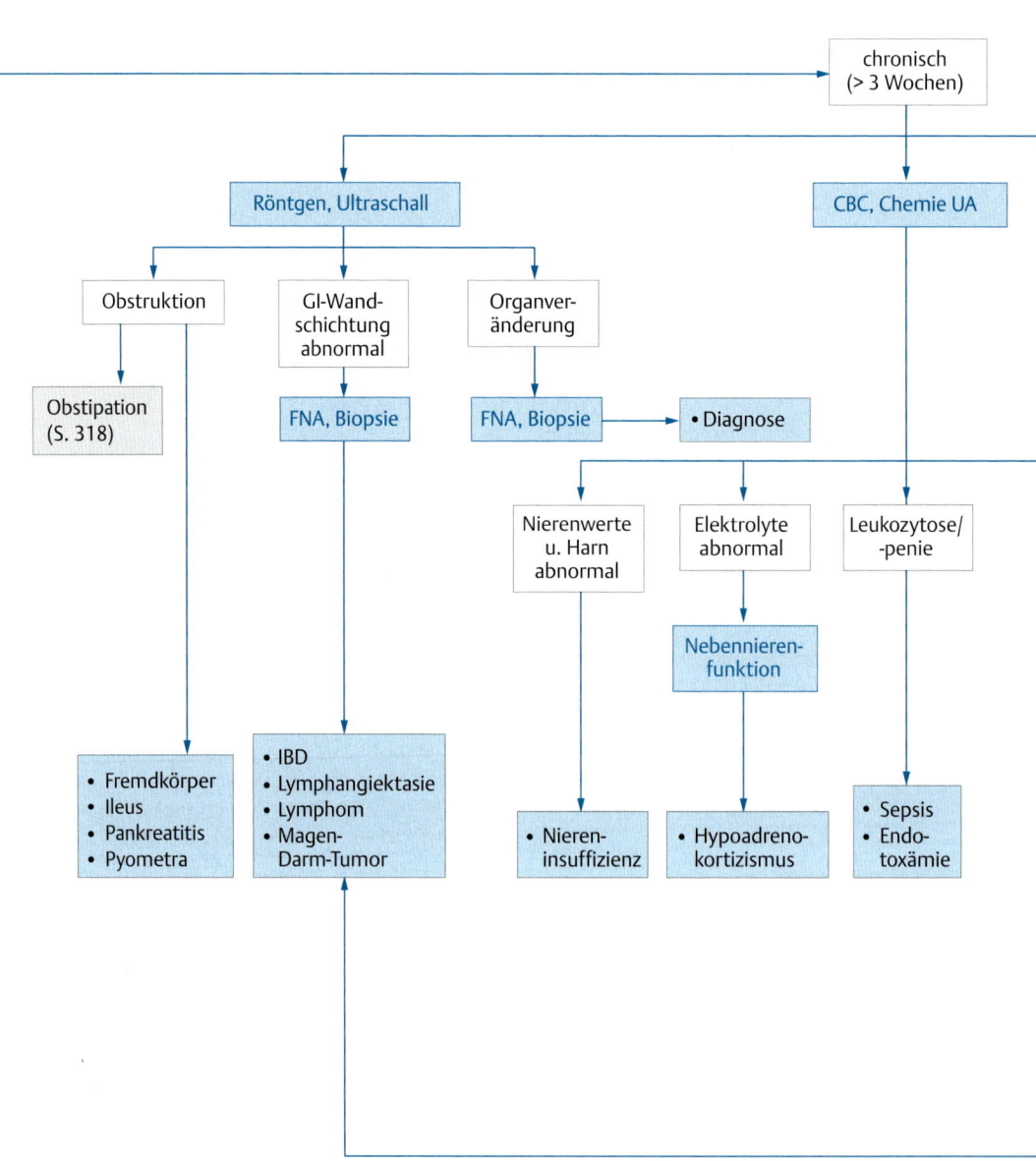

16 Erbrechen

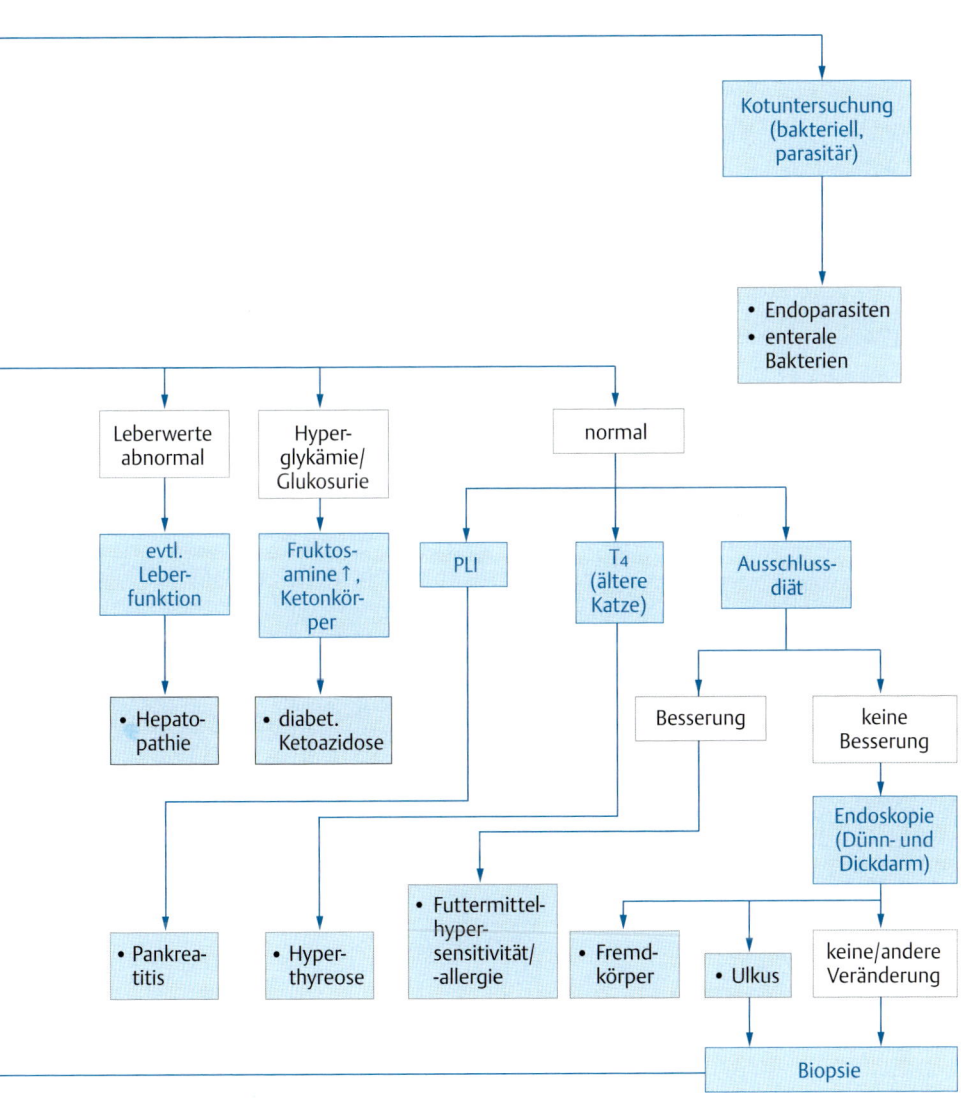

antagonistischen Effekt und können eine Hypotonie bewirken, was bei dehydrierten Patienten oder Epileptikern kontraindiziert ist. Das häufig verwendete **Metoclopramid** dagegen ist bei Obstruktionen, Stenosen und Fremdkörpern wegen potenzieller Perforationen kontraindiziert und kann zu Unruhe und Depression führen. **Anticholinergika** sollten nur mit Vorsicht und maximal 3 Tage gebraucht werden, da sie zu Magenatonie oder Ileus führen können. Die Katze hat schwach entwickelte dopaminerge Rezeptoren in der CRTZ und reagiert deshalb zentral weniger ausgeprägt auf Dopaminantagonisten wie Metoclopramid als der Hund (Alternative evtl. Chlorpromazin).

Bei Futtermittelintoleranz/-allergie und IBD sollten eine **strikte Eliminationsdiät** oder hydrolisierte Diäten für mindestens 8–12 Wochen verabreicht werden (Kap. 13.5.2, S. 130), wobei bei IBD zusätzliche immunsuppressive Medikamente wie Prednisolon oder allenfalls Budesonid, Cyclosporin oder Azathioprin gegeben werden. Falls es wegen chronischer gastrointestinaler Blutungen zu einer mikrozytären hypochromen Anämie kommt, kann Eisen supplementiert werden.

Beim Vorliegen von Magenulzera wirken **Protonenpumpenhemmer** wie Omeprazol meist besser als hoch dosierte H_2-Rezeptoren-Blocker wie Ranitidin oder Famotidin, wobei häufig zusätzlich **Sucralfat** verabreicht wird. Bei den meisten Neoplasien (Ausnahme Lymphom) ist die chirurgische Resektion der erste Schritt der Therapie, wobei in einigen Fällen eine zusätzliche Chemotherapie ins Auge gefasst werden sollte.

Tab. 16.3 Die wichtigsten antiemetischen Medikamente beim Kleintier (CRTZ = Chemorezeptor-Trigger-Zone).

Wirkgruppe (Mechanismus; Wirkungsort)	Beispiele	Dosierung
Dopamin-Rezeptorantagonisten (Antagonisten D_2, α_2, β_2; CRTZ + peripher)	Metoclopramid	0,2–0,4 mg/kg p.o./s.c./i.m. q6–8h 1–2 mg/kg/24h Dauertropf
	Domperidon	0,05–0,1 mg/kg p.o. q12–24h
Phenothiazine (Antagonisten D_2, α_2, H_1, M_1; CRTZ + Brechzentrum)	Thiethylperazin	0,1–0,4 mg/kg i.m./s.c. q8h oder langsam i.v.
	Chlorpromazin	0,2–0,5 mg/kg i.m./s.c. q6–8h
Neuroleptika (CRTZ)	Haloperidol	0,02 mg/kg p.o./i.m. q12h
Serotonin-Rezeptorantagonisten (5-HT_3-Antagonisten; CRTZ + vagale Darmafferenzen)	Ondansetron	0,1–1 mg/kg p.o. q12–24h 0,1–0,2 mg/kg i.v. q6–12h
	Dolasetron	0,5–0,6 mg/kg p.o./s.c./i.v. q24h
Neurokinin-1-Rezeptorantagonist (Antagonist NK-1; CRTZ + Brechzentrum + peripher)	Maropitant	1 mg/kg s.c. q24h; 2 mg/kg p.o. q24h

Rezeptoren: D_2 = dopaminerg; α_2 = adrenerg; β_2 = adrenerg; H_1 = histaminerg; M_1 = cholinerg; 5-HT_3 = 5-Hydroxytryptamin = serotoninerg; NK-1 = neurokinerg.

17 Flatus und Borborygmus

Karin Allenspach

Das Wichtigste vorweg

- Sind zusätzlich zu Flatus und Borborygmus gastrointestinale Symptome vorhanden, so ist eine Malabsorption oder Maldigestion wahrscheinlich.

- Falls keine gastrointestinale Ursache gefunden wird, sollte das Futter auf gasbildende Inhaltsstoffe untersucht werden.

- Ein Diätwechsel und vermehrte Bewegung können helfen, die Symptome zu mindern.

- Eine symptomatische pharmakologische Therapie von Flatus und Borborygmus ist möglich, aber nicht in allen Fällen effektiv.

17.1 Definitionen

Flatus (Flatulenz) bezeichnet Blähungen im Gastrointestinaltrakt durch übermäßige Gasbildung. **Borborygmus** bezeichnet die assoziierten Geräusche, die dabei auskultiert werden können. Häufig sind weiterhin folgende Probleme vorhanden:
- Erbrechen (S. 147)
- Durchfall (S. 119)

17.2 Anatomie – Physiologie – Pathophysiologie

Gasproduktion im Gastrointestinaltrakt ist ein normaler physiologischer Vorgang. Übermäßige Gasproduktion muss nicht unbedingt pathologisch sein, aber gewisse intestinale Erkrankungen können mit Borborygmus einhergehen, weshalb es unter Umständen wichtig sein kann, weitere Abklärungen durchzuführen. Gas, das im Magen enthalten ist, hat ungefähr die gleiche Zusammensetzung wie atmosphärische Luft, hingegen sind die Gase im Darm zum Teil sehr unterschiedlich zusammengesetzt. Gase im Darmlumen stammen von verschluckter Luft (durch Aerophagie), bakterieller Fermentation von Substraten im Darm, Diffusion von Gasen aus dem Blut in den Darm und der Reaktion von Säuren mit basehaltigen Stoffen im oberen Gastrointestinaltrakt. Im Allgemeinen enthält Flatus meist Stickstoff (N_2), Wasserstoff (H_2), Kohlendioxid (CO_2), Sauerstoff (O_2) und Methan (CH_4). Die Methanproduktion scheint bei Hund und Katze eher einen kleinen Teil auszumachen, hingegen produzieren ca. 30 % aller Menschen merkliche Mengen an Methan im Gastrointestinaltrakt. Der unangenehme Geruch von Flatus kommt durch kleine Mengen an Ammonium, Sulfaten, Indolen, flüchtigen Aminen und kurzkettigen Fettsäuren zustande.

Bei Hunden wird das meiste H_2 und CO_2 durch Fermentierung von nicht absorbierbaren Oligosacchariden produziert. Die Produktion dieser Gase kann bei Hunden stark erhöht sein, wenn das Futter einen hohen Anteil an Sojabohnen enthält. Andere Möglichkeiten für übermäßige Gasproduktion sind Futtermittel, die einen hohen Anteil an Fasern enthalten, da diese sekundär zu einer schlechteren Verdaulichkeit von Kohlenhydraten führen. Die Kohlenhydrate erreichen in diesem Fall im unverdauten Zustand das Kolon, wo sie bakteriell fermentiert werden und daher zu Borborygmus und Flatulenz führen. Ein hoher Anteil von Lactulose im Futter von Welpen, aber auch bei laktoseintoleranten adulten Tieren, kann mit Borborygmus assoziiert sein. Umgekehrt ist bekannt, dass Futtermittel, die einen hohen Anteil an Fasern, schlecht verdaulichen Kohlenhydraten und Fett enthalten, zu weniger Gasproduktion führen. Dünndarmerkrankungen, die entweder zu einer Maldigestion oder Malabsorption von Kohlenhydraten führen, können eine weitere Ursache für Borborygmus sein. Intestinaler Ileus kann auch für Borborygmus verantwortlich sein, da in diesem Falle fermentierende Bakterien im Darm überwuchern können, wie z. B. *Clostridien* spp.

17.3 Ursachen

Flatus und Borborygmus gehen entweder mit gastrointestinalen Erkrankungen einher oder das Tier präsentiert sich mit normalem Allgemeinbefinden und anamnestisch werden keine gastrointestinalen Symptome erwähnt (Tab. 17.1).

17.3.1 Nicht gastrointestinale Symptome

Falls die Allgemeinuntersuchung normal ist und keine gastrointestinalen Symptome vorhanden sind, kann der Gehalt an gasbildenden Inhaltsstoffen im Futter die Ursache darstellen. Am häufigsten sind dabei Futtermittel, die einen hohen Anteil von Sojabohnen, Fasern oder schlecht verdaulichen Kohlenhydraten enthalten. Bewegungsmangel kann eine weitere Ursache darstellen.

17.3.2 Gastrointestinale Symptome

Bei Gewichtsverlust und anamnestischen Hinweisen auf gastrointestinale Symptome, wie Erbrechen, Durchfall und Gewichtsverlust, kann ursächlich eine **Maldigestion**, z.B. die EPI, oder eine **Malabsorption** bestehen. Die Ursachen für eine Malabsorption sind vielfältig und beinhalten extragastrointestinale Ursachen wie Niereninsuffizienz, Leberinsuffizienz oder Hypoadrenokortizismus. Falls extragastrointestinale Ursachen ausgeschlossen wurden, müssen gastrointestinale Ursachen in Betracht gezogen werden. Dabei ist es von Vorteil, systematisch vorzugehen und zuerst Parasiten (z.B. Giardien) und bakterielle Erkrankungen (z.B. *Campylobacter* spp.) auszuschließen. Falls eine Panhypoproteinämie besteht, muss an eine Proteinverlustenteropathie gedacht werden, wie z.B. die Lymphangiektasie. Andere Ursachen für chronische gastrointestinale Symptome sind eine ARE, eine Futtermittelallergie oder -intoleranz, eine IBD oder ein diffuses gastrointestinales Lymphom.

Tab. 17.1 Ursachen für Flatulenz und Borborygmus.

Allgemeinuntersuchung normal, keine gastrointestinalen Symptome	Futtermittel mit hohem Anteil an Sojabohnen, Fasern oder schlecht verdaulichen Kohlenhydraten		Hund >> Katze
	zu wenig Bewegung		Hund & Katze
Allgemeinuntersuchung abnormal, gastrointestinale Symptome	metabolische Ursachen	Niereninsuffizienz	Hund & Katze
		Leberinsuffizienz	Hund & Katze
		Hypoadrenokortizismus	Hund >> Katze
		chronische Pankreatitis	Katze > Hund
		EPI	Hund >> Katze
	gastrointestinale Ursachen	infektiös	*Campylobacter* spp. Giardia	Hund >> Katze
		Futtermittelintoleranz/ Futtermittelallergie	Hund & Katze
		ARE	Hund & Katze
		IBD	Hund & Katze
		Lymphangiektasie	Hund
		Neoplasie	Hund & Katze

17.4 Diagnostisches Vorgehen

17.4.1 Anamnese

Flatulenz und Borborygmus werden meist schon während der Anamneseerhebung als Problem erkannt. Bei der erweiterten Anamnese sollte besonderes Augenmerk auf weitere Symptome von möglichen Gastrointestinalerkrankungen gelegt werden (Erbrechen, Durchfall, Gewichtsverlust). Dies liefert Hinweise auf mögliche zugrunde liegende gastrointestinale Erkrankungen, wie die Malabsorption oder Maldigestion. Zusätzlich sollte die Ernährung des Tieres auf potenzielle Inhaltsstoffe geprüft werden, die zu einer erhöhten Gasproduktion führen können. Ein relativ hoher Anteil an Sojabohnen (z. B. vegetarische Futtermittel für Hunde), Lactulose oder Fasern im Futtermittel können dafür verantwortlich sein.

17.4.2 Klinische Untersuchung

Eine gründliche Allgemeinuntersuchung kann Hinweise auf eine eventuell bestehende Gastrointestinalerkrankung erbringen, z. B. verdickte Därme oder eine Schmerzreaktion bei der Abdomenpalpation. Häufig ist die Allgemeinuntersuchung bei Tieren, die mit dem Hauptsymptom Flatus und Borborygmus vorgestellt werden, jedoch normal. Es ist allerdings wichtig, eventuell vorhandenen **Gewichtsverlust** festzustellen, da dies ein Hinweis auf eine gastrointestinale Erkrankung sein kann.

17.4.3 Weiterführende Untersuchungen

Bei Verdacht auf gastrointestinale Malabsorption oder Maldigestion sind weitere Untersuchungen angezeigt. Dabei werden nichtinvasive Tests zuerst durchgeführt. Parasitologische und bakterielle **Untersuchungen des Kotes** sind angezeigt, um infektiöse Ursachen auszuschließen (Kap. 2.3.1, S. 13). Speziell eine Untersuchung auf Giardien (Zink-Sulfat-Flotation, ELISA oder Direktausstrich) darf nicht vergessen werden. **Blut-** und **Urinuntersuchungen** können Hinweise auf systemische Ursachen geben, z. B. Nieren- und Lebererkrankungen, Hypoadrenokortizismus. **Trypsin-like Immunoreactivity** (TLI) ist ein sehr sensitiver und spezifischer Test, um eine exokrine Pankreasinsuffizienz zu diagnostizieren (Kap. 2.2.6, S. 9). Serum-**Cobalamin**- und **Folatmessungen** können Hinweise auf bakterielle Überwucherung im Dünndarm geben (Kap. 13.4.5, S. 130). Typischerweise sind bei einer ARE die Serum-Folat-Werte erhöht und die Serum-Cobalamin-Werte erniedrigt. Allerdings sind diese Tests weder besonders sensitiv noch spezifisch, sodass sie nur in Ausnahmefällen zur Diagnose führen. Ein abdominaler **Ultraschall** kann veränderte Darmwände und Lymphknoten aufzeigen, beides ein Hinweis auf eine gastrointestinale Problematik, die mittels intestinaler **Biopsien**, entweder endoskopisch (Kap. 2.4.5, S. 17) oder mittels Laparotomie entnommen, weiter abgeklärt werden muss. Die Diagnose einer Lymphangiektasie, IBD oder intestinalen Neoplasie kann nur histopathologisch gestellt werden.

Eine **Futtermittelintoleranz** kann ebenfalls zu Borborygmus und Flatus führen, allerdings in seltenen Fällen. Falls eine Futtermittelintoleranz vermutet wird, sollte während 6–8 Wochen eine strikte **Eliminationsdiät** gefüttert werden, die eine Protein- und Kohlenhydratquelle enthält, die das Tier noch nicht gefressen hat (Kap. 13.5.2, S. 130). Es kann eine längere Zeit in Anspruch nehmen, eine Diät zu finden, die zu vermindertem Borborygmus führt.

17 Flatus und Borborygmus

Diagnostischer Algorithmus

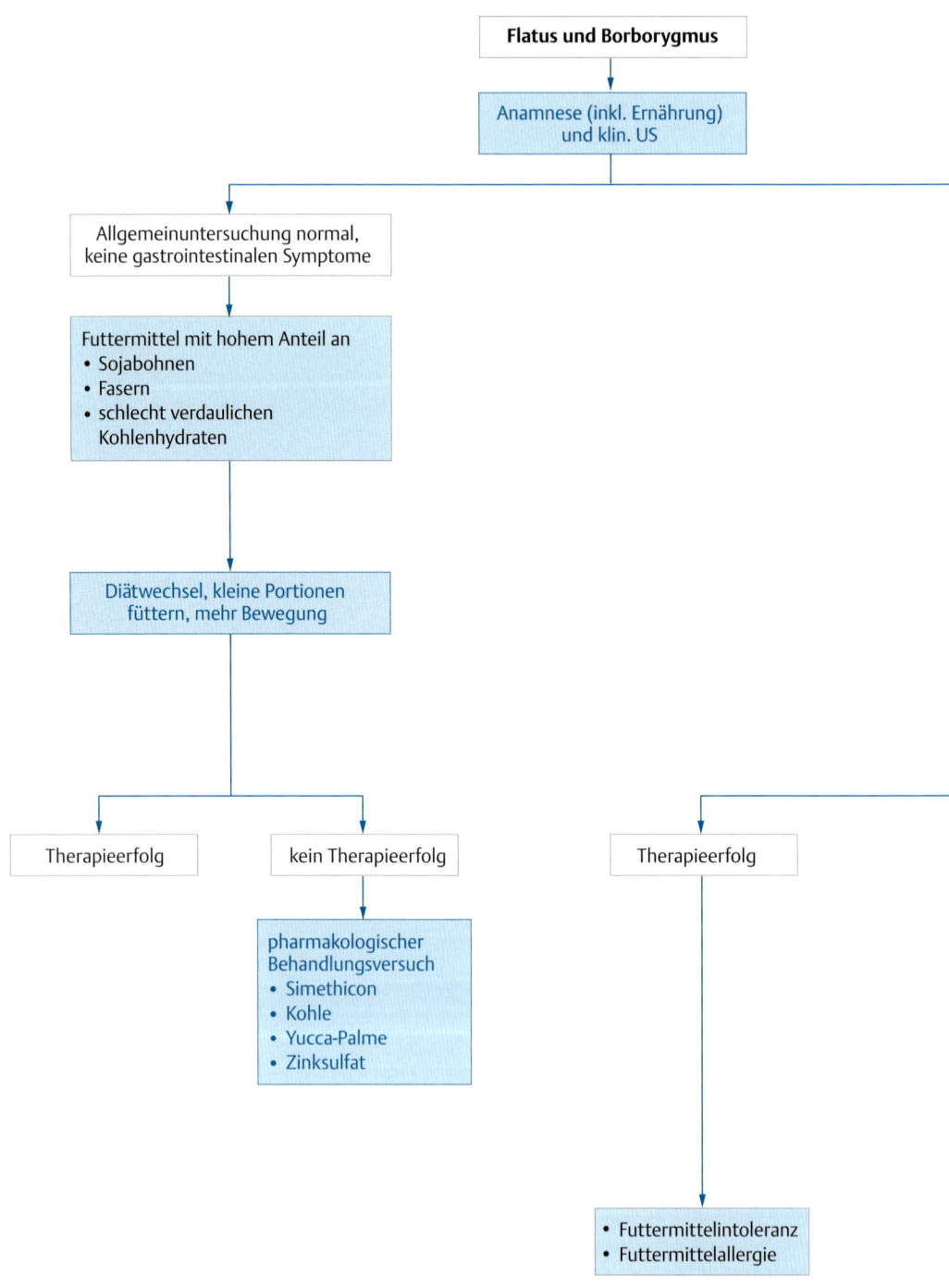

17 Flatus und Borborygmus

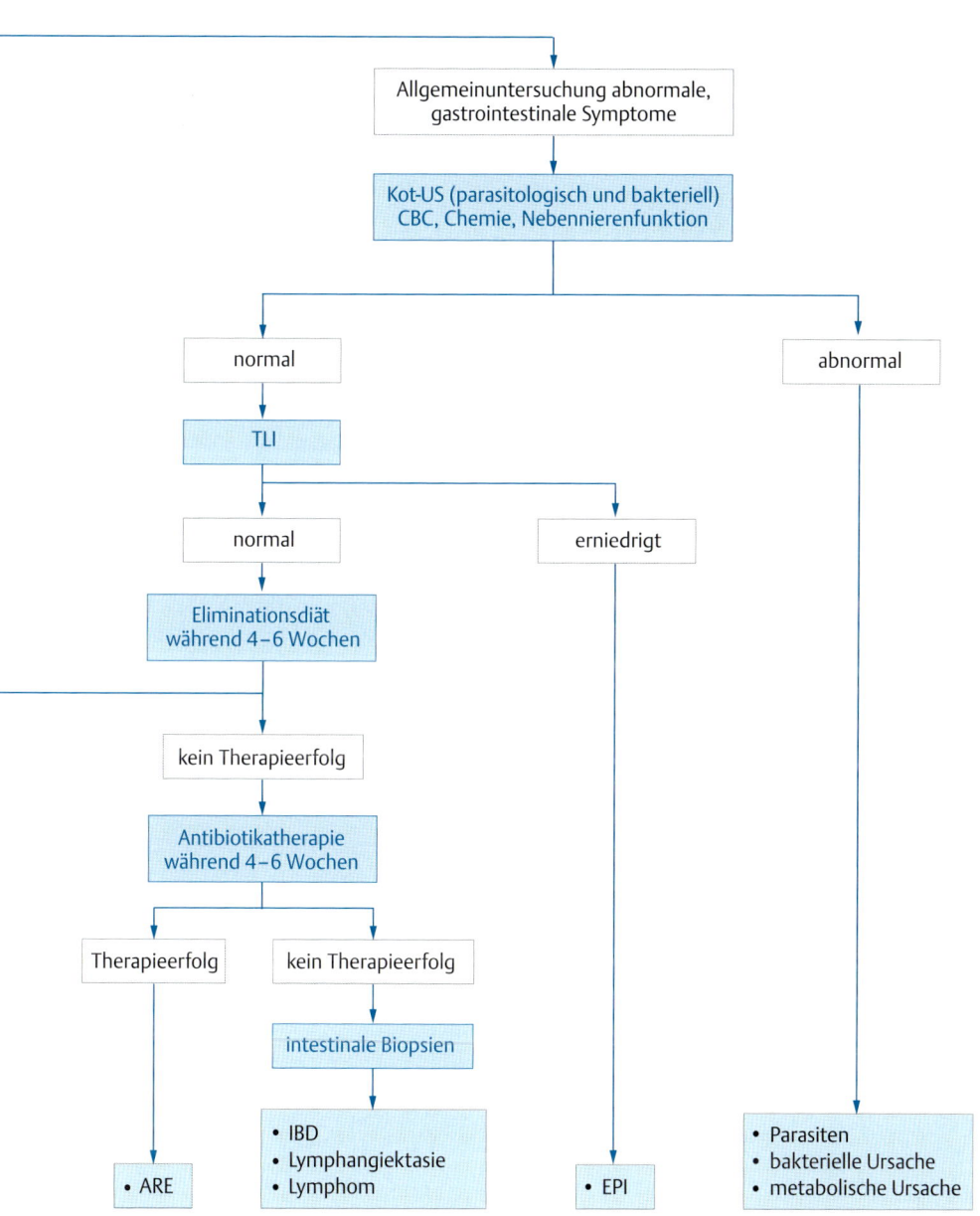

17.5 Therapie

Wenn keine Ursache für Borborygmus oder Flatus gefunden wird, können bei Hunden versuchsweise kleinere Portionen mehrmals täglich gefüttert und die Bewegung optimiert werden. Erhöhter Auslauf hilft allgemein, die Darmmotorik zu regulieren und einer vermehrten Gasproduktion vorzubeugen. **Enterale Antibiotika** können vorübergehend eingesetzt werden, da sie die Gasproduktion im gesamten Magen-Darm-Trakt reduzieren (z.B. Ampicillin 20 mg/kg p.o. q12h).

> Antibiotika sollten nur in Akutfällen eingesetzt werden, da sie bei chronischer Behandlung zu Überwucherung von Pilzen und Bakterien im Darmlumen führen können.

Bei hartnäckigen Fällen, in denen keine Ursache gefunden wird, kann **Simethicon** (20–40 mg p.o. q8h) hilfreich sein. Es reduziert die Oberflächenspannung des Mukus an der Darmoberfläche und hilft somit, kleine Gasbläschen im Mukus freizusetzen. Damit wird die Gasproduktion nicht vermindert, sondern eher die Akkumulation von Gasen reduziert. Simethicon ist ohne Rezept in den meisten Apotheken erhältlich.

Kohletabletten werden in der Humanmedizin häufig gegen Flatulenz eingesetzt. Kohle soll dabei helfen, schwefelhaltige Gase zu binden. Weitere Medikamente, die bei Borborygmus verwendet werden können, sind **Yukka-Präparate** (*Yucca schidigera*), **Zinksulfat** oder **Bismutverbindungen**. Yukka-Präparate binden wahrscheinlich Sulfate oder sulfatproduzierende Bakterien im Dünndarm; Bismutverbindungen und Zink binden Hydrogensulfat und Methanthiol und führen zu einer reduzierten Freisetzung von unangenehmen Gasgerüchen.

18 Gewichtsverlust und Kachexie

Nadja Sieber-Ruckstuhl

Das Wichtigste vorweg
- Gewichtsverlust entsteht durch ein Ungleichgewicht zwischen Energieaufnahme und Energieverbrauch.
- Länger andauernder Gewichtsverlust führt schrittweise zu Gewebeabbau, Blutveränderungen, funktionellen Störungen und anatomischen Alterationen.
- Die Ursachen für Gewichtsverlust können in vier Kategorien unterteilt werden: ungenügende Futteraufnahme, ungenügende Futterverwertung, Nährstoffverlust oder erhöhter Energieverbrauch.
- Zur Unterscheidung der verschiedenen Kategorien sind eine genaue Futteranamnese und die Evaluation des Appetits sehr hilfreich. Andere klinische Symptome können Hinweise auf eine auslösende Erkrankung geben.
- Eine erfolgreiche Behandlung kann meist nur durch die Therapie der Grundursache erreicht werden.

18.1 Definitionen

Gewichtsverlust bedeutet Verlust an Köpermasse. Er entsteht durch eine negative Energiebilanz, wenn der metabolische Verbrauch und die Ausscheidung essenzieller Nährstoffe die Energieaufnahme überschreiten. Verlust von Körperflüssigkeit (Dehydratation) kann auch zu einer Gewichtsreduktion führen, wobei die Körpermasse aber konstant bleibt. Ein Gewichtsverlust von ≥ 10 % des Ausgangsgewichtes ohne Dehydratation ist klinisch signifikant.

Unter **Kachexie** versteht man eine krankhafte, starke Abmagerung. Zeichen für Kachexie sind:
- starker Gewichtsverlust
- fortgeschrittene Muskelatrophie
- allgemeiner Kräfteverfall
- Appetitlosigkeit
- Apathie

Ein Gewichtsverlust kann mit folgenden Problemen zusammen einhergehen:
- Anorexie (S. 67)
- Durchfall (S. 119)
- Dysphagie (S. 131)
- Erbrechen (S. 147)
- Ikterus (S. 245)
- Lymphadenomegalie (S. 283)
- Melaena und Hämatochezie (S. 291)
- Polyurie/Polydipsie (S. 338)
- Regurgitieren (S. 350)

18.2 Anatomie – Physiologie – Pathophysiologie

Stabilität des Körpergewichts und der Körperzusammensetzung erfordert eine ausgeglichene Energiebilanz. Wenn die Energieaufnahme im Verhältnis zum Energieverbrauch ungenügend ist, resultiert ein Verlust an Körpermasse. Dabei erfolgt der Abbau schrittweise und in Abhängigkeit der Art der Energieträger.

Gewebe bevorzugen **Kohlenhydrate** als Energiequelle. Die Menge an gespeicherten Kohlenhydraten im Körper ist aber gering (Glykogen in Leber und Muskeln) und in Zeiten von unausgeglichener Energiebilanz schnell aufgebraucht (ca. ½ Tag). Deshalb führt eine länger andauernde negative Energiebilanz zu einem progressiven Verlust von **Körperfett** und **Protein**. Die Fettreserven werden dabei langsam und kontinuierlich abgebaut. Der **Proteinabbau** hingegen verläuft in drei Phasen:
- schneller Proteinabbau
- stark verlangsamter Proteinabbau
- erneuter schneller Proteinabbau

In der ersten Phase des Proteinabbaus werden leicht mobilisierbare Proteine zu Aminosäuren umgebaut und der Glukoneogenese zugeführt. Die entstehende Glukose dient als Energielieferant. In der zweiten Phase sinkt die Glukoneogeneserate stark und damit die Verfügbarkeit von Glukose als Energieträger. Dies führt zu einem verstärkten Fettabbau und zur Umwandlung von Fettabbauprodukten zu Ketonkörpern. Ketonkörper können, speziell vom Gehirn, als Alternativenergie genutzt werden. Wenn die Fettreserven aufgebraucht sind, kommt es zum Übertritt in die dritte Phase des Proteinabbaus. Zu diesem Zeitpunkt beginnt wieder eine rasche Proteinmobilisierung. Sind die Proteinreserven auf ca. die Hälfte geschrumpft, folgt der Tod, da Proteine sehr wichtig für die Zellfunktion sind.

Unterernährung hat Auswirkungen auf den ganzen Organismus. Zuerst beeinflusst die negative Energiebilanz das Wachstum und beim ausgewachsenen Tier die Körperregeneration. Dann folgen schrittweise:
- **Blutveränderungen**
  - Abfall der Plasmaproteinkonzentration
  - Störungen im Elektrolythaushalt (v. a. Kalzium, Phosphor, Kalium)
  - Vitamindefizite
  - Eisenmangel mit mikrozytärer Anämie
  - Abfall der Schilddrüsenhormonkonzentration
- **funktionelle Störungen**
  - Müdigkeit/Energielosigkeit
  - mentale Depression
  - Absinken der Körpertemperatur
  - gestörte Immunabwehr
  - Fortpflanzungsstörungen
  - Bradykardie und Hypotension
- **anatomische Alterationen**
  - Fettabbau/Muskelatrophie
  - Haut- und Haarkleidveränderungen
  - Atrophie der Gonaden
  - Zahn- und Zahnfleischprobleme
  - Reduktion der Ventrikelmasse und Abfall der Ventrikelkontraktilität
  - Atrophie der Darmzotten

18.3 Ursachen

Der Grund für Gewichtsverlust ist immer ein Ungleichgewicht zwischen Energieaufnahme und -verbrauch. Die Ursachen können in folgende Kategorien unterteilt werden (**Tab. 18.1**):
- **Ungenügende Futteraufnahme:** Zu wenig, qualitativ schlechtes oder nährstoffmäßig unausgewogenes Futter, oropharyngeale Erkrankungen, Erbrechen, Regurgitieren oder Anorexie können zu einer unzureichenden Futteraufnahme führen.
- **Ungenügende Futterverwertung/Malassimilation:** Hierfür kann eine Maldigestion, eine Malabsorption oder eine allgemeine Malassimilation verantwortlich sein. Maldigestion wird beim Fehlen von Pankreasenzymen oder Gallensäuren und Malabsorption bei Atrophie der Darmzotten oder bei entzündlichen und neoplastischen Darmwandveränderungen gesehen. Zu Erkrankungen mit allgemeiner Malassimilation gehören Leber- und Niereninsuffizienz, Hypoadrenokortizismus und allgemein Durchfallerkrankungen.
- **Nährstoffverlust:** Bei Diabetes mellitus, Glomerulopathien, Proteinverlustenteropathien, intestinalen Parasitosen, schweren Pyodermien, Verbrennungen und chronischen Blutungen verursacht der Verlust von Nährstoffen eine negative Energiebilanz.
- **Erhöhter Energieverbrauch:** Ein zu hoher Energieverbrauch kann durch einen gesteigerten Metabolismus wie z. B. bei Hyperthyreose, chronischen Entzündungen oder Infektionen, Fieber, Neoplasie, schweren Traumata und Herzinsuffizienz entstehen. Physiologische Ursachen für einen erhöhten Energieverbrauch sind Trächtigkeit, Laktation, starke körperliche Anstrengung und erhöhte Wärmeproduktion.

Sehr oft sind verschiedene pathophysiologische Mechanismen für den Gewichtsverlust verantwortlich. Zum Beispiel können Tumorerkrankungen den Metabolismus ankurbeln und damit einen erhöhten Energieverbrauch verursachen, je nach Tumorart kann aber auch der Appetit reduziert, der Nährstoffverlust erhöht oder die Verdauung und Absorption der Nährstoffe beeinträchtigt sein. Entsprechend sollten die in **Tab. 18.1** aufgeführten Ursachen für Gewichtsverlust nur als grobe Richtlinie betrachtet werden.

Tab. 18.1 Ursachen für Gewichtsverlust.

ungenügende Futteraufnahme	fütterungsbedingt	zu wenig Futter schlechtes Futter unausgewogenes Futter	Hund & Katze Hund & Katze Hund & Katze
	Aufnahmestörung/Dysphagie (S. 131)	oropharyngeale Erkrankungen	Hund & Katze
	Erbrechen (S. 147) Regurgitieren (S. 350)	Ösophagus-, Magen- oder Darmprobleme	Hund & Katze
	Anorexie (S. 67)	viele Ursachen	Hund & Katze
ungenügende Futterverwertung/ Malassimilation	Malassimilation/Maldigestion	EPI Gallengangsobstruktion	Hund >> Katze Hund & Katze
	Malassimilation/Malabsorption	Villusatrophie IBD Lymphom	Hund > Katze Hund & Katze Hund & Katze
	Malassimilation	Leberinsuffizienz Niereninsuffizienz Hypoadrenokortizismus Durchfall (S. 119)	Hund > Katze Hund & Katze Hund >> Katze Hund & Katze
Nährstoffverlust	Glukosurie	Diabetes mellitus	Katze > Hund
	Proteinurie	Glomerulopathie	Hund > Katze
	Proteinverlust über Darm	Proteinverlustenteropathie intestinale Parasiten	Hund >> Katze Hund & Katze
	Proteinverlust über Haut	schwere Pyodermien Verbrennungen	Hund & Katze Hund & Katze
	Proteinverlust nach außen	chronische Blutungen	Hund & Katze
erhöhter Energieverbrauch	pathologisch gesteigerter Metabolismus	Hyperthyreose Entzündungen/Infektionen Fieber Tumorerkrankung schweres Trauma Herzinsuffizienz	Katze >> Hund Hund & Katze Hund & Katze Hund & Katze Hund & Katze Hund > Katze
	physiologisch gesteigerter Metabolismus	Trächtigkeit Laktation starke körperliche Anstrengung erhöhte Wärmeproduktion	Hund & Katze Hund & Katze Hund & Katze Hund & Katze

Um zwischen den verschiedenen Kategorien differenzieren zu können, kann die **Evaluation des Appetits** eines Tieres hilfreich sein. Gewichtsverlust mit normalem oder gesteigertem Appetit wird speziell bei futterbedingten Ursachen, EPI, beginnender IBD, Diabetes mellitus, Hyperthyreose, Trächtigkeit und Laktation gesehen.

Eine Kachexie kann auch bei Erkrankungen mit gesteigertem Appetit zu Appetitlosigkeit, Kräfteverfall und Apathie führen.

18.4 Diagnostisches Vorgehen

18.4.1 Signalement und Anamnese

Als Erstes sollte nach dem Appetit zu Beginn des Gewichtsverlustes gefragt werden. Bei normalem oder gesteigertem Appetit müssen die Menge, Art und Zusammensetzung des Futters, die tägliche Bewegung und Haltung (Futterwettbewerb) berücksichtigt werden. Wenn fütterungsbedingte Ursachen ausgeschlossen werden können, sollte genauer nach Problemen bei der Futteraufnahme und nach Symptomen wie Dysphagie (S. 131), Erbrechen (S. 147), Regurgitieren (S. 350) oder Durchfall (S. 119) gefragt werden. Dabei ist zu beachten, dass nicht jede intestinale Erkrankung mit gastrointestinalen Symptomen einhergehen muss (z. B. Proteinverlustenteropathie ohne Durchfall).

Das Alter eines Tieres kann diagnostische Hinweise geben. So werden Hyperthyreose, Tumorerkrankungen, Diabetes mellitus und Herzinsuffizienz vorwiegend bei mittelalten bis alten Tieren beobachtet, während Leberinsuffizienz, ausgelöst durch einen portosystemischen Shunt, eher bei jungen Tieren auftritt. Vorangegangene Erkrankungen und Behandlungen müssen erfragt werden, da diese Auslöser für den momentanen Zustand sein könnten.

18.4.2 Klinische Untersuchung

Durch die klinische Untersuchung sollte versucht werden, das Problem einem bestimmten **Organsystem** zuzuordnen. Beim Vorliegen von Problemen bei der Futteraufnahme, Kauen oder Schlucken muss spezielles Augenmerk auf die Untersuchung von Maulhöhle, Zähnen und Speicheldrüsen gelegt werden. Falls Erbrechen, Regurgitieren oder Durchfall in der Anamnese vorkommt, sollten die Brust- und Bauchhöhle, und dort speziell der Magen-Darm-Trakt, genauer untersucht werden. Die Untersuchung der Augen kann, insbesondere bei Katzen, Hinweise auf infektiöse (z. B. FIP) oder neoplastische Erkrankungen (z. B. Lymphom) geben.

18.4.3 Weiterführende Untersuchungen

Um nach Hinweisen für Entzündung, Organversagen oder Neoplasie zu suchen, sollten als erste diagnostische Tests eine **Hämatologie**, ein **Chemieprofil** und eine **Urinuntersuchung** durchgeführt werden.

Falls ein normaler oder gesteigerter Appetit mit Erbrechen und Regurgitieren beschrieben wird, sind **Röntgenbilder von Thorax und Abdomen** indiziert. Beim Bestehen von Durchfall sollten eine **parasitologische Kotuntersuchung** (Kap. 2.3.1, S. 13) und beim Hund eine **TLI-Bestimmung** (Kap. 2.2.6, S. 9) durchgeführt werden. Bei (älteren) Katzen muss basales T_4 bestimmt und ein **FeLV-** und evtl. **FIV-Test** durchgeführt werden. Helfen die erhobenen Laborresultate nicht weiter, sollte ein **abdominaler Ultraschall** durchgeführt werden.

Sind die Ursache für den Gewichtsverlust nach diesen Untersuchungen immer noch unklar, können **Organfunktionstests** wie ein Gallensäurenstimulationstest (Kap. 2.2.5, S. 9) zum Ausschluss einer Leberinsuffizienz oder ein ACTH-Stimulationstest (Kap. 2.2.9, S. 10) zum Ausschluss eines Hypoadrenokortizismus indiziert sein. Bei Katzen mit klinischem Verdacht einer Hyperthyreose sollte die T_4-Bestimmung wiederholt und allenfalls ein T_3-Suppressionstest durchgeführt werden.

Schließlich können je nach erhobenen Befunden weitere Untersuchungen wie eine **Gastroduodenoskopie mit Biopsieentnahmen** (Kap. 2.4.5, S. 17) oder eine **explorative Laparotomie** indiziert sein. Bei der explorativen Laparotomie sollte das ganze Abdomen gründlich inspiziert und mehrere Biopsien von Magen, Darm, Leber, Mesenteriallymphknoten und Pankreas entnommen werden (selbst wenn makroskopisch unauffällig).

Auch eine **Abklärung des ZNS** durch Liquorentnahme (Kap. 2.3.3, S. 14), CT oder MRT kann schließlich indiziert sein.

> Schwierig diagnostizierbare Ursachen für Gewichtsverlust sind: Hyperthyreose mit normalem T_4 (Katze), Magen-Darm-Erkrankungen ohne Erbrechen oder Durchfall, Lebererkrankungen mit normalen Leberenzymen, verborgene entzündliche oder neoplastische Erkrankungen, die trockene Form der FIP und ZNS-Erkrankungen ohne klare zentralnervöse Symptomatik.

18.5 Therapie

18.5.1 Ätiologische Therapie

Die Art der Behandlung richtet sich nach der Ursache und kann hier nicht für jede Erkrankung im Detail erläutert werden.

Manchmal ist aber ein Therapieversuch indiziert, bevor die endgültige Diagnose feststeht.

So ist eine **EPI** bei der Katze schwierig zu diagnostizieren, da die auslösende Ursache meist eine chronische Pankreatitis ist und diese die TLI-Bestimmung falsch erhöht. Ein Therapieversuch mit **Pankreasenzymersatz** im Futter kann hier einen wichtigen diagnostischen Schritt darstellen. Dabei gilt zu beachten, dass Tabletten beim Hund (bei der Katze existieren dazu keine Daten) aufgrund einer gegenüber dem Menschen unterschiedlichen Magenentleerung eine schlechtere Bioverfügbarkeit aufweisen. Enzymzusätze in Pulverform sind deshalb beim Tier zu bevorzugen.

Bei Tieren mit gastrointestinalen Symptomen und Verdacht eines **Magen-Darm-Problems** sollten Parasiten, auch bei Vorhandensein einer negativen parasitologischen Kotuntersuchung, mittels **Entwurmung** ausgeschlossen werden. Vor der Durchführung von aufwendigen weiterführenden Untersuchungen, wie einer Gastroduodenoskopie oder einer explorativen Laparotomie, empfiehlt sich zudem ein Therapieversuch mit **hypoallergener Diät** (S. 130) und evtl. **Metronidazol** (12–15 mg/kg q12h).

Eine **unterstützende diätetische Behandlung** ist ein wichtiger Bestandteil der ätiologischen Therapie. Dabei wird versucht, mit der Fütterung eines energiereichen, hochwertigen Futters den Körper mit genügend Energie zu versorgen, sodass der erhöhte Verbrauch gedeckt, weiterer Gewichtsverlust verhindert und wenn möglich eine Gewichtszunahme induziert wird.

> Die empfohlene Kalorienmenge pro Tag, die zur Induktion einer Gewichtszunahme durch eine unterstützende Diät aufgenommen werden soll, beträgt bei Hund und Katze $1{,}2\text{–}1{,}4 \times (70[\text{kg}_{KGW}]^{0{,}75})$.

18.5.2 Symptomatische Therapie

Eine alleinige diätetische Therapie mit energiereichem Futter wird, außer bei futterbedingten Ursachen, nicht zur gewünschten Gewichtsinduktion führen. Wenn eine Gewichtszunahme erreicht werden kann, ist diese meist nur auf die Zunahme von Fettgewebe zurückzuführen.

Bei Erkrankungen mit Anorexie ohne eindeutige Grundursache kann versucht werden, durch den Einsatz von **Appetitstimulanzien** die Futteraufnahme zu steigern (S. 76). **Anabolika, entzündungshemmende Medikamente** und **Zytokinhemmer** werden in der Humanmedizin zur Therapie der Kachexie eingesetzt; ihr Gebrauch beim Kleintier zur Behandlung von Gewichtsverlust ist aber kaum dokumentiert.

18 Gewichtsverlust und Kachexie

Diagnostischer Algorithmus

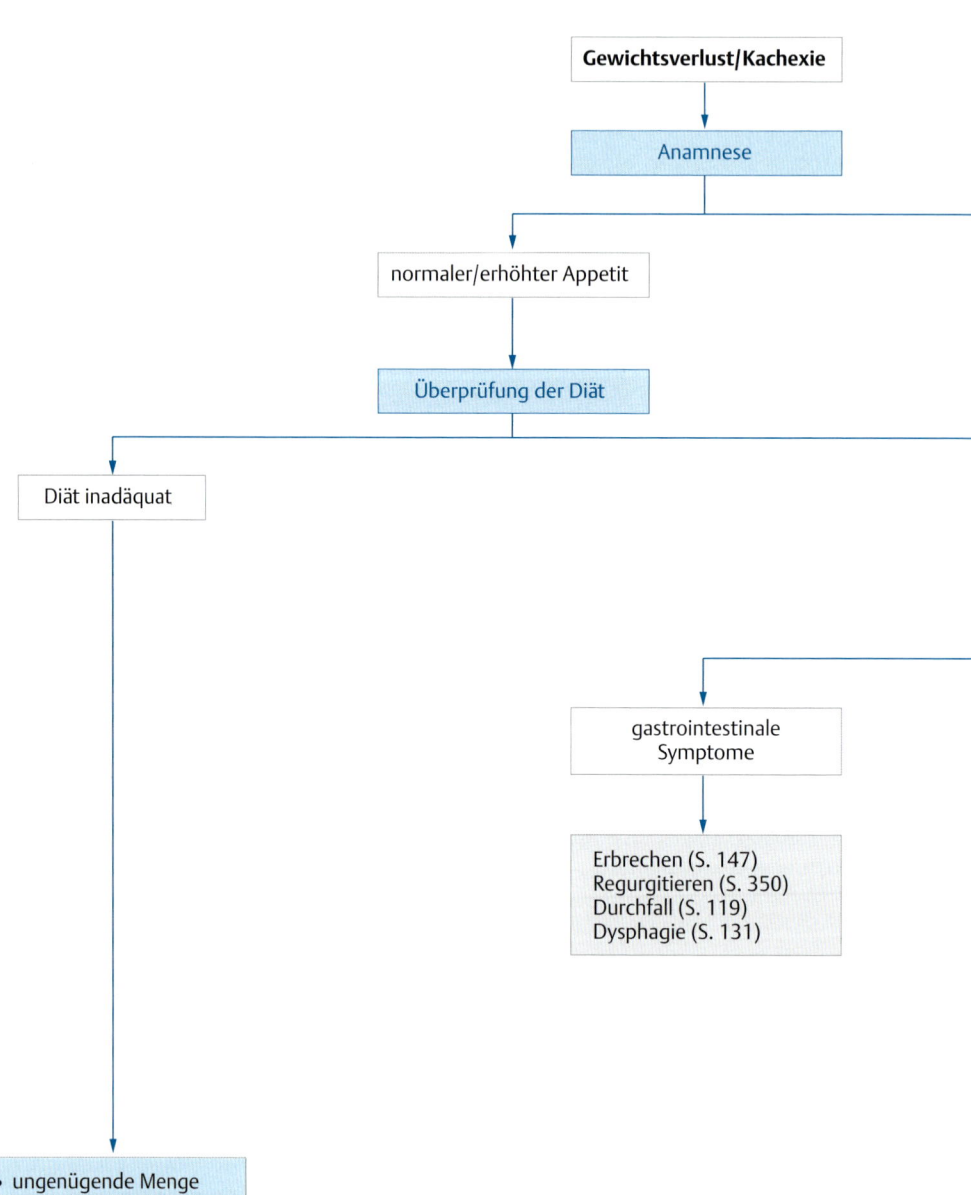

18 Gewichtsverlust und Kachexie

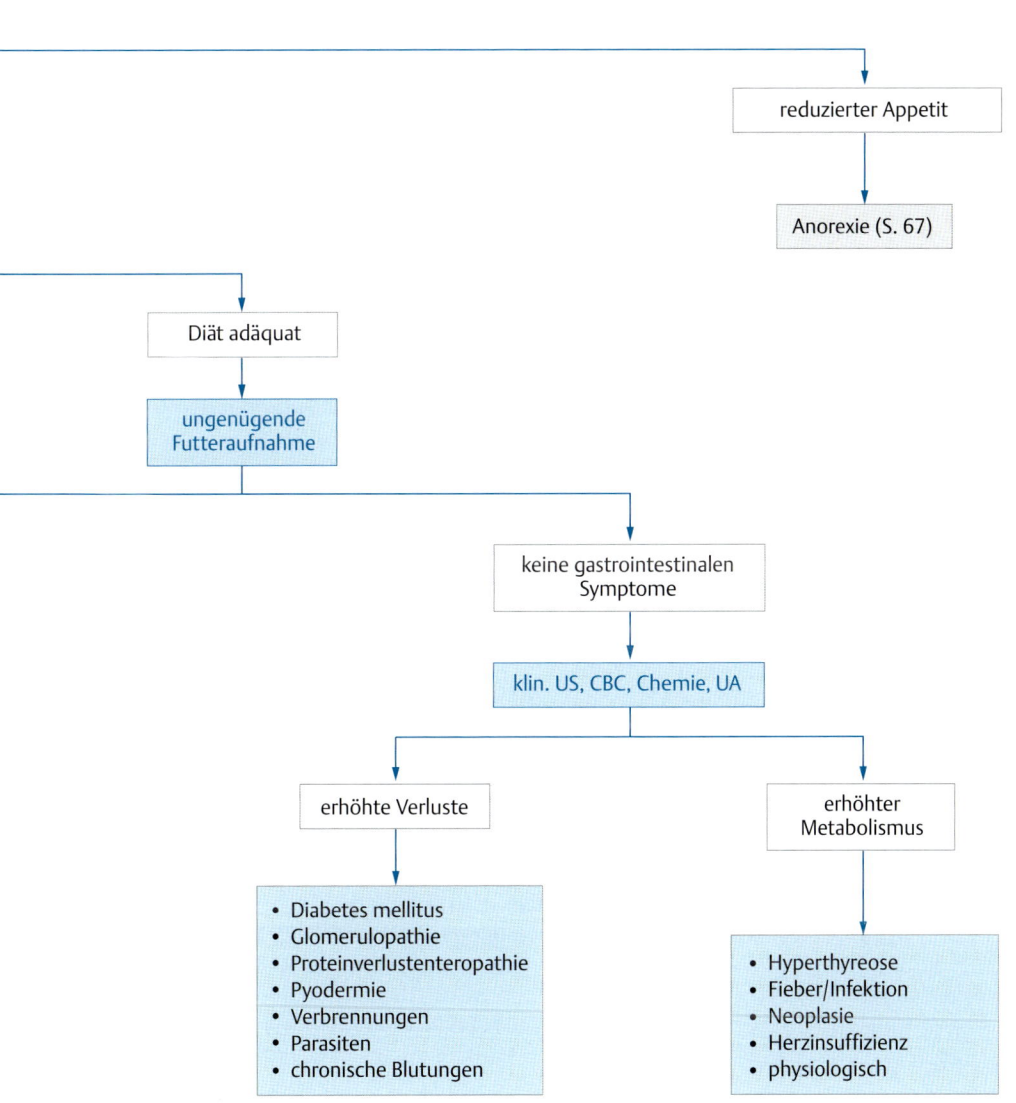

19 Hämaturie und andere Farbveränderungen des Harns

Christiane Stengel

Das Wichtigste vorweg

- Der häufigste Grund für eine Farbveränderung des Harns ist eine Hämaturie.

- Es muss immer eine komplette Harnuntersuchung erfolgen: Messung des spezifischen Gewichts, Teststreifen- und Sedimentanalyse, bakteriologische Untersuchung mit Resistenztest.

- In einigen Fällen ist eine vergleichende Untersuchung eines aufgefangenen mit einem per Zystozentese gewonnenen Harn sinnvoll.

- Bildgebende Untersuchungen (Röntgen nativ und mit Kontrast, Ultraschall, Computertomographie) sind fast immer nötig, um die Ursache oder die anatomische Lokalisation einer Blutung zu finden.

19.1 Definitionen

Der Harn ist eine klare, wässrige Lösung, deren Farbe bei gesunden Hunden und Katzen je nach Wassergehalt zwischen hellgelb bis dunkelgelb-orange variiert. Auch normaler Harn kann unter Lufteinfluss nachdunkeln. Die Farbstoffe im Harn, die sogenannten „**Urochrome**", sind hauptsächlich Zwischenprodukte des Auf- und Abbaus von Hämoglobin (Porphyrine, Urobilin). Die häufigste Veränderung der Harnfarbe ist eine Rotfärbung. Eine **Hämaturie** kann mit folgenden Problemen auftreten:
- Strangurie, Dysurie und Pollakisurie (S. 183)
- Harninkontinenz (S. 192)
- blasse Schleimhäute (S. 94)
- Blutungstendenz (S. 106)

19.2 Anatomie – Physiologie – Pathophysiologie

Der Harn ist eine wässrige Lösung organischer und anorganischer Substanzen, die hauptsächlich als Abfallprodukte des Stoffwechsels entstehen. Die Nieren halten durch Ausscheidung der Abfallprodukte und Anpassung des Wasser- und Elektrolytverlustes die Zusammensetzung der extrazellulären Flüssigkeit weitgehend konstant. Normaler Urin ist klar, gelb und hat ein spezifisches Gewicht von > 1030 (Hund) bzw. > 1035 (Katze), abhängig von der Menge des aufgenommenen Wassers, des Futters und der Verdunstung. Harn besteht zu 95 % aus Wasser, darin gelöst sind organische Substanzen wie Harnstoff, Kreatinin, Ammonium und andere Abfallprodukte und anorganische Substanzen wie Natrium, Chlorid, Kalium, Phosphate und Sulfate. Der Harn-pH-Wert bei einem nüchternen Tier liegt im sauren Bereich (pH ≤6,5), verändert sich aber mit der Art des Futters und steigt physiologischerweise postprandial an. Die normale Harnfarbe variiert mit der ausgeschiedenen Wassermenge, kann aber auch durch Futterinhaltsstoffe verändert werden.

Harn entsteht durch Filtration des Blutplasmas in den Glomerula (sog. **Primärharn**) und anschließender Absorption und Sekretion verschiedener Substanzen im Tubulus- und Sammelrohrsystem des Nephrons. Dieser Endharn wird dann vom Nierenbecken in kleinen Portionen über die Ureteren in die Blase transportiert, dort gesammelt und über die Urethra ausgeschieden. Bei männlichen Tieren münden die Ausführungsgänge der Prostata in die proximale Urethra; bei weiblichen Tieren liegt das Ostium urethrae externum im Vestibulum vaginae und definiert hier das distale Ende der Vagina. Eine Veränderung der Harnfarbe kann somit durch im Blut vorhandene Farbstoffe oder durch eine Läsion in den Nieren, Harnleitern, der Blase, Harnröhre oder den Geschlechtsorganen sowie eine erhöhte Blutungsneigung bedingt sein.

19.3 Ursachen

Die weitaus häufigste Farbabweichung ist roter bis rotbrauner Harn sowie eine orange bis gelb- oder grünlich braune Farbe. Seltener kann der Urin auch mal milchig-weiß, schwarz, blau oder grünlich aussehen. Wenn ein Tier sehr große Mengen Wasser aufgenommen hat, kann der Urin auch annähernd farblos sein.

19.3.1 Selten auftretende Farbveränderungen

Sehr stark konzentrierter Urin kann eine **dunkelgelbe bis orange Farbe** haben. Bilirubin, Gallepigmente und große Mengen Urobilinogen führen zu einer intensiv gelben bis orangen oder grünlichen Urinfarbe. Bilirubin wird bei Hunden, insbesondere Rüden, auch in den Nieren produziert, sodass eine moderate Bilirubinmenge im Urin dieser Tiere physiologisch ist. Zudem kann sich Urin durch Azofarbstoffe (z. B. Phenazopyridin) oder Futterpigmente, wie z. B. Flavine aus Karotten, orange verfärben. Bilirubin und Urobilinogen führen, im Gegensatz zu im Urin vorhandenen Farbpigmenten, zu einer Farbreaktion auf dem Urinteststreifen. Beim Menschen kann, anders als bei Tieren, eine dunkelgelbe bis orange Urinfarbe mit der Einnahme verschiedener Medikamente (z. B. Sulfasalazin, Metronidazol, Nitrofurantoin) beobachtet werden.

Dunkelbrauner bis schwarzer Urin entsteht meist durch Blutbestandteile im Urin, wenn die Urinuntersuchung nicht zeitnah nach der Gewinnung durchgeführt wird und sich darin enthaltenes Blut, Hämoglobin oder Myoglobin dunkel verfärbt. Gallepigmente können in großer Menge eine schwarze Harnfarbe verursachen. Methämoglobin und Melanin färben den Urin ebenfalls direkt dunkel bis schwarz. Ist der Urin so dunkel, dass eine Auswertung des Farbumschlages auf dem Teststreifen kaum möglich ist, sollte nach Zentrifugation nur der Überstand auf den Teststreifen aufgebracht werden.

Milchig-weißer oder trüber Urin kann durch Eiterbeimengungen, Lipide oder Kristalle im Urin entstehen. Die häufigste Ursache für trüb-weißlichen Urin ist das Vorhandensein von Leukozyten als Folge einer bakteriellen Entzündung der Harnwege oder der Geschlechtsorgane. Eine hochgradige Kristallurie kann ebenfalls eine Trübung des Urins verursachen. Sehr selten wird eine Lipidurie bei gesunden Tieren oder Katzen mit hepatischer Lipidose beobachtet. Zur Differenzierung ist eine Urinsedimentuntersuchung notwendig.

Eine **grüne bis blaue Urinfarbe** kann nach Gabe von Methylenblau, das über den Urin ausgeschieden wird, auftreten. Zudem können große Mengen Biliverdin eine grüne Färbung des Urins hervorrufen.

19.3.2 Rötlicher bis rotbrauner Urin

Die häufigste Farbveränderung des Urins entsteht fast immer durch Blut, seltener durch Hämoglobin oder Myoglobin. Sehr selten ist eine Porphyrinurie oder Farbstoffe wie Kongorot, Azofarbstoffe oder Futterfarbstoffe (z. B. aus Roter Bete) die Ursache. Hämaturie, Hämoglobinurie und Myoglobinurie führen zu einer positiven Farbreaktion des Teststeifens für Blut, während die oben genannten Pigmente ein negatives Ergebnis liefern. Bei einem positiven Ergebnis muss zwischen Blutzellen im Urin – entspricht Hämaturie – und Hämoglobin oder Myoglobin unterschieden werden. Blut im Urin kann viele Gründe haben, von Bedeutung ist, ob Symptome einer unteren Harnwegserkrankung vorhanden sind (**Tab. 19.1**).

> Ein positives Resultat auf einem Harnteststreifen für Blut (Hämaturie) kann bei Erythrozyten, Hämoglobin oder Myoglobin auftreten.

Beim Menschen kann eine Rotfärbung des Urins unter anderen durch Warfarin, Sulfasalazin, Metronidazol, Nitrofurantoin, Metamizol, Ibuprofen oder Doxorubicin entstehen.

Hämaturie ohne Anzeichen einer unteren Harnwegserkrankung

Klassischerweise führen systemische Erkrankungen oder Krankheiten der Nieren oder Ureteren nicht zu Anzeichen einer unteren Harnwegserkrankung. Systemische Erkrankungen, die mit einer erhöhten Blutungsneigung einhergehen, wie **Gerin-**

nungsstörungen (z. B. Cumarinvergiftung) oder eine disseminierte intravasale Gerinnung (DIG) können, ebenso wie eine medikamenteninduzierte Blutungsneigung (z. B. NSAID), zu Blutungen in alle Organe, auch in die Urogenitalorgane, führen. **Traumata**, **Zysten**, **Tumoren** der Nieren oder ein **Niereninfarkt**, aber auch **Steine** in Nieren oder Ureteren bedingen häufig Blut im Urin. Selten tritt auch **idiopathisches Nierenbluten** auf, wobei die Tiere meist keine weiteren Symptome zeigen. Auch nach Zystozentese oder Katheterisieren können Blutzellen im Urin gefunden werden. Wird zudem eine Pyurie festgestellt, liegt eine Infektion der oberen Harnwege oder des Uterus vor, aber auch Prostataveränderungen können ohne Symptome einer unteren Harnwegserkrankung einhergehen. Eine Glomerulopathie dagegen geht mit Proteinurie ohne Pyurie einher, wobei auch Kombinationen der verschiedenen Krankheiten vorkommen.

Hämaturie mit Anzeichen einer unteren Harnwegserkrankung

Bei Erkrankungen der unteren Harnwege und der Geschlechtsorgane zeigen die Tiere meistens Harnabsatzprobleme. Zunächst sollten **traumatisch** oder **toxisch** (z. B. Cyclophosphamid) bedingte Blutungen ausgeschlossen werden. Infektiöse und nicht infektiöse **Entzündungen** oder **Neoplasien** der Blase oder Urethra können zu Hämaturie führen. Beim Vorliegen von **Blasensteinen** entsteht die Hämaturie mechanisch durch Reiben der Steine an der Blasenwand oder durch entzündliche Polypen, die als Folge der Blasenwandreizung entstehen. Ebenso kann blutiger Urin durch eine Entzündung, Hyperplasie oder Neoplasie der Prostata oder Vagina hervorgerufen werden; der normale Östrus wird nur selten als blutiger Harnabsatz interpretiert. Intra- und paraprostatische Zysten können ebenfalls zu Hämaturie führen. Bei Katzen ist eine FLUTD eine der häufigsten Ursachen für Hämaturie.

Anhand des Auftretens der Hämaturie in bestimmten Phasen des Harnabsatzes kann möglicherweise eine Lokalisation der Blutung vorgenommen werden. Zeigt sich roter Urin während der gesamten Miktionsphase, ist eine renale Ursache, diffuse Blasenwandläsionen oder schwere Läsionen der Prostata oder proximalen Urethra oder eine systemische Gerinnungsstörung wahrscheinlich. Tritt die Blutbeimengung eher am Ende der Miktionsphase auf, sind fokale ventrale oder laterale Läsionen in der Blasenwand, Blasensteine oder Blasenpolypen

Tab. 19.1 Ursachen für eine Hämaturie.

	Niere	Blase	Genital	systemisch
vaskulär	Infarkt, Teleangiektasie (Welsh Corgie)	–	–	DIG
entzündlich (einschl. infektiös und immunbedingt)	Pyelonephritis	Infektion, FLUTD	Infektion	immunbedingte Thrombozytopenie
traumatisch, toxisch	Trauma	Trauma, Cyclophosphamid	Trauma	Cumarinvergiftung
angeboren, Anomalie	Zyste	–	Zyste	–
metabolisch	Urolithiasis	Urolithiasis	–	Gerinnungsstörung
idiopathisch, iatrogen	idiopathisches Nierenbluten, Biopsie	idiopathische Zystitis/Urethritis, FLUTD, Zystozentese, Katheterisieren		Medikamente
neoplastisch	Neoplasie	Neoplasie	Neoplasie, Hyperplasie, benigne Prostatahyperplasie	–
degenerativ	–	–	–	–

ein häufiger Grund, aber auch intermittierendes Nierenbluten kann ein solches Erscheinungsbild hervorrufen. Hämaturie zu Beginn des Harnabsatzes oder unabhängig davon deutet am ehesten auf eine Läsion der Urethra oder der Genitalorgane hin.

> Der Zeitpunkt einer Hämaturie während der Miktionsphase (Anfang, Ende, durchgehend) kann einen Hinweis auf die Lokalisation und Ursache geben.

Hämoglobinurie

Freies Hämoglobin im Urin kann entweder durch Filtration von Hämoglobin durch die Glomerula oder durch Lyse im Urin vorhandener roter Blutzellen entstehen. Echte Hämoglobinurie ist bedingt durch eine Freisetzung von Hämoglobin bei der intravasalen Zerstörung von Erythrozyten. Hämoglobinurie tritt nur bei intravasaler Hämolyse auf, wenn die Menge an freigesetztem Hämoglobin die Kapazität der Hämoglobin-Oxygenase zum Abbau des Hämoglobins in Biliverdin überschreitet. Diese Patienten zeigen im Regelfall zusätzlich weitere Symptome, wie blasse Schleimhäute, Tachypnoe, Tachykardie und selten auch Zyanose. Das Problem Hämoglobinurie bedarf sofortiger Suche nach der zugrunde liegenden Ursache der Hämolyse.

Myoglobinurie

Myoglobin wird aus den Muskelzellen nach schwerem Trauma oder Nekrose freigesetzt. Myoglobinurie kann bei generalisierten Muskelerkrankungen wie Rhabdomyolyse (z.B. anstrengungsbedingte Rhabdomyolyse bei Greyhound-Krämpfen) und erheblichen Quetschverletzungen großer Muskeln vorkommen. Sehr selten kann auch bei akuter Polymyositis, generalisierten degenerativen Myopathien oder hypokaliämischer Polymyopathie (Katze) Myoglobin im Urin auftreten. Im Falle einer Myoglobinurie sollte nach anderen klinischen und labordiagnostischen Anzeichen einer Muskelerkrankung, wie Muskelschmerz, Muskelschwäche, Muskelschwellung, und erhöhten Muskelenzymwerten (Kreatinkinase, Aspartataminotransferase und Laktatdehydrogenase) gesucht werden. Häufig ist zur Diagnose eine Muskelbiopsie notwendig.

19.4 Diagnostisches Vorgehen

19.4.1 Signalement und Anamnese

Bei der Anamneseerhebung sind die Besitzer über **Dauer** der Farbveränderung, Fütterung und Medikamentengabe zu befragen. Wichtig ist auch, ob bereits Medikamente zur Behandlung des aktuellen Problems eingesetzt wurden und ob eine Verbesserung oder auch Verschlechterung eintrat. Bei Hämaturie sollte der Besitzer auch nach der Möglichkeit der Giftaufnahme befragt werden.

Das Alter des Tieres kann diagnostische Hinweise geben. Bei jungen Hunden stehen infektiöse, metabolische, idiopathische oder kongenitale Erkrankungen im Vordergrund, während bei alten Hunden häufiger Neo- oder Hyperplasien auftreten. Im Gegensatz dazu treten bei Katzen Infektionen wie Zystitiden eher bei älteren Tieren auf, aber auch Tumoren der Harnwege werden gefunden. Die häufigste Ursache einer Hämaturie bei der jungen Katze ist eine idiopathische FLUTD, andere Gründe sollten jedoch immer bedacht werden.

Mögliche Symptome einer unteren Harnwegserkrankung müssen erfragt werden, wie Dysurie oder Strangurie oder ob unwillkürlicher Harnabgang beobachtet wurde (S. 183). Die Besitzer müssen nach zurückliegenden Problemen, wie z.B. Urolithiasis oder einem bekannten Trauma, befragt werden. Bei der Hämaturie ist zudem wichtig, in welcher **Miktionsphase** diese auftritt, daher kann die Beobachtung des Tieres während des Harnabsatzes sinnvoll sein.

19.4.2 Klinische Untersuchung

Nach der allgemeinen klinischen Untersuchung folgt die besondere Untersuchung des Urogenitaltraktes. Es sollte die **Palpation der Nieren und der Blase** erfolgen, wobei auf die Größe der Organe, Symmetrie und eventuelle Schmerzhaftigkeit zu achten ist. Weiterhin ist die Beurteilung der **Schleimhäute** wichtig, um eine mögliche Anämie oder petechiale Blutungen festzustellen. Die **rektale Untersuchung** zur Palpation von Prostata und Urethra muss immer durchgeführt werden sowie eine genaue Inspektion und Palpation von Präputium, Penis und Vulva. Eine vaginale Palpation kann ebenfalls notwendig sein.

19.4.3 Weiterführende Untersuchungen

Farbveränderungen
Initial sind folgende Untersuchungen durchzuführen:
- komplette **Harnanalyse** inklusive Sedimentuntersuchung und bakteriologische Kultur (Kap. 2.2.8, S. 9)
- **Hämatologie**
- **Chemieprofil**

Mithilfe dieser Untersuchungen kann oft der Ursprung der veränderten Urinfarbe festgestellt werden. Weiterhin können Harnwegsinfektionen und metabolische Ursachen ausgeschlossen und Hinweise auf Harnsteine gewonnen werden. Eine Anämie oder andere systemische Erkrankungen werden festgestellt (S. 94). Insbesondere bei Tieren mit einer Harnwegsobstruktion sind die Azotämie und Hyperkaliämie häufige Komplikationen.

Bei blutigem Urin ist eine Unterscheidung zwischen Hämaturie, Hämoglobinurie und Myoglobinurie entscheidend. Bei allen diesen Problemen zeigt sich gleichermaßen eine Verfärbung des Feldes für Blut auf dem Teststreifen. Die Differenzierung erfolgt zunächst durch die Untersuchung des Urinsediments, wobei diese Untersuchung spätestens eine Stunde nach Uringewinnung erfolgen muss, da Erythrozyten im verdünnten Urin lysieren können. Bei der Hämaturie finden sich im Gegensatz zur Hämoglobin- und Myoglobinurie Erythrozyten in unterschiedlicher Anzahl im Sediment. Im Falle einer Hämaturie kann zudem durch den Vergleich eines aufgefangenen Urins mit einem Zystozenteseurin die mögliche Lokalisation der Blutung weiter eingegrenzt werden.

> Eine Sedimentuntersuchung sollte maximal nach einer Stunde erfolgen – Erythrozyten können sonst lysieren.

Finden sich keine roten Blutzellen im Urin, sollte das Blutserum auf Hinweise für eine Hämolyse untersucht werden. Ist das Serum rot (Hämoglobinämie), handelt es sich im Urin um Hämoglobin. Ist das Serum nicht rot verfärbt, kann eine Kontamination aus den unteren Harnwegen, Lyse der Erythrozyten im Urin oder Myoglobin zur einer positiven Reaktion des Teststreifens geführt haben. Eine Myoglobinurie ist bei Hund und Katze extrem selten, das Blutserum bleibt klar und die Tiere zeigen Hinweise einer schweren Muskelerkrankung. Zudem kann mittels des **Ammoniumsulfat-Präzipitationstests** zwischen Hämoglobin und Myoglobin im Urin differenziert werden.

Hämaturie
Zeigt das Tier eine Anämie oder finden sich Hinweise auf Blutungen an anderen Organen (z.B. Petechien, Zahnfachblutungen), sollte eine **Gerinnungsanalyse** erfolgen (S. 106).

Röntgenaufnahmen sind häufig notwendig, um die Größe und Lage der Urogenitalorgane zu bestimmen. Hierbei wird immer auch die gesamte Harnröhre bis zur Urethramündung aufgenommen, bei Rüden also die Beckenflexur und der Penis, bei Katern bis zur Penisspitze. **Ultraschalluntersuchungen** sind fast immer notwendig, um die Dicke der Blasenwand, den Blasenhalsbereich, den Blaseninhalt und das Parenchym von Nieren und Prostata zu beurteilen und um Uterus, Vagina und die Ovarien zu untersuchen. Mittels Ultraschall können Tumoren, Prostatopathien (z.B. Prostatazysten) oder Urolithen gefunden werden. Die histologische Untersuchung von unter digitaler oder Ultraschallkontrolle gewonnenen **Saugbiopsien** aus Umfangsvermehrungen in Harnblase und Harnröhre sowie Prostatasaugbiopsien liefert oft eine ausreichende Diagnose (Neoplasie, Hyperplasie, Granulom). Bei Zysten der Prostata sollte zudem eine **bakteriologische Kultur** der Zystenflüssigkeit angelegt werden.

Mithilfe der **retrograden Zystographie** und der **Doppelkontrastzystographie** können die Harnröhre und deren exakter Verlauf, der Harnblasenhals, die Lage der Blase und die Blasenwand genau dargestellt werden. Die **intravenöse Urographie** eignet sich dagegen zur Darstellung der Nieren und Ureteren. Es können sowohl Veränderungen des Nierenbeckens als auch Ureitererkrankungen (Steine, Tumoren, Strikturen) beurteilt werden.

Die **Zystoskopie** (Kap. 2.4.5, S. 17) ist ein wenig invasives Diagnostikum, die Beurteilung des unteren Urogenitaltraktes per Zystoskopie bedarf jedoch viel Erfahrung, um Anomalien zu erkennen. Die Zystoskopie ist geeignet, um Harnröhre und Blase darzustellen und Biopsieproben aus verändertem Gewebe zu entnehmen oder kleine Blasensteine zu entfernen. Auch Vagina und Präputium können zystoskopisch beurteilt und Biopsien gewonnen oder Fremdmaterial entfernt werden.

Eine aufwendige Untersuchungsmethode ist die **Kontrast-Computertomographie**. Hiermit ist die Diagnostik sehr kleiner struktureller Anomalien möglich. Beim Verdacht auf eine idiopathische Nierenblutung beim Hund sollen die Ureteren einzeln katheterisiert werden, um sicherzustellen, aus welcher Niere das Blut kommt – diese Untersuchung kann sowohl chirurgisch als auch unter Durchleuchtung erfolgen.

Falls sich nach allen Untersuchungen keine Diagnose stellen lässt, sollten wenn möglich alle Medikamente abgesetzt, das Tier nur noch mit kommerziellem Futter gefüttert und nach 2–3 Wochen erneut eine Urinuntersuchung durchgeführt werden. Kann bei einer Katze mithilfe all dieser Verfahren keine ätiologische Ursache gefunden werden, wird die Diagnose der idiopathischen FLUTD gestellt.

19 Hämaturie und andere Farbveränderungen des Harns

Diagnostischer Algorithmus

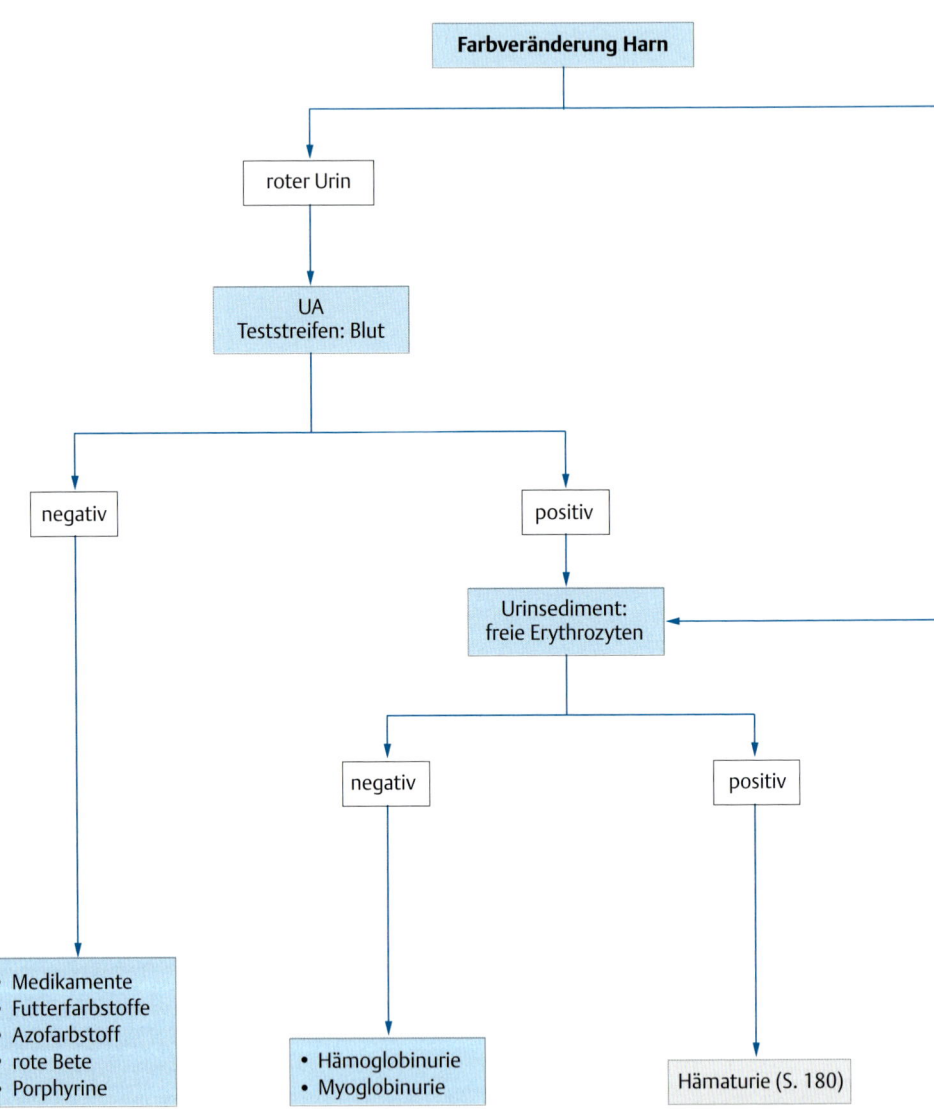

19 Hämaturie und andere Farbveränderungen des Harns

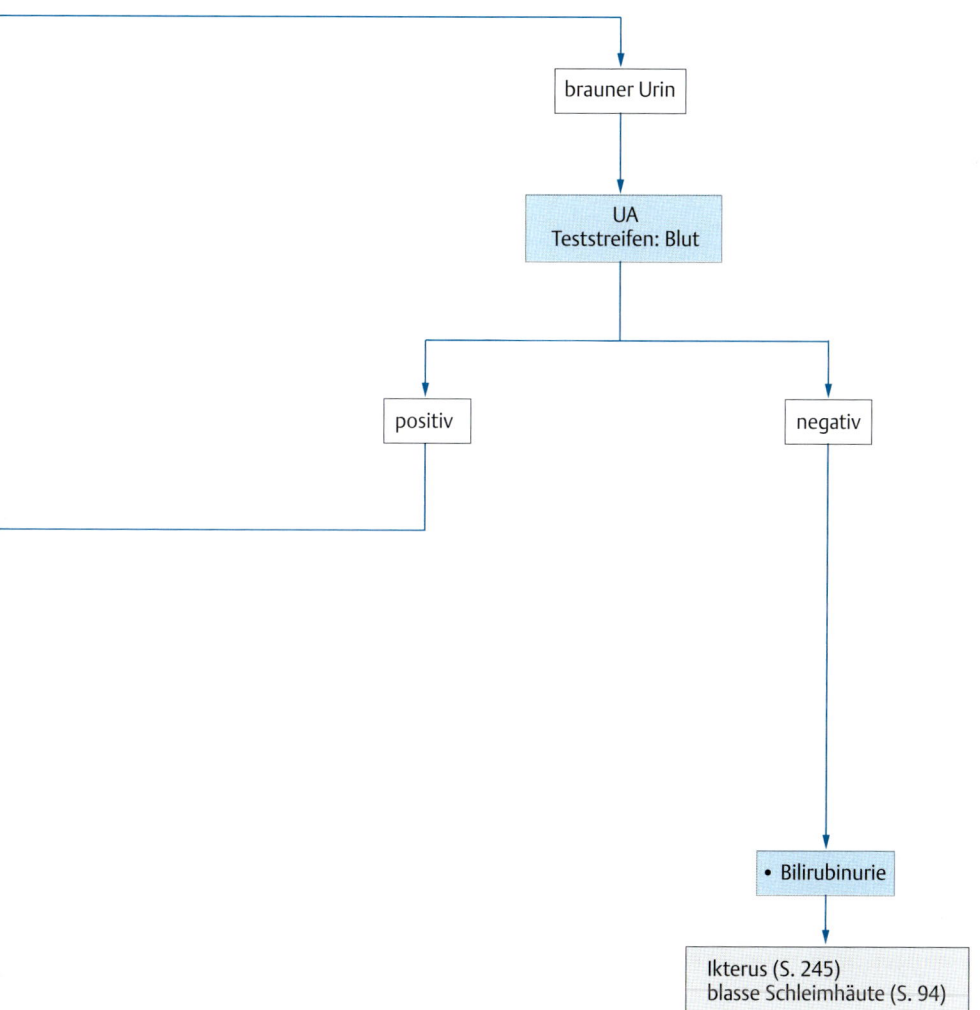

19 Hämaturie und andere Farbveränderungen des Harns

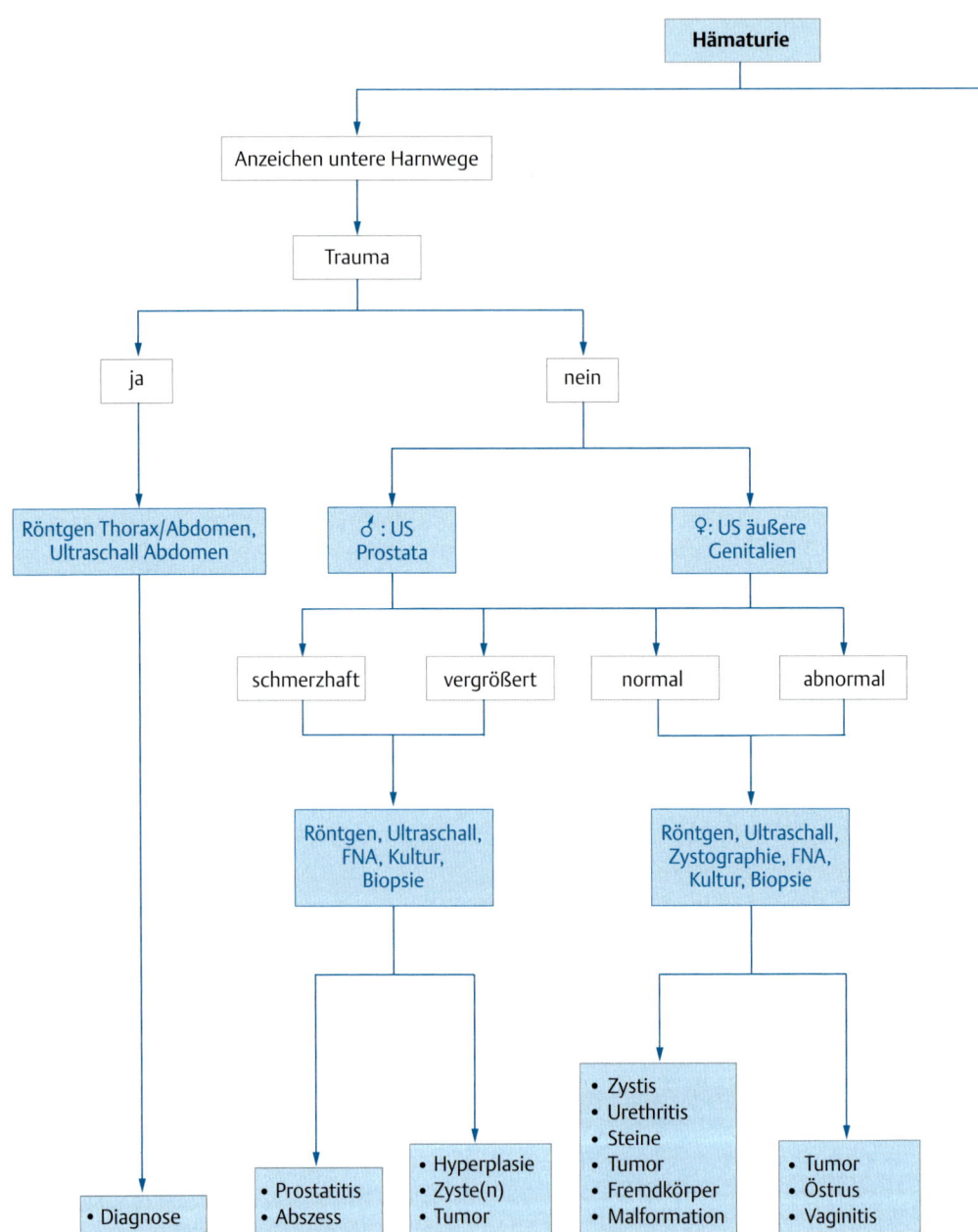

19 Hämaturie und andere Farbveränderungen des Harns

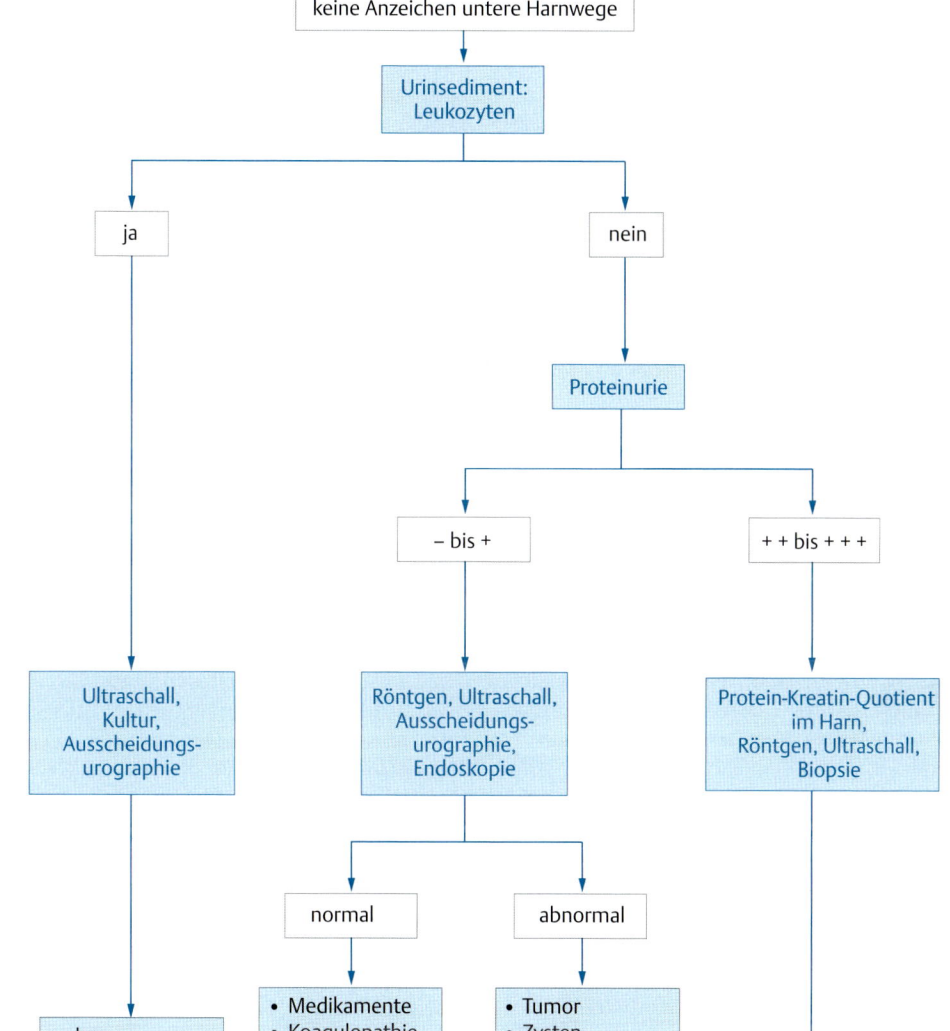

19.5 Therapie

Tritt die Veränderung der Urinfarbe aufgrund eines **Futterzusatzes** auf, kann das Futter entweder abgesetzt oder die Urinverfärbung ignoriert werden. Sind Medikamente die Ursache, kann die Therapie beendet oder ein anderes Medikament gegeben werden.

Zeigt das Tier eine **Hämaturie**, ist die entsprechende ätiologische Ursache zu behandeln. Traumatisch bedingte Blutungen müssen symptomatisch oder chirurgisch behandelt werden

Bakterielle Infektionen im Urogenitaltrakt werden entsprechend dem Antibiogramm mit **Antibiotika** über einen ausreichend langen Zeitraum behandelt. In einigen Fällen ist es notwendig, auch während der Antibiotikatherapie den Urin bakteriologisch zu untersuchen, um gegebenenfalls das Antibiotikum zu wechseln. Infizierte Prostatazysten und Prostataabszesse sollten entleert werden, in einigen Fällen ist eine chirurgische Entfernung oder Omentalisierung indiziert, die weitere Therapie erfolgt nach Antibiogramm aus der Prostataflüssigkeit. Eine gleichzeitige **Kastration** des Tieres ist indiziert, ebenso ist bei einer benignen Prostatahyperplasie die Kastration die Therapie der Wahl. Es kann aber auch eine **hormonelle Behandlung** mit GnRH-Analoga, kompetitiven Androgenrezeptorblockern (z. B. Osateronacetat) oder Hemmstoffen der prostatischen 5-α-Reduktase (z. B. Finasteride) durchgeführt werden.

Liegt eine **Junghundvaginitis** vor, sollte die Hündin mindestens einmal eine Läufigkeit durchmachen und abschließen, da die Therapie durch diese Hormonumstellung erfolgt.

Blutende Zysten in Uterus und Prostata werden durch **Kastration** behoben. **Zystische Veränderungen an den Nieren** oder ein **Niereninfarkt** bedürfen meist keiner Therapie, solange das Tier keine Anämie aufweist, ansonsten kann eine chirurgische Intervention notwendig sein. Beim **idiopathischen Nierenbluten** ist ebenfalls keine Therapie erforderlich; bei sehr starken Blutungen kann die entsprechende Niere entfernt werden, es ist jedoch zu bedenken, dass die andere Niere ebenfalls zu einem späteren Zeitpunkt bluten kann.

Bei **nicht infektiösen Entzündungen** z. B. der Blase oder Harnröhre kann eine symptomatische Therapie mit einem **NSAID** erfolgen. Bei der Katze stellt die idiopathische FLUTD eine Sonderform der Entzündung dar. Eine ätiologische Therapie ist nicht bekannt und es wurden mehrere verschiedene Therapieformen versucht (s. entsprechende Literatur).

Bei einer **Neoplasie** sollten zunächst eine Klassifizierung des Tumors und eine Suche nach Metastasen erfolgen. Einige Neoplasien bedürfen einer Chemotherapie (z. B. Lymphom, disseminierter Mastzelltumor), während andere Tumoren chirurgisch zu entfernen sind (z. B. Karzinome, Sarkome). Bei **Tumoren der Blase** handelt es sich meist um Übergangszellkarzinome. Diese Neoplasie zeigt eine sehr ausgeprägte lokale Metastasierung und nur selten Fernmetastasen, daher wird in vielen Fällen wegen der Gefahr des Wiederauftretens oder Metastasierung im Operationsfeld zur medikamentösen Therapie (**COX-Inhibitoren**) und Chemotherapie (z. B. **Mitoxantron**) geraten.

Neoplasien der Prostata können je nach Größe chirurgisch entfernt werden, häufig ist jedoch durch die intrapelvine Lage des Organs und die Lage der Urethra eine vollständige Resektion nicht möglich. Daher werden Prostatatumoren häufig mit Bestrahlung behandelt, der limitierende Faktor sind die Nebenwirkungen auf Darm, Harnröhre und Blase.

20 Harnabsatzbeschwerden – Dysurie, Strangurie, Pollakisurie

Bernhard Gerber

Das Wichtigste vorweg

- Die Begriffe Dysurie, Strangurie und Pollakisurie beschreiben ähnliche Phänomene und sind nicht genau voneinander abgrenzbar.

- Dysurie, Strangurie und Pollakisurie sind typische Zeichen einer Störung der unteren Harnwege.

- Die häufigsten Ursachen von Dysurie, Strangurie und Pollakisurie sind beim Hund Harnwegsinfektionen und Harnsteine.

- Bei der Katze ist die idiopathische Erkrankung der unteren Harnwege (idiopathische FLUTD) die häufigste Ursache für Dysurie, Strangurie und Pollakisurie.

20.1 Definitionen

Das Wort **Dysurie** bedeutet nichts anderes als Harnabsatzbeschwerden. Im weiteren Sinne ist Dysurie die Bezeichnung für erschwerte (schmerzhafte) Blasenentleerung und wird oft in Kombination mit Pollakisurie gesehen. **Pollakisurie** ist die Bezeichnung für häufiges Entleeren der Harnblase aufgrund einer Reizung, wobei nur kleine Harnmengen abgesetzt werden. Eine Pollakisurie muss unterschieden werden von einer Polyurie (erhöhte Frequenz des Harnabsatzes bedingt durch eine vermehrte Harnproduktion) (S. 338). **Strangurie** ist die Bezeichnung für Harnzwang oder schmerzhaftes Harnpressen. Der dabei festzustellende Harndrang sollte nicht mit Dyschezie und Tenesmus ani (schmerzhafter Stuhldrang) verwechselt werden (S. 374).

20.2 Anatomie – Physiologie – Pathophysiologie

Dysurie, Strangurie und Pollakisurie sind typische Zeichen einer Störung der unteren Harnwege (Blase, Urethra), aber auch der Prostata, des Präputiums, der Vagina und der Vulva. Speziell bei entzündlichen Erkrankungen sind meist mehrere Strukturen der unteren Harnwege betroffen.

Dysurie, Strangurie und Pollakisurie können Symptome von Störungen sowohl der **Speicherphase** als auch der **Entleerungsphase** des zweiphasigen Harnabsatzes sein. In der Speicherphase wird der in der Niere produzierte Harn in der Blase gesammelt, in der Entleerungsphase wird durch Kontraktion des Detrusors bei gleichzeitiger Erschlaffung der Harnröhre der Harn ausgeschieden.

Speicherstörungen lassen sich in Störungen des Detrusors und in auslassbedingte Störungen unterteilen. Reize während der Speicherphase können zu Schmerz und unwillkürlicher Detrusorkontraktion führen. Der Detrusor wird überaktiv und die Blase wird häufig entleert, wobei immer nur wenig Urin abgesetzt wird und die Blase klein bleibt. Entzündungen der Blase (Zystitis) sind die häufigsten Ursachen für eine überaktive Blase. Erkrankungen des oberen motorischen Neurons (OMN) oder des Zerebellums können auch zu einer überaktiven Blase führen. Weist die Blase ein zu geringes Fassungsvermögen auf, z. B. durch Verdickung der Blasenwand oder durch raumfordernde Prozesse, ist die Speicherphase auch gestört und die Blase muss häufig geleert werden. Auslassbedingte Störungen während der Speicherphase zeigen sich als Inkontinenz (S. 192).

Entleerungsstörungen können wegen verminderter Kontraktilität des Detrusors (muskulär oder neurogen) entstehen oder sie können auslassbedingt sein bei Obstruktionen der Urethra. Verminderte Kontraktilität des Detrusors wird nach einer

Überdehnung der Blase gesehen. Bei Unterfunktion des Detrusors ist die Blase weich und es bleibt nach dem Absetzen viel Restharn in der Blase zurück. Bei einer Ausflussobstruktion ist die Blase gefüllt und meist hart. Obstruktionen der Urethra sind beim Kater meist im Penisbereich, weil die Urethra dort am engsten ist. Bei Hunden gelten der Ursprung der Harnröhre im Bereich des Harnblasenhalses, die Pars prostatica, die Umschlagstelle um den Arcus ischiadicus und der Bereich vor dem Os penis als Engstellen der Urethra.

Harnabsatzstörungen prädestinieren den Harntrakt für Infektionen, indem sie die vielfältigen Abwehrmechanismen gegen Infektionen schwächen. Gelegentlich kann nicht beurteilt werden, ob eine Infektion die Ursache oder die Folge der Harnabsatzstörung ist.

Erkrankung der unteren Harnwege der Katze. Bei Katzen werden Krankheiten, die sich mit Dysurie, Strangurie und Pollakisurie präsentieren, unter dem Begriff „Erkrankungen der unteren Harnwege" zusammengefasst (engl. **Feline lower urinary Tract Disease, FLUTD**). Weitere typische klinische Zeichen sind **Hämaturie** (S. 172) und Urinabsatz an ungewohnten Orten (**Periurie**). Die Ursache kann bei über der Hälfte der Katzen nicht festgestellt werden (**idiopathische FLUTD**). Wird die Harnblase dieser Katzen mittels Zystoskopie untersucht, können unter Umständen charakteristische petechiale Blutungen festgestellt werden, was die Diagnose **feline interstitielle Zystitis** erlaubt. Feline interstitielle Zystitis wurde als Modell für interstitielle Zystitis beim Menschen vorgeschlagen. Die Pathogenese der idiopathischen Zystitis der Katze ist nicht geklärt. Es wird davon ausgegangen, dass die Erkrankung nicht ein lokales Problem der Blase darstellt, sondern ein komplexes systemisches Geschehen mit Einbezug insbesondere des Nervensystems und des kardiovaskulären Systems. Eine psychische Komponente wird ebenfalls vermutet. Die FLUTD kann mit oder ohne vollständige Obstruktion der Harnröhre vorkommen.

> Die feline interstitielle Zystitis ist eine idiopathische Form der FLUTD, charakterisiert durch petechiale Blutungen der Blasenschleimhaut.

20.3 Ursachen

Ursachen von Dysurie, Strangurie oder Pollakisurie können anhand der Pathophysiologie eingeteilt werden in überaktiver Detrusor, vermindertes Fassungsvermögen der Blase oder Entleerungsstörungen (**Tab. 20.1**).

Die häufigsten Ursachen von Dysurie, Strangurie und Pollakisurie sind beim Hund Harnwegsinfektionen und Harnsteine. Bei Katzen wurde in einer Studie bei 57 % keine Ursache für die klinischen Zeichen gefunden, 22 % hatten Harnsteine, 10 % Matrix-Kristall-Pfropfen und 8 % eine Harnwegsinfektion. **Matrix-Kristall-Pfropfen** sind ein Konglomerat von proteinreichem Material und meist Struvitkristallen. Die Herkunft der Matrixsubstanz ist nicht bekannt.

Harnwegsinfektionen sind bei der Katze bedeutend seltener als beim Hund. Die häufigsten Keime, die bei Hund und Katze gefunden werden, sind *Escherichia coli*. Weibliche Tiere sind generell häufiger betroffen als männliche, dies wird auf die bedeutend kürzere Urethra der Kätzin und Hündin im Vergleich zu ihren männlichen Artgenossen zurückgeführt. Infektionen der Harnwege können oft nicht einer Struktur allein zugeordnet werden. Keime, die im Harn gefunden werden, können aus der Niere, dem Ureter oder der Urethra stammen, aber auch aus der Prostata. Harnwegsinfektionen durch Viren, Pilze oder Parasiten sind selten. Viren werden immer wieder als Ursache der idiopathischen FLUTD vermutet, wobei der Nachweis bisher nicht gelungen ist. Pilze werden vor allem bei Tieren gefunden, bei denen die Blase bereits vorgeschädigt ist. *Candida* spp. wurden am häufigsten beschrieben. *Capillaria* spp. können als Parasiten in der Blase leben und gelegentlich Symptome verursachen.

Eine **sterile Entzündung** der Harnwege wird am häufigsten iatrogen verursacht. Speziell schleimhautreizende Spüllösungen können starke entzündliche Veränderungen verursachen.

Die **Detrusor-Urethra-Dyssynergie** ist eine Harnabsatzstörung des Rüden, bei der der Detrusorreflex zum Harnabsatz führt, gefolgt von einem unwillkürlichen Sphinkterreflex, der zuerst zum Absetzen kleiner Harnspritzer und dann zum Abbruch des Harnabsatzes führt. Oft versucht das Tier dann

20 Harnabsatzbeschwerden – Dysurie, Strangurie, Pollakisurie

weiter Harn abzusetzen. Die Ursache dieser Erkrankung ist nicht geklärt. Eine partielle Läsion des OMN wird vermutet.

Neoplasien der Harnwege sind beim Hund häufiger als bei der Katze. In der Harnblase ist der häufigste Tumor das Übergangszellkarzinom. Weitere Tumoren, die die Harnwege betreffen können, sind Adenokarzinome der Prostata, Leiomyome, Leiomyosarkome, Plattenepithelkarzinome und Lymphome.

Eine chronische Entzündung der Harnwege kann zu Schleimhautverdickungen führen. In der Urethra kann eine solche **proliferative Urethritis** zu einem Harnröhrenverschluss führen. Die **polypoide Zystitis**, eine Form der Blasenentzündung, bei der durch epitheliale Proliferation polypenähnliche Massen entstehen, ist vermutlich auch die Folge einer chronischen Entzündung. Durch die verdickte Blasenwand werden die Dehnfähigkeit der Blase und damit das Fassungsvolumen verringert.

Die meisten **Harnsteine** bestehen aus Struvit und Kalziumoxalat. Die Struvitsteine sind beim Hund oft mit Harnwegsinfektionen vergesellschaftet, während sie bei der Katze meist in einer sterilen Umgebung entstehen. Harnsteine können in der Blase zu Reizungen führen und dadurch Dysurie und Pollakisurie verursachen. Dabei kann auch Hämaturie gesehen werden oder gar das einzige Symptom sein. Gelangen Harnsteine in die Harnröhre oder den Blasenhals, können sie eine teilweise oder vollständige Harnwegsobstruktion verursachen.

> Beim Hund sind Struvitsteine meist durch eine bakterielle Infektion bedingt, während sie bei Katzen meist in steriler Umgebung entstehen.

Neben Harnsteinen könne auch **Blutkoagula** von Blut aus den Nieren oder der Blase die Harnwege obstruieren. **Strikturen** der Harnröhre können durch Traumata von außen oder durch unsachgemäßes Katheterisieren entstehen. Chirurgische Eingriffe an der Urethra führen ebenfalls oft zu Strikturen; darum wird, wenn möglich, versucht, ein Konkrement, das die Harnröhre verstopft, aus der Urethra in die Blase zurückzuspülen und von dort chirurgisch zu entfernen.

Tab. 20.1 Ursachen von Dysurie, Pollakisurie, Strangurie.

überaktiver Detrusor	Entzündung/Infektion		Hund & Katze
	neurogene Detrusorhyperreflexie		Hund & Katze
geringes Fassungsvermögen der Blase	Neoplasie		Hund & Katze
	chronische Entzündung/Infektion		Hund & Katze
	Harnsteine		Hund & Katze
Entleerungsstörung	hypotone Blase nach Überdehnung		Katze & Hund
	Urethraobstruktion (teilweise oder vollständig)	Harnsteine	Katze & Hund
		Matrix-Kristall-Pfropfen	Katze
		Neoplasie	Hund >> Katze
		Blutkoagula	Hund & Katze
		Urethritis (v. a. granulomatös)	Hund > Katze
		polypoide Zystitis	Hund
		Urethrastriktur	Katze & Hund
		Detrusor-Urethra-Dyssynergie	Hund
		idiopathische FLUTD	Katze
		Phimose	Hund & Katze
		Ureterozele	Hund
		Urethraprolaps	Hund

Anatomische Veränderungen, die zu Symptomen von Dysurie, Strangurie und Pollakisurie führen können, sind **Ureterozele**, **Urethraprolaps** und **Phimosen**. Eine Ureterozele ist eine seltene zystische Ausdehnung des Ureters, die ins Blasenlumen vorsteht. Prolaps der Urethraschleimhaut aus der externen Urethra ist eine seltene, erworbene Erkrankung männlicher Hunde (Englische Bulldoggen). Angeborene oder erworbene Phimosen können den Harnabsatz behindern und zu klinischen Symptomen führen.

20.4 Diagnostisches Vorgehen

20.4.1 Anamnese

Wenn der Harnabsatz nicht selbst beobachtet werden kann, lässt man den Besitzer eine genaue Beschreibung abgeben. Dabei werden die Menge, die Frequenz, die Dauer und die Art des Harnabsatzes erfragt. Zeigt das Tier deutlich Schmerzen oder nicht? Ebenfalls hilfreich sind Informationen zur Farbe und zum Geruch des Harns. Ist auch die Trinkmenge erhöht, ist davon auszugehen, dass das Tier unter Polyurie (S. 338) leidet und der vermehrte Harnabsatz auf eine vermehrte Harnproduktion zurückzuführen ist. Dabei kann aber ein Problem der unteren Harnwege nicht ausgeschlossen werden, weil einige Erkrankungen, die Polyurie und Polydipsie verursachen, wie z.B. Hyperadrenokortizismus und Diabetes mellitus, mit häufigerem Vorkommen von Harnwegsinfektionen in Zusammenhang gebracht werden oder weil eine Polyurie z.B. auch durch eine *Escherichia-coli*-Zystitis ausgelöst werden kann. Bei der Katze präsentieren sich Erkrankungen der unteren Harnwege oft mehr oder weniger gleich, und aufgrund der Klinik kann nicht unterschieden werden, um welche Ursache es sich handelt.

20.4.2 Klinische Untersuchung

Zur Abklärung von Harnabsatzproblemen gehört eine gründliche klinische Untersuchung. Dabei wird Gewicht auf die Untersuchung der Blase und der Urethra gelegt. Die Blase wird auf **Größe**, **Lage** und **Tonus** beurteilt. Sie liegt je nach Füllungszustand im mittleren bis kaudalen Abdomen der Bauchwand auf und ist dorsal durch das Rektum begrenzt. Gelegentlich können Strukturen in der Blase wie z.B. Steine oder eine Neoplasie palpiert werden. Bei der **rektalen Untersuchung**, die unumgänglich ist, kann der Beckenteil der Urethra und beim männlichen Tier die Prostata beurteilt werden. Eine normale Urethra fühlt sich glatt an und ist leicht über den Beckenboden zu bewegen. Die Prostata des Rüden ist glatt und hat in der Mitte einen deutlich fühlbaren Sulcus. Sie ist je nach Größe des Hundes 1–3 cm groß. Die Prostata kann vergrößert sein und ins Abdomen vorfallen, sodass sie der rektalen Untersuchung ohne weitere Maßnahmen nicht mehr zugänglich ist. Eine unregelmäßige, schmerzhafte und vergrößerte Prostata ist ein Hinweis für deren Erkrankung. Bei Katzen sind Prostataerkrankungen selten und die rektale Untersuchung kann meist nur unter Sedation/Narkose durchgeführt werden. Ebenfalls zur Untersuchung der unteren Harnwege gehört die Adspektion des Präputiums und der Penisspitze bzw. der Vulvaöffnung. Speziell beim Rüden wird auch die außerhalb des Beckenkanals liegende Urethra palpiert, insbesondere der Teil im Bereich des Penisknochens, wo gelegentlich Konkremente gefühlt werden können. Bei großen Hündinnen mit ausreichend großer Vagina kann die Urethraöffnung als Eindellung palpiert werden.

20.4.3 Harnuntersuchung

Die Harnuntersuchung ist zentraler Bestandteil der Untersuchung der unteren Harnwege. Es sollte darauf geachtet werden, dass der Harn *vor* jeglicher Therapie entnommen wird, insbesondere weil dadurch die Beurteilung des spezifischen Gewichts und der Harnkultur verfälscht werden können (durch Infusionen und Antibiotika). Harn kann als Mittelstrahlharn, als Katheterharn oder mittels **Zystozentese** gewonnen werden. Vor- und Nachteile der drei Methoden sind in **Tab. 20.2** beschrieben.

Der Harn wird makroskopisch auf Farbe und Geruch untersucht und anschließend wird das spezifische Gewicht bestimmt, eine Untersuchung mittels Teststreifen vorgenommen und das Sediment beurteilt. Zudem wird eine Harnkultur angesetzt. Die Harnkultur sollte auch vorgenommen werden, wenn keine **Pyurie** (mehr als 4 Leukozyten pro Gesichtsfeld bei 400-facher Vergrößerung) und keine **Bakteriurie** festgestellt wurde, da auch sogenannte okkulte Harnwegsinfektionen vorkommen können. Verfärbter Harn kann auf eine Hämaturie hinweisen (S. 172), während eine Harnwegsinfektion stinkenden Harn erzeugen kann. Das **spezifische Gewicht** gibt einen Hinweis auf die Konzentrationsfähigkeit der Nieren und damit auf mögliche Erkrankungen, die eine Harnwegsinfektion begünstigen. Vorsicht ist bei der Beurteilung des Sedimentes bezüglich Kristallen angezeigt. **Kristalle** sind keine Steine und häufig klinisch nicht relevant. Wenn beim Vorkommen von Harnsteinen gleichzeitig Kristalle im Urinsediment festgestellt werden, müssen sie nicht zwangsläufig aus demselben Material wie der Harnstein sein. Zudem können sich Kristalle im Urin nach der Entnahme auflösen oder bilden, sodass eine Untersuchung innerhalb von 1 Stunde nach der Harnentnahme stattfinden sollte.

Bei Verdacht auf eine Neoplasie können teilweise im Harnsediment abnormale Zellen gefunden werden. Das Sediment wird auf einen Objektträger ausgestrichen, luftgetrocknet und gefärbt. Falls keine oder wenig Zellen vorhanden sind, kann eine **Katheterbiopsie** erfolgen, d. h. der Katheter wird bis auf Höhe der Läsion vorgeschoben (meist unter digitaler Kontrolle) und dann wird unter starker Aspiration möglichst viel Gewebe entnommen. Teilweise reicht diese Technik auch für eine histologische Untersuchung.

20.4.4 Weiterführende Untersuchungen

Eine **Hämatologie** ist zur Abklärung von Erkrankungen der unteren Harnwege indiziert, wenn eine systemische Ursache der Harnwegserkrankung vermutet wird oder wenn die Harnwegserkrankung zu Harnabflussstörungen führt. Eine Entzündung der unteren Harnwege führt selten zu Neutrophilie mit Linksverschiebung. Ein **Chemieprofil** ist angezeigt, wenn man unsicher ist, ob gleichzeitig eine Polyurie besteht, wenn eine metabolische Ursache für die Harnwegsveränderung vermutet

Tab. 20.2 Vor- und Nachteile verschiedener Harnentnahmearten.

Entnahmeart	Vorteile	Nachteile	Bemerkungen
Mittelstrahlharn	• einfache Entnahmeart • Sammeln durch Besitzer möglich • Miktion kann beobachtet werden • Veränderung distal der Blase kann erkannt werden	• nicht geeignet für Harnkultur • Kontamination mit Zellen und Keimen aus der Urethra und der Vagina	• bei kleinen Hunden und Katzen technisch nicht einfach durchzuführen • spezieller Katzensand kann hilfreich sein
Katheterharn	• bei Rüden einfach durchzuführen • gibt Informationen über die Harnwege • Restharnvolumen kann ermittelt werden • mittels sogenannter Katheterbiopsietechnik kann auch Gewebe gewonnen werden	• Kontamination mit Zellen und Keimen aus der Urethra • mögliche Verletzungsgefahr (gering)	• bei Hündinnen Infektionsgefahr hoch • bei Katzen meist nicht ohne Sedation durchführbar
Zystozentese	• einfache Entnahmeart • ideal für Harnkulturen	• Blase muss ausreichend gefüllt sein • erfordert eine gewisse Übung • bei großen und adipösen Tieren ohne Ultraschall manchmal schwierig	• problemlos unter Ultraschallkontrolle • kontraindiziert bei massiver Gerinnungsstörung

wird oder wenn die Harnwege verletzt oder obstruiert sind. Bei einer Obstruktion der Harnwege kann eine postrenale Azotämie entstehen. Wichtig bei obstruierten Tieren ist, dass auch das Serumkalium bestimmt wird. Eine Hyperkaliämie kann tödliche Folgen haben und muss sofort behandelt werden.

Bildgebende Verfahren gehören zur Aufarbeitung von Erkrankungen der unteren Harnwege, dabei können sich Röntgen- und Ultraschalluntersuchungen ergänzen. Bei der **Röntgenuntersuchung** muss darauf geachtet werden, dass immer die gesamte Harnröhre abgebildet wird. Beim Rüden muss die Beckenflexur mit abgebildet werden, beim Kater, bei dem der Penis sich nach kaudal richtet, soll das Röntgenbild die Penisspitze mit aufnehmen. Zur vollständigen Beurteilung der Harnröhre (Harnsteine in Urethra) müssen die Beine weit nach kaudal oder im Spreizschritt gelagert werden.

Mittels **Ultraschall** können vor allem Weichteile (Blasenwand, Urethrawand und -ausdehnung, Lymphknoten, Prostata) und zusätzliche Strukturen, die nicht röntgendicht sind (Harnsediment, Harnsteine), gesehen werden, die gesamte Harnröhre ist beim Abdomenultraschall jedoch nicht oder nur unvollständig einsehbar. Unter Ultraschallkontrolle werden zudem Massen oder abnormal aussehende Organe für eine **zytologische Untersuchung** punktiert.

Gewisse Strukturen in der Harnröhre wie röntgendurchlässige Steine und Unregelmäßigkeiten der Schleimhautoberfläche bzw. Strikturen können am besten mittels Kontrastuntersuchung gesehen werden. Dabei ist es abhängig von der Indikation, ob eine **retrograde Zystographie** oder/und eine **Ausscheidungsurographie** gemacht werden. Bei der Beurteilung des Lumens der Urethra ist zu beachten, dass die Ausdehnung stark druckabhängig ist. Für eine retrograde Zystographie wird der mit Kontrastmittel vorgefüllte Katheter nur in die Penisspritze oder ins Vestibulum geschoben, dann der kaudale Harntrakt mittels atraumatischer Klemme verschlossen und während der Gabe des Kontrastmittels die Aufnahme im laterolateralen Strahlengang gemacht.

> Bei einer retrograden Zystographie ist es wichtig, dass der Katheter nicht zu weit in die Urethra geschoben wird, sonst können Veränderungen in dieser Region nicht mehr gefunden werden.

Zystoskopie und **Urethroskopie** (Kap. 2.4.5, S. 17) können zur Beurteilung der Schleimhautoberflächen und zur Biopsieentnahme eingesetzt werden. Dabei sind die Möglichkeiten abhängig von der Ausrüstung und der Größe des Tieres und sollten von spezialisierten Zentren durchgeführt werden.

Therapie

Erkrankungen der unteren Harnwege sind oft mit Schmerz verbunden, somit sind entsprechend **Analgetika** indiziert, z. B. Buprenorphin 0,005–0,015 mg/kg i.v., s.q., i.m. Ansonsten richtet sich die Therapie nach der Ursache.

Eine **Obstruktion des Harnwegs** ist immer ein Notfall und es müssen die geeigneten Maßnahmen eingeleitet werden, um den Harnabfluss wieder zu gewährleisten. Besteht eine **Hyperkaliämie**, müssen sofort Maßnahmen ergriffen werden, um das Serumkalium zu senken.

Ist eine Obstruktion bei der **idiopathischen FLUTD** nicht vorhanden oder behoben, muss über die weitere Behandlung bzw. Rezidivprophylaxe entschieden werden. Leider zeigte bisher keine der vorgeschlagenen Therapien der idiopathischen FLUTD einen befriedigenden Erfolg und die Aufklärung der Besitzer ist mitunter der wichtigste Schritt. Oft hilft nur eine **perineale Urethrostomie**, um rezidivierende Obstruktionen zu verhindern. Nachfolgend einige mögliche therapeutische Maßnahmen, um die Rezidivhäufigkeit zu vermindern.

Verfüttern von **Dosenfutter** hat bei einigen Katzen zu weniger Rückfällen geführt als die Gabe desselben Futters in Trockenform. Vermehrte Wasseraufnahme durch genügend Trinkmöglichkeiten und evtl. verbesserten Geschmack des Wassers (wenig Milch, Fischsaft etc.) sowie mehr Wasser im Futter hilft vermutlich, die Rezidivgefahr zu verringern.

Stress wird immer wieder als Auslöser für das Auftreten der idiopathischen FLUTD vermutet. Umgebungsstress sollte reduziert werden, indem die Katze geeignete Möglichkeiten erhält, sich zurückzuziehen und ihr natürliches Verhalten auszuleben. Zudem sollte der Besitzer sich ausgiebig mit der Katze beschäftigen. Katzenpheromone (Feliway®) können möglicherweise ebenfalls den Stress verringern und als Langzeitbehandlung versucht werden.

Amitriptylin (5–10 mg/Katze p.o. abends) ist ein trizyklisches Antidepressivum und wird in der Tiermedizin schon für Verhaltensprobleme eingesetzt. Dem Medikament werden antihistaminerge, anticholinerge, anti-α-adrenerge, entzündungshemmende, analgetische und mild sedative Wirkungen zugeschrieben. In der Humanmedizin bewirkt das Medikament bei einigen Patienten Linderung bei interstitieller Zystitis und kann auch für die langfristige Rezidivprophylaxe bei Katzen versucht werden.

Die Glukosaminoglykanschicht des Blasenepithels ist verändert bei der idiopathischen FLUTD. Der Ersatz durch **orale Glukosamine** (125 mg N-Acetylglucosamin 1 x tgl.) kann versucht werden.

Da bei der idiopathischen FLUTD keine Infektionserreger gefunden werden, sind Antibiotika nur indiziert, nachdem Katzen katheterisiert wurden, da dadurch möglicherweise Keime in die Harnwege eingeschleppt wurden. Wenn ein Harnkatheter mehrere Tage belassen wurde, ist eine Infektion leicht möglich, die Antibiotikagabe sollte aber erst begonnen werden, nachdem der Katheter entfernt wurde.

Glukokortikoide und eine Reihe von Relaxanzien der glatten und quergestreiften Muskulatur scheinen ohne Erfolg bei der Rezidivhäufigkeitsprophylaxe.

20 Harnabsatzbeschwerden – Dysurie, Strangurie, Pollakisurie

Diagnostischer Algorithmus

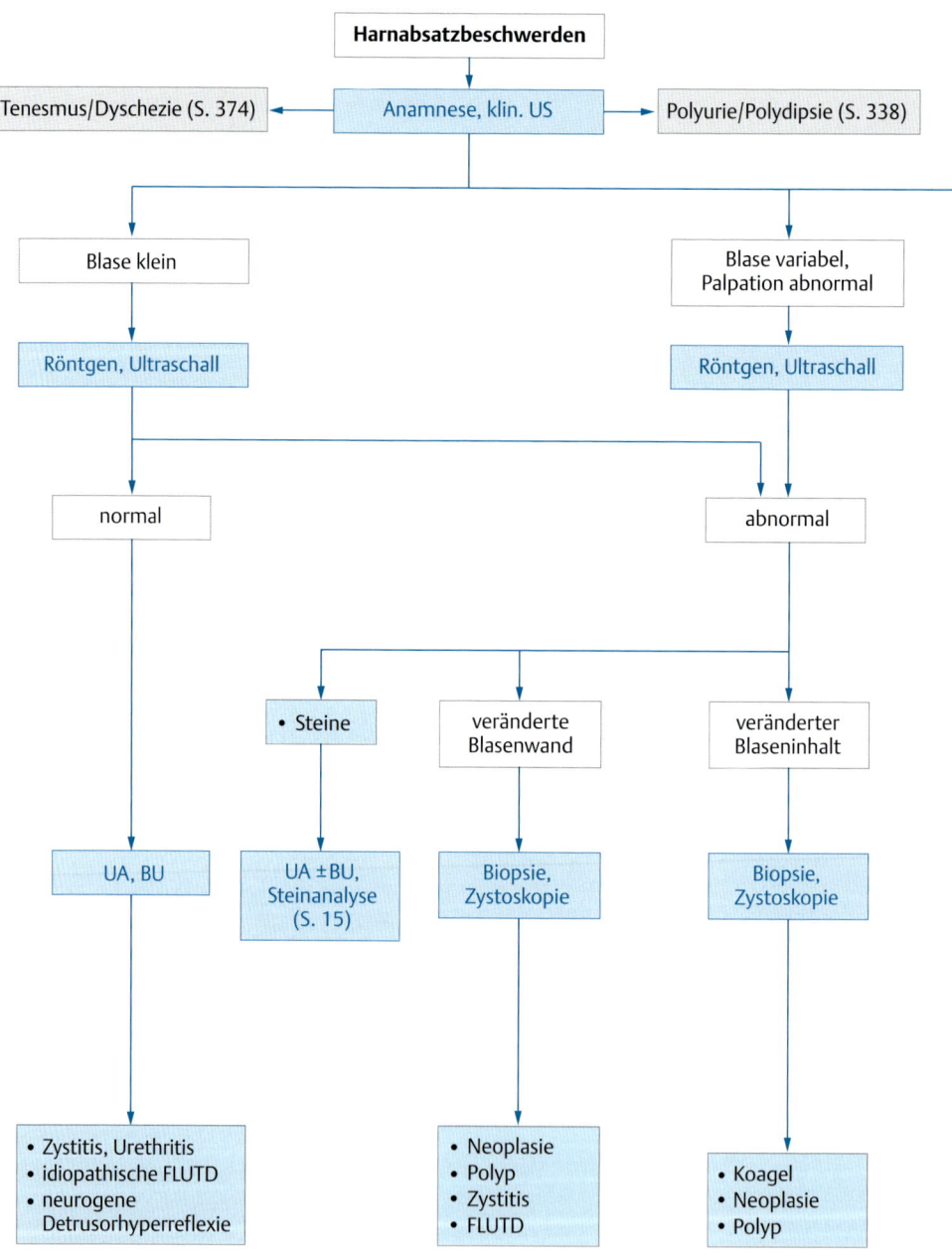

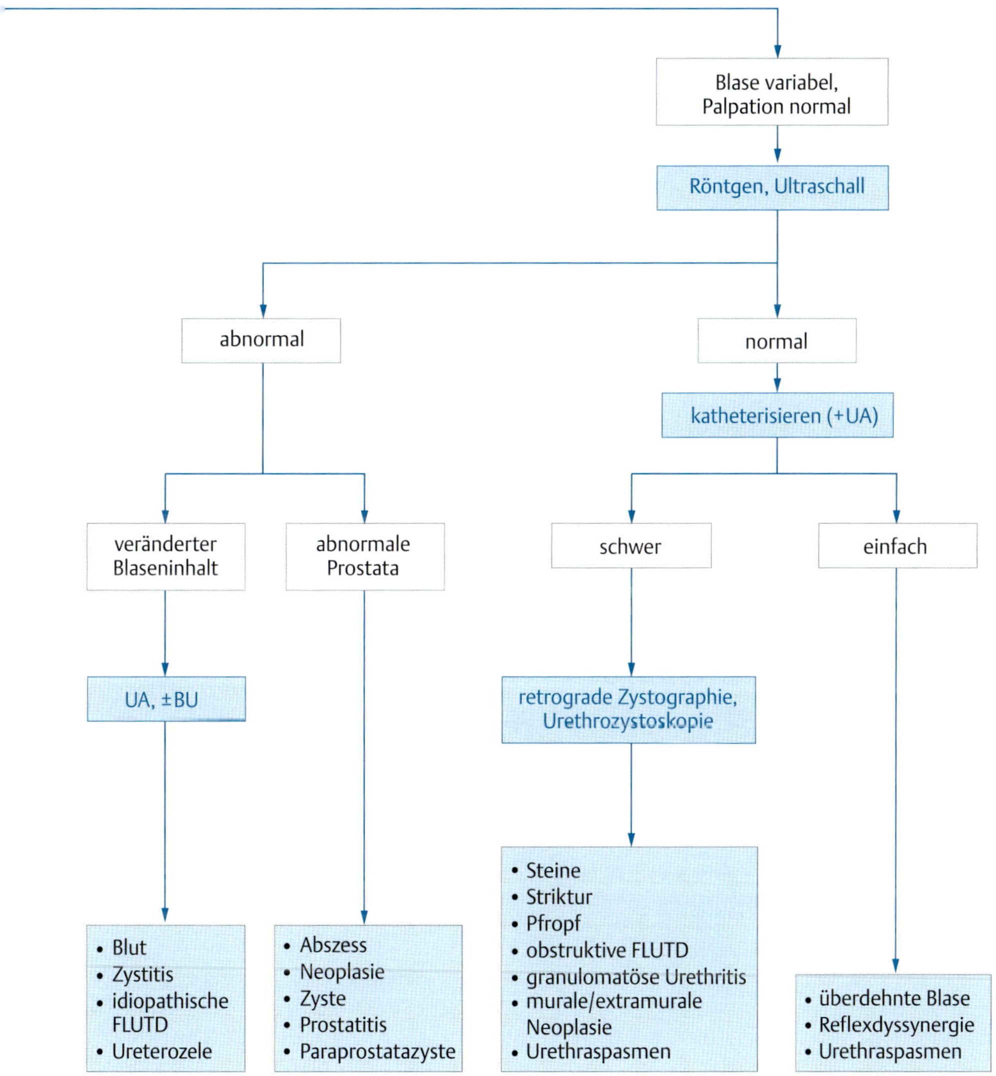

20 Harnabsatzbeschwerden – Dysurie, Strangurie, Pollakisurie

```
                                    ┌─────────────────────┐
                                    │ Blase variabel,     │
                                    │ Palpation normal    │
                                    └─────────┬───────────┘
                                              ▼
                                    ┌─────────────────────┐
                                    │ Röntgen, Ultraschall│
                                    └─────────┬───────────┘
                 ┌────────────────────────────┴────────────────────────────┐
                 ▼                                                         ▼
           ┌──────────┐                                              ┌──────────┐
           │ abnormal │                                              │  normal  │
           └────┬─────┘                                              └────┬─────┘
                │                                                         ▼
                │                                              ┌─────────────────────┐
                │                                              │ katheterisieren (+UA)│
                │                                              └─────────┬───────────┘
      ┌─────────┴─────────┐                              ┌───────────────┴────────────┐
      ▼                   ▼                              ▼                            ▼
┌───────────┐      ┌───────────┐                  ┌──────────┐                 ┌──────────┐
│veränderter│      │ abnormale │                  │  schwer  │                 │ einfach  │
│Blaseninhalt│     │ Prostata  │                  └────┬─────┘                 └──────────┘
└─────┬─────┘      └───────────┘                       ▼
      ▼                                       ┌─────────────────────┐
┌───────────┐                                 │retrograde Zystographie,│
│ UA, ±BU   │                                 │ Urethrozystoskopie  │
└───────────┘                                 └─────────┬───────────┘
```

- Blut
- Zystitis
- idiopathische FLUTD
- Ureterozele

- Abszess
- Neoplasie
- Zyste
- Prostatitis
- Paraprostatazyste

- Steine
- Striktur
- Pfropf
- obstruktive FLUTD
- granulomatöse Urethritis
- murale/extramurale Neoplasie
- Urethraspasmen

- überdehnte Blase
- Reflexdyssynergie
- Urethraspasmen

21 Harninkontinenz

Reto Neiger

Das Wichtigste vorweg

- Harninkontinenz muss unterschieden werden von Strangurie, Pollakisurie und Polyurie und Verhaltensproblemen (Stubenunreinheit).

- Sphinkterschwäche ist die häufigste Form der Harninkontinenz bei der adulten ovariohysterektomierten Hündin und tritt oft Monate bis Jahre nach der Kastration auf.

- Eine neurologische Untersuchung muss immer erfolgen, um neurologische Ursachen initial auszuschließen. Bildgebende Untersuchungen (z. B. Kontraströntgen, Ultraschall) sind oft nötig, um eine anatomische Veränderung zu lokalisieren.

- Eine funktionelle Ursache ist in der Praxis meist nicht definitiv zu diagnostizieren.

- Die medikamentöse Behandlung mit α-adrenergen Agonisten wie Phenylpropanolamin oder Ephedrinhydrochlorid ist bei der Sphinkterschwäche bei ca. 70 % der Tiere erfolgreich. Diese Medikamente können unter Umständen untereinander oder mit Estriol kombiniert werden.

- Eine chirurgische Behandlung ist zwar kurzfristig erfolgreich, langfristig aber oft unbefriedigend.

21.1 Definitionen

Als **Harninkontinenz** wird das Absetzen von Urin ohne willkürliche Kontrolle bezeichnet. Das Tier verliert spontan Urin, oft wenn es liegt, z.T. aber auch beim Spazierengehen oder Spielen. Eine echte Harninkontinenz muss unterschieden werden von:
- **Verhaltensproblemen** (Harnabsatz bei Aufregung oder nicht stubenrein),
- Erkrankungen des unteren Harntraktes, die mit **Pollakisurie** oder **Dysurie** einhergehen (S. 183),
- **Polyurie**, bei der das Tier häufig und an falschen Stellen Harn absetzt, da die Blase oft voll ist (S. 338).

21.2 Anatomie – Physiologie – Pathophysiologie

Die **normale Blasenfunktion** wird in zwei Phasen eingeteilt:
- Blasenfüllung
- Blasenentleerung

Während der **Füllungsphase** relaxiert der Detrusormuskel graduell, um eine Vergrößerung der Blase zu ermöglichen. Je stärker die Blase gefüllt ist, desto höher wird jedoch auch die Muskelspannung in der Blasenwand. Der Tonus des Urethrasphinkters bleibt bestehen.

Während der **Entleerungsphase** kontrahiert sich der Detrusor und der Urethrasphinkter relaxiert; es kommt zum Harnabsatz.

Der **Detrusor** besteht aus glatten Muskelzellen, welche sowohl sympathische (β-adrenerge) als auch parasympathische (cholinerge) Rezeptoren besitzen. Die sympathische Stimulation bewirkt eine Relaxation und die parasympathische Stimulation resultiert in der Kontraktion.

Der **innere Urethrasphinkter**, ein Ring aus glatter Muskulatur im Bereich des Trigonums und der proximalen Urethra, wird über sympathische (α-adrenerge) Nervenfasern innerviert. Über die basale Stimulation dieser Rezeptoren wird der Grundtonus aufrechterhalten, der den unwillkürlichen Harnabsatz auch bei erhöhtem abdominalem Druck (beim Husten oder Bellen) verhindert.

Der **externe Urethrasphinkter** besteht aus quergestreifter Muskulatur und wird durch somatische Neuronen via N. pudendus innerviert.

Beim **physiologischen Harnabsatz** werden die parasympathischen Rezeptoren des Detrusormuskels aktiviert, was in einer kompletten Kontraktion der Blasenwandmuskulatur resultiert. Gleichzeitig kommt es durch eine Erniedrigung des sympathischen und somatischen Tonus zur Relaxation der Urethrasphinkteren. Die Füllung der Blase entsteht umgekehrt durch eine Erregung des Sympathikus und eine Hemmung des Parasympathikus.

Die parasympathische und die somatische Kontrolle entstammen aus dem Sakralmark (S1–S3) und die Fasern verlaufen mit den N. pudendus und N. pelvicus. Die sympathischen Nerven verlassen das Rückenmark auf Höhe der Segmente L1–L4 (Hund) bzw. L2–L5 (Katze) und verlaufen im N. hypogastricus. Höhere Zentren in Kortex, Hirnstamm, Kleinhirn und Thalamus können über bestimmte Reflexbahnen dieses Kontrollsystem beeinflussen und den Harnabsatz willkürlich beginnen oder unterdrücken (**Abb. 21.1**). Eine Läsion irgendwo zwischen Gehirn und Blase kann dieses komplexe System unterbrechen.

21.3 Ursachen

In beiden Phasen der Blasenfunktion kann Inkontinenz auftreten. Ein Tier, welches nach normalem, willkürlichem Harnabsatz eine kleine Blase aufweist, aber während der Füllphase Inkontinenz zeigt, hat eine Störung der Blasenfüllung. Eine Störung der Blasenentleerung zeigt sich hingegen durch einen inkompletten Harnabsatz, nach dem Harn in einer noch immer hochgradig gefüllten Blase verbleibt. Die Inkontinenz entsteht in diesem Fall meist durch eine Überlaufblase.

> Gesunde Hunde und Katzen sollten nach bewusstem Harnabsatz weniger als 0,2–0,5 ml/kg Harn in der Blase haben.

Nachdem die Inkontinenz in ein Blasenfüllungs- oder -entleerungsproblem eingeteilt werden konnte, muss die Ursache eruiert werden. Es kommen entweder neurogene oder nicht neurogene Ursachen infrage (**Tab. 21.1**).

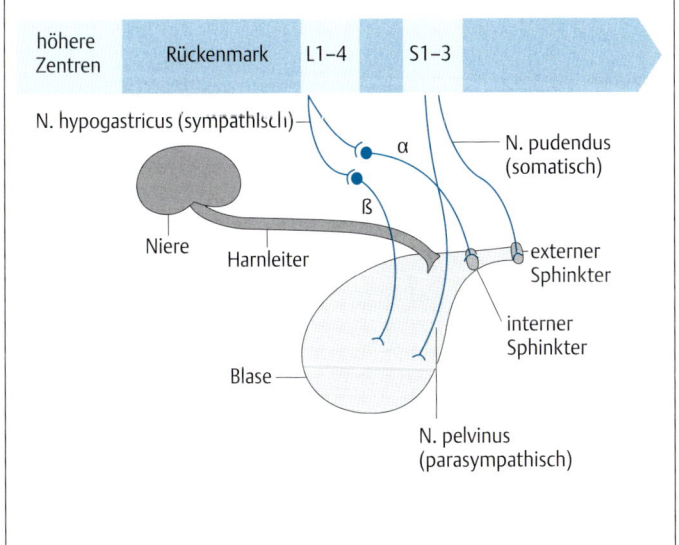

Abb. 21.1 Innervation der Blase.

Tab. 21.1 Ursachen einer Harninkontinenz.

neurogen	oberes motorisches Neuron (OMN)	thorakolumbale Diskopathie	Hund >> Katze
		thorakolumbale Wirbelsäulenfraktur	Hund & Katze
	unteres motorisches Neuron (UMN)	lumbosakrale Diskopathie	Hund > Katze
		Cauda-equina-Syndrom	Hund
		spinaler Dysraphismus der Manx-Katze	Katze
		Dysautonomie	Hund & Katze
nicht neurogen	Blase palpatorisch groß	Urethraobstruktion • Urolithiasis • Urethritis • Urethrastriktur • Tumor • Prostatopathie • FLUTD	Hund & Katze
		Detrusoratonie (nach langer Blasendilatation)	Hund
		Detrusor-Urethra-Dyssynergie	Hund & Katze
	Blase palpatorisch normal/klein	anatomische Veränderungen • angeboren (ektopischer Ureter, Beckenblase, Blasenhypoplasie, persistierender Urachus, vestibulovaginale Konstriktion)	Hund > Katze
		• erworben (urethrovaginale Fistel)	Hund & Katze
		Blasenhyperkontraktilität • Entzündung • Urolithiasis • Tumor • idiopathische Detrusorhyperreflexie	Hund & Katze
		Sphinktermechanismusinkompetenz	Hund >> Katze
		Prostatopathie	Hund > Katze
		FeLV-Infektion	Katze

21.3.1 Neurogene Ursache

Oberes motorisches Neuron (OMN)

Klassische Ursachen einer OMN-Läsion sind Diskopathien, aber auch Wirbelsäulenfrakturen im Lumbosakralbereich. Eine Läsion kranial der sakralen Rückenmarksegmente führt zum Verlust der Inhibition aus höheren Zentren. Dadurch bleibt der sympathische Grundtonus auch während des Harnabsatzes zu hoch. Falls der N. pelvicus intakt ist, kommt es zwar zur physiologischen Kontraktion des M. detrusor der Blase, die reflektorische Relaxation des Urethrasphinkters bleibt jedoch aus. Dies resultiert in tröpfelndem Harnabsatz mit inkompletter Blasenleerung.

Die Blase ist meist hart und schwer auszudrücken. Mit der Zeit führt das erhöhte Harnvolumen in der Blase jedoch zur Überdehnung und Zerstörung der Tight Junctions, es resultiert eine Atonie des Detrusormuskels (Blasenatonie).

> Wenn eine Blasenatonie nicht erkannt und behoben wird, kann das Problem irreversibel bleiben; ein aggressives Management der OMN-Blase ist somit äußerst wichtig.

Unteres motorisches Neuron (UMN)

Eine Läsion der sakralen Rückenmarksegmente, des N. pelvicus sowie des N. pudendus kann zu vermindertem bis fehlendem Gefühl in der Beckenregion und zu Verlust der Detrusormuskelkontraktion führen. Die Blasenmuskulatur erschlafft und es kommt zu Überfüllung und Schädigung der Tight Junctions des M. detrusor mit kompletter, permanenter Blasenatonie.

Die Blase ist atonisch und kann leicht ausgepresst werden. Wenn der Druck in der Blase größer wird als der Widerstand der Urethra, kommt es zur **Überlaufblase**.

Eine Diskopathie im Lumbosakralbereich, aber auch ein Cauda-equina-Syndrom können die Ursache sein. Seltene Ursachen sind auch eine Dysautonomie (Key-Gaskell-Syndrom bei der Katze) oder eine angeborene Neuropathie (spinaler Dysraphismus) bei der Manx-Katze.

21.3.2 Nichtneurogene Ursache

Eine Harninkontinenz, welche nicht neurologisch bedingt ist, wird anhand der klinischen Untersuchung in zwei Kategorien eingeteilt:
- Blase palpatorisch groß mit Harnabsatzproblemen
- Blase palpatorisch klein mit normalem Harnabsatz

Blase palpatorisch groß
Eine sogenannte **paradoxe Inkontinenz** wird durch eine partielle oder intermittierende Obstruktion der Urethra hervorgerufen; es kommt zum Harnverlust um die Obstruktion, wenn die Blase zu voll wird. Zum Teil verlieren die Tiere in Ruhezeiten (z. B. im Schlaf) Harn; wenn sie jedoch versuchen, aktiv Harn abzusetzen, zeigen sie Symptome der Harnwegsobstruktion (S. 183).

Mögliche Ursachen sind Urolithiasis, Neoplasien oder eine Prostatitis/Urethritis. Bei Katzen kommt auch ein Harnwegspfropf im Rahmen der FLUTD infrage. Außerdem können sich nach wiederholter Manipulation der Urethra (Katheterisieren, Lösen von Harnsteinen, Verletzung durch Konkremente) Urethrastrikturen bilden. Wie bei der neurologischen Inkontinenz beschrieben, kann bei länger andauernden Harnabsatzbeschwerden eine Detrusoratonie entstehen. Bei der klinischen Untersuchung ist die Blase übergroß, jedoch nicht schmerzhaft und sie lässt sich nach Beheben der Obstruktion leicht ausdrücken.

Eine Inkoordination zwischen sympathischer und parasympathischer Aktion des Harnabsatzes wird als **Detrusor-Urethra-Dyssynergie** bezeichnet und kann selten als idiopathisches Problem ohne erkennbare Ursache oder neurologische Defizite vorkommen. Während beim Menschen eine Zystometrographie die Diagnose liefert, bleibt dies beim Hund eine Ausschlussdiagnose, nachdem alle anderen Ursachen mittels adäquater Hilfsmittel (Myelographie, CT, MRT etc.) ausgeschlossen wurden.

Blase palpatorisch normal/klein
Eine **anatomische Anomalie** des Urogenitaltraktes führt oft zur Inkontinenz. Meist handelt es sich um **kongenitale Veränderungen** wie ektopische Ureteren, Urethrahypoplasie, Beckenblase, Blasenhypoplasie oder kongenitale Sphinkterlähmungen. Ein persistierender Urachus kann eine Harninkontinenz vortäuschen, bei genauer Adspektion wird jedoch Harn im Bereich des Umbilicus und nicht aus der Urethra verloren.

Eine **erworbene Veränderung** der Urethra oder der Blase mit anschließender Harninkontinenz entsteht u. a. durch Trauma oder iatrogen (z. B. urethrovaginale Fisteln).

Dranginkontinenz, bedingt durch eine Blasenhyperkontraktilität, kann bei starker Entzündung oder Reizung der Blase gesehen werden, wie z. B. bei Katzen mit FLUTD oder Hunden/Katzen mit Blasensteinen oder Harnwegsinfekt. Auch eine infiltrative Veränderung (Neoplasie, Granulom) ist entzündungsfördernd. Durch die Entzündung entsteht das Gefühl einer schmerzhaft vollen Blase und es kommt reflektorisch zum Harnabsatz, trotz kleiner Harnvolumina. Die Tiere zeigen Unruhe, da der Harndrang plötzlich entsteht und nicht mehr kontrolliert werden kann.

Eine sehr seltene Ursache für Harninkontinenz beim Kleintier ist eine Detrusorinstabilität (**Detrusorhyperreflexie**), eine idiopathische funktionelle Störung, die auch bei nur geringem Blasenvolumen zum Harnabsatz führt. Der Reiz, Harn abzusetzen, fehlt völlig und es werden kleine Mengen Urin unwillkürlich verloren.

Eine Stressinkontinenz ist die häufigste Form der Inkontinenz bei Hunden und wird korrekterweise als **Sphinktermechanismusinkompetenz** bezeichnet. Diese Form der Inkontinenz wird auch hormonresponsive oder kastrationsabhängige Inkontinenz genannt. Während die Blasenfüllphase normal verläuft, kommt es bei voller Blase zu einem Harnverlust, da der Tonus des internen Urethrasphinkters ungenügend ist. Typischerweise wird diese Inkontinenz nachts oder in der Ruhezeit des Hundes gesehen, wenn der letzte willkürliche Harnabsatz mehrere Stunden zurückliegt. Betroffen sind v. a. mittelalte, kastrierte Hündinnen, aber alle Hunde können diese Art der Harninkontinenz zeigen. Es werden verschiedene Ursachen diskutiert, wie z. B. die individuelle Anatomie, die intrapelvische Lokalisation der Blase bedingt durch einen Verlust der Bänder während der Ovariohysterektomie oder ein Mangel an Östrogenrezeptorstimulation des internen Urethrasphinkters. Vermutlich ist das Geschehen multifaktoriell. Eine ähnliche Art der Harninkontinenz wird bei FeLV-positiven Katzen gesehen, wobei eine Korrelation zur Virusinfektion nicht bewiesen ist. Auch **Prostataerkrankungen** unterschiedlicher Genese (Entzündung, Zyste, Neoplasie) können zur Harninkontinenz führen

21.4 Diagnostisches Vorgehen

21.4.1 Signalement und Anamnese

Eine detaillierte Anamnese ist einer der wichtigsten Punkte bei der problemorientierten Aufarbeitung der Harninkontinenz. Die Besitzer sind genau zu befragen, was beobachtet wird und was sich im Vergleich zu vorher geändert hat. Neben Fragen zu Harnabsatzbeschwerden (Dysurie, Strangurie) oder zu unterbrochenem Harnfluss ist ebenso abzuklären, wie, wann und unter welchen Bedingungen der unwillkürliche Harnverlust auftritt.

Unbedingt muss eine Inkontinenz von einer Pollakisurie (S. 183) und einer Polyurie (S. 338) unterschieden werden. Zudem muss sichergestellt werden, dass es sich nicht um ein Verhaltensproblem handelt.

Das Alter gibt möglicherweise diagnostische Hinweise. So werden kongenitale Ursachen v. a. bei Jungtieren beobachtet, während ein älteres Tier häufiger Tumoren oder Prostatopathien entwickelt. Zurückliegende Probleme (z. B. Urolithiasis oder Trauma) müssen ebenso erfragt werden wie Begleitsymptome, die auf eine neurologische Ursache schließen lassen können, z. B. Kotinkontinenz (S. 276), veränderte Schwanzbewegung oder Lahmheit/Ataxie. Wichtig ist auch, welche Medikamente das Tier bekommt und ob nach der Medikamentengabe eine Verbesserung oder Verschlechterung erfolgte.

21.4.2 Klinische Untersuchung

Nach einer allgemeinen klinischen Untersuchung, bei der insbesondere der **Palpation der Blase** (Größe, Position und Tonus) eine wichtige Bedeutung zukommt, ist eine **neurologische Untersuchung** mit besonderem Augenmerk auf Perinealreflex und -gefühl, Analtonus, Schwanztonus und -bewegung sowie Propriozeption der Hintergliedmaßen wichtig.

Idealerweise wird der **Harnabsatz direkt beobachtet** und danach eine Blasenpalpation durchgeführt, um eine Unterscheidung zwischen Problemen der Füllungs- oder Entleerungsphase zu treffen. Falls die Blasengröße nicht beurteilt werden kann, ist es ratsam, mittels Katheterisierung das Residualvolumen zu bestimmen; gleichzeitig kann dabei eine eventuelle Urethraobstruktion diagnostiziert werden. Die Möglichkeit, einen Katheter retrograd in die Blase zu schieben, bedeutet aber nicht unbedingt, dass eine Obstruktion ausgeschlossen ist. Eine Prostatopathie, Umfangsvermehrung im Blasenhals oder kleine Urolithen können trotzdem als Ursache einer Obstruktion infrage kommen. Eine **rektale** und **vaginale** bzw. **präputiale Palpation** beschließen die klinische Untersuchung dieser Patienten.

21.4.3 Weiterführende Untersuchungen

Bei der Harninkontinenz werden initial eine **Hämatologie**, ein **Chemieprofil** sowie unbedingt eine komplette **Harnanalyse** inklusive Sediment und bakteriologischer Untersuchung erstellt. Diese Untersuchungen helfen, Ursachen wie Harnwegsinfekte oder metabolische Erkrankungen auszuschließen. Insbesondere bei einer Obstruktion kann damit auch der Grad der postrenalen Azotämie beurteilt werden.

Falls **neurologische Ausfälle** gefunden werden, muss eine komplette **neurologische Aufarbeitung** erfolgen (evtl. Überweisung an Spezialklinik), wenn nötig inklusive Untersuchungen wie z. B. Liquoranalyse, Myelographie, Epidurographie, CT oder MRT.

Bei **normalen neurologischen Befunden** hängt die weitere Untersuchung von der palpatorischen Blasengröße und vom Alter des Tieres ab.

Röntgen- und **Ultraschalluntersuchungen** des Abdomens sind in den meisten Fällen notwendig, um die Lage der Blase und sonographisch die Wand beurteilen zu können und z. B. Tumoren, Prostatopathien oder Urolithen auszuschließen.

Bei einer **kleinen Blase** müssen eine **intravenöse Urographie** sowie eine **retrograde Zystographie** durchgeführt werden. Mit ihrer Hilfe kann sowohl die Lage der Blase sicher beurteilt als auch ektopische Ureteren (teilweise bilateral) oder erworbene Ursachen (Tumor, urethrovaginale Fistel) ausgeschlossen werden.

Im Rahmen einer **Zystoskopie** (Kap. 2.4.5, S. 17) kann eine strukturelle Veränderung der Blase (u. a. ektopischer Ureter) dargestellt werden; diese Technik ist jedoch stark vom Untersucher abhängig und es bedarf viel Erfahrung, um feine Anomalien zu erkennen.

Falls bei einem jungen Tier in der Ultraschalluntersuchung eine Hydronephrose und/oder ein Hydroureter gesehen werden, besteht der Verdacht eines ektopischen Ureters. Keine oder eine abnormale Mundung im Bereich des Trigonums verstärkt den Verdacht. Falls vorhanden, kann auch eine **Kontrastcomputertomographie** erfolgen, eine Technik, die in neuerer Zeit sehr gute Resultate zur Diagnostik einer strukturellen Veränderung erbracht hat.

Bei normalen Befunden in den bildgebenden Untersuchungen ist der Verdacht groß, dass es sich um eine Sphinktermechanismusinkompetenz handelt. Leider sind **funktionelle Untersuchungen** (z. B. Urethradruckprofilmessung) des unteren Harntraktes kompliziert; allerdings sind sie nur selten nötig, da die Diagnose mithilfe der Informationen aus der Anamnese und bildgebender Diagnostik als Ausschlussdiagnose gestellt werden kann.

Bei einer **großen Blase** muss das Tier **katheterisiert** werden, um eine Obstruktion (z. B. Steine, Neoplasie, Urethragranulom oder Urethritis) festzustellen. Eine **Zystoskopie** und/oder **retrograde Zystographie** kann nötig sein, um die Ursache genau zu lokalisieren und evtl. eine Probe zu entnehmen. Eine mittels Katheter entnommene **Saugbiopsie** kann oft eine gute histologische Diagnose geben (Neoplasie, Urethragranulom).

> Liegt eine Urethraobstruktion vor, ist eine sofortige therapeutische Intervention notwendig, um den Verschluss zu beheben.

Falls bei großer Blase keine Obstruktion gefunden wird, sind Ursachen wie FLUTD bei der Katze oder eine Detrusor-Urethra-Dyssynergie beim Hund in Betracht zu ziehen.

Falls alle Untersuchungen ohne Diagnose verlaufen, kann auch eine **diagnostische Therapie** erfolgen. Es werden Medikamente verabreicht, die zu einer Veränderung der Urethra- bzw. Detrusorkontraktion führen.

21.5 Therapie

21.5.1 Ätiologische Therapie

Die Behandlung richtet sich nach der Ursache. So ist eine anatomische Anomalie (z. B. ektopische Ureteren) oder eine neurologische Ursache meist chirurgisch zu korrigieren, während eine bakterielle Infektion entsprechend dem Ergebnis eines Resistenztests antibiotisch therapiert werden.

Wie erwähnt muss eine Obstruktion rasch behoben werden, um einer postrenalen Azotämie und einer irreversiblen Blasenatonie vorzubeugen. Je nach Ursache wird die Blase ein- bis mehrmals aseptisch katheterisiert (Gefahr von Urethraläsionen) oder ein Dauerkatheter mit einem geschlossenen System wird gelegt (Gefahr der aufsteigenden Infektion). Während ein Dauerkatheter in der Urethra ist, sollten Antibiotika nur bei bestehender Harnwegsinfektion verabreicht werden, da ansonsten eine Antibiotikaresistenz gefördert wird.

21 Harninkontinenz

Diagnostischer Algorithmus

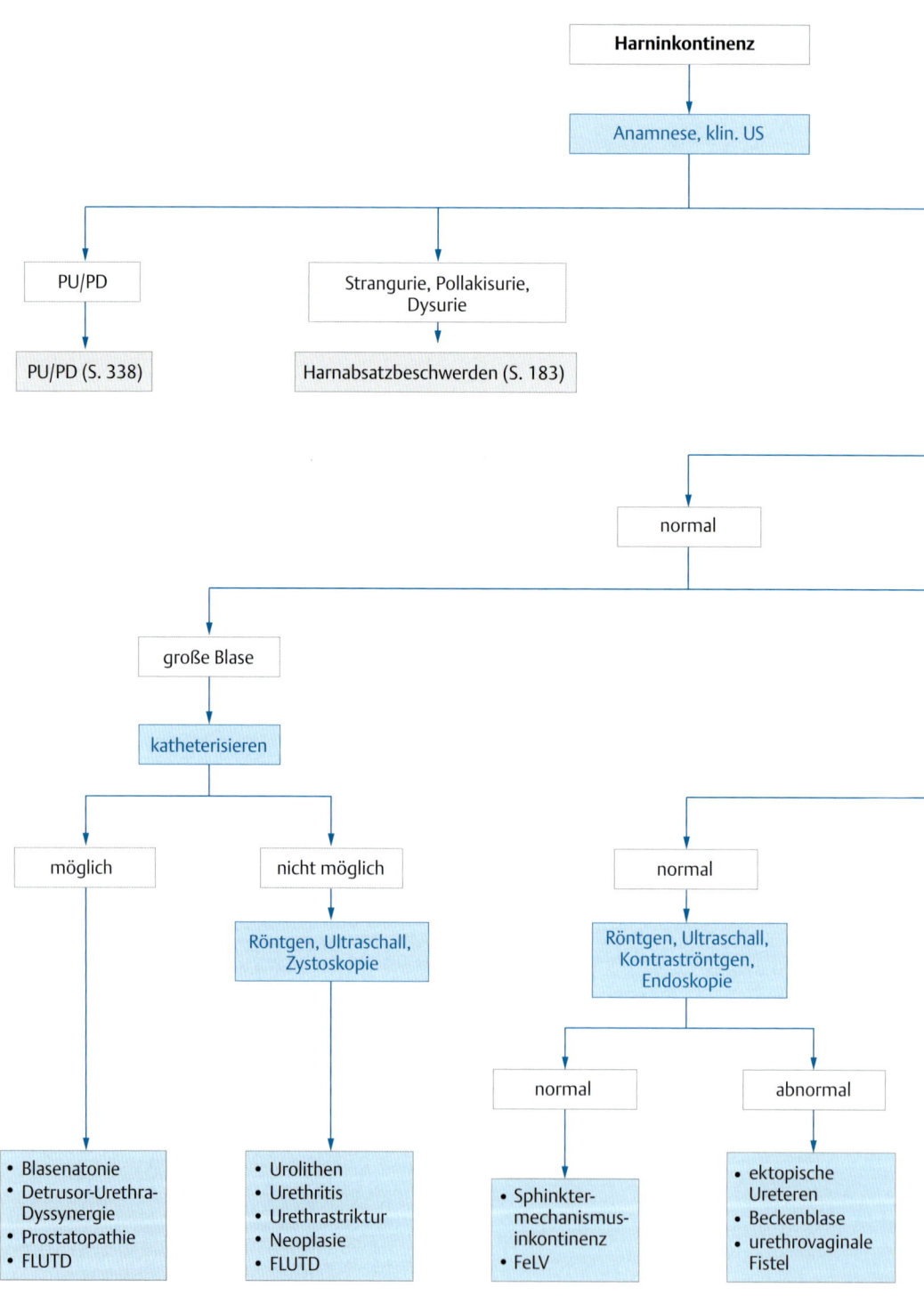

21 Harninkontinenz

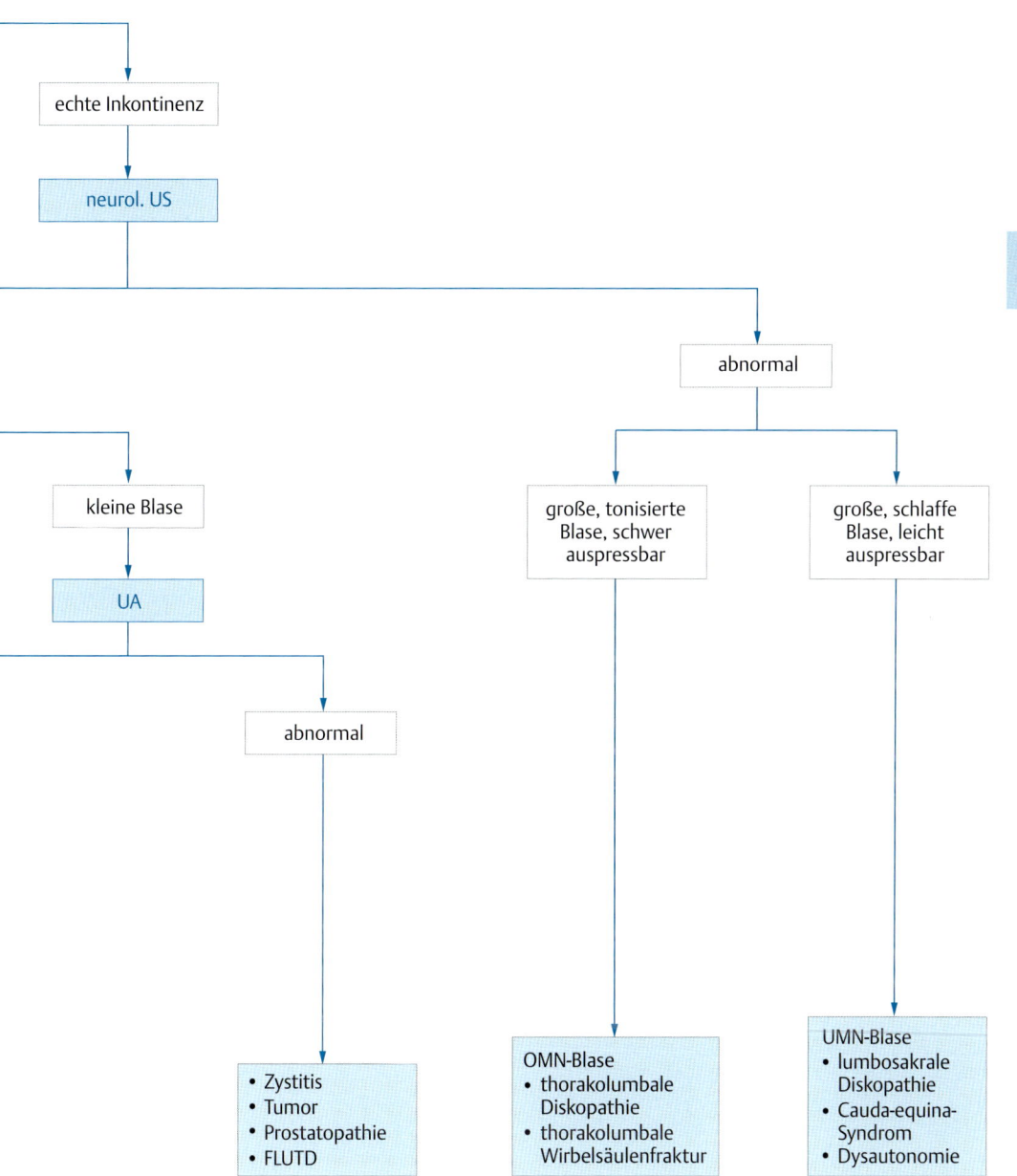

21.5.2 Symptomatische Therapie

▪ Verminderte Blasenkontraktilität

Bethanechol ist ein Parasympathomimetikum (Cholinergikum), welches die Detrusorkontraktion steigert (2,5–5–25 mg p.o. q8–12h). Es kann bei einer Blasenatonie allein verabreicht werden; da es aber auch einen kleinen Effekt auf den internen Urethrasphinkter hat, wird Bethanechol meist in Kombination mit einem α-adrenergen Antagonisten verwendet. Gegenanzeigen für den Einsatz sind Magenulzera, Herzarrhythmien oder felines Asthma.

▪ Verminderte Blasenkontraktilität mit gesteigertem Urethrasphinktertonus

Bei Tieren mit gesteigertem Blasensphinktertonus ist dieser generell zuerst zu behandeln, bevor eine Unterstützung des Detrusormuskels erfolgt. Es kann sowohl der innere glatte Muskelring als auch der äußere quergestreifte Sphinkter medikamentös beeinflusst werden. **Phenoxybenzamin** ist ein α-adrenerger Antagonist, der auf den inneren Sphinkter relaxierend wirkt (Hund: 0,25–1 mg/kg p.o. q8–24h; Katze 0,5–1 mg/kg p.o. q12h). Meist dauert es 3–5 Tage, bis der volle Effekt sichtbar wird, zudem kann es zur Hypotension kommen. Andere α-Rezeptorblocker wie Azepromazin oder Prazosin sind durch ihre hypotensive Wirkung weniger geeignet. Eine Reduktion des äußeren Urethrasphinkters kann mittels zentralwirksamem **Diazepam** erfolgen (2–5–10 mg/kg i.v. q8h). Sedation und Inkoordination sind unerwünschte Nebenwirkungen; zudem kann es bei Katzen selten zur Leberintoxikation kommen.

▪ Erniedrigter Urethrasphinktertonus

Phenylpropanolamin, ein α-adrenerges Sympathomimetikum, führt zu einer Tonuszunahme der glatten Muskeln des inneren Urethrasphinkters und wird v.a. bei der Sphinkterinkompetenz der Hündin eingesetzt (1 mg/kg p.o. q8h). Selten kommt es zu einer Down-Regulation der Rezeptoren. Bei ungenügender Wirkung kann Phenylpropanolamin bei kastrierten Hündinnen auch zusammen mit **Östrogenen** verwendet werden (Start 1 mg p.o. q24h, dann reduzieren). Diese stimulieren die Östrogenrezeptoren des Sphinkters und führen somit zu einer erhöhten Sensibilisierung gegenüber Katecholaminen. Wichtig ist, eine Überdosierung und somit Knochenmarksuppression zu vermeiden. Falls auch eine Kombination beider Medikamente nicht erfolgreich ist, können **Ephedrinhydrochlorid** (α-Rezeptorstimulation) oder **Imipramin** (trizyklisches Antidepressivum) versucht werden.

Die seltene Sphinktermechanismusinkompetenz des kastrierten Rüden kann evtl. mit **Testosteron** behandelt werden.

22 Hepato- und Splenomegalie

Gaby Hoffmann

Das Wichtigste vorweg

- Eine Vergrößerung von Leber oder Milz kann diffus, generalisiert oder fokal sein.

- Häufige Ursachen von Hepatomegalie und/oder Splenomegalie sind Stauung, Zellinfiltration oder Entzündung.

- Eine noduläre Hyperplasie ist beim alten Hund ein häufiger, benigner Grund einer fokalen Vergrößerung der Leber.

- Hepato- und Splenomegalie sind bei der Katze immer pathologisch und Anlass für eine weiterführende diagnostische Abklärung, wohingegen beim Hund starke individuelle und rassegebundene Variationen der Milz- und Lebergröße auftreten.

22.1 Definitionen

Eine **Hepatomegalie** bezeichnet eine Vergrößerung der Leber, eine **Splenomegalie** eine Vergrößerung der Milz. Wenn beide Organe groß sind, spricht man auch von **Hepatosplenomegalie**.

In der Regel wird von einer Vergrößerung dieser Organe gesprochen, wenn in der klinischen Untersuchung oder auf Röntgenbildern eine klare Vergrößerung gegenüber der für diese Rasse typischen Norm besteht. Radiologische Anzeichen für Hepatomegalie auf laterolateralen Röntgenaufnahmen sind eine kaudale Verlagerung des Pylorus relativ zu Kardia und Fundus, wodurch die Magenachse verlagert wird, eine ventrale Leberbegrenzung, die deutlich über den Bereich des 13. Rippenbogens hinausragt, sowie abgerundete Leberbegrenzungen. Auf ventrodorsalen Aufnahmen des Abdomens kann eine mediale Verlagerung von Pylorus oder Kardia auf eine Vergrößerung des rechten oder linken Leberlappens hindeuten.

Aufgrund der großen physiologischen Bewegungsfreiheit der Milz gibt es für dieses Organ keine solchen radiologischen Anhaltspunkte. Die Einschätzung einer Splenomegalie erfolgt subjektiv.

22.2 Anatomie – Physiologie – Pathophysiologie

22.2.1 Leber

Das arterielle Blut der Leber endet in den Lebersinusoiden, wo es sich mit dem Blut des Portalvenensystems vermischt. Via den Disse-Raum besteht in diesem Gebiet ein direkter Kontakt zwischen Blut und Leberzellen, wodurch Veränderungen des Füllungszustandes der Blutgefäße direkt Einfluss auf die Größe der Leber nehmen können. Spezialisierte Zellen im Bereich der Lebersinusoide können unter pathologischen Umständen zur Ansammlung von Bindegewebe führen sowie im Verlauf einer Aktivierung des mononukleären Phagozytensystems eine Organvergrößerung verursachen.

Normalerweise ist die Leber bei Hund und Katze ventral im Bereich des kaudalen Rippenbogens zu palpieren, wobei das Organ beim Hund median noch zu etwa einer Fingerbreite weit nach kaudal in den Bereich der Bauchhöhle hineinragt. Bei Hunden mit einem tiefen Thorax (z. B. Dobermann) kann eine normalgroße Leber palpatorisch oft nicht erreicht werden.

22.2.2 Milz

Bei Katzen ist die Milz normalerweise im ventralen oder linksventralen Abdomen als flaches, längliches Organ zu palpieren. Auch bei Hunden ist die Milz oft fühlbar, sodass eine palpierbare Milz **nicht** als Hinweis auf eine Vergrößerung des Organs gesehen werden kann. Zudem kann eine vergrößerte Milz palpatorisch unauffällig bleiben.

22.3 Ursachen

Die Vergrößerung von Leber und Milz kann diffus, generalisiert oder fokal auftreten (**Tab. 22.1**).

> Zu einer generalisierten Hepato- und/oder Splenomegalie kommt es aufgrund von Blutstauung (Kongestion), Hyperplasie, extramedullärer Hämatopoese, Entzündung oder Infiltration.

Zu einer **Kongestion** von Leber und Milz kann es als Folge einer postsinoidalen Blutabflussstörung kommen. Häufige Ursachen sind Rechtsherzinsuffizienz oder Perikarderkrankung. Selten kann die kaudale Vena cava durch Thrombembolie oder Abknickung sowie durch eine Zwerchfellerkrankung eingeengt werden, wodurch der Blutabfluss aus Leber und Milz behindert wird.

Primäre **Entzündungen der Leber** (akute und chronische Hepatitis) können zu Hepatomegalie führen. Meist ist die Größe der Leber bei diesen Erkrankungen jedoch normal.

Entzündliche und **infektiöse Erkrankungen** können Leber und Milz direkt oder indirekt betreffen. Indirekt entsteht eine Hepatosplenomegalie im Zuge eines erhöhten Erythrozytenabbaus, Immunstimulation sowie hoher Neuproduktion von Blutzellen (extramedullärer Hämatopoese) oder im Verlauf primär oder sekundär immunbedingter Erkrankungen (hämolytische Anämie, immunbedingte Thrombozytopenie oder Leukopenie, systemischer Lupus erythematodes) sowie Infektionen mit Blutparasiten und Sepsiserregern. Diffuse Lebererkrankungen mit portaler Hypertension können ebenso zu einer Vergrößerung von Leber und Milz führen.

Fokale oder multifokale Umfangsvermehrungen entstehen aufgrund von nodulärer Hyperplasie, Neoplasie, Hämatom, Abszess oder Zysten sowie einer Leberlappentorsion.

> Eine **noduläre Hyperplasie** ist eine gutartige Proliferation von Zellen im Parenchym von Leber und Milz, die oft bei älteren Hunden gesehen wird. Diese Veränderung kommt bei Katzen sehr selten vor. Ebenso werden bei Hunden öfter als bei der Katze Hämatome diagnostiziert.

Tab. 22.1 Ursachen von Hepato-, Spleno- oder Hepatosplenomegalie.

Hepatosplenomegalie	generalisiert	Kongestion	kongestives Herzversagen	
			• primäre Herzerkrankung	Hund & Katze
			• Dirofilariose	Hund
			• Neoplasie (Hämangiosarkom, Chemodektom)	Hund >> Katze
			Perikarderkrankung	Hund >> Katze
			• idiopathisch	
			• Neoplasie	
			• infektiös	
			Obstruktion V. cava caudalis	Hund & Katze
			• Thrombembolie	
			• Hernia diaphragmatica	
			• Vena-cava-Syndrom (Dirofilariose)	Hund
		Infiltration	extramedulläre Hämatopoese	Hund & Katze
			Neoplasie	
			• primär (Lymphom, Hämangiosarkom, histiozytäres Sarkom, Mastzelltumor)	Hund & Katze
			• metastatisch	Hund & Katze
			Hepatopathie mit portaler Hypertension	Hund & Katze

Tab. 22.1 Fortsetzung.

			Hyperplasie des mononukleären Phagozytensystems • immunbedingte Erkrankung primär (Thrombopenie, Anämie, Lupus) und sekundär • Virusinfektion (canines Adenovirus 1 [CAV-1], FIP, FeLV, FIV) • Bakterieninfektion (Leptospirose, Brucellose) • Rickettsien (Anaplasmose, Ehrlichiose) • Parasitose (Babesiose, Leishmaniose, Schistosomiasis)	Hund & Katze
Hepatomegalie	generalisiert	Neoplasie	• primär (Lymphom, Hämangiosarkom, histiozytäres Sarkom, Mastzelltumor) • metastatisch	Hund & Katze
		hepatische Lipidose		Katze >> Hund
		Steroid-induzierte Hepatopathie	Hyperkortisolismus, Stress, exogene Steroide	Hund >> Katze
		akute Hepatitis	idiopathisch, infektiöse Hepatitis (CAV-1, Herpesvirus, Leptospirose, Clostridium, Toxoplasma, Pilze, Algen), medikamentös (Benzodiazepine, Acetaminophen, Trimethoprim-Sulfonamide)	Hund > Katze
		chronische Hepatitis	(Organomegalie aufgrund von regenerativem Lebergewebe)	Hund
		iatrogen	Antikonvulsiva	Hund
		toxische Hepatopathie	Paracetamol, Sulfadiazin, Carprofen	Hund
		Gallengangsobstruktion	Pankreatitis, Fremdkörper, Neoplasie	Hund & Katze
		Speicherkrankheit	Amyloidose, Mukopolysaccharidose	Hund & Katze
		Atemwegserkrankung	Trachealkollaps, Brachyzephalensyndrom	Hund
	fokal/ multifokal	noduläre Hyperplasie		Hund
		Neoplasie	primär oder metastatisch (Adenom, Lymphom, Karzinom, Sarkom)	Hund & Katze
		Gallengangserkrankung	Cholangitis	Hund & Katze
		Granulom		Hund & Katze
		Abszess		Hund & Katze
		Zyste		Hund & Katze
		Hämatom		Hund > Katze

Tab. 22.1 Fortsetzung.

Spleno-megalie				
	generalisiert	physiologisch	Deutscher Schäferhund	Hund
		passive Stauung	Milzdrehung s. Ursachen generalisierte Hepatosplenomegalie	Hund
		Infiltration	extramedulläre Hämatopoese (hämolytische Anämie)	Hund >> Katze
			Neoplasie (s. generalisierte Hepatomegalie)	Hund & Katze
			chronische Entzündung (SLE, immunbedingte Zytopenie)	Hund >> Katze
			eosinophiles Syndrom	Katze >> Hund
			Amyloidose	Hund & Katze
			Infektion (Sepsis, Toxoplasmose, Ehrlichiose, Anaplasmose, FIP, Leishmaniose, Histoplasmose, Kryptokokkus, *Blastomyces*, *Sporotrix*, *Salmonella*, *Mycobakterium*, *Brucella*)	Hund & Katze
	fokal/multifokal	noduläre Hyperplasie		Hund
		Hämatom		Hund > Katze
		Neoplasie s. fokale Hepatomegalie		Hund & Katze
		Granulom		Hund & Katze
		Abszess		Hund & Katze
		Zyste		Hund > Katze

22.4 Diagnostisches Vorgehen

22.4.1 Anamnese

Der Vorbericht des Patienten gibt Auskunft über mögliche iatrogene Ursachen (Antiepileptika, andere Medikamente) und Auslandsaufenthalte (Leishmaniose, Pilzerkrankung). Die klinischen Symptome ergeben sich aus der primären Erkrankung, wobei Erbrechen (S. 147), Inappetenz (S. 67) und Gewichtsverlust (S. 165) häufig vorkommen. Diese Symptome entstehen u. a. aufgrund der Dehnung von organüberziehender Serosa.

22.4.2 Klinische Untersuchung

Hepatosplenomegalie kann in den meisten Fällen während der klinischen Untersuchung des Patienten erkannt werden. Jedoch ist es hierbei meist nicht möglich, das Ausmaß der Veränderung einzuschätzen.

Zur Unterscheidung zwischen einer diffus generalisierten Erkrankung oder lokalisierter Prozesse ist es hilfreich, die Liste der Differenzialdiagnosen einzuschränken (**Tab. 22.1**). Zudem können Veränderungen der primären Erkrankung erfasst werden.

Häufige klinische Symptome bei Hepato- und Splenomegalie sind:
- Symptome der primären Erkrankung, u. a. Anorexie (S. 67)
- Gewichtsverlust (S. 165)
- Hyperthermie (S. 235)
- Abdomenvergrößerung (S. 20)
- Aszites (Blutung) (S. 20)
- Arrhythmie (S. 85)
- Schwäche (S. 357)
- Polyurie/Polydipsie (S. 338)
- blasse Schleimhäute (S. 94)
- Ikterus (S. 245)

22.4.3 Weiterführende Untersuchungen

Im Anschluss an die klinische Untersuchung werden eine **Hämatologie** und ein **Chemieprofil** untersucht, wobei bei Letzterem auch Cholesterin, Triglyzeride und Gallensäuren enthalten sein sollen (Kap. 2.2.12, S. 12). Bei entsprechendem Verdacht sollte auf eine Infektion mit *Leptospira*, *Leishmania*, *Babesia*, *Mycoplasma*, *Ehrlichia* und *Anaplasma* getestet werden (Titerbestimmung oder direkter Nachweis) (S. 106). Bei Katzen sollten zudem T$_4$, FeLV und FIV untersucht werden. Weiterhin sollten ein **Gerinnungsprofil** des Blutes angefertigt werden. Eine komplette Urinuntersuchung ist nötig, um verschiedene Organerkrankungen aufzuzeigen (Kap. 2.2.8, S. 9).

Eine **Schistozytose** im Differenzialblutbild ist ein Hinweis auf Neoplasie, tritt jedoch auch bei einer geringen Anzahl nichttumoröser Milzveränderungen auf. Im Verlauf von extramedullärer Hämatopoese kommt es zur Ausschüttung von kernhaltigen Erythrozyten (**Normoblasten**) in das periphere Blut.

Bei Verdacht auf Sepsis kann die Entnahme von **Blut- und Urinkulturen** (Kap. 2.2.10, S. 12) für eine bakteriologische Untersuchung erwogen werden.

Röntgenaufnahmen des Abdomens sind bei der Einschätzung der Größe und Lokalisation von Milz und Leber hilfreich. Zudem können mithilfe von Röntgenaufnahmen des Thorax Metastasen erkannt werden. Mit einer **Ultraschalluntersuchung** des Abdomens können Torsionen von Leberlappen oder Milz sowie der Verdacht einer Thrombembolien erhärtet werden (kein Blutfluss im Dopplerbild der großen venösen Gefäße). Zudem können die Gleichmäßigkeit und Lokalisation von Veränderungen, Größe, Form und Echogenität der Organe eingeschätzt werden. Neben der Charakterisierung vorhandener Veränderungen von Milz und Leber kann die Ultraschalluntersuchung die **Entnahme von Feinnadelaspirationen** (Kap. 2.3.7, S. 14) **und Biopsien** leiten. Zytologische Präparate können hilfreich sein, um einige Erkrankungen (extramedulläre Hämatopoese, Lymphom) zu diagnostizieren (auch bakteriologische Untersuchung anfragen). Für die Diagnose von anderen Lebererkrankungen (FIP, Sarkom, extramedulläre Hyperplasie, Karzinom und Hämatom) ist hingegen die Entnahme von Gewebeproben für eine histologische Untersuchung nötig.

Kavitäre Umfangsvermehrungen und Abszesse der Milz sollten aufgrund einer erhöhten Gefahr der Ruptur, Blutung und Sepsis nicht bioptiert werden. Sofern keine Metastasen sichtbar sind, kann in diesen Fällen eine diagnostische Therapie in Form einer **Splenektomie** erfolgen.

22.5 Therapie

Meist liegt einer Hepatosplenomegalie eine systemische Erkrankung zugrunde, nach deren Behandlung auch die Größenzunahme von Leber und Milz zurückgeht. Für eine Behandlung der zugrunde liegenden Erkrankung sowie eine symptomatische Therapie ist die entsprechende Literatur zu konsultieren.

Da Patienten nach Splenektomie für die Ausbildung einer Erkrankung von *Babesia*, *Mycoplasma*, *Ehrlichia* und *Anaplasma* anfälliger sind, sollte ein Erregernachweis (PCR) erfolgen. Sofern dies möglich ist, sollte bei positivem Resultat *vor* Splenektomie eine Behandlung erfolgen.

22 Hepato- und Splenomegalie

Diagnostischer Algorithmus

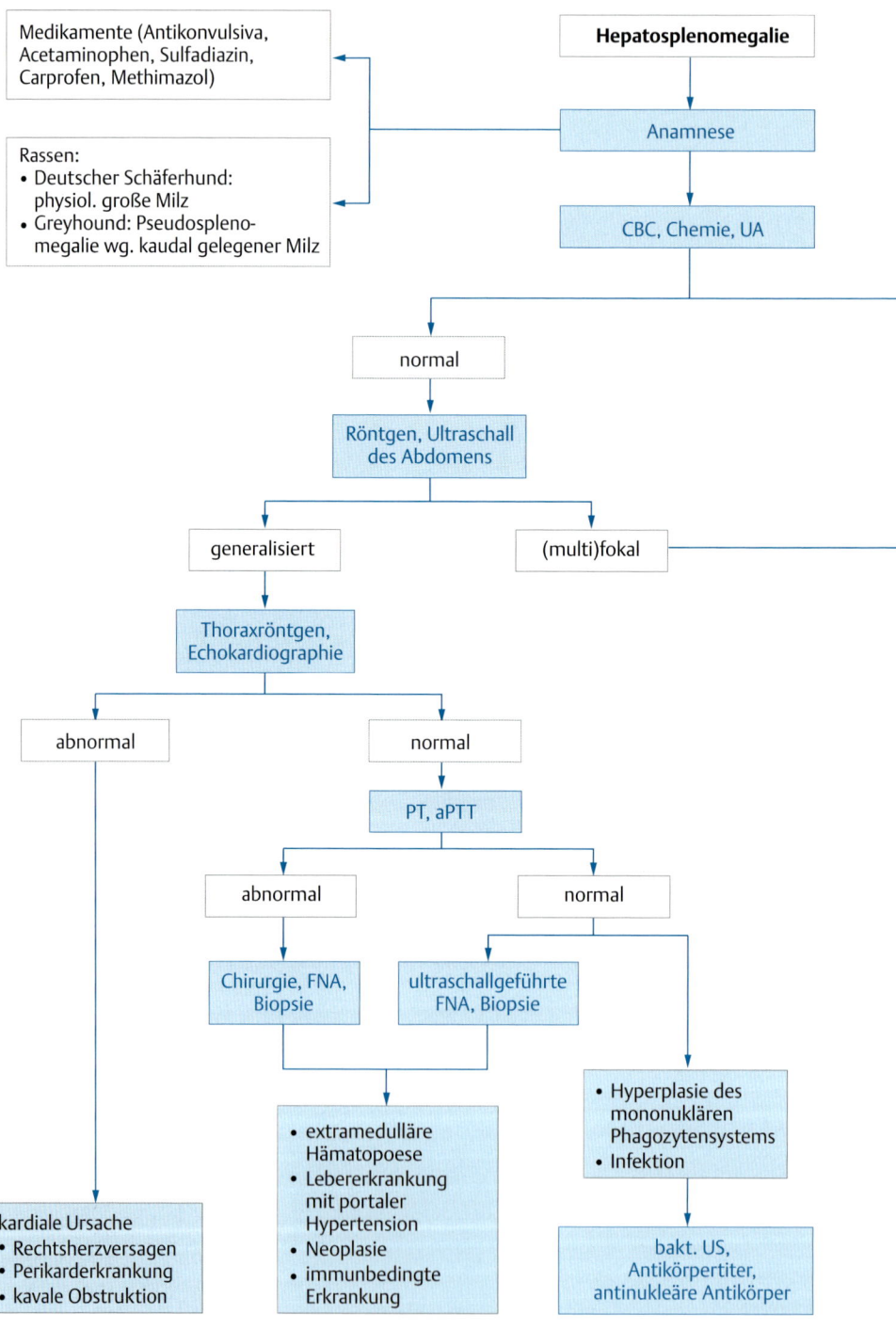

22 Hepato- und Splenomegalie

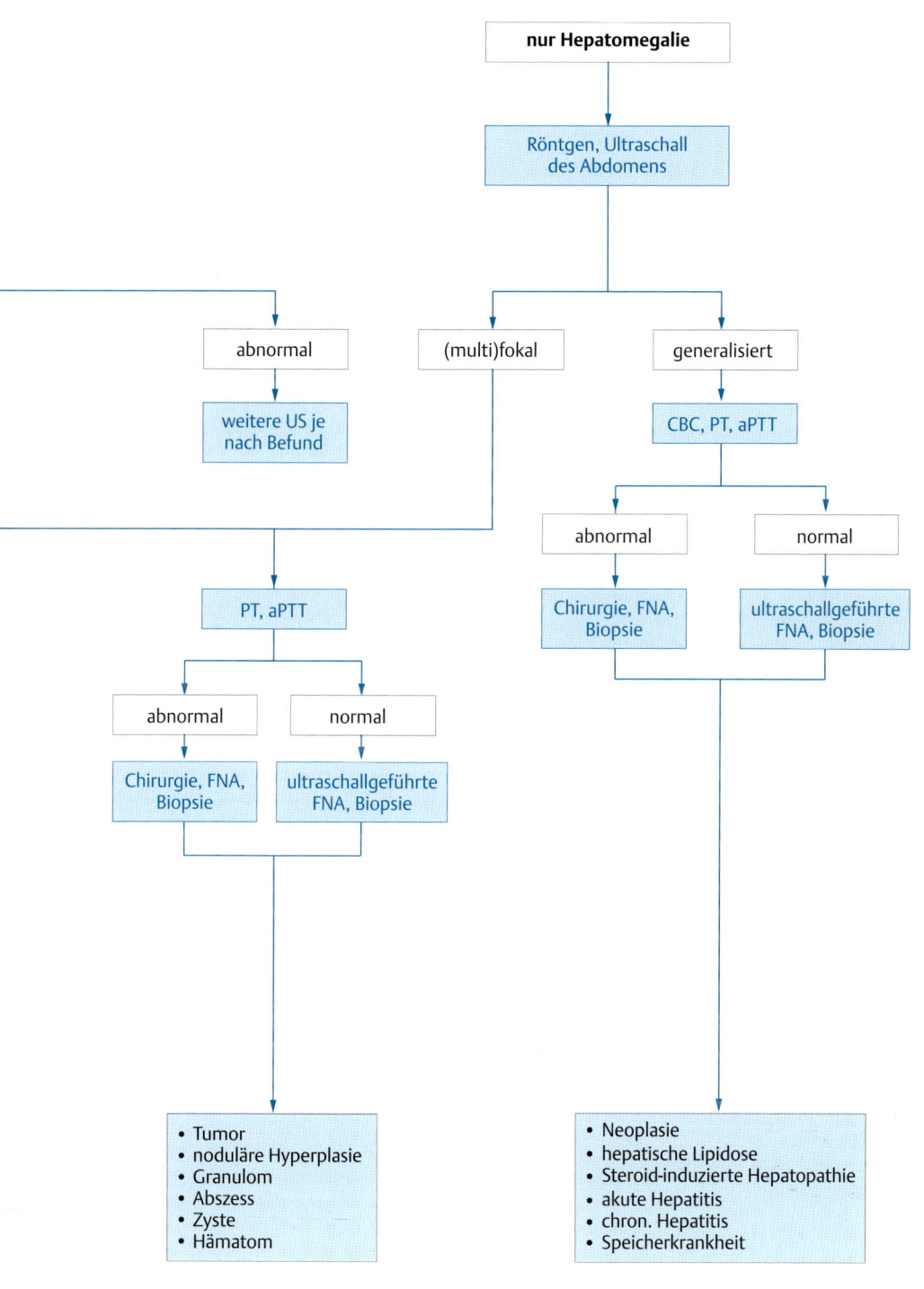

23 Herzgeräusch

Matthias Schneider

Das Wichtigste vorweg

- Herzgeräusche sind synchron zum Herzzyklus.

- Sie entstehen durch Vibration von Herzanteilen oder durch Blutturbulenzen im Herzen oder in herznahen Gefäßen.

- Funktionelle Geräusche sind verursacht durch hohes Schlagvolumen oder Viskositätsverminderung des Blutes.

- Ursache von strukturellen Geräuschen sind angeborene oder erworbene Veränderungen im Bereich der Ausflussbahn, der Klappen oder Shuntverbindungen.

- Die Differenzialdiagnostik stützt sich auf die wesentlichen Merkmale des Geräuschs: Zeitpunkt, Punctum maximum, Lautstärke sowie auf klinische und radiologische Anzeichen für eine Herzinsuffizienz. Letzte Sicherheit in der Diagnostik bringt eine Echokardiographie inkl. Doppleruntersuchung.

- Ein Herzgeräusch alleine wird nicht therapiert. Resultiert aus dem zugrunde liegenden Defekt eine hämodynamische Belastung, so wird diese behandelt.

23.1 Definitionen

Herzgeräusche sind von Herztönen abweichende hörbare Schallphänomene, die durch Wirbelbildung im Herzen oder herznahen Gefäßen entstehen und synchron zur Herzaktion sind. Ein Herzgeräusch ist zu unterscheiden von
- Stridor (S. 367),
- fortgeleiteten Magen-Darm-Geräuschen (Borborygmus) (S. 159).

23.2 Anatomie – Physiologie – Pathophysiologie

Physiologischerweise verschließen sich die pränatalen Kurzschlussverbindungen (Foramen ovale und Ductus arteriosus) unmittelbar nach der Geburt.

Diastolisch strömt das Blut zunächst passiv (Ventrikelrelaxation) und dann aktiv (Vorhofkontraktion) durch die weite Öffnung der beiden Atrioventrikularklappen (Mitralklappe, Trikuspidalklappe) in die Ventrikel. In der Systole wird das Blut aus den Ventrikeln aktiv durch die relativ enge Ausflussbahn und Semilunarklappen (Pulmonalklappen, Aortenklappen) in das dahinter liegende Stammgefäß (Aorta ascendens bzw. Arteria pulmonalis) transportiert. Der 1. Herzton entsteht durch die Ventrikelkontraktion und der 2. Herzton durch den Schluss der Semilunarklappen während der frühen Diastole. Physiologischerweise kommt es nicht zur Wirbelbildung und damit auch nicht zu einem Herzgeräusch.

Die Lautstärke eines Herzgeräusches hängt vor allem ab von der Größe des Defektes und der Druckdifferenz über dem Defekt. Bei Stenosen der Ausflussbahn nimmt mit zunehmender Schwere der Obstruktion die Lautstärke des Geräusches zu, da die Öffnungsfläche abnimmt und der Ventrikel einen hohen Druck aufbaut. Ganz anders dagegen beim Ventrikelseptumdefekt; hier hat der leichtgradige (kleine) Defekt ein lautes Herzgeräusch, bei einem hochgradigen (großen) Defekt nimmt die Lautstärke ab, da die Öffnungsfläche des Defektes größer ist und es zu einer Druckangleichung beider Ventrikel kommt.

> Es besteht kein direkter Zusammenhang zwischen der Lautstärke eines Herzgeräusches und dem klinischen Schweregrad des Defektes.

23.3 Ursachen

Als Ursachen für ein Herzgeräusch kommen funktionelle Veränderungen der Blutströmung oder strukturelle Störungen (Shunt, Ausflussbahnobstruktion, Klappendefekt) vor (**Tab. 23.1**).

23.3.1 Funktionelles Herzgeräusch

Ein funktionelles Herzgeräusch entsteht durch eine **Erniedrigung der Blutviskosität** (schwere Anämie oder Hypoproteinämie) oder durch eine **Erhöhung des Schlagvolumens**. Letzteres kommt bei hyperkinetischen Zuständen wie Fieber oder hohem Sympathikustonus (Aufregung, Schmerzen), bei erhöhtem Stoffwechsel wie z. B. Hyperthyreose, bei Erhöhung des Schlagvolumens wie z. B. bei trainierten Hunden in Ruhe („Sportlerherz") und bei pathologischer Bradykardie vor. Bei Jungtieren im ersten halben Lebensjahr finden sich oftmals sogenannte „harmlose" Herzgeräusche; diese sind durch eine Kombination verschiedener Ursachen (geringe Viskosität, hoher Stoffwechsel und Sympathikustonus) ausgelöst.

> Funktionelle Herzgeräusche entstehen während der Systole im Bereich der Ausflussbahnen und überschreiten den Lautstärkegrad II (Tab. 23.2) nur sehr selten.

23.3.2 Strukturelles Herzgeräusch

Shunt

Kurzschlussverbindungen im Herzen oder in herznahen Gefäßen sind in der Regel angeboren. Der **Vorhofseptumdefekt** (ASD) selbst verursacht kein Herzgeräusch, allerdings kann es bei sehr großem Defekt durch die Volumenbelastung des rechten Herzens zu einem leichten systolischen Herzgeräusch an der Pulmonalklappe (relative Pulmonalstenose) kommen. Der **Ventrikelseptumdefekt** (VSD) erzeugt ein systolisches Herzgeräusch, dessen Lautstärke mit zunehmender Defektgröße abnimmt. Der **persistierende Ductus arteriosus** (PDA) als Kurzschlussverbindung zwischen Aorta descendens und Pulmonalarterienstamm hat typischerweise ein lautes kontinuierliches Herzgeräusch mit der höchsten Intensität am Ende der Systole und der geringsten am Ende der Diastole (Maschinengeräusch). Die diastolische Komponente kann sehr leise sein oder fehlen, sodass dann nur ein Systolikum zu finden ist. Dies findet sich bei sehr kleinem Ductuslumen oder bei sich entwickelndem pulmonalem Hochdruck (besonders bei der Katze). Andere aortopulmonale Kurzschlussverbindungen wie das aortopulmonale Fenster oder Fisteln können vergleichbare Geräuschphänomene wie der PDA auslösen, diese sind jedoch sehr selten.

Erworbene Kurzschlussverbindungen beim Tier sind selten, eine Ruptur des intraatrialen Septums durch Trauma oder schwere Mitralklappeninsuffizienz bzw. des Ventrikelseptums durch eine Myokarddegeneration sind möglich.

Ausflussbahnobstruktion

> Eine Ausflussbahnobstruktion zeigt ein systolisches Herzgeräusch, das mit dem Schweregrad an Lautstärke zunimmt.

Eine angeborene Obstruktion der Ausflussbahn kommt sowohl auf der linken (**Subaortenstenose**) als auch auf der rechten Herzseite (**Subpulmonalstenose**) vor. Sie kann muskulären, fibrösen oder fibromuskulären Charakter sein.

Eine erworbene Obstruktion der linken und/oder rechten Ausstrombahn findet sich häufig bei der Katze mit **hypertropher Kardiomyopathie**. Seltene andere erworbene Ursachen sind Obstruktionen durch kardiale Tumoren oder Kompression durch extrakardiale Raumforderungen.

Semilunarklappendefekt

Semilunarklappenstenose

> Eine Semilunarklappenstenose führt zu einem systolischen Herzgeräusch, dessen Lautstärke von der Schwere der Stenose abhängt.

Angeborene Stenosen der Semilunarklappen durch Fusion der Klappenränder und/oder Dysplasie der Klappe sind sehr häufig an der Pulmonalklappe des Hundes und selten bei der Katze zu finden. Gleichartige Veränderungen an den Aortenklappen oder supravalvuläre Gefäßobstruktionen der Pulmonalis oder Aorta finden sich bei Hund und Katze selten.

Erworbene Stenosen der Semilunarklappen kommen insgesamt selten vor. Eine Endokarditis oder Degeneration der Aortenklappen ist dabei am häufigsten.

Semilunarklappeninsuffizienz

> Eine Semilunarklappeninsuffizienz führt zu einem meist leisen Diastolikum.

Angeborene Insuffizienzen der Semilunarklappen treten selten isoliert, öfter dagegen in Kombination mit einer Stenose der Klappe oder der Ausflussbahn auf. Erworbene Insuffizienzen finden sich mitunter durch eine Endokarditis an der Aortenklappe.

Atrioventrikularklappendefekt

AV-Klappeninsuffizienz

> Eine AV-Klappeninsuffizienz löst ein deutliches systolisches Herzgeräusch aus.

Eine **angeborene Dysplasie** des AV-Klappenapparates mit folgender Klappeninsuffizienz kommt bei Hund und Katze an der Mitralklappe und beim Hund auch an der Trikuspidalklappe vor.

Erworbene AV-Klappeninsuffizienzen sind durch primäre Klappenveränderungen, Klappenringveränderung oder Drucküberlastung verursacht.

Bei kleinen, seltener bei großen Hundrassen und Katzen kommen degenerative Veränderungen der Mitralklappen und oftmals zusätzlich der Trikuspidalklappen vor. Eine **Endokarditis** ist insgesamt selten und betrifft in der Regel die Mitralklappen.

Eine Klappenringdilatation z. B. bei dilatativer Kardiomyopathie oder Volumenbelastung über einen großen Links-rechts-Shunt löst oftmals eine **Mitralklappeninsuffizienz** aus. Bei Katzen mit hypertropher oder restriktiver Kardiomyopathie finden sich oftmals eine Mitralklappeninsuffizienz durch eine Kombination aus Klappenringverformung, Papillarmuskeldysfunktion und Sogeffekt in der Ausflussbahn. Ein arterieller Hochdruck oder eine Obstruktion der linken Ausflussbahn kann zu einer sekundären Mitralinsuffizienz und ein pulmonaler Hochdruck oder eine Obstruktion der rechten Ausflussbahn zur sekundären Trikuspidalinsuffizienz führen.

Tab. 23.1 Ursachen für ein Herzgeräusch.

funktionelles Herzgeräusch	Erniedrigung der Blutviskosität	Anämie		Hund & Katze
		Hypoproteinämie		Hund & Katze
	Erhöhung des Schlagvolumens	hyperkinetische Zustände	Fieber	Hund & Katze
			hoher Sympathikustonus	Hund & Katze
		erhöhter Stoffwechsel	Hyperthyreose	Katze
		Erhöhung des Schlagvolumens	trainierte Hunde	Hund
			schwere Bradykardie	Hund >> Katze
		Kombination	Jungtiere	Hund & Katze
strukturelles Herzgeräusch	Shunt	angeboren	Vorhofseptumdefekt	Hund & Katze
			Ventrikelseptumdefekt	Hund & Katze
			persistierender Ductus arteriosus	Hund >> Katze
			andere aortopulmonale Kurzschlussverbindung	Hund >> Katze
		erworben	Ruptur Vorhofseptum	Hund
			Ruptur Ventrikelseptum	Hund

Tab. 23.1 Fortsetzung.

Ausflussbahn-obstruktion	angeboren	Subaortenstenose		Hund >> Katze
		Subpulmonalstenose		Hund > Katze
	erworben	hypertrophe Kardiomyopathie		Katze
		intrakardialer Tumor		Hund & Katze
		extrakardiale Kompression		Hund & Katze
Semilunar-klappenstenose	angeboren	Pulmonalklappenstenose		Hund >> Katze
		Aortenklappenstenose		Hund & Katze
		supravalvuläre Pulmonal- oder Aortenstenose		Hund & Katze
	erworben	Aortenklappenendokarditis		Hund > Katze
		Aortenklappendegeneration		Hund > Katze
Semilunar-klappen-insuffizienz	angeboren	selten isoliert, oft kombiniert mit Stenose		Hund > Katze
	erworben	Aortenklappenendokarditis		Hund > Katze
AV-Klappen-insuffizienz	angeboren	Mitralklappendysplasie		Hund & Katze
		Trikuspidalklappendysplasie		Hund & Katze
	erworben	primäre Klappenveränderung	Mitralklappendegeneration	Hund >> Katze
			Trikuspidalklappendegeneration	Hund >> Katze
			Mitralendokarditis	Hund & Katze
		Klappenringdilatation	dilatative Kardiomyopathie	Hund >> Katze
			Links-rechts-Shunts	Hund > Katze
		Klappenringverformung	hypertrophe und restriktive Kardiomyopathie	Katze
		Drucküberlastung	Mitralis bei arteriellem Hochdruck oder Obstruktion der linken Ausstrombahn	Hund & Katze
			trikuspidal bei pulmonalem Hochdruck oder Obstruktion der rechten Ausstrombahn	Hund > Katze
AV-Klappen-stenose	angeboren	Mitralklappendysplasie		Hund > Katze
		Trikuspidalklappendysplasie		Hund > Katze
	erworben	degenerative Mitralstenose		Hund & Katze

AV-Klappenstenose

> AV-Klappenstenosen sind selten und zeigen kein oder nur ein sehr leises diastolisches Herzgeräusch.

Eine angeborene AV-Klappendysplasie löst in Einzelfällen eine Stenose der Klappe aus. Erworbene AV-Stenosen sind noch seltener.

23.4 Diagnostisches Vorgehen

23.4.1 Signalement und Anamnese

Für einige Herzerkrankungen, die mit einem Herzgeräusch verknüpft sind, bestehen Rassedispositionen. Das Alter des Patienten hilft in manchen Fällen. Ein Herzgeräusch in den ersten 1–2 Lebensjahren spricht für eine angeborene Ursache, bei älteren Patienten finden sich vermehrt erworbene Ursachen (degenerative Klappenerkrankung, Endokarditis, Strömungsgeräusch). Zu erfragen ist eine potenzielle Leistungsschwäche (S. 357), wobei dies ein unspezifisches Leitsymptom ist.

23.4.2 Klinische Untersuchung

Es gilt, Hinweise auf das Bestehen einer extrakardialen Erkrankung (z. B. Anämie) bzw. Insuffizienzanzeichen des rechten oder des linken Herzens herauszufinden.

Blasse Schleimhäute mit kurzer kapillärer Rückfüllzeit finden sich bei einer Anämie (S. 94); ist die KRZ verlängert, spricht dies für eine schlechte Perfusionsleistung durch das linke Herz. Zyanose (S. 382) ist Ausdruck einer schweren Lungenminderperfusion (schwere Pulmonalstenose oder Rechts-links-Shunt) oder einer Lungenfunktionsstörung (z. B. kongestives Linksherzversagen). Viele Erkrankungen zeigen eine normale Pulsqualität mit normaler oder leicht erhöhter Pulsfrequenz. Mäßige Pulsqualität findet sich bei Obstruktion der linken Ausflussbahn oder bei der Aortenklappenstenose, ein überkräftiger Puls besonders beim PDA, seltener bei einem VSD.

Halsvenenstauung, Leberschwellung und Zunahme des Bauchumfanges sind deutliche Zeichen einer kongestiven Rechtsherzinsuffizienz. Eine isolierte Dyspnoe (S. 138) kann sowohl bei Rechtsherz- (verminderte Lungenperfusion) als auch bei Linksherzproblemen (Lungenstauung) auftreten. Dyspnoe mit Husten als zusätzliches Symptom wird in der Regel nur bei Linksherzproblematik beobachtet.

Die Beurteilung des Herzgeräusches nach **Zeitpunkt** (systolisch, diastolisch, systolisch-diastolisch = kontinuierlich), **Punctum maximum**, **Lautstärke** (**Tab. 23.2**) und gegebenenfalls **Klangcharakter** ist zentraler Bestandteil der Diagnosestellung.

▬ Herzgeräusche über der Pulmonalregion

Systolisch-diastolisches Herzgeräusch, Grad I–VI. Dieses Geräusch ist klassisch für den PDA, meist hat es eine Lautstärke III–VI. Andere aortopulmonale Verbindungen (aortopulmonales Fenster oder aortopulmonale Kollaterale, Sinus-Valsalvae-Aneurysma) können selten ein gleichartiges Geräusch auslösen.

Systolisches Herzgeräusch, Grad I–II. Die häufigsten Diagnosen sind: leichte Pulmonalklappenstenose, Obstruktion der rechten Ausstrombahn, funktionelles Herzgeräusch, relative Pulmonalstenose bei einem großen ASD, sehr kleiner PDA bzw. ein PDA mit pulmonaler Hypertension.

Systolisches Herzgeräusch, Grad III–VI. Diese lauten Geräusche sind bei mittleren und schweren Pulmonalstenosen zu finden. Selten ist ein VSD in dieser Lokalisation am lautesten zu hören. Das Geräusch einer schweren Aortenstenose kann bis hierhin ausstrahlen.

Diastolisches Herzgeräusch, Grad I–III. Wegen des physiologisch geringen diastolischen Pulmonalisdrucks wird eine Pulmonalinsuffizienz in der Regel nur hörbar, wenn eine pulmonale Hypertension besteht.

▬ Herzgeräusche über der Aortenregion

Systolisches Herzgeräusch, Grad I–II. Hier finden sich funktionelle Herzgeräusche, Obstruktionen der linken Ausflussbahn sowie leichte Aortenstenosen.

Systolisches Herzgeräusch, Grad III–VI. Häufigste Diagnose ist eine mittlere bis schwere Aortenstenose, Obstruktionen der linken Ausflussbahn können bei der Katze ebenfalls sehr laut werden. Das Geräusch eines VSD strahlt mitunter in diese Region aus.

Diastolisches Herzgeräusch, Grad I–III. Als Ursache kommt die Aortenklappeninsuffizienz infrage.

Herzgeräusche über der Mitralregion

Systolisches Herzgeräusch, Grad I–VI. Dieses Geräusch wird meist durch eine primäre Mitralklappeninsuffizienz ausgelöst. Ursachen sind erworbene degenerative oder entzündliche Klappenveränderungen sowie die angeborene Klappendysplasie. Sekundäre Mitralklappeninsuffizienzen sind verursacht durch Erkrankungen, die zur Dilatation (dilatative Kardiomyopathie, Links-rechts-Shunt) oder Verformung (hypertrophe oder restriktive Kardiomyopathie) des Klappenringes oder zur Drucküberlastung der Klappe (Aortenstenose oder arterielle Hypertension) führen.

Diastolisches Herzgeräusch, Grad I–III. Als Ursache kommt extrem selten die Mitralklappenstenose infrage.

Herzgeräusche über der Trikuspidalregion

Systolisches Herzgeräusch, Grad I–VI. Dieses Geräusch wird meist durch eine Trikuspidalklappeninsuffizienz ausgelöst. Als Ursachen kommen neben der erworbenen Degeneration und sekundären Insuffizienzen bei Drucküberlastung die angeborenen dysplastischen Veränderungen infrage. Der VSD erzeugt ebenfalls ein solches Herzgeräusch. Mitunter strahlt das Geräusch einer Mitralklappeninsuffizienz hierhin aus.

23.4.3 Weiterführende Untersuchungen

Auf der **Röntgenaufnahme des Thorax** werden die Kongestion in die Vena cava caudalis, die Vergrößerung des rechten Vorhofes bzw. Ventrikels, die Lungenperfusion, die Vergrößerung des linken Vorhofes mit Zeichen einer Lungenkongestion und die Vergrößerung des linken Ventrikels beurteilt.

Vergrößerung des rechten Atriums mit einer evtl. Verbreiterung der Vena cava caudalis findet sich besonders bei der primären und sekundären Trikuspidalklappeninsuffizienz, bei den Kardiomyopathien der Katze und beim Atriumseptumdefekt. Eine Vergrößerung des rechten Ventrikels ist meist durch Druckbelastung des Ventrikels (Pulmonalstenose oder pulmonale Hypertension) oder durch eine schwere Trikuspidalinsuffizienz bedingt.

Die Lungenarterien sind besonders bei schweren Pulmonalstenosen schmal gezeichnet. Breit sind sie bei großen Links-rechts-Shunts und bei einigen Fällen der pulmonalen Hypertension.

Eine Vergrößerung des linken Atriums ist oftmals mit einer Lungenvenenverbreiterung und einer interstitiellen bis alveolären Lungenkongestion ver-

Tab. 23.2 Einteilung der Lautstärke von Herzgeräuschen.

Grad	Lautstärke
I	sehr leise, nur in ruhigem Raum und bei starker Konzentration zu hören
II	leise, aber einfach zu hören
III	mäßig laut
IV	laut
V	sehr laut, bereits bei Berührung der Brustwand mit dem Stethoskop hörbar, zusätzlich Schwirren fühlbar
VI	extrem laut, bei abgehobenem Stethoskop hörbar, zusätzlich Schwirren fühlbar

23 Herzgeräusch

Diagnostischer Algorithmus

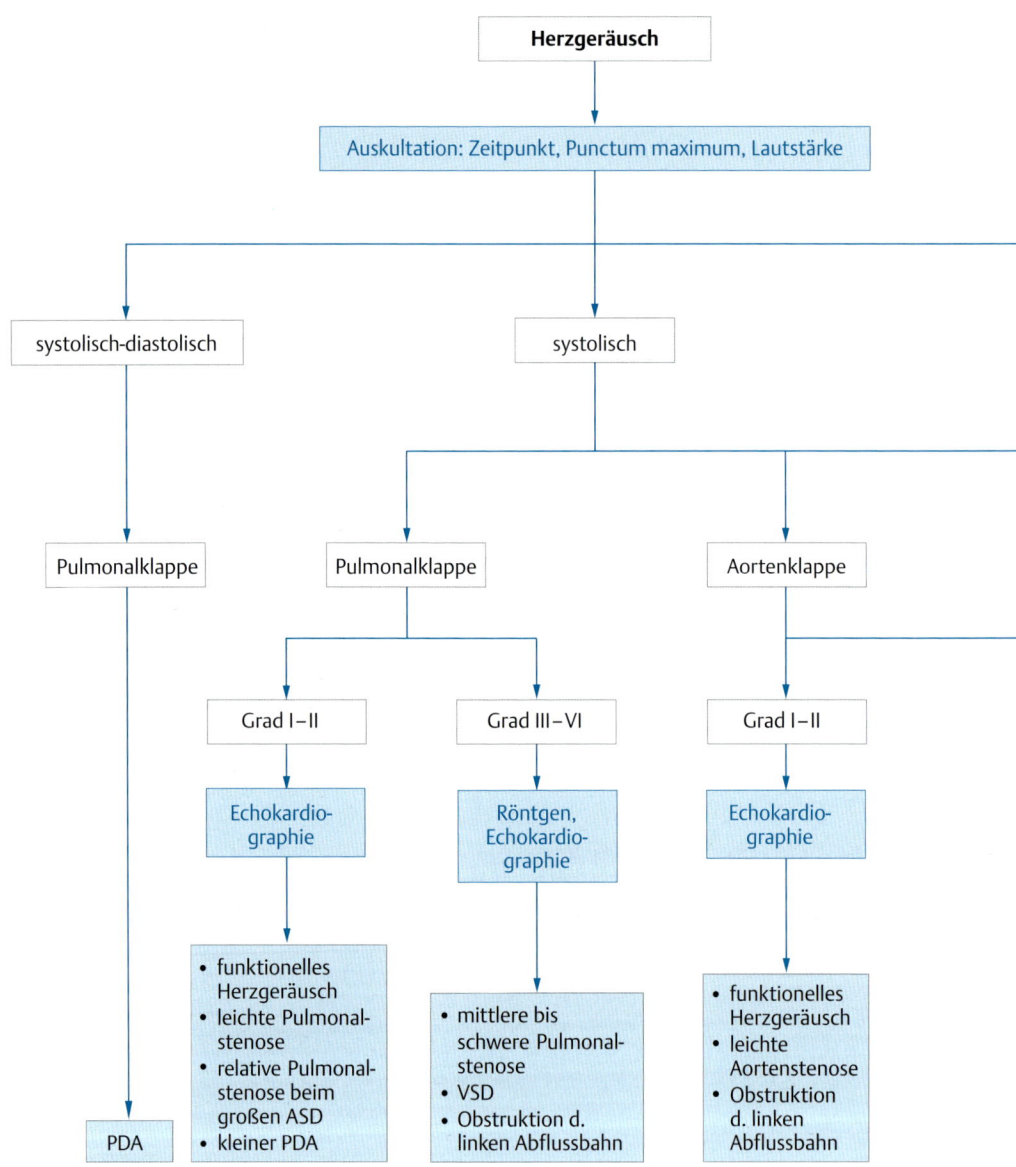

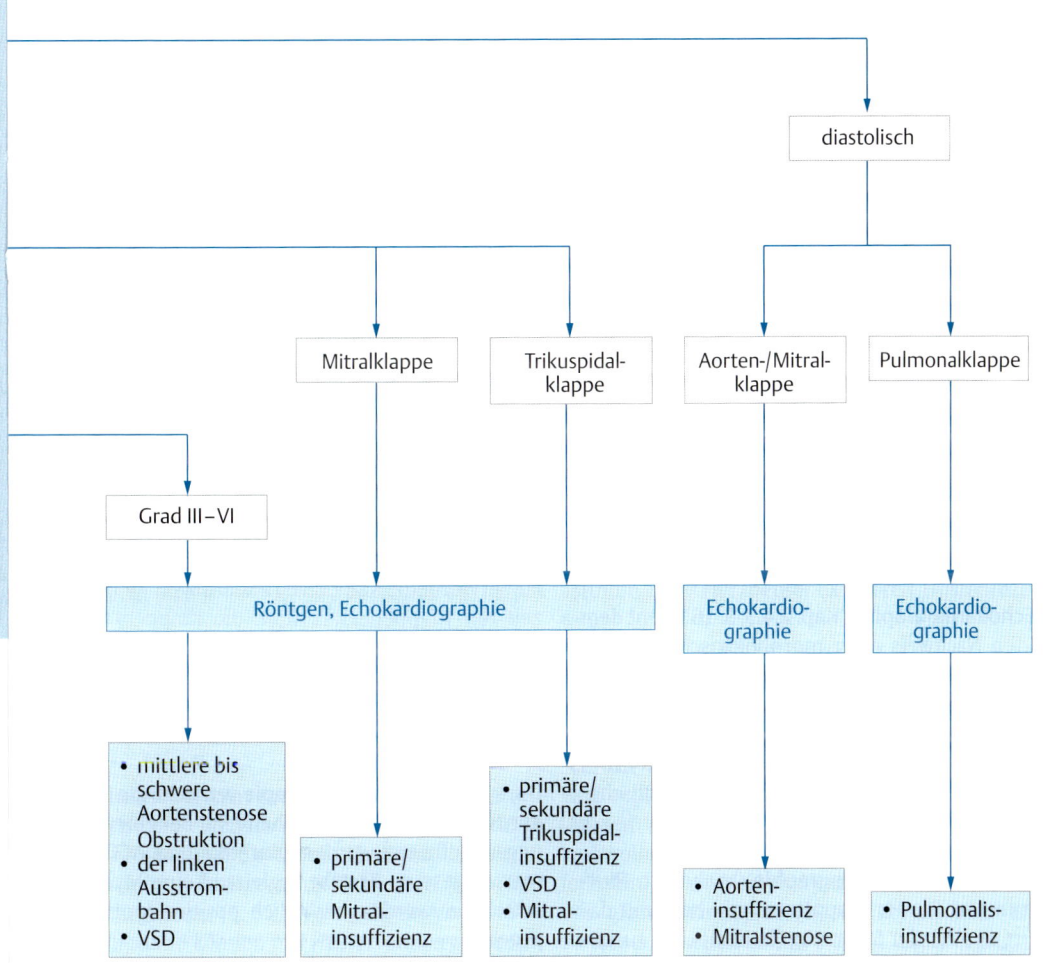

24.3 Ursachen

Die Vielzahl der Organe, die bei Husten betroffen sein können, bedingt eine hohe Anzahl an Differenzialdiagnosen. Die Ursachen können entzündlicher oder nicht entzündlicher Natur sein (**Tab. 24.1**). Auffallend ist, dass Katzen deutlich seltener husten als Hunde.

24.3.1 Entzündliche Ursachen

Entlang der luftführenden Wege finden sich primär **erregerbedingte Entzündungen**. Typischerweise liegen Mischinfektionen mit verschiedenen **Viren** (Zwingerhustenkomplex, Katzenschnupfenkomplex) vor, teilweise mit **bakterieller Beteiligung** (v.a. *Bordetella bronchiseptica*) oder Sekundärinfektion.

An eine Tuberkulose sollte bei importierten Tieren gedacht werden, ebenso an eine primäre **Pilzinfektion**. Im Rahmen einer nasalen Aspergillose kann es zu einer Mitbeteiligung der Lunge mit positivem Sporennachweis kommen. Erregerbeteiligung tritt auch im Rahmen einer Inhalation oder Aspiration, z.B. bei Dysphagie, auf. Die primär **parasitär** bedingten Lungenerkrankungen gewinnen zunehmend an Bedeutung.

Nicht erregerbedingt sind unter anderem Erkrankungen, die durch einem Umbau der zugrunde liegenden Gewebe wie dem **Trachealkollaps** und der **Lungenfibrose** (West Highland White Terrier) charakterisiert sind.

Das vorwiegend allergisch bedingte **feline Asthma** ist eine wichtige Differenzialdiagnose bei hustenden Katzen, ebenso wie die **eosinophile Tracheobronchitis** beim Hund. **Bronchiektasien** können sowohl primär (bestimmte Rassen, z.B. Sibirischer Husky) als auch sekundär im Rahmen einer Entzündung auftreten, die wiederum Ursache für chronische Lungenerkrankungen sind.

Hämoptysis resultiert aus einer Schädigung von Blutgefäßen in den Bronchien oder der Lunge, einer hochgradigen Hypertension in den Bronchial- oder Lungengefäßen oder einer Blutungstendenz (S. 106) (**Tab. 24.2**).

24.3.2 Nicht entzündliche Ursachen

▪ Neoplasie

Während **primäre Lungentumoren** vor allem bei älteren Hunden und Katzen auftreten, finden sich mediastinale Tumoren typischerweise bei jungen bis mittelalten Katzen. **Lungenmetastasen** können bei vielen Tumorerkrankungen (z.B. Mammatumoren, Osteosarkom) angetroffen werden. Seltener sind tracheale und laryngeale Tumoren. Auch Tumoren der angrenzenden Strukturen, wie Rippen, Sternum oder Muskulatur, können Husten auslösen. Beim malignen Lymphom verursacht die Vergrößerung der betroffenen Lymphknoten im Bereich von Larynx oder Bronchien eine mechanische Reizung, selten ist eine Infiltration der luftführenden Wege mit lymphatischen Blasten nachweisbar.

▪ Kardiovaskulär

Eine Linksherzinsuffizienz führt im fortgeschrittenen Stadium zum kardial bedingten **Lungenödem**. Aber bereits vorher, ausgelöst durch den mechanischen Reiz des vergrößerten Herzens bzw. der Vorhöfe vor allem auf die Bifurkation sowie durch Ödematisierung der Schleimhäute mit nachfolgender Beeinträchtigung der Resorption/Sekretion bzw. bakterieller Besiedelung, kann es zu Husten kommen.

> **Katzen reagieren auf Herzerkrankungen selten mit Husten.**

An eine **Lungenthrombembolie** ist als wichtige Differenzialdiagnose für plötzlich auftretenden Husten und Dyspnoe zu denken. Sie ist eine gefürchtete Komplikation verschiedenster Erkrankungen und kann z.B. im Rahmen einer Dirofilariose sowie deren Therapie entstehen.

Im Zusammenhang mit systemischen Erkrankungen, z.B. einer Sepsis, tritt durch Gefäßwandschäden das vaskulär bedingte Lungenödem auf. Bei Gerinnungsstörungen ist eine Lungenblutung möglich.

▪ Traumatisch und physikalisch

Neben festen Fremdkörpern, die bei Aspiration zumeist im Hauptbronchus des Lobus accessorius rechts oder des linken Lobus caudalis landen, lö-

Tab. 24.1 Ursachen für Husten.

entzündlich	erregerbedingt	Viren, Bakterien	
		• Zwingerhusten, Katzenschnupfen	Hund > Katze
		• *Bordetella bronchiseptica*	Hund > Katze
		• *Herpes felis*, Mykoplasmen	Katze
		• Staupe	Hund & Katze
		• Tuberkulose	Hund > Katze
		Parasiten	
		• *Larva migrans visceralis*	Hund & Katze
		• *Filaroides osleri*	Hund
		• *Aelurostrongylus obstrusus*	Katze
		• *Paragonimus kellicotti*	Hund & Katze
		• *Dirofilaria immitis*	Hund & Katze
		• *Pneumocystis carinii*	Hund
		• *Capillaria aerophilia*	Hund & Katze
		• *Crenosoma vulpis*	Hund
		• *Filaroides milski*	Hund
		• *Angiostrongylus vasorum*	Hund
		Pilze	Hund & Katze
		• Kryptokokkose	
		• Aspergillose	
	nicht erregerbedingt	Trachealkollaps, Bronchialkollaps	Hund
		Asthma	Katze
		eosinophile Tracheobronchitis	Hund
		chronische Bronchitis	Hund
		Bronchiektasien	Hund >> Katze
		Lungenfibrose	Hund
		Ziliendyskinesie	Hund
nicht entzündlich	Tumoren	primäre Lungentumoren	Hund > Katze
		mediastinale Tumoren	Katze > Hund
		Lungenmetastasen	Hund & Katze
		tracheale, laryngeale Tumoren	Hund & Katze
		Tumoren Rippen, Sternum, Muskeln	Hund & Katze
		Lymphom	Hund & Katze
	kardiovaskulär	Linksherzinsuffizienz	Hund > Katze
		Herzvergrößerung (v. a. linker Vorhof)	Hund > Katze
		Lungenthrombembolie	Hund > Katze
		Lungenödem (vaskulär bedingt)	Hund > Katze
		Lungenblutung	Hund > Katze
	traumatisch, physikalisch	Fremdkörper (ösophageal, tracheal)	Hund > Katze
		reizende Gase	Hund > Katze
		Trauma	Hund > Katze
		Trachealkollaps, Bronchialkollaps	Hund
		Tracheahypoplasie	Hund
		Ziliendyskinesie	Hund
		Hepatomegalie	Hund
		Pankreatitis	Hund > Katze

Tab. 24.2 Ursachen für Hämoptysis.

entzündlich	Mykosen	
	• Aspergillose	Hund > Katze
	• Blastomykose	Hund > Katze
	• Histoplasmose	Hund & Katze
	bakterielle Bronchopneumonie	Hund & Katze
	Lungenabszess	Hund > Katze
	Tuberkulose	Hund & Katze
kardiovaskulär	Lungenthrombembolie	Hund > Katze
	Lungenödem	Hund > Katze
	Herzwurm	Hund > Katze
	Hyperadrenokortizismus	Hund & Katze
	Glomerulopathien	Hund & Katze
	akute Pankreatitis	Hund & Katze
	Neoplasien	Hund & Katze
	disseminierte intravasale Gerinnung (DIG)	Hund & Katze
Tumoren	Bronchialkarzinom	Hund & Katze
	Hämangiosarkom	Hund
	Karzinommetastasen	Hund & Katze
verschiedene	Trauma	Hund & Katze
	Blutungstendenz (S. 106)	Hund & Katze
	Fremdkörper	Hund & Katze
	kavitäre Lungenläsionen (Bullae)	Hund & Katze
	Tracheal-/Bronchiallavage, Bronchoskopie	Hund & Katze
	Lungenbiopsie	Hund & Katze

sen auch im Ösophagus festsitzende Fremdkörper Husten aus. Flüssige Fremdkörper und Gase führen in der Regel zu ausgeprägten Reizungen/Entzündungen des respiratorischen Epithels. Trauma von außen kann zu Hämatombildung, **Lungenkontusion** oder schwerwiegenden Verletzungen führen. Erkrankungen wie **Tracheahypoplasie** und **Trachealkollaps** prädisponieren für entzündliche Erkrankungen. Bei älteren Hunden wird das Vorkommen von **Bronchiektasien** und primärer **ziliärer Dyskinesie** beim Chihuahua, Chow-Chow, Dalmatiner, Zwergpudel und beim Rottweiler beschrieben. Bei der angeborenen Ziliendyskinesie können Tiere einen Situs inversus (Kartagener-Syndrom) aufweisen.

Beim Hund kann durch das Vorliegen von entsprechenden Rezeptoren in der Leber bei **Hepatomegalie** auch mit Husten gerechnet werden. Im Rahmen einer akuten nekrotisierenden **Pankreatitis** können große Mengen an Zytokinen frei werden, welche die Menge und Zusammensetzung der Phospholipide des Surfactant in der Lunge verändern, sodass auch nicht kardiale Lungenödeme entstehen können.

24.4 Diagnostisches Vorgehen

24.4.1 Anamnese

In einer detaillierten Anamnese sollten Häufigkeit, Intensität, Klangcharakter und Expektoration sowie zeitliches Auftreten (Tag oder Nacht) des Hustens erfragt werden. Ein lauter, kraftvoller Husten spricht für eine Ursache im oberen Atmungstrakt, ein leiser, kraftloser (manchmal kaum zu identifizierender) Husten dagegen für eine Lungenerkrankung. Feuchter Husten deutet eher auf eine Erregerbeteiligung im unteren Respirationstrakt oder ein Lungenödem hin, wohingegen trockener Husten eher durch Auslöser im oberen Respirationstrakt sowie Erkrankungen des Lungenparenchyms und Reizungen durch umgebende Strukturen bedingt ist. Nächtlicher Husten tritt typischerweise initial bei Herzerkrankungen, Lungenödem und Trachealkollaps auf. Überwiegend tagsüber husten Tiere, die unter Allergie oder Entzündung leiden. Da manche Besitzer Würgehusten für Erbrechen halten, sollte hier eine genaue Beschreibung erfragt werden. Auch das Signalement kann Hinweise auf eine mögliche Ursache liefern, z. B. haben Yorkshireterrier häufig einen Trachealkollaps.

> Bei allen Tieren sollte die Mammaleiste eingehend palpiert werden, auch männliche Tiere können Mammatumoren entwickeln.

Eine eingehende Auskultation von Trachea, Herz und Lunge in mehreren Lokalisationen rundet die klinische Untersuchung ab. Die Gesamtheit der Symptome liefert Hinweise auf den Sitz der Erkrankung (**Tab. 24.3**).

24.4.2 Klinische Untersuchung

Im Anschluss an die allgemeine klinische Untersuchung wird besonderes Augenmerk auf die Untersuchung des Respirationstraktes und des Herz-Kreislauf-Systems gelegt. Auf die Adspektion mit Beurteilung von Atemtätigkeit und evtl. auftretendem spontanem Husten folgt die Inspektion der Maulhöhle bis zu den Tonsillen. Alle Schleimhäute sollten aufmerksam begutachtet werden, hier lassen sich Rückschlüsse auf die Kreislaufsituation ziehen. Die Palpation umfasst vor allem den Bereich von Larynx bis Thorax, Lymphknoten und beidseitig den Puls. Es sollte die **Auslösbarkeit** von Husten oder Dyspnoe entlang der Trachea und bei Klopfen auf den Thorax geprüft werden.

24.4.3 Weiterführende Untersuchungen

Eingangs sollten eine **Hämatologie** und ein **Chemieprofil** erstellt werden. Sie dienen zur Einschätzung des Schweregrades einer Entzündung und geben Auskunft über eine Mitbeteiligung anderer Organsysteme. Die **Blutsenkungsgeschwindigkeit** gibt Hinweise auf eine entzündliche Reaktion. Bei Anzeichen einer Gerinnungsstörung ist die klinische Untersuchung auf die Beurteilung der Schleimhautblutungszeit zu erweitern und die **Gerinnung** ist zu analysieren (Kap. 2.2.2, S. 8).

Tab. 24.3 Symptome bei Husten und ihr Hinweis auf den Sitz der Erkrankung.

Symptom	Lokalisation		
	oberer Respirationstrakt	unterer Respirationstrakt	kardiovaskulär
Fieber, Lethargie, Dehydratation	–/+	++/+++	++/+++
Husten auslösbar	üblich	selten	selten
Dyspnoe	– bis +++	+ bis +++	+ bis +++
Leistungsschwäche	– bis +++	+ bis +++	+ bis +++
Lungenauskultation	normal	abnormal	abnormal
Herzauskultation	normal	normal	abnormal
Leukozytenzahl	normal	normal/↑	normal/↑
Röntgenbefund	normal	abnormal	abnormal

– fehlt; + geringgradig; ++ mittelgradig; +++ hochgradig; ↑ erhöht.

Spezifische Tests zum Nachweis einer Infektion mit *Dirofilaria immitis* sollten bei Verdacht eingeleitet werden (**Antigentest** und **Knott-Test**) (Kap. 2.2.12, S. 12).

> Zur Abklärung eines Lungenwurmbefalls sollte eine ausreichende Menge Kot von drei aufeinanderfolgenden Abgängen/Tagen frisch zur Untersuchung mittels Trichterauswanderverfahren eingereicht werden. Hilfreich ist eine Artbestimmung der Parasiten.

Als bildgebendes Verfahren liefert die **Röntgenuntersuchung** wichtige Hinweise über Ursache und Ausmaß der Erkrankung. Der Thorax sollte immer in zwei Ebenen und in maximaler Inspiration geröntgt werden. Auf der Suche nach Metastasen hat sich das Röntgen beider seitlicher Ebenen bewährt, zur Abklärung aller anderen Erkrankungen empfiehlt sich die Anfertigung einer laterolateralen und einer dorsoventralen bzw. ventrodorsalen Aufnahme. Bei unklaren Befunden im Bereich des Ösophagus sollte eine seitliche Kontrastaufnahme erstellt werden. Von der Eingabe von Bariumsulfat ist allerdings abzuraten, da die Aspiration in die Lunge zu Komplikationen führt. Hier sollte man ein für die intravenöse Gabe geeignetes iodhaltiges Kontrastmittel wählen.

Zur Beurteilung der Trachea muss ausreichend weit kranial geröntgt werden. Die Diagnose Trachealkollaps ist nicht allein vom Röntgenbefund zu stellen, sondern beruht auf klinischer Einschätzung und endoskopischem Bild. Bei der radiologischen Untersuchung beeinflusst die jeweilige Atemphase den Befund.

> Thoraxröntgenaufnahmen sind immer in zwei Ebenen und möglichst inspiratorisch aufzunehmen.

Die radiologische Beurteilung von Larynx und Zungenbein sollte wegen unvermeidbarer Überlagerungen beim wachen Tier nur an einer gehaltenen Aufnahme des narkotisierten Patienten vorgenommen werden.

Beim Auffinden eines Thoraxergusses sollte eine **Thorakozentese** mit anschließender **Untersuchung des Punktates** (Kap. 2.3.2, S. 13) erfolgen. Die Thorakozentese kann in der Regel ohne Sedation oder Narkose durchgeführt werden – im 5.–8. Interkostalraum auf der Seite mit der meisten Flüssigkeit wird im Bereich des chondrokostalen Übergangs punktiert und möglichst viel Flüssigkeit entfernt.

Besteht der Verdacht auf eine ziliäre Dyskinesie, kann beim männlichen Tier die Erkrankung mithilfe der Beurteilung der **Spermienbeweglichkeit** abgeklärt werden.

Bei Hinweisen auf eine kardiale Erkrankung sollten **Elektrokardiogramm** (Kap. 2.4.4, S. 16) und **Echokardiographie** (Kap. 2.4.3, S. 16) zur Abklärung und Grundlage einer medikamentösen Einstellung dienen.

Vor allem zur Abklärung chronischer Erkrankungen des Respirationstraktes ist die **Bronchoskopie** (Kap. 2.4.5, S. 17) ein wichtiges diagnostisches Verfahren. Die Verwendung eines dünnen, ausreichend langen, flexiblen Endoskops ist optimal. Es werden sämtliche oberflächliche Strukturen ausführlich begutachtet und es kann eine gezielte Probenentnahme aus veränderten Bezirken erfolgen. Selbst bei makroskopisch unauffälligem Befund sollte immer eine **bronchoalveoläre Lavage** (Kap. 2.3.4, S. 14) mit angewärmter steriler 0,9%iger NaCl-Lösung vorgenommen werden. Dreimal 20 ml bei Tieren >15 kg oder 10 ml bei Tieren < 15 kg werden durch den Arbeitskanal des Endoskops so weit kaudal appliziert wie möglich und nachher sofort wieder aspiriert – während der gesamten Prozedur erfolgt eine Coupage des Brustkorbs. Das gewonnene Material wird aliquotiert und ein Teil nach Zentrifugation bzw. Sedimentation, ggf. auch als Direktausstrich, zur **zytologischen Untersuchung** eingereicht. Der restliche Anteil dient dem Erregernachweis und der Erstellung eines Antibiogramms. Lungenwurmlarven sollten typisiert werden.

Bei Verdacht auf Tuberkulose ist ein zytologisches Präparat für den Nachweis säurefester Stäbchen mittels Ziel-Neelsen-Färbung bzw. eine entsprechende PCR zu asservieren.

Nicht narkosefähige Patienten, bei denen die Untersuchung von Material aus der Lunge therapieentscheidend ist, sollten einer **transtrachealen**

Waschung (Kap. 2.3.4, S. 14) unterzogen werden. Sie kann, je nach Allgemeinbefinden, nur unter Lokalanästhesie bzw. am leicht sedierten Tier erfolgen.

Bei weiterhin unklaren Befunden kann zur Beurteilung von strukturellen Veränderungen eine **CT** durchgeführt werden. Sie hat sich vor allem bei der Suche nach Lungenmetastasen und Fremdkörpern bewährt. Werden CT und Bronchoskopie in einer Narkose vorgenommen, so ist immer die CT als erste Untersuchung durchzuführen, da Flüssigkeitsansammlungen (BAL) das Bild beeinflussen.

Zur endgültigen Diagnose einer Lungenfibrose des West Highland White Terriers, einer zyliären Dyskinesie oder von Lungentumoren (primär, metastatisch) muss eine Biopsie entnommen werden – dies kann minimal-invasiv mittels Schlüssellochtechnik oder Thorakoskopie, während einer Bronchoskopie (Komplikation: Pneumothorax) oder einer Thorakotomie erfolgen.

24.5 Therapie

24.5.1 Ätiologische Therapie

Vor allem das rechtzeitige Erkennen der beteiligten Organe ist bei der Behandlung des Hustens essenziell. So muss der initialen Entwässerungstherapie beim kardial bedingten Lungenödem eine adäquate Herztherapie folgen.

> Diurese verbessert anfangs zwar die Symptome einer Pneumonie, ist aber hier kontraindiziert, da sie zu einer Eindickung des Schleims (Mukus) führt.

Die antibiotische Therapie einer bakteriellen Entzündung erfolgt idealerweise nach Antibiogramm. Im akuten Stadium kann ein Breitbandantibiotikum gewählt werden (z. B. Fluorochinolone), ebenso wie im Anschluss an die Entfernung eines Fremdkörpers.

Bei der Behandlung einer Lungenwurminfektion kann auf **Fenbendazol** (je nach Parasit: 50– 100 mg/kg, 7–14 d) oder **Selamectin** zurückgegriffen werden.

Allergische Erkrankungen bedürfen einer Therapie mit Steroiden, sofern keine Vermeidung des Allergens möglich ist (**Prednisolon** 1–2 mg/kg p. o. q12–24h über ca. 10 d, dann schrittweise Reduktion auf die niedrigste effektive Dosis).

Vor allem bei Katzen und Hunden mit allergischem Husten empfiehlt sich der Therapieversuch mit dem steroidhaltigen Aerosol, Fluticason und Salbutamol. Im akuten Atemnotanfall kann das kurzfristig wirksame Medikament **Salmeterol** (allein oder mit Fluticason) verabreicht werden. Die Applikation erfolgt jeweils mittels **Inhaler** (AeroCat®, AeroDawg®).

Liegt die Ursache außerhalb des Respirationstraktes bzw. Herz-Kreislauf-Systems, ist neben der symptomatischen Behandlung des Hustens die zugrunde liegende Ursache, wie z. B. Pankreatitis oder Dysphagie, zu therapieren.

Im Rahmen der Herzwurmbehandlung kann eine Thromboseprophylaxe und, im Falle einer Lungenembolie, eine Lysetherapie eingeleitet werden.

24.5.2 Symptomatische Therapie

Zur **Sekretolyse** und zum verbesserten Abtransport sollte eine Erkrankung des Respirationstraktes unterstützend mit Sekretolytika (z. B. Ambroxol oder Bisolvon) behandelt werden (Ambroxol 1–2 mg/kg p. o. q12h).

Ebenfalls unterstützend ist die Inhalation. Hier sollte auf ein **Kaltverneblersystem** zurückgegriffen werden, um eine möglichst kleine Tröpfchengröße zu erreichen (Inhalation mit EMSER® SOLE 15 min q8h).

Der Einsatz von **Bronchodilatatoren** wie z. B. Theophyllin bei der Aspirationspneumonie wird kontrovers diskutiert, ist aber beim felinen Asthma indiziert. Neuere Studien zeigten hier einen signifikant besseren Therapieerfolg von Prednisolon und Propentophyllin gegenüber Prednisolon allein.

24 Husten und Hämoptysis

Diagnostischer Algorithmus

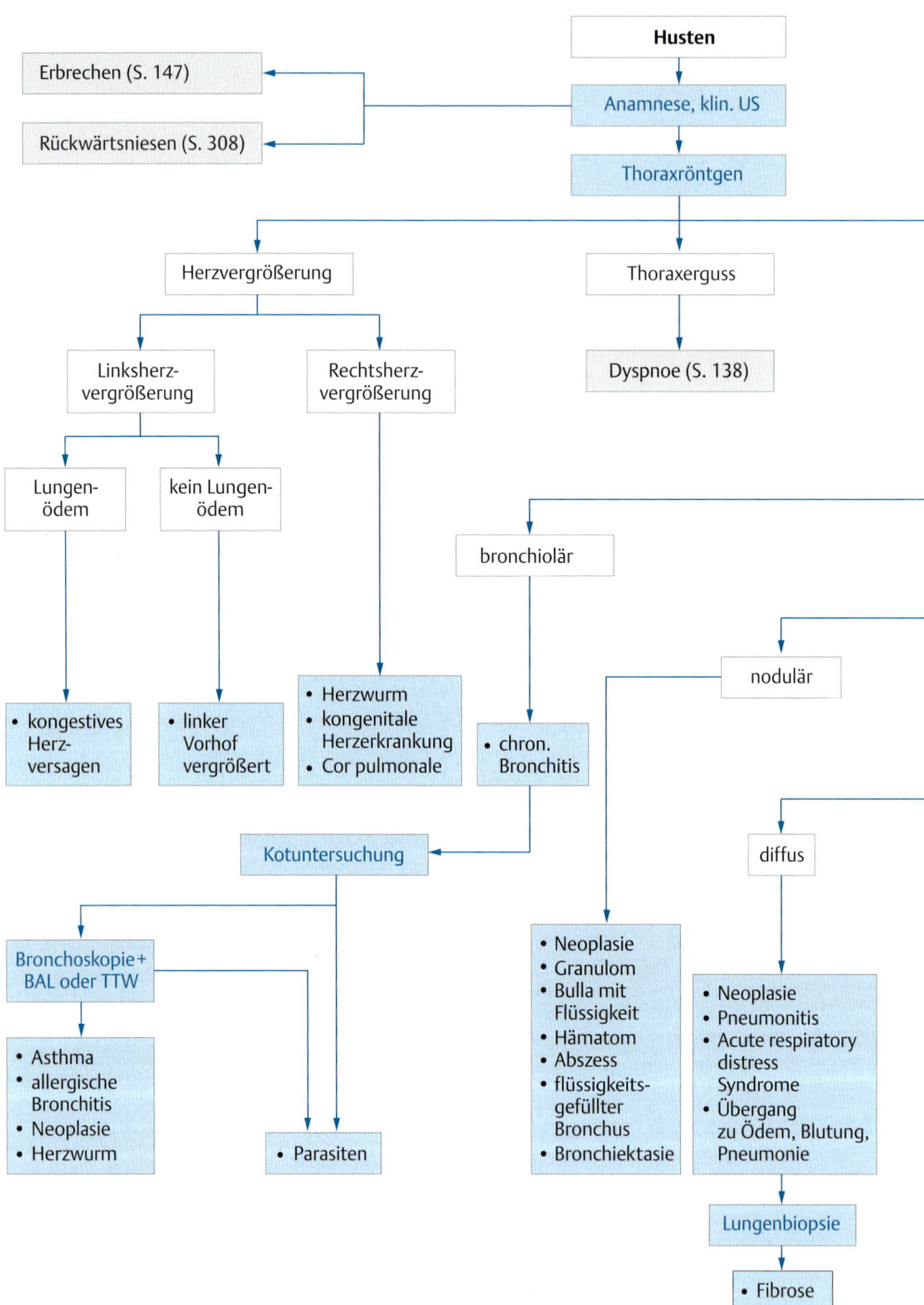

24 Husten und Hämoptysis

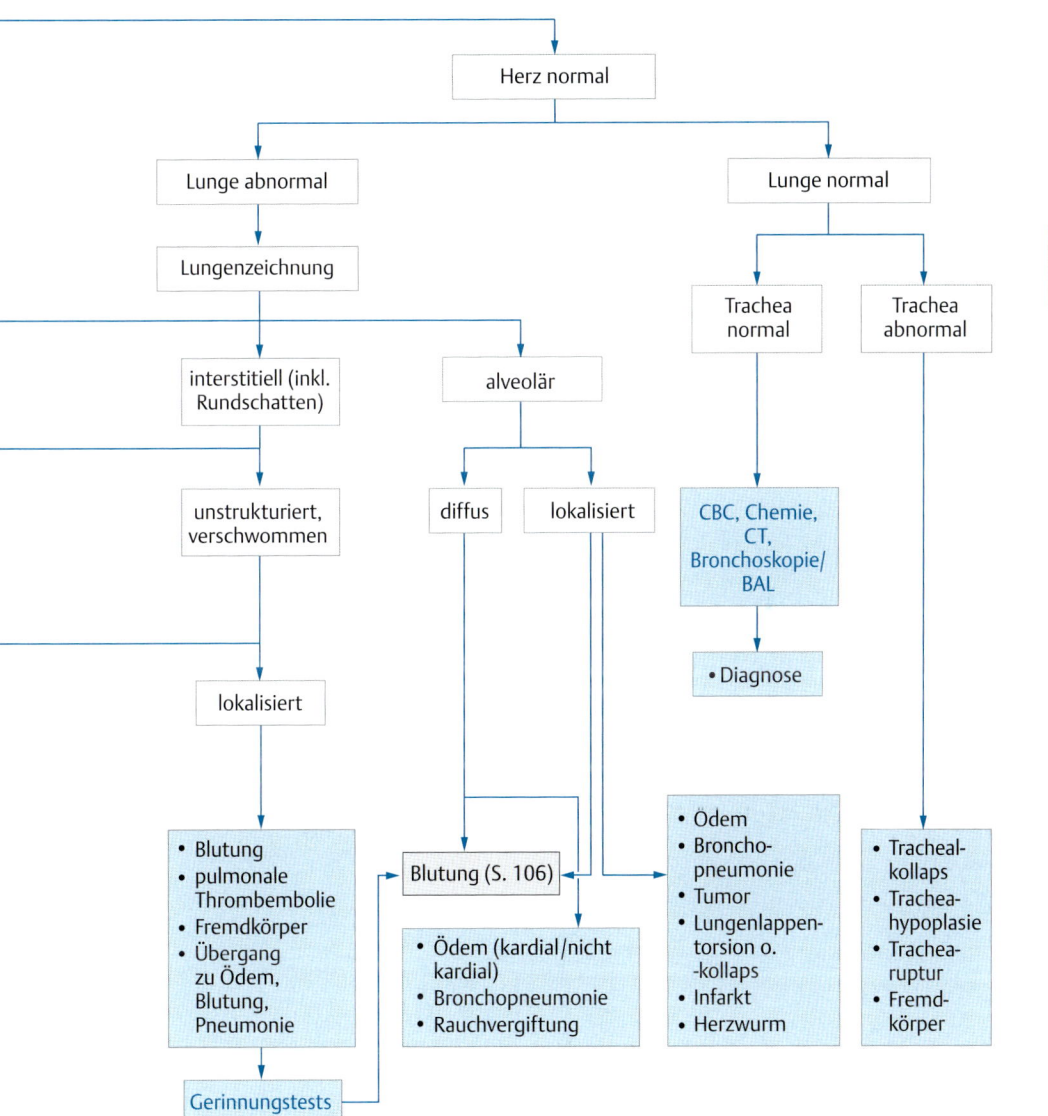

Bei Hunden mit Trachealkollaps sollte ein Therapieversuch mit Theophyllin unternommen werden. Das Medikament kann in seiner Dosis gesteigert und somit der klinischen Entwicklung angepasst werden. Nebenwirkungen sind selten; treten sie auf, so ist die Dosis zu reduzieren, ggf. muss das Medikament abgesetzt werden (Theophyllin-Anfangsdosis 3–5 mg/kg p.o. q12h; Maximaldosis 10 mg/kg p.o. q8h).

Bei Patienten mit unstillbarem Husten kann der Einsatz von **Antitussiva** indiziert sein (**cave:** bei produktivem Husten nicht indiziert) (Hydrocodein 0,22 mg/kg p.o. q4–8h).

Die bisher in der Literatur beschriebenen vielfältigen operativen Therapieverfahren zur Behandlung nicht zu stabilisierender Patienten sind entweder durch mäßigen Erfolg oder durch erheblich invasive Eingriffe gekennzeichnet. Nach bisherigen Erfahrungen hat sich die minimal-invasive intraluminale Stabilisierung des Trachealkollaps des Hundes mittels Stent® gut bewährt und kann empfohlen werden.

25 Hypersalivation

Barbara Glanemann

Das Wichtigste vorweg

- Hypersalivation (Syn. Ptyalismus) muss von Pseudoptyalismus unterschieden werden.
- Hypersalivation kann sich klinisch auch durch vermehrtes Schlucken äußern.
- Die häufigsten Ursachen für eine Hypersalivation sind in der Maulhöhle zu finden.
- Eine erste Untersuchung der Maulhöhle sollte am wachen Tier erfolgen, um mögliche Schmerzhaftigkeiten lokalisieren zu können.
- Eine genauere Untersuchung in Narkose sollte beim Verdacht einer oralen Veränderung unbedingt durchgeführt werden.
- Bei ungeimpften Tieren sind immer Handschuhe zu tragen (Tollwutgefahr!).

25.1 Definitionen

Als Hypersalivation (Synonym: **Ptyalismus, Speicheln**) wird die exzessive Produktion und Sekretion von Speichel bezeichnet. Es ist wichtig, davon **Pseudoptyalismus** abzugrenzen, der durch das Unvermögen entsteht, den in normalen Mengen produzierten Speichel abzuschlucken. Eine Hypersalivation geht oft mit folgenden Problemen einher:

- Erbrechen (S. 147)
- Dysphagie (S. 131)
- Regurgitieren (S. 350)
- Anfälle (S. 59)
- Anorexie (S. 67)

25.2 Anatomie – Physiologie – Pathophysiologie

Hunde und Katzen besitzen drei große Speicheldrüsen (Glandula parotis, Gl. mandibularis und Gl. sublingualis), die kontinuierlich Speichel produzieren und in die Maulhöhle sezernieren. Die **Gl. parotis** ist dreieckig und befindet sich ventral zum horizontalen Gehörgang. Der Ausführungsgang dieser Drüse mündet in der Papilla parotidea, welche sich beim Hund auf Höhe des 3., bei der Katze auf Höhe des 2. maxillaren Backenzahns befindet. Die **Gl. mandibularis** ist größer und hat eine eher rundlich-knollige Gestalt. Sie liegt innerhalb einer fibrösen Kapsel ventral der Gl. parotis. Der Ausführungsgang der Gl. parotis läuft zusammen mit dem Ausführungsgang der Gl. sublingualis entlang des Maulhöhlenbodens und öffnet auf der Caruncula sublingualis seitlich neben dem Zungenbändchen in die Mundhöhle. Die **Gl. sublingualis** ist in zwei Anteile geteilt: Gl. sublingualis monostomatica und Gl. sublingualis polystomatica. Der monostomatische Anteil liegt am rostroventralen Rand der Gl. mandibularis. Der polystomatische Anteil besteht aus mehreren locker verbundenen Lappen, die entlang des Ductus mandibularis gelegen sind.

Bei der klinischen Untersuchung ist im gesunden Zustand beidseits nur die Glandula mandibularis palpierbar. Der Speichel dient nicht nur der Lubrikation des Futters, sondern besitzt auch antibakterielle und digestive Eigenschaften. Die antibakterielle Aktivität des Speichels beruht auf Antikörpern und dem Enzym Lysozym.

Durch geschmackliche und taktile Stimuli an der Zunge und anderen Regionen innerhalb der Mundhöhle kommt es zur Erregung zweier Nuclei im Hirnstamm (N. salivatorius cranialis und caudalis) und somit zur vermehrten Produktion von Speichel. Auch höhere Zentren im zentralen Nervensystem können einen erregenden oder hemmenden Effekt auf die Nuclei haben. Sowohl Veränderungen der Maulhöhle als auch Erkrankungen des zentralen Nervensystems können so zu einer vermehrten Produktion von Speichel führen. Auch bei Erkrankungen des Pharynx, des Ösophagus und des Magens kann unter Umständen eine gesteigerte Produktion von Speichel beobachtet werden. In manchen Fällen ist diese gesteigerte Produktion klinisch nicht durch vermehrtes Speicheln, sondern durch vermehrtes Schlucken auffällig.

Eine gesteigerte Produktion von Speichel unter normalen physiologischen Bedingungen ist verbunden mit Fütterung, Hyperthermie und Schnurren bei der Katze.

25.3 Ursachen

Ursachen für Hypersalivation können eingeteilt werden in orale oder pharyngeale Erkrankungen, metabolische Ursachen, neurologische Störungen, ösophageale und gastrointestinale Erkrankungen, Erkrankungen der Speicheldrüse und medikamentöse Ursachen sowie eine Intoxikation (**Tab. 25.1**).

25.3.1 Orale und pharyngeale Erkrankung

Die häufigsten Ursachen einer Hypersalivation sind in der Maulhöhle zu suchen. Vor allem generalisierte entzündliche Veränderungen der Maulschleimhaut (**Stomatitis**) oder eine schwere Entzündung

Tab. 25.1 Ursachen von Hypersalivation.

orale und pharyngeale Ursache	Entzündung	Zahnprobleme (Periodontitis)	Hund & Katze
		lokale Prozesse	
		• ätzende Substanzen	Hund > Katze
		• Verbrennung und Stromkabel	Hund > Katze
		• Eichenprozessionsspinner	Hund
		Infektion (FeLV, FIV, Calici)	Katze
		immunvermitteltes Geschehen	Hund & Katze
	Trauma	Fremdkörper	Hund > Katze
	Neoplasie		Hund & Katze
metabolisch		Urämie	Katze > Hund
		portosystemischer Shunt	Hund & Katze
		Diabetes mellitus	Hund & Katze
		Hyperadrenokortizismus	Hund >> Katze
neurologisch	Kopfnervendefizit		Hund & Katze
	Vestibularsyndrom		Hund > Katze
	entzündlich	Tollwut	Hund & Katze
	idiopathisch	limbische Epilepsie	Hund
ösophageal und gastrisch	s. Regurgitieren (S. 350)		Hund & Katze
	s. Erbrechen (S. 147)		Hund & Katze
Speicheldrüsenerkrankung	Entzündung		Hund & Katze
	Neoplasie		Katze >> Hund
Toxine und Medikamente			Hund & Katze

der Gingiva (**Gingivitis**) spielen eine wichtige Rolle. Im einfachsten Fall treten diese Veränderungen im Zusammenhang mit lokalen Faktoren auf, wie z. B. peridontale Erkrankungen, oder im Zusammenhang mit der Aufnahme von ätzenden Substanzen. Lokale Verbrennungen und Ulzerationen können auftreten, wenn Hunde auf elektrische Kabel beißen oder wenn sie (gerade junge neugierige Hunde) mit den **Raupen des Eichenprozessionsspinners** (*Thaumetopoea processionea*) in Kontakt kommen. Die Raupen dieses Schmetterlings besitzen Gifthärchen mit **Widerhaken**, die ein **Nesselgift**, das **Thaumetoporin**, enthalten. Gerade in den letzten Jahren (2005–2007) wurde von einem vermehrten Vorkommen in Süd-, aber auch Mitteldeutschland berichtet. Das für die Tiere gefährliche 3. Larvenstadium wird etwa im Mai und Juni erreicht.

Neben lokalen Ursachen sollte beim Auftreten von Stomatitis und Gingivitis auch immer an eine mögliche systemische Erkrankung gedacht werden, wie z. B. an eine FeLV- und Calicivirus-Infektion bei der Katze oder eine ulzerative Veränderung im Rahmen einer Urämie bei einem niereninsuffizienten Patienten. Bei einer **ulzerativen Stomatitis** und gleichzeitigen Ulzeration am **mukokutanen Übergang** sollte auch immer an die Möglichkeit einer immunvermittelten Erkrankung gedacht werden (z. B. Pemphigus vulgaris).

Jede Art von oralem **Trauma**, wie z. B. Zahn- oder Kieferfraktur, Zungenverletzung oder Stockverletzung im Pharynxbereich, verursacht ein deutliches Schmerzempfinden. Zusammen mit der lokalen Irritation führt dieses Schmerzempfinden über Stimulation der nervalen Bahnen zu einer gesteigerten Speichelproduktion.

Orale Massen wie Neoplasie, eosinophiles Granulom, granulomatöse Läsion, Zahnwurzelabszess, aber auch **Fremdkörper** können in der Maulhöhle auftreten. Ulzerierte Massen führen einmal über die lokale Irritation, aber auch wiederum durch nozizeptive Stimulation zur Hypersalivation. Kaudale orale Massen oder solche, die mit der Zungenbewegung interferieren, können eher Probleme beim Schlucken verursachen, was zu einem Pseudoptyalismus führt.

> Lineare Fremdkörper verfangen sich gerne unterhalb der Zungenbasis und können massive Entzündungsreaktionen hervorrufen.

Entzündliche Veränderungen der Zunge (Glossitis), wie z. B. linguale Ulzerationen, sind oft sehr schmerzhaft und betroffene Tiere zeigen neben Inappetenz und Anorexie (S. 67) auch eine Hypersalivation. Irritationen der Zunge treten im Zusammenhang mit einer chemischen Intoxikation, einem viralen Infekt, einer metabolischen Erkrankung (Urämie), immunvermittelten Erkrankung sowie Neoplasie auf.

25.3.2 Metabolische Erkrankungen

Urämische Toxine werden über die Maulschleimhaut ausgeschieden und führen zur oralen Ulzeration, vor allem im Bereich der bukkalen Schleimhaut und auf der Zunge. Die Degradation von Harnstoff zu Ammoniak durch bakterielle Urease spielt dabei eine wichtige Rolle. Bei chronisch niereninsuffizienten Katzen finden sich zudem sehr häufig peridontale Erkrankungen.

Tiere mit kongenitalen oder aber erworbenen **portosystemischen Shunts** können eine deutliche Hypersalivation zeigen, vor allem nach der Aufnahme von proteinreichem Futter (besonders bei Katzen zu beobachten). Die Pathophysiologie ist nicht genau bekannt. Vermutet wird, dass vermehrtes Speicheln entweder im Rahmen einer Hepatoenzephalopathie oder aufgrund von Übelkeit und gastrointestinaler Irritationen (z. B. gastroduodenale Ulzerationen) auftritt.

Ein **Hyperadrenokortizismus** und auch ein **Diabetes mellitus** haben auf das betroffene Tier eine immunsupprimierende Wirkung, sodass diese Tiere auch vermehrt orale Infektionen aufweisen können, die sich in Form von Stomatitis, Gingivitis, peridontalen Erkrankungen oder aber auch oralen Ulzerationen äußern können.

25.3.3 Neurologische Erkrankungen

Im Rahmen einer Tollwutinfektion kommt es zur Dysphagie und zur Akkumulation von Speichel in der Maulhöhle, was sich klinisch als Pseudoptyalismus darstellt. Zu diesem Zeitpunkt besteht bereits eine Infektion der Speicheldrüse mit dem Virus und der Speichel ist hochkontagiös (bei Verdacht unbedingt Handschuhe tragen!). Eine andere Viruserkrankung, die Infektion mit *Herpesvirus suis* (Erreger der Aujeszky-Erkrankung beim Schwein) geht einher mit neurologischen Dysfunktionen (z. B. Ataxie, abnormale Pupillenreaktionen, Unruhe), aber auch Ptyalismus. Betroffene Hunde versterben in der Regel in den ersten 48 Stunden nach Auftreten der neurologischen Symptome.

Neurologische Defizite wie Läsionen im Bereich der N. trigeminus oder N. facialis führen in der Regel zu einem Pseudoptyalismus, entweder durch das Unvermögen, das Maul zu schließen, oder aber durch das Unvermögen, die Lippen zu bewegen. Läsionen im Bereich des N. glossopharyngealis, N. vagus und N. hypoglossus führen durch Beeinträchtigung des Schluckreflexes zu Pseudoptyalismus.

Im Rahmen eines **Vestibularsyndroms** kommt es aufgrund des Übelkeitsempfindens zur Hypersalivation.

Hypersalivation kann das einzige klinische Symptom einer **limbischen Epilepsie** sein. In der Regel sind aber weitere Symptome wie vergrößerte Speicheldrüsen, Dysphagie und eventuell Gewichtsverlust zu beobachten.

> Eine primäre Hypersalivation tritt bei der limbischen Epilepsie auf – die Diagnose erfolgt durch das Ansprechen auf Antiepileptika (Phenobarbital).

25.3.4 Ösophageale und gastrointestinale Erkrankungen

Ösophageale **Massen** (Neoplasie, Granulome), **Fremdkörper**, aber auch ein **Megaösophagus** und entzündliche Veränderungen, wie z. B. eine postanästhetische **Refluxösophagitis**, können mit einer Überproduktion von Speichel einhergehen. Salivation ist auch häufig ein Anzeichen von **Übelkeit** (Nausea) bei Hund und Katze und kann somit mit jeder gastrointestinalen Erkrankung auftreten.

25.3.5 Speicheldrüsenerkrankungen

Neoplasien, **Nekrosen** und **Entzündungen** der Speicheldrüsen können zu vermehrter Produktion, aber auch zur Produktion von verändertem Speichel führen. Die Ansammlung von Speichel in subkutanem Gewebe (= **Mukozele**) ist die häufigste Erkrankung der Speicheldrüse, geht aber in der Regel nicht mit Hypersalivation einher.

Neoplasien der Speicheldrüsen sind selten, aber es gibt Hinweise, dass eine Prädisposition vorliegt für Spaniel-Rassen, Pudel und Siamkatzen. Beim Hund scheinen vor allem die Gl. mandibularis und Gl. parotidea betroffen. Zahlreiche Tumoren sind beschrieben, wie z. B. mukoepidermoider Tumor, Azinuszellkarzinom, Adenokarzinom, undifferenziertes Karzinom und Sarkom. Bei der Katze treten Neoplasien der Speicheldrüse fast doppelt so häufig auf, hier ist vor allem die Gl. mandibularis betroffen. Adenokarzinome sind die am häufigsten vorkommenden Neoplasien, sowohl beim Hund als auch bei der Katze, und sie zeigen ein sehr aggressives infiltratives Wachstum, sehr häufig schon mit Metastasen (Lunge) bei Erstvorstellung.

25.3.6 Intoxikationen oder Medikamente

Die Aufnahme von **ätzenden Lösungen** führt zu lokalen Irritationen bis hin zu Ulzerationen, einhergehend häufig mit massiver Speichelproduktion. Hypersalivation kann auch bei der oralen Gabe von Medikamenten (v. a. Katze) beobachtet werden, zurückzuführen vor allem auf eine geschmackliche Stimulation (z. B. diverse Antibiotika, Ranitidin etc.). **Vergiftungen** mit Organophosphaten, Pyrethrin-enthaltenden Insektiziden, Ivermectin (Hund), Koffein oder Opioide und Kokain gehen mit dem Symptom einer Hypersalivation einher.

25.4 Diagnostisches Vorgehen

25.4.1 Anamnese

Die Erhebung einer ausführlichen Anamnese ist in der diagnostischen Aufarbeitung sehr wichtig. So sollte erfragt werden, ob es möglicherweise zur Aufnahme von Giftstoffen oder ätzenden Substanzen gekommen sein kann, ob Kontakt zu Raupen des Eichenprozessionsspinners bestand oder Medikamente eingenommen wurden. Der Impfstatus sollte ebenfalls erfragt werden (FeLV, Tollwut). Die Anamnese sollte auch klären, ob weitere Symptome bestehen, die auf eine zugrunde liegende Erkrankung hindeuten können (z. B. Nasen- und Augenausfluss [S. 308], Erbrechen [S. 147] oder Regurgitieren [S. 350], Anorexie [S. 67], Dysphagie [S. 131], neurologische Auffälligkeiten [S. 59], Polyurie und Polydipsie [S. 338]).

25.4.2 Klinische Untersuchung

Die erste wichtige Frage, die wir uns bei der Aufarbeitung des Leitsymptoms Hypersalivation stellen müssen, ist: Ist die Mundhöhle normal oder weist sie Veränderungen auf?

Dabei ist der wichtigste diagnostische Schritt die gründliche **Untersuchung der Maulhöhle** auf anatomische Abnormalitäten (z. B. Retrognathismus, Form und Größe der Unterlippe), entzündliche Läsionen und Schmerzhaftigkeit. Im Idealfall wird diese Untersuchung erst ohne Sedation durchgeführt, sodass schmerzhafte Prozesse besser lokalisiert werden können. Um eine gründliche Untersuchung zu gewährleisten, ist aber meist eine Narkose nötig. Sehr wichtig ist dies, wenn der Verdacht eines Fremdkörpers besteht. Lineare Fremdkörper verfangen sich oft unterhalb der Zungenbasis, deswegen sollte diese Region unbedingt gründlich untersucht werden. **Blutiger Speichel** ist sehr häufig ein Anzeichen für eine orale Blutung und kann bei der Lokalisationsfindung hilfreich sein. Selten findet man blutigen Speichel auch bei Blutungen im oberen Gastrointestinaltrakt, in den Nasengängen oder Lunge.

Eine gründliche klinische Untersuchung ist dann besonders wichtig, wenn die Anamnese und die oralen Veränderungen auf eine systemische Grunderkrankung hinweisen (z. B. Ulzerationen bei urämischen Patienten, chronische Infektionen bei Hyperadrenokortizismus oder Diabetes mellitus). Ein palpierbarer Ösophagus kann auf einen Megaösophagus oder Fremdkörper im Ösophagus hinweisen.

Eine zugrunde liegende neurologische Ursache kann häufig durch die **neurologische Untersuchung** der Kopfnerven ausgeschlossen werden. Ausnahme hier stellt die limbische Epilepsie dar, bei der die neurologische Untersuchung in den meisten Fällen unauffällig ist.

25.4.3 Weitere Untersuchungen

▪ **Veränderungen der Maulhöhle**
Bei einer Stomatitis und Gingivitis sollte immer auch an eine mögliche immunsupprimierende Grunderkrankung (FeLV und FIV, Hyperadrenokortizismus, Diabetes mellitus) gedacht werden und **serologische Tests** auf eine FeLV- und FIV-Infektion bei der Katze sind indiziert (Kap. 2.2.12, S. 12). Bei Verdacht einer metabolischen oder systemischen Erkrankung sollten unbedingt eine **Blut- und Urinuntersuchung** durchgeführt werden.

Bei oralen Massen erfolgt zunächst eine **Feinnadelaspiration** für eine Zytologie (Kap. 2.3.7, S. 14). Sollte die Feinnadelaspiration nicht zur Diagnose führen, sind **Biopsien** indiziert. Läsionen der mukokutanen Übergänge sollten sofort mittels Biopsie untersucht werden (Kap. 2.3.9, S. 15). Entscheidend ist hier, dass die Biopsien auch immer eine größere Menge des submukösen Gewebes erfassen. Beim Verdacht eines oralen malignen Prozesses ist es ratsam, auch immer die **regionalen Lymphknoten** mit zu untersuchen und gegebenenfalls ein **Thoraxröntgen** anzufertigen.

25 Hypersalivation

Diagnostischer Algorithmus

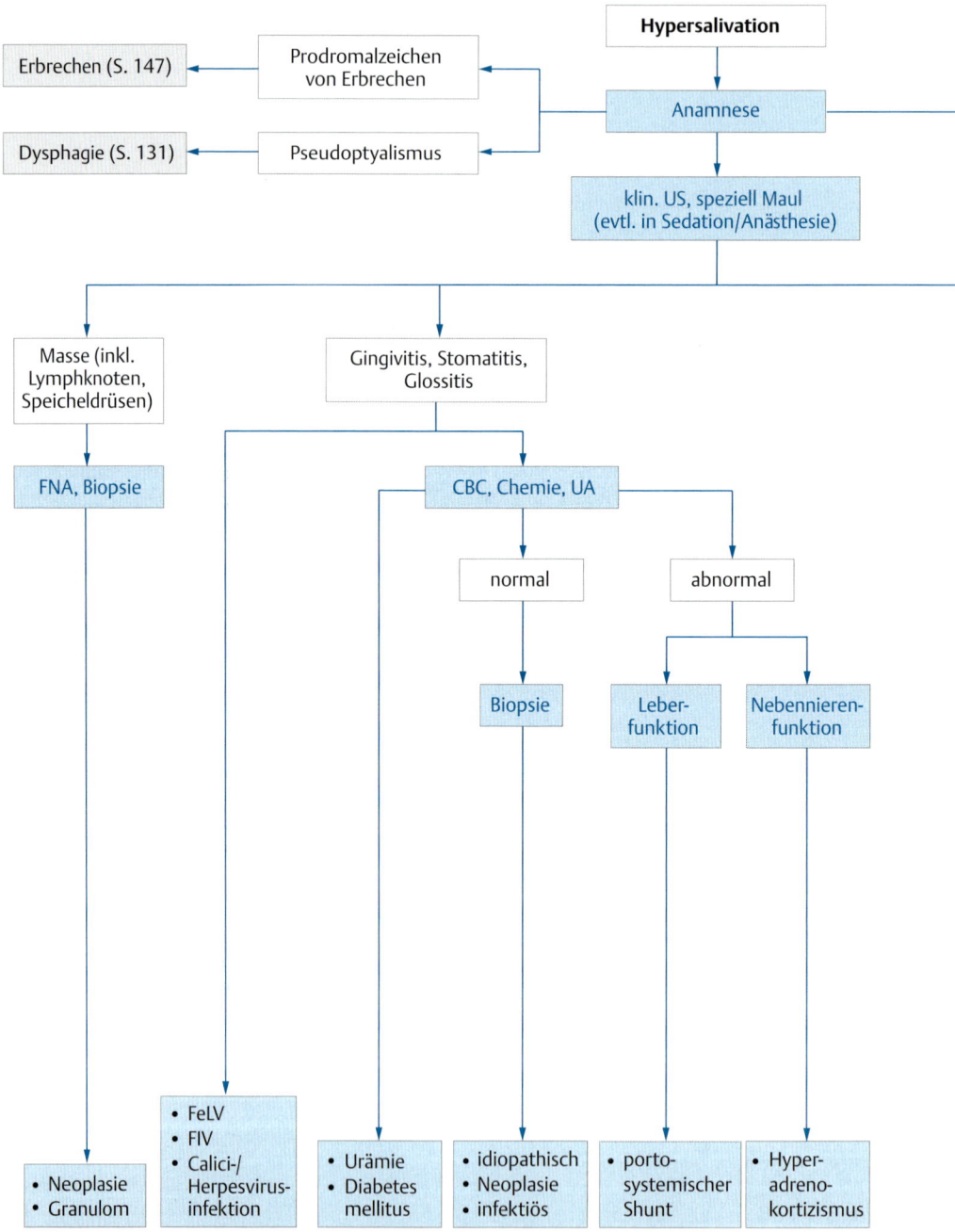

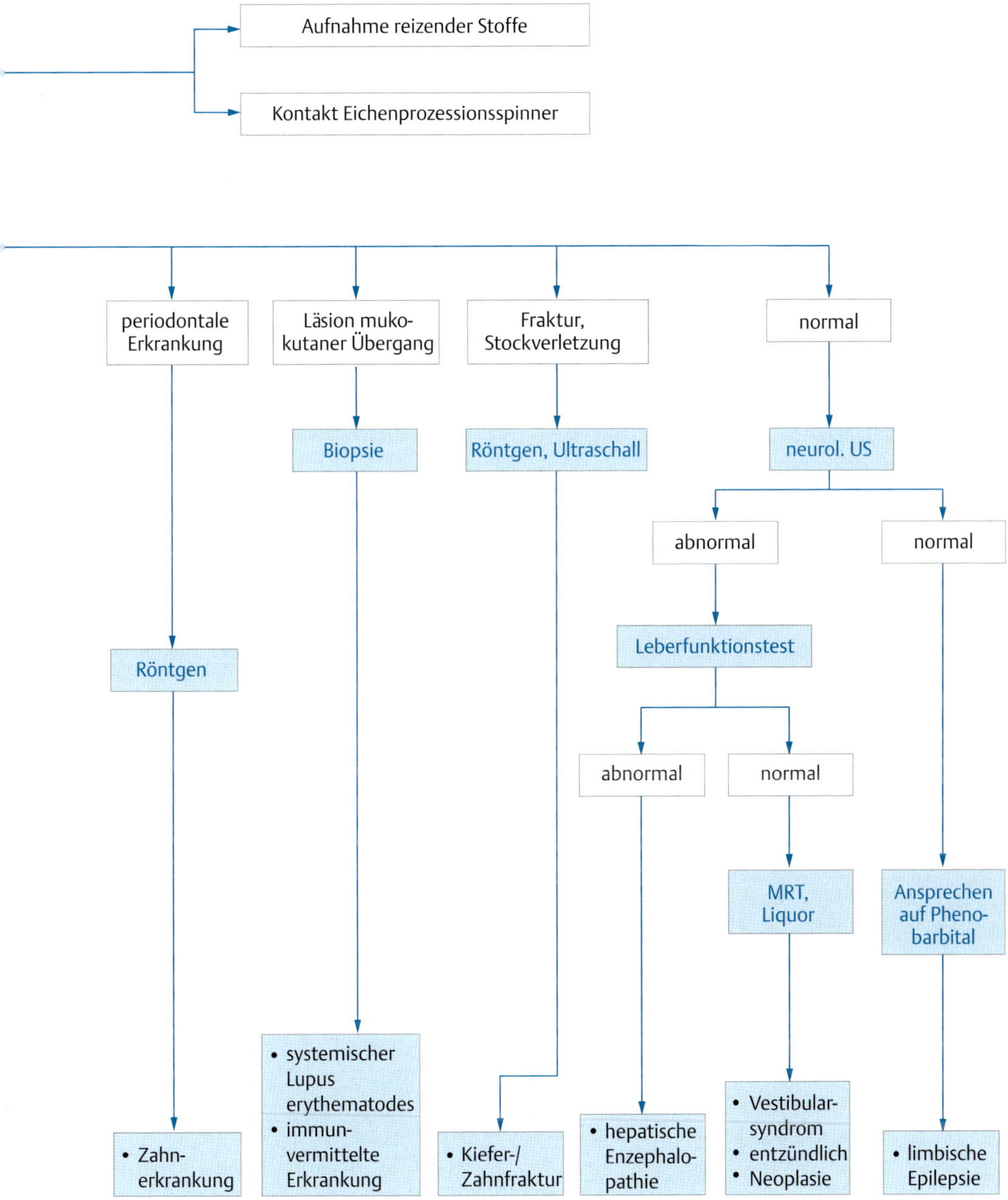

25 Hypersalivation

Aufnahme reizender Stoffe

Kontakt Eichenprozessionsspinner

| periodontale Erkrankung | Läsion muko-kutaner Übergang | Fraktur, Stockverletzung | normal |

Biopsie — Röntgen, Ultraschall — neurol. US

abnormal / normal

Leberfunktionstest

abnormal / normal

Röntgen

MRT, Liquor

Ansprechen auf Phenobarbital

- Zahnerkrankung
- systemischer Lupus erythematodes
- immunvermittelte Erkrankung
- Kiefer-/Zahnfraktur
- hepatische Enzephalopathie
- Vestibularsyndrom
- entzündlich
- Neoplasie
- limbische Epilepsie

Bei Hinweisen auf mögliche Frakturen, peridontale Erkrankungen, mechanisches Unvermögen, das Maul zu schließen, ist eine **radiologische Untersuchung** von Kiefer, Kiefergelenken und Zähnen in Narkose indiziert.

▰ Keine Veränderungen innerhalb der Maulhöhle

Sollte die Maulhöhle keinerlei Veränderungen aufweisen, muss differenziert werden, ob die Hypersalivation eventuell im Rahmen von Übelkeit (Erbrechen, Lippenlecken, Unruhe) (S. 147), Regurgitieren (S. 350) oder Dysphagie (S. 131) auftritt.

Zeigen sich weitere Anzeichen einer Hepatoenzephalopathie (z. B. Stupor, Drangwandern, Auftreten der klinischen Symptome nach Futteraufnahme), sollte mittels eines **Gallensäurestimulationstests** die Leberfunktion überprüft werden (Kap. 2.2.5, S. 9).

Bei Umfangsvermehrungen der Speicheldrüse sind diese als Erstes mittels einer **Feinnadelaspiration** zu untersuchen. Sollte dies nicht zu einer Diagnose führen, sind **inzisionale Biopsien** indiziert. Bei einem malignen Prozess sollten unbedingt die regionalen Lymphknoten mit untersucht (Feinnadelaspiration, Biopsie) sowie gegebenenfalls ein **Thoraxröntgen** angefertigt werden.

Abhängig von den Ergebnissen der neurologischen Untersuchung sind bei den verschiedenen zugrunde liegenden Erkrankungen weitere diagnostische Verfahren indiziert, z. B. **Liquoruntersuchung** (Kap. 2.3.3, S. 14) oder MRT.

25.5 Therapie

25.5.1 Ätiologische Therapie

Die Behandlung richtet sich in erster Linie nach der zugrunde liegenden Ursache.

25.5.2 Symptomatische Therapie

Patienten mit Hypersalivation und Anorexie infolge z. B. von Frakturen, schmerzhaften oralen Ulzerationen oder Verletzungen sollten auf alle Fälle mittels einer **Ernährungssonde** (z. B. nasoösophageale, ösophageale oder gastrische Sonde) versorgt werden. Dies ist besonders bei felinen Patienten wichtig, da Katzen schon innerhalb weniger Tage durch fehlende Nahrungsaufnahme eine hepatische Lipidose entwickeln können.

Durch **Atropin** (0,05 mg/kg s. c. q8h) kann die Speichelproduktion reduziert werden. Dies ist aber in den meisten Fällen nicht nötig und sollte auch nur bei hochgradigen Fällen eingesetzt werden.

Patienten mit chronischer und hochgradiger Hypersalivation können unter Umständen dehydrieren, sodass in diesen Fällen eine Infusionstherapie (z. B. Ringerlösung) indiziert ist.

Im Falle einer limbischen Epilepsie ist die antiepileptische Therapie mit **Phenobarbital** (2 mg/kg p. o. q12h) die Therapie der Wahl, eine erste Serumspiegelbestimmung sollte nach ca. 3–4 Wochen erfolgen. Der Zeitpunkt der Blutentnahme spielt keine Rolle.

26 Hypothermie und Hyperthermie

Iwan Burgener

Das Wichtigste vorweg

- Hunde und Katzen sind homöotherm und versuchen, ihre Körperkerntemperatur durch ein Gleichgewicht zwischen Wärmeproduktion (v. a. Stoffwechsel und Muskelaktivität) und Wärmeabgabe (v. a. über die Haut und die Atmung) möglichst stabil zu halten.

- Bei kleinen Tieren oder Neonaten mit hohem Verhältnis von Körperoberfläche zu Körpervolumen ist das Risiko einer Hypothermie deutlich erhöht.

- Die häufigsten Ursachen für Hypothermie beim Kleintier sind tiefe Sedationen und Anästhesien, was durch adäquate Isolation und Wärmen verhindert werden kann.

- Eine Hyperthermie infolge ungenügender Wärmeabgabe, übermäßiger Anstrengung oder Krampfanfällen muss von echtem Fieber unterschieden werden.

- Obwohl die letale Körpertemperatur bei Hund und Katze etwa bei 43 °C liegt, können sich permanente Hirnschäden schon bei 41 °C manifestieren.

- Die häufigsten Ursachen von Fieber unbekannter Genese sind immunbedingte Erkrankungen (z. B. Polyarthritis, Meningitis), infektiöse Ursachen (z. B. Endokarditis) und Neoplasien.

- Die Diagnosestellung von Fieber unbekannter Genese ist oft schwierig und teuer.

Katze liegt diese Temperatur zumeist zwischen 37,8 und 39,3 °C.

Beim Unterschreiten dieser Normaltemperatur spricht man von **Hypothermie**. Die wichtigsten Ursachen dafür sind Kälteexposition, ungenügende Thermoregulation oder Anästhesie. Man unterscheidet zwischen geringgradiger (32–36 °C), mittelgradiger (28–32 °C) und hochgradiger Hypothermie (< 28 °C).

Hyperthermie beschreibt eine Erhöhung der Körpertemperatur ohne Veränderung der Regelgröße der hypothalamischen Wärmeregulation (= Solltemperatur). Diese Erhöhung kommt dadurch zustande, dass die Wärmeproduktion die Wärmeabgabe übersteigt. Mögliche zugrunde liegende Mechanismen sind eine vermehrte Wärmezufuhr oder Wärmebildung bzw. eine verminderte Wärmeabgabe.

Im Unterschied zur Hyperthermie ist beim **Fieber** (syn. Pyrexie) die hypothalamische Wärmeregulation gestört und die Solltemperatur ist auf ein höheres Niveau verschoben. Sie wird durch Pyrogene erhöht und der Körper versucht in der Folge, diese Solltemperatur zu erreichen bzw. zu halten.

> Der Begriff **Fieber unbekannter Genese** (Fever of unknown Origin) wird in der Veterinärmedizin verwendet, wenn das Fieber mindestens seit 2 Wochen andauert, die Temperatur bei mehreren unabhängigen Messungen mindestens 0,8 °C oberhalb der Norm liegt, die Ätiologie unklar ist und es auf Antibiotika nicht anspricht.

26.1 Definitionen

Säugetiere und Vögel sind **homöotherm** und halten ihre Körperkerntemperatur durch Regulation von Wärmeproduktion und Wärmeverlust wenn möglich innerhalb von 0,2–0,5 °C. Bei Hund und

26.2 Anatomie – Physiologie – Pathophysiologie

Die Körperkerntemperatur wird durch das **Thermoregulationszentrum** im vorderen Hypothalamus geregelt. Dieses Zentrum integriert Impulse, welche von Temperatursensoren in der Haut, im Rückenmark und im Abdomen kommen. Die drei wichtigsten Effektoren der Regulation sind die Skelettmuskulatur, die Haut und die Atemwege. Die Körpertemperatur steigt physiologisch bei Anstrengung, Muskelaktivität und Erhöhung des Herzminutenvolumens an und sinkt bei Inaktivität und in kalter Umgebung ab. Der Körper versucht immer, die Kerntemperatur möglichst konstant zu halten. Hierbei werden die Mechanismen zur Erhöhung der Körpertemperatur vom Sympathikus reguliert, wohingegen deren Erniedrigung durch den Parasympathikus geregelt wird. Wenn z. B. die Körpertemperatur bei gesunden Hunden und Katzen ansteigt, reagiert der Körper mit einer peripheren **Vasodilatation** und **Hecheln** zur verstärkten Wärmeabgabe sowie einer Reduktion der **Muskelaktivität** zur Verminderung der Wärmeproduktion. Die Temperaturregulation kann deshalb als ständiger Versuch gelten, die Wärmeproduktion und den Wärmeverlust auszugleichen.

26.2.1 Wärmeproduktion

Wärme ist grundsätzlich ein Nebenprodukt des Stoffwechsels. Die wichtigsten Faktoren, welche die Stoffwechselrate und somit die Wärmeproduktion beeinflussen, sind:
- der Grundstoffwechsel aller Zellen des Körpers
- die Energie, welche aus der Muskelaktivität entsteht (einschließlich Muskelkontraktionen und Zittern)
- die Einflüsse von Hormonen (v. a. Thyroxin, jedoch auch Wachstumshormon, Testosteron u. a.)
- die Ankurbelung des Stoffwechsels durch Sympathikus und Katecholamine wie Adrenalin
- zusätzliche chemische Energie, welche in den Zellen vor allem bei erhöhter Temperatur entsteht

26.2.2 Wärmeabgabe

Der Großteil der Wärme, welche im Körper entsteht, wird von inneren Organen (v. a. Leber, Hirn und Herz) und von der Skelettmuskulatur produziert. Diese Wärme wird an die Haut abgegeben, wo sie an die Umgebung weitergegeben wird. Wie schnell diese Wärme abgegeben werden kann, hängt vor allem davon ab, wie schnell sie von der Produktionsstätte zur Haut transportiert werden kann und in der Folge an die Umgebung abgegeben wird. So gilt es zu beachten, dass subkutanes Fett ein guter Isolator ist, da Fett Wärme etwa dreimal schlechter leitet als andere Gewebe.

Die Wärmeabgabe **über die Haut** wird durch den Grad der Vasokonstriktion der Arteriolen und der arteriovenösen Anastomosen in der Haut geregelt. Diese Blutgefäße sind gut steuerbar und können 1–30 % des Herzminutenvolumens aufnehmen, was einen großen Unterschied in der Wärmeabgabe verursachen kann. Die Wärmeleitfähigkeit der Haut ist bei vollständiger Vasodilatation etwa 8-mal größer als bei kompletter Vasokonstriktion.

Von der Körperoberfläche wird die Wärme durch **Radiation** (Abstrahlung im infraroten Bereich), **Evaporation** (Verdampfen von Flüssigkeit von Haut, Schleimhaut und Atemwegen), **Konvektion** (warme Luft strömt weg und wird durch kältere ersetzt) und **Konduktion** (Wärmeleitung vom wärmeren zum kälteren Objekt) abgegeben. Via Urination und Defäkation geht nur sehr wenig Wärme verloren. Bei Hunden und Katzen sind Radiation und Evaporation die wichtigsten Wärmeabgabemechanismen. Wegen des zumeist dichten Haarkleides und der wenigen Schweißdrüsen kann die Wärme nur schlecht über die Haut abgegeben werden. Durch Piloerektion kann die Wärmeabgabe reduziert werden, da die aufgestellten Haare eine dünne Luftschicht als zusätzliche Isolation aufbauen. Beim Hund ist das **Hecheln** der wichtigste aktive Mechanismus, um überschüssige Wärme abzugeben. Bei Katzen kommt Hecheln nur in extremen Situationen vor und ist häufig mit kardiovaskulären Problemen oder Lungenerkrankungen vergesellschaftet.

26.3 Ursachen

26.3.1 Hypothermie

Die Wärmekonservierung wird beim Hund und bei der Katze verstärkt, sobald die Hauttemperatur unter 33 °C fällt. Dies wird durch eine periphere Vasokonstriktion zur Verminderung des Wärmeverlustes und eine erhöhte Muskelaktivität (Zittern) zur Erhöhung der Wärmeproduktion erreicht. Zusätzlich können die adrenerge Thermogenese (Sympathikus) und Verhaltensänderungen (Schutz suchen vor Kälte, aktive Bewegung) zur vermehrten Wärmeansammlung führen. Hypothermie entwickelt sich vor allem dann, wenn die Wärmeproduktion und Speicherung durch eine kalte Umgebungstemperatur überwältigt werden oder wenn die Mechanismen zur Wärmeretention nicht mehr richtig funktionieren (z. B. Anästhesie).

Hypothermie als Folge von **sehr kalter Umgebung** oder **beinahem Ertrinken** ist seltener, als angenommen wird. Nach längerem Aufenthalt in sehr kalter Umgebung kann jedoch die thermale Homöostase auch bei gesunden Tieren versagen. Katzen und vor allem Hunde können aber einer kalten Umgebung sehr lange und sehr gut widerstehen. So kann z. B. ein mittelgroßer Hund in Wasser von 20 °C seine Temperatur während etwa 5 Stunden innerhalb von einem Grad regulieren. Bei **kleinen Tieren oder Neonaten**, bei welchen das Verhältnis von Körperoberfläche zu Körpervolumen hoch ist, ist das Risiko einer Hypothermie deutlich höher.

> Sedation und Anästhesie sind die häufigsten Ursachen einer Hypothermie, welche unbedingt mit geeigneten Maßnahmen vermieden werden sollten.

Bei Sedation und Anästhesie wird die Funktion des Hypothalamus beeinträchtigt und kompensatorische Mechanismen wie Zittern und aktive Bewegung oder Schutzsuche entfallen. Viele Anästhetika verursachen zudem eine periphere Vasodilatation, was zu einem zusätzlichen Wärmeverlust führt. Die Hypothermie führt in der Folge auch zu einer längeren Erholungszeit (verlangsamter Metabolismus der Medikamente) und einem höheren Risiko von Komplikationen (v. a. bei verlängerter Bewusstlosigkeit: Luftwegsobstruktion, Aspirationspneumonie, Hypoxie usw.).

Bei **alten und kachektischen Tieren** können die Kontrollmechanismen vermindert sein, was ebenfalls zu einem erhöhten Risiko für Hypothermie führen kann. Zudem sind verschiedene Erkrankungen als Ursachen einer Hypothermie bekannt wie Hypothyreose, Herzinsuffizienz, Sepsis, Hypoadrenokortizismus, Hypoglykämie oder neurologische Probleme wie ein Kopftrauma.

26.3.2 Hyperthermie

Die wichtigsten Ursachen für Fieber und Hyperthermie sind in **Tab. 26.1** zusammengefasst.

■ **Fieber im eigentlichen Sinn**
Die wichtigsten Ursachen für Fieber sind Infektionen, immunbedingte Probleme, Gewebsentzündungen/Nekrosen, Neoplasien, paraneoplastische Probleme und Medikamente. Bei Fieber verursachen **exogene Pyrogene** oder **neoplastische Zellen** eine Freisetzung von endogenen Pyrogenen aus aktivierten Makrophagen, neutrophilen und eosinophilen Granulozyten oder allenfalls aktivierten Lymphozyten. Diese Zytokine (v. a. Interleukine wie IL-1, IL-6, IL-8 und Tumor-Nekrose-Faktor α und β sowie Interferone) stellen im hypothalamischen Thermoregulationszentrum eine höhere Solltemperatur ein. Danach versucht der Körper, die Temperatur mit peripherer Vasokonstriktion und Zittern anzuheben. Die erhöhte Temperatur ihrerseits führt zu einem erhöhten Stoffwechsel, Muskelkatabolismus, Knochenmarkssuppression sowie erhöhten Flüssigkeits- und Kalorienbedürfnissen. Zu den positiven Effekten von Fieber gehört die Reduktion des Wachstums von Mikroorganismen wie Bakterien und Viren, u. a. durch die Reduktion von verfügbarem Eisen, welches für deren Wachstum wichtig ist. Zusätzlich wird mehr Interferon produziert, die meisten proteolytischen Enzyme sind aktiver und Lysosomen brechen eher auf, was zu einer weiteren Reduktion von Mikroorganismen führen kann. Wenn die Ursache der Pyrogenproduktion behandelt bzw. behoben wird, so wird die hypothalamische Solltemperatur wieder normalisiert und der Körper reagiert mit Vasodilatation und Hecheln.

Tab. 26.1 Klassifikation der Hyperthermie und ihre wichtigsten Ursachen.

Fieber im eigentlichen Sinn	infektiös	Rickettsien	
		• *Ehrlichia canis*	Hund
		• *Anaplasma phagocytophila*	Hund
		Parasiten	
		• Babesiose	Hund
		• Leishmaniose	Hund
		• Toxoplasmose	Katze >> Hund
		• Dirofilariose	Hund >> Katze
		Viren	
		• FeLV, FIV, FIP	Katze
		• Parvo	Katze & Hund
		• Staupe	Hund
		• Herpes-/Caliciviren	Katze
		Mykoplasmen	
		• *M. haemofelis* u. a.	Katze
		Bakterien und ihre Produkte (Lipopolysaccharide, Endo-/Exotoxine)	Hund & Katze
		systemische Mykosen; vor allem (Sub-)Tropen	Hund & Katze
	immunbedingt	Polyarthritis	Hund
		Steroid-responsive Meningitis	Hund >> Katze
		rheumatoide Arthritis	Hund
		Vaskulitis	Hund & Katze
		Hypersensitivitätsreaktionen wie z. B. anaphylaktischer Schock	Hund & Katze
		immunbedingte hämolytische Anämie	Hund > Katze
		immunbedingte Thrombozytopenie	Hund >> Katze
		systemischer Lupus erythematodes	Hund
	Gewebsentzündung, Nekrosen (± Infektion)	Pankreatitis	Hund > Katze
		Cholangiohepatitis	Katze > Hund
		Peritonitis/Pleuritis	Hund & Katze
		Endokarditis	Hund > Katze
		Pyelonephritis	Hund > Katze
		Pyothorax	Katze > Hund
		Diskospondylitis	
	Neoplasie, paraneoplastisch	lymphoretikuläre Tumoren	Hund & Katze
	medikamentös	Tetrazyklin	Hund & Katze
		Bleomycin	Hund & Katze
		Colchicin	Hund
		Levamisol	Katze
echte Hyperthermie	durch ungenügende Wärmeabgabe bedingt	Hitzschlag	Hund & Katze
		hyperpyrexisches Syndrom	Hund & Katze
	anstrengungsbedingt	übermäßige Anstrengung	Hund
		Eklampsie (hypokalzämische Tetanie)	Hund & Katze
		Anfälle	Hund & Katze
	pathologisch bedingt	Läsionen Hypothalamus • neoplastisch • entzündlich • infektiös • vaskulär • traumatisch	Hund & Katze

Tab. 26.1 Fortsetzung.

	maligne Hyperthermie • Inhalationsanästhesie • Muskelrelaxans	Hund & Katze
	hypermetabolisches Problem • Hyperthyreose • Phäochromozytom	Katze >> Hund Hund >> Katze
medikamentös	v. a. Antibiotika	
katecholaminbedingt	• Stress • Aufregung	

Hyperthermie durch ungenügende Wärmeabgabe

Bei hoher Umgebungstemperatur kann die Wärmeproduktion die Wärmeabgabekapazität des Körpers übersteigen. Die pathologische Folge ist ein **Hitzschlag**, welcher sehr schnell auftreten kann. Besonders große und brachyzephale Hunderassen sind davon betroffen und können in weniger als 1 Stunde an den Folgen sterben. Obwohl die letale Körpertemperatur bei Hund und Katze etwa bei 43 °C liegt, können sich permanente Hirnschäden schon bei ~ 41 °C manifestieren.

Das **hyperpyrexische Syndrom** wird vor allem bei Jagdhunden oder Hunden gesehen, welche mit ihren Besitzern in warmem und feuchtem Klima joggen gehen. Wegen der hohen Umgebungstemperatur gibt es fast keinen Thermogradienten mehr, wodurch die Tiere nur ungenügend Wärme an die Umgebung abgeben können. Zusätzlich braucht die Muskulatur viel Blut für die Bewegung, weshalb der Blutfluss und damit die Vasodilatation der Haut ebenfalls ungenügend sind. Diese Hunde laufen oft weiter, bis sie schließlich schwach werden, zu torkeln beginnen und kollabieren.

Anstrengungsbedingte Hyperthermie

Bei jeder länger anhaltenden **Anstrengung** kommt es früher oder später (je nach Trainingszustand, Übergewicht oder eventuellen Atemproblemen) durch die Kombination von erhöhter Wärmeproduktion und Muskelaktivität zu einem Anstieg der Körpertemperatur. Dies kann bei extremer Anstrengung auch bei normaler Umgebungstemperatur zu einer deutlichen Hyperthermie führen, welche eine Abkühlung nötig macht. Durch **Eklampsie** (beim Kleintier treffender puerperale oder hypokalzämische Tetanie) können tonisch-klonische Krämpfe auftreten, welche aufgrund von stark erhöhter Muskelaktivität zu einer Hyperthermie führen. Eine weitere recht häufige Ursache für Hyperthermie sind **Anfälle** (S. 59). Dabei entsteht die Hyperthermie durch die erhöhte Muskelaktivität bei längeren Krampfanfällen oder Cluster-Anfällen.

Pathologisch oder pharmakologisch bedingte Hyperthermie

Läsionen im oder um den **Hypothalamus** können dazu führen, dass das Thermoregulationszentrum sowohl bei kalter als auch warmer Umgebung unangepasst reagiert. Die genetisch bedingte **maligne Hyperthermie** ist beim Hund und bei der Katze infolge von Inhalationsanästhetika (z. B. Halothan) oder Muskelrelaxanzien (z. B. Succinylcholin) beschrieben. Die Folge ist eine extreme Muskelrigidität und somit eine stark erhöhte Wärmeproduktion. **Hypermetabolische Probleme** schließlich sind beim Kleintier größtenteils endokrinologischer Natur, z. B. durch die Hyperthyreose oder ein Phäochromozytom bedingt (zumeist nur leichtgradige Hyperthermie).

26.4 Diagnostisches Vorgehen

26.4.1 Signalement und Anamnese

Die Anamnese bei **Hypothermie** ist zumeist eindeutig mit klaren Hinweisen auf kalte Umgebungstemperaturen. Passende Vorgeschichten sind auch lange Abwesenheiten von zu Hause oder ein mögliches Trauma. Zudem kann das Signalement hilfreich sein (kleine Rassen, Neonaten).

Eine genaue Anamnese ist für die Abklärung einer **Hyperthermie** wichtig, wobei bei Temperaturen von > 41 °C die lebensrettenden Maßnahmen im Vordergrund stehen. Die meisten Ursachen für nicht febrile Hyperthermie können mit einer guten Anamneseerhebung und einer kurzen klinischen Untersuchung erkannt werden (Hitzschlag, übermäßige Anstrengung, Eklampsie, Anfälle). Gezielte Fragen nach Verletzung oder Infektion, Kontakt mit anderen Tieren, Auslandaufenthalt (v.a. Reisen in Mittelmeerländer oder [sub-]tropische Länder), Impfstatus und Impfdaten, bekannten Allergien sowie eingenommenen Medikamenten helfen, eine Verdachtsdiagnose zu stellen. Sehr junge (v.a. Infektionen) und sehr alte Tiere (v.a. Neoplasie, sekundäre Anfallsleiden) sind deutlich übervertreten. Zudem können bestimmte Rassen eine Funktionsstörung des Immunsystems aufweisen (z.B. Weimaraner: Funktionsdefizienz der neutrophilen Granulozyten; Irischer Setter: Leukozytenadhäsionsdefizienz).

26.4.2 Klinische Untersuchung

Die **Hypothermie** führt zu einem progressiven Versagen mehrerer Körperfunktionen und endet im Herzstillstand. Sobald die Temperatur unter 36 °C fällt, fallen die Atem- und Herzfrequenz sowie der arterielle Blutdruck ab. Es kommt zudem zur Reduktion der Atemtiefe. Dies führt zu Hyperkapnie und respiratorischer Azidose. Klinisch zeigen diese Tiere oft Lethargie, Schwäche, Zittern, Bradykardie, Hypotension sowie eine reduzierte Atemfrequenz mit einer oberflächlichen Atmung. Unter 34 °C beginnt auch die muskuläre und neurale Kontrolle zu versagen. Das klinische Bild zeigt zu diesem Zeitpunkt zusätzlich muskuläre Steifigkeit sowie progressive Lethargie bis hin zu Stupor und Koma. Azidose und Elektrolytverschiebungen können auftreten. Unterhalb von 30 °C ist eine Arrhythmie wahrscheinlich und die Thermoregulationsmechanismen versagen endgültig, d.h., diese Tiere können ohne Hilfe nicht mehr eine normale Körpertemperatur erreichen. Die Rhythmusstörung verschlimmert sich progressiv und bei etwa 20 °C kommt es zum Herzstillstand.

Durch Anamnese und klinische Untersuchung kann oft entschieden werden, ob es sich um **Fieber** oder **Hyperthermie** handelt. Hierbei ist ein genaues Beobachten des Tieres hilfreich, um festzustellen, ob es versucht, Wärme loszuwerden (Hecheln, Aufsuchen von kühlen Plätzen) oder Wärme zu konservieren oder zu produzieren (z.B. Zittern). Unabhängig von der Ursache sind hypertherme Tiere oft lethargisch und inappetent, zeigen eine Tachypnoe und Anzeichen eines hypovolämischen Schocks (Dehydratation, kompensatorische Tachykardie, KRZ verlangsamt oder verkürzt). Eine milde Hyperthermie kann in einer neuen Umgebung mit anderen Tieren oder beim Tierarzt jedoch auch stressbedingt sein. Eine Temperatur über 40 °C sollte immer ernst genommen werden, wobei bei einer Temperatur über 41 °C zumeist eine Hyperthermie und nicht Fieber vorliegt.

Spezifische klinische Symptome können zur Lokalisation des Problems beitragen. Wechselnde Lahmheiten oder mehrere geschwollene Gelenke können auf einen systemischen Lupus erythematodes, eine immunbedingte Polyarthritis, eine bakterielle Endokarditis (häufig zusätzliches, bisher unbekanntes Herzgeräusch) oder eine Borreliose hinweisen. Gedämpfte Lungenauskultation und Atemnot können auf einen Thoraxerguss (S. 138) hinweisen. Eine neurologische Untersuchung ist bei Fieber unbekannter Genese unentbehrlich und kann Hinweise auf Meningitis oder Diskospondylitis geben. Vergrößerte Lymphknoten (S. 283) weisen auf eine Entzündung oder Neoplasie hin. Zudem sind Augen- (inkl. Hintergrund) und genaue Mauladspektion durchzuführen.

26.4.3 Weiterführende Untersuchungen

Eine vollständige Hämatologie und ein Chemieprofil ist bei Tieren mit einer deutlichen Temperaturerhöhung fast immer angezeigt. Die **Hämatologie** ist besonders bei immunbedingter Anämie und Thrombozytopenie aussagekräftig, wohingegen das **weiße Blutbild** Anzeichen einer Entzündung oder Infektion zeigen kann (Leukozytose, Neutrophilie, Linksverschiebung, Monozytose). Das **Chemieprofil** kann zudem Hinweise auf das betroffene Organsystem geben.

Ein **Harnstatus** inklusive einer bakteriologischen Untersuchung und Resistenztest eines Zystozenteseharns ist bei Verdacht auf Zystitis, Pyelonephritis, Prostatitis, Diskospondylitis oder generell bei Fieber unbekannter Genese angezeigt (Kap. 2.2.8, S. 9). Zudem sollte bei einem Infektionsverdacht (Diskospondylitis, Endokarditis u. a.) zusätzlich eine aerobe und anaerobe **Blutkultur** erfolgen (Kap. 2.2.10, S. 12).

Ein FeLV- und FIV-Test sollten bei Katzen erfolgen, wenn der Infektionsstatus unklar ist. Bei negativem FeLV-Test und hohem Verdacht sollte ein **FeLV-Provirus-PCR** durchgeführt werden.

Bei Infektionsverdacht werden häufig entsprechende **Serologien** vorgenommen (Kap. 2.2.12, S. 12), wobei man sich aber bewusst sein muss, dass eine positive Serologie nicht automatisch ein Beweis für eine aktive Krankheit ist. Dazu braucht es z. T. zusätzliche Methoden wie einen PCR, eine Titerverlaufskontrolle, Kultur oder einem Blutausstrich.

Bei der Suche nach Entzündungsherd oder Neoplasie können **Röntgenbilder** und eine **Ultraschalluntersuchung** sehr hilfreich sein. Röntgenaufnahmen können wichtige Hinweise geben bei Verdacht auf Knochentumoren, multiples Myelom, Osteomyelitis, Diskospondylitis und bei vielen anderen Erkrankungen, wohingegen der Ultraschall insbesondere Hinweise auf Entzündung und Neoplasie geben kann (Pankreatitis, Endokarditis, Pyelonephritis u. a.). Bei einem Herzgeräusch ist unbedingt eine **Echokardiographie** durchzuführen (Endokarditis) (Kap. 2.4.3, S. 16).

Bei immunvermittelten Problemen können ein Coombs-Test, die Bestimmung **antinukleärer Antikörper** (ANA), **Rheumafaktoren** (Kap. 2.2.3, S. 8) oder allenfalls eine **Knochenmarkaspiration** (Kap. 2.3.6, S. 14) zur Abgrenzung gegen Tumoren oder degenerative Knochenmarkveränderungen hilfreich sein. Bei schwierigen Fällen (z. B. bei Fieber unbekannter Genese) sind oft zusätzliche Interventionen nötig wie **Liquorentnahme** (Kap. 2.3.3, S. 14) und Analyse, **Gelenkspunktionen** (Kap. 2.3.5, S. 14) mit Zytologie und Kultur (auch ohne angefüllte Gelenke), Lungenwaschungen (Kap. 2.3.4, S. 14), ultraschallgeführte Feinnadelaspirationen von veränderten Organen (Kap. 2.3.7, S. 14) oder eine Magnetresonanzaufnahme des Kopfes bei Verdacht auf eine Hypothalamusschädigung. Ein genetischer Test für eine maligne Hyperthermie ist kommerziell erhältlich (Kap. 2.2.13, S. 13).

Bei einer Hypothermie kann ein **Elektrokardiogramm** (Kap. 2.4.4, S. 16) hilfreich sein, um eine Sinusbradykardie zu erkennen oder eventuelle atriale und ventrikuläre Arrhythmien zu beweisen. Unterhalb von 28 °C sind ventrikuläre Fibrillationen häufig.

> Bei Fieber unklarer Genese gibt es praktisch unbegrenzt mögliche weitere Untersuchungen, deren Durchführung jeweils von Anamnese, klinischem Befund und gefundenen Resultaten vorangegangener Tests abhängt.

26.5 Therapie

26.5.1 Hypothermie

Da Hypothermieprobleme meist durch starke **Sedation** oder **Anästhesie** verursacht werden, sollte ihre Entstehung möglichst vermieden werden. Es ist viel einfacher, Temperaturverluste zu verhindern, als die Temperatur in einem kalten Patienten wieder in die Norm zu bringen. Der Großteil des Wärmeverlustes kommt durch Konduktion zu kälteren Oberflächen hin (Operationstisch) oder durch Evaporation von Körperflüssigkeiten (exponierte Organe) und Spülflüssigkeiten während einer Chirurgie zustande. Generell sollten deshalb Tiere für eine längere Anästhesie möglichst gut isoliert und gewärmt werden, damit ihre Kerntemperatur nicht abfällt. Dies kann zu einem großen Teil passiv erfolgen (Isolation), wobei vor allem bei der Eröffnung von Körperhöhlen auch aktive Methoden wie Wärmedecken notwendig sind. Besonders bei kleinen Hunden, Katzen und Welpen oder bei langer Anästhesie kann es ohne entsprechendes Warmhalten/Wärmen relativ schnell zu einer deutlichen Hypothermie kommen, was wiederum die Erholungsphase verlängert und die Komplikationsrate erhöht.

26.5.2 Hyperthermie

■ **Fieber**

Bei Fieber ist das Hauptziel, die Solltemperatur im Thermoregulationszentrum wieder zu normalisie-

26 Hypothermie und Hyperthermie

Diagnostischer Algorithmus

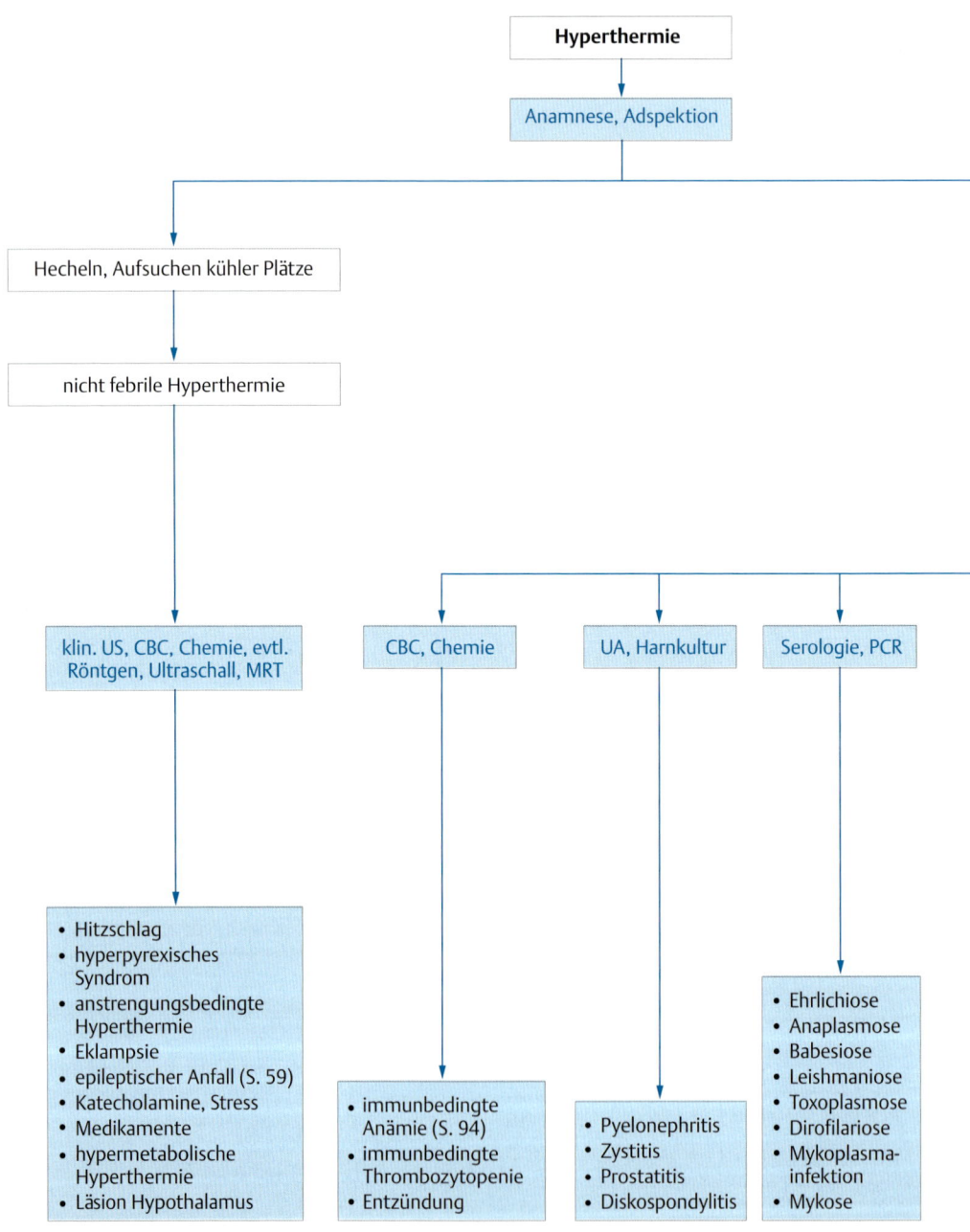

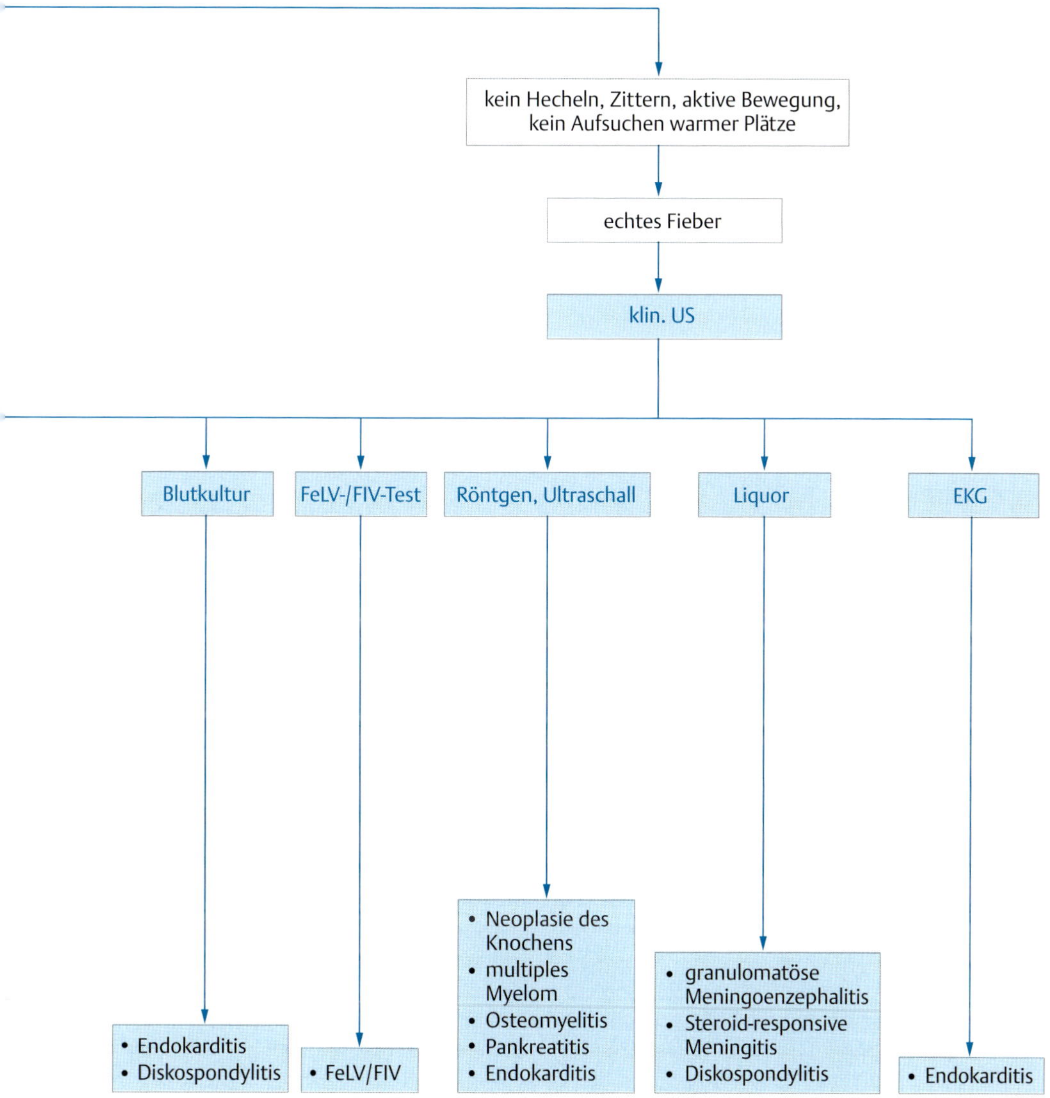

26 Hypothermie und Hyperthermie

```
                    kein Hecheln, Zittern, aktive Bewegung,
                          kein Aufsuchen warmer Plätze
                                    │
                                    ▼
                              echtes Fieber
                                    │
                                    ▼
                                 klin. US
```

Blutkultur	FeLV-/FIV-Test	Röntgen, Ultraschall	Liquor	EKG
• Endokarditis • Diskospondylitis	• FeLV/FIV	• Neoplasie des Knochens • multiples Myelom • Osteomyelitis • Pankreatitis • Endokarditis	• granulomatöse Meningoenzephalitis • Steroid-responsive Meningitis • Diskospondylitis	• Endokarditis

ren. Dies ist nur dann möglich, wenn eine **ursächliche Therapie** existiert (z. B. geeignete Antibiotika bei einer bakteriellen Infektion oder Chirurgie bei einer Pyometra). Febrile Patienten sind oft in einer katabolen Stoffwechsellage, weshalb eine aggressive Infusionstherapie und genügende Versorgung mit Kalorien sichergestellt werden müssen (je nach Bedarf und Ursache Zwangsfütterung, Nasensonde, Ösophagussonde, Magensonde, totale parenterale Ernährung).

Antibiotika sollten falls möglich basierend auf einer bakteriellen Kultur mit Antibiogramm gegeben werden. Eine Ausnahme hierbei bildet **Doxycyclin**, welches bei Verdacht auf eine Ehrlichiose, Anaplasmose oder *Mykoplasma*-Infektion die Therapie der Wahl ist. Bei Sepsisverdacht kann eine empirische Therapie begonnen und nach Erhalt der Kulturresultate nötigenfalls angepasst werden (z. B. Abdeckung von grampositiven und -negativen Aerobiern und Anaerobiern mit **Amoxicillin/Clavulansäure** und **Gentamicin** oder **Enrofloxacin** und **Metronidazol**). Beim Ausbleiben eines Erfolges sollte eine empirische Therapie nicht länger als 1–2 Wochen verabreicht werden.

Antipyretische Medikamente sollten nur gebraucht werden, wenn das Fieber lange vorhanden oder > 40 °C ist bzw. mit Abkühlen und Infusion nicht in den Griff zu kriegen ist. Hierzu kann **Flunixin-Meglumin** (Hund 0,5–1 mg/kg 1 x oder q12–24h i. v., i. m. oder s. c.; Katze 0,25 mg/kg 1 x oder q12–24h i. v., i. m. oder s. c.) oder ein anderer nicht steroidaler Entzündungshemmer verwendet werden.

Kombinationen mit anderen nicht steroidalen Entzündungshemmern oder Glukokortikoiden sollten wegen potenziell schwerwiegender Nebenwirkungen wie Vomitus, gastrointestinalen Ulzerationen, Blutungen oder Nierenschädigungen möglichst vermieden werden.

Glukokortikoide sollten nicht gegeben werden, solange eine infektiöse Ursache nicht ausgeschlossen werden kann. Zudem können sie die Diagnostik erschweren oder verhindern (Lymphom) und je nach Dosis zu einer Immunsuppression führen. Sie sind jedoch Bestandteil der Therapie bei den meisten immunbedingten Problemen (allenfalls zusammen mit Cyclosporin, Azathioprin oder intravenöser humaner Immunglobulininfusion) und bei fast allen Lymphomprotokollen.

Hyperthermie durch ungenügende Wärmeabgabe

Hunde mit einem **Hitzschlag** oder mit einem **hyperpyrexischen Syndrom** reagieren nicht auf Antipyretika. Es muss direkt mit kühlendem Abduschen oder einem Wasserbad begonnen werden. Das Wasser darf jedoch nicht zu kalt sein, da es sonst zu einer peripheren Vasokonstriktion kommen kann, was wiederum die Wärmeabgabe und das Abkühlen verlangsamt. Das Abkühlen sollte abgebrochen werden, sobald die Körpertemperatur nahe an der oberen Norm ist, um eine anschließende Hypothermie zu vermeiden. Zusätzlich sollte eine aggressive Flüssigkeitstherapie mit Kristalloiden und Kolloiden begonnen werden, um einen Kreislaufkollaps oder einen Schock zu verhindern. Bei einer DIG sollte wenn möglich Plasma verabreicht werden. Gaben von kurz wirkenden Glukokortikoiden zur Stabilisierung der Membranen können in Betracht gezogen werden. Temperaturen bis 41 °C können zumeist recht schnell mit Abkühlen und Infusion stabilisiert werden. Bei höheren Temperaturen besteht ein erhöhtes Risiko für permanente Organschädigungen.

Anstrengungsbedingte Hyperthermie

Bei **Hyperthermie wegen extremer Anstrengung** nützt zumeist schon der Abbruch der Bewegung, teils ist jedoch auch eine Körperabkühlung nötig. Bei **Eklampsie** wird in erster Linie die verursachende Hypokalzämie therapiert und das Tier allenfalls gekühlt. Da es sich hierbei häufig um Zwerghunderassen handelt, ist Vorsicht geboten, um eine Hypothermie zu vermeiden. Bei **Anfällen** ist das Ziel, diese zu stoppen (Diazepam, Phenobarbital, Pentobarbital u. a.) (S. 66). Anschließend ist ein aktives Abkühlen des Körpers nur selten nötig.

Pathologisch oder pharmakologisch bedingte Hyperthermie

Bei **Läsionen im Hypothalamus** hängt die Therapie sehr stark von der Ursache und den zusätzlichen neurologischen Ausfällen ab. Die **maligne Hyperthermie** kann nur durch Entfernen der Ursache gestoppt werden (zumeist Abbrechen der Narkose, falls möglich) und bei **hypermetabolischen Problemen** sollte die zugrunde liegende Endokrinopathie therapiert werden.

27 Ikterus

Christiane Stengel

Das Wichtigste vorweg

- Klinisch ist ein Ikterus erst ab einem Serumbilirubin von > 35 µmol/l (> 2 mg/dl) sichtbar.

- Wichtig ist die Abgrenzung zwischen prä-, intra- und posthepatischem Ikterus.

- Eine Unterscheidung zwischen prä- und intrahepatischem Ikterus durch Messung des Verhältnisses zwischen nicht konjugiertem und konjugiertem Bilirubin ist nicht möglich und sollte nicht durchgeführt werden.

- Die Messung von Serumgallensäuren bei ikterischen Tieren gibt keine zusätzliche Information über die Leberfunktion.

- Katzen mit Lebererkrankungen zeigen häufiger einen Ikterus als Hunde.

- Ein portosystemischer Shunt bedingt keine Störung der hepatozellulären Funktion und damit auch keinen Ikterus.

- Vor einer Leberbiopsie sollte eine Gerinnungsanalyse durchgeführt werden.

27.1 Definitionen

Ikterus (**Gelbsucht**) ist ein Symptom, welches eine Gelbfärbung von Sklera, Schleimhäuten und Haut durch eine erhöhte Konzentration von **Bilirubin** beschreibt. Dem Ikterus liegt eine Störung im **Bilirubinstoffwechsel** zugrunde. Ein Ikterus kann mit verschiedenen anderen Problemen einhergehen:
- blasse Schleimhäute (S. 94)
- Erbrechen (S. 147)
- Abdomenvergrößerung (S. 20)
- Hepatomegalie (S. 201)
- Lymphadenomegalie (S. 283)

27.2 Anatomie – Physiologie – Pathophysiologie

Bilirubin ist ein gelbes Pigment, das beim Abbau des Hämmoleküls entsteht. Ungefähr 70 % des Bilirubins stammen aus Hämoglobin, die restlichen 30 % aus anderen Hämproteinen, wie Myoglobin, Zytochrom und anderen Leberenzymen. Die hepatischen Hämproteine tragen trotz ihrer geringen Masse zu einem großen Teil zur Bilirubinentstehung bei, da sie mit einer Halbwertszeit von ca. 0,5–3 Tagen, im Gegensatz zu Erythrozyten mit einer Lebensdauer von 115 Tagen bzw. 98 Tagen bei Hund bzw. Katze, einen hohen Umsatz haben.

Das Hämpigment wird im retikuloendothelialen System mithilfe der Häm-Oxygenase zu Biliverdin und dieses durch die Bilirubinreduktase zum hydrophoben Bilirubin abgebaut, das im Plasma reversibel an Albumin gebunden zur Leber transportiert und mittels eines membranständigen Transportproteins in die Hepatozyten aufgenommen wird. Bilirubin wird durch eine Esterbindung mit Glukuronsäure zur einem Mono- und Diglukuronid konjugiert (Glukuronyltransferase), bei Hunden können auch andere Zucker wie Xylose oder Glukose verwendet werden. Das konjugierte und damit wasserlösliche Bilirubin wird aktiv entgegen einem Konzentrationsgradienten in die Gallenkanälchen sezerniert (Rate-limiting-Schritt) und gelangt über die Gallengänge in den Darm. Konjugiertes Bilirubin wird nicht intestinal absorbiert, ein geringer enterohepatischer Kreislauf besteht, wenn es durch die intestinale Flora dekonjugiert und damit wieder lipophil wird. Im Kolon wird Bilirubin von bakteriellen Enzymen zu Urobilinogen umgebaut, das dann zum braunen Sterkobilin oxidiert. Kleine Mengen Urobilinogen werden resorbiert und entweder mit der Galle oder zu geringen Mengen über den Urin ausgeschieden.

Im Gegensatz zu anderen Spezies enthalten die Nierentubulizellen bei Hunden, besonders beim

Rüden, alle Enzyme zur Bilirubinproduktion und -konjugation aus Hämproteinen. Daher kann Urin von gesunden Hunden, nicht aber Katzen, messbare Mengen Bilirubin enthalten und eine Bilirubinurie ist nicht unbedingt mit hepatobiliärer Dysfunktion assoziiert.

Ein Ikterus entsteht durch Ansteigen der Serumkonzentration von Bilirubin (**Hyperbilirubinämie**) und anschließenden Austritt durch das Gefäßendothel und Einlagerung in die Körpergewebe. Ursache ist vermehrter Anfall, verminderte Ausscheidung oder beeinträchtigte Konjugation von Bilirubin oder beeinträchtigter Galleabfluss. In den meisten Fällen besteht eine Kombination mehrerer Faktoren, wobei die Cholestase immer prädominiert. Im Falle eines Ikterus ist der vorherrschende Anteil an Gesamtbilirubin immer konjugiertes Bilirubin (50–90 %), daher ist die Unterscheidung zwischen einem prä- und einem intrahepatischen Ikterus durch Bestimmung des relativen Anstiegs von **unkonjugiertem oder konjugiertem** Bilirubin (mittels Van-den-Bergh-Test) nicht möglich. Zudem nutzen alle Säugetiere mit cholestatischen Erkrankungen zur Konjugation auch andere Zucker und Sulfate, sodass eine Mischung verschiedener Bilirubinkonjugate mit unterschiedlicher Polarität entsteht, die Einfluss auf die verwendeten Messmethoden hat.

> Eine Unterscheidung zwischen prähepatischem und intrahepatischem Ikterus durch Bestimmung von konjugiertem (direktem) und unkonjugiertem (indirektem) Bilirubin ist bei Hund und Katze nicht möglich.

Ab einer Serumkonzentration von mehr als 35 µmol/l (= 2 mg/dl) tritt die Farbveränderung zuerst an der sonst weißen **Sklera** in Erscheinung. Mit weiter zunehmendem Serumbilirubin kann man schließlich auch an den Schleimhäuten und der Haut die gelblichen Veränderungen beobachten. Auch die Körperflüssigkeiten sowie die inneren Organe sind davon betroffen.

27.3 Ursachen

Da die **Leber** die zentrale Rolle im Bilirubinstoffwechsel spielt, werden verschiedene Formen des Ikterus unterschieden (**Tab. 27.1**). Abhängig von der Lokalisation der Störung unterteilt man den Ikterus folgendermaßen:
- **prähepatischer Ikterus** (Ursache liegt vor dem Transport der Abbauprodukte in die Leber)
- **(intra-)hepatischer Ikterus** (Störung in der Leber)
- **posthepatischer Ikterus** (Störung in dem der Leber nachgeschalteten Gallengangssystem)

Meist ist eine Kombination verschiedener Faktoren vorhanden. Während die Abgrenzung eines prähepatischen Ikterus durch die Messung des Hämatokrits einfach ist, ist eine eindeutige Unterscheidung eines intra- von einem posthepatischen Ikterus in einigen Fällen schwierig, jedoch für die weitere Therapie ausschlaggebend.

27.3.1 Prähepatischer Ikterus

Der prähepatische Ikterus entsteht durch vermehrte Bilirubinproduktion bei einer **Hämolyse** (S. 94), wobei eine normal funktionsfähige Leber über eine so hohe Reservekapazität verfügt, dass die erhöhte Produktion allein nicht zu einem Ikterus führt. Bei Tieren mit hochgradiger Hämolyse ist die Lebensdauer der Erythrozyten auf weniger als 10 Tage vermindert und die Bilirubinproduktion damit 5- bis 10-fach erhöht. Dennoch ist der Anteil an konjugiertem Bilirubin im Plasma höher als der des unkonjugierten. Die durch die Anämie verursachte Hypoxie im zentralen Leberläppchenbereich ist Ursache für die zentrilobuläre Nekrose der Hepatozyten, die zur Cholestase und Übertritt von konjugiertem Bilirubin und Gallensäuren in die hepatische Lymphe führt. Entsteht die Anämie graduell, passen sich die Leberzellen durch eine effizientere Sauerstoffaufnahme an, sodass eine hochgradige chronische Anämie keinen klinisch sichtbaren Ikterus hervorruft. Daher entsteht ein prähepatischer Ikterus nur bei einer akuten, hochgradigen Hämolyse aufgrund der sich entwickelnden Cholestase. Nur in sehr frühen Phasen oder bei nur moderater Hämolyse ist kein Ikterus sichtbar, aber eventuell eine geringgradige Hyperbilirubinämie aus dann vorwiegend unkonjugiertem Bilirubin.

Tab. 27.1 Ursachen für Ikterus.

prähepatisch	Hämolyse	Tab. 11.1 (S. 96)	
intrahepatisch	infektiös/entzündlich	• akut	Hund > Katze
		• chronisch	Hund >> Katze
		• reaktiv unspezifisch	Hund > Katze
		• Lobular Dissecting	Hund
		Leptospirose	Hund
		Hepatitis contagiosa canis (CAV-1)	Hund
		FIP	Katze
		Toxoplasmose	Katze
		Cholangiohepatitis	Katze
		• suppurativ/neutrophil	
		• lymphozytär	
		bakterielle Infektion nach Darmerkrankung (bacterial translocation)	Hund & Katze
	idiopathisch	hepatische Lipidose	Katze >> Hund
		Leberfibrose/-zirrhose	Hund & Katze
	Neoplasie	• primär (Lymphom, Hämangiosarkom, Gallengangs- oder Leberkarzinom, histiozytäres Sarkom, Mastzelltumor)	Katze & Hund
		• metastatisch	Hund & Katze
	sonstige	akut toxisch	
		• Medikamente (Acetaminophen, Benzodiazepine)	Hund > Katze
		• Schwermetalle (z. B. Kupfer)	Hund
		• Toxine (z. B. Aflatoxin)	Hund
		Sepsis	Hund & Katze
		Leberzellnekrose	Hund > Katze
posthepatisch	infektiös/entzündlich	Cholezystitis	Hund
		Cholangitis	Katze
		• granulomatös	
		• lymphozytär	
		Cholangiohepatitis	Katze
		Pankreatitis/Pankreasabszess	Hund & Katze
		Gallenblasen- oder Gallengangsruptur nach Nekrose	Hund > Katze
		Gallenblasenmukozele	Hund
		Parasiten (z. B. Leberegel)	Katze
	traumatisch	Gallengangs- oder Gallenblasenruptur	Hund & Katze
	Neoplasie	Gallengangstumor	Hund & Katze
		Pankreastumor	Hund > Katze
		Duodenumtumor	Hund & Katze
	sonstige	duodenaler Fremdkörper mit Verlegung der Papille des Gallenganges	Hund
		Cholelithiasis	Hund & Katze

27.3.2 Intrahepatischer Ikterus

Verminderte Bilirubinaufnahme, -konjugation oder -ausscheidung aufgrund einer **Störung der hepatozellulären Funktion** sind die Gründe für einen intrahepatischen Ikterus. Bei den meisten Erkrankungen der Leber ist der Ikterus Folge der entstehenden intrahepatischen **Cholestase**. Die häufigste Ursache ist eine entzündliche Schwellung der Gallengangszellen oder die Kompression der kleinen Gallenkanälchen durch vergrößerte Leberzellen. Dies tritt bei den meisten **entzündlichen Hepatopathien** auf, wie z. B. der hepatischen Lipidose, Cholangiohepatitis oder der medikamenteninduzierten Hepatopathie. Bei der Leptospirose und den bakteriellen Infektionen kommt es zur Nekrose der Leberzellen mit nachfolgender Cholestase. Auch neoplastische Krankheiten der Leber können zur Kompression der Gallekanälchen (z. B. infiltrative Neoplasien wie Lymphom) oder der größeren Gallenkanäle (solide hepatische Tumoren) führen.

Die **Leberfibrose/-zirrhose** führt durch Fibrose und Regeneration von Lebergewebe mit veränderter Leberarchitektur zur Cholestase und zu portaler Hypertension, wodurch Aszites entstehen kann. Einige Hunderassen weisen eine Prädisposition für eine chronische Hepatitis auf, die letztendlich zu Fibrose/Zirrhose führt. Hierzu gehören Kupferspeicherkrankheit (Bedlington Terrier, Skye Terrier, Dobermann, West Highland White Terrier), chronisch aktive Hepatitis (weiblicher Dobermann, Labrador Retriever), Lobular dissecting Hepatitis/Bridging fibrosis Hepatitis (Deutscher Schäferhund, Königspudel) und α1-Antitrypsin-Störung (Amerikanischer und Englischer Cockerspaniel).

Der **sepsisinduzierten Cholestase** liegt ein anderer pathophysiologischer Mechanismus zugrunde. Es kommt zur direkten Hemmung des hepatozellulären Bilirubintransportes durch zirkulierende Zytokine, besonders Interleukin-6 und Tumor-Nekrose-Faktor. Diese Tiere weisen meist nur eine gering- bis mittelgradige Hyperbilirubinämie auf.

27.3.3 Posthepatischer Ikterus

Der posthepatische Ikterus entsteht durch **Galleabflussstörungen**. Erkrankungen der Gallenblase und der Gallengänge können durch die Cholestase zum Übertritt von Bilirubin in Lymphe und Blut führen. Eine häufige Ursache ist die **Cholangitis/ Cholangiohepatitis** der Katze, weitere Gründe sind eine Cholezystitis und sehr selten eine **Gallenblasenmukozele** oder eine **Cholelithiasis**. Beim Hund kann es im Zuge einer hochgradigen **Pankreatitis** zur extrahepatischen Obstruktion des gemeinsamen Gallenganges kommen, bei der Katze münden Gallengang und Pankreasausführungsgang nicht zusammen. Tumoren im Bereich der Gallenblase, des Ductus choledochus, des Pankreas oder Duodenums und selten auch Fremdkörper im Duodenum können zur Verlegung des Gallenganges führen. Selten kann bei der Katze eine Infektion mit Leberegeln zur Gallengangsobstruktion kommen. Bei einer Ruptur der Gallenblase oder der Gallengänge tritt Gallenflüssigkeit ins Abdomen aus und es kommt zur Rückresorption von Bilirubin ins Blut. Ein Anzeichen eines kompletten Gallengangsverschlusses ist die Ausscheidung von lehmfarbenen, **acholischem Kot**.

27.4 Diagnostisches Vorgehen

27.4.1 Signalement und Anamnese

Bei der Anamneseerhebung sind die Besitzer über Dauer der Erkrankung, weitere Symptome wie Erbrechen (S. 147), Durchfall (S. 119), Futteraufnahme, Anorexie (S. 67), Polyurie/Polydipsie (S. 338), umfangsvermehrtes Abdomen (S. 20), veränderte Urinfarbe (S. 172), Kotfarbe, Gewichtsabnahme (S. 165), Medikamentengabe und Impfung zu befragen. Wichtig ist auch, ob bereits Medikamente zur Behandlung des aktuellen Problems eingesetzt wurden und ob eine Verbesserung oder auch Verschlechterung eintrat. Zudem sollte der Tierhalter über ein mögliches Trauma befragt werden, auch wenn dies länger als 1 Woche zurückliegt.

Das Alter des Tieres kann diagnostische Hinweise geben. Bei jungen Tieren stehen infektiöse, metabolische, idiopathische oder kongenitale Erkrankungen im Vordergrund, während bei alten Tieren häufiger Neoplasien auftreten. Ebenso können Rasse und Geschlecht bei verschiedenen Lebererkrankungen von Bedeutung sein (s. Ursachen).

27.4.2 Klinische Untersuchung

Bei der klinischen Untersuchung ist besonders auf die Farbe der Schleimhäute, Skleren und Haut zu achten. Bei einer Hämolyse sind die Schleimhäute zusätzlich zur ikterischen Farbe blass, bei anderen Ursachen blassrosa bis rosa. Fieber und Schwäche kommen häufiger bei entzündlichen oder immunbedingten Erkrankungen vor. Die Herz- und Atemfrequenz sind bei anämischen Tieren und bei Tieren mit Schmerzen erhöht, weiterhin kann ein anämiebedingtes Herzgeräusch auftreten. Eine Dehydratation kann bei allen Krankheiten gefunden werden, die mit Erbrechen, Anorexie, Durchfall und Polyurie einhergehen. Bei der **Abdomenpalpation** ist besonders auf Schmerzen (z. B. Pankreatitis), Größe und Form der Leber (z. B. Hepatomegalie) (S. 201) und evtl. Flüssigkeit im Abdomen zu achten. Gelegentlich zeigen Tiere auch Anzeichen einer Hepatoenzephalopathie (Apathie bis Stupor, Speicheln, neurologische Ausfälle).

27.4.3 Weiterführende Untersuchungen

Initial sind folgende Untersuchungen durchzuführen:
- **Hämatologie** inklusive Blutausstrich mit Nachweis von Sphärozyten, Retikulozytenzählung und Test für Autoagglutination
- **Chemieprofil**
- **Urinuntersuchung,** evtl. bakteriologische Untersuchung
- **Röntgen Abdomen**
- **Ultraschall Abdomen**

Mit der **Hämatologie** kann sehr schnell eine Abgrenzung eines prähepatischen Ikterus und eventuell die Ursache der Hämolyse gefunden werden (S. 94). Bei einer akuten Hepatitis oder Pankreatitis findet sich meist eine Neutrophilie, oft mit Linksverschiebung, bei der Hämolyse eine regenerative Anämie mit einer Leukozytose, bei intra- oder posthepatischem Ikterus häufig eine milde normozytäre, normochrome Anämie. Weiterhin sollte die Thrombozytenanzahl beachtet werden, bei einer regenerativen Anämie können die Thrombozyten erhöht sein, zudem ist zur Leberbiopsie eine normale Thrombozytenanzahl notwendig.

> Die Unterscheidung zwischen prähepatischem und intrahepatischem Ikterus erfolgt sehr rasch anhand einer Hämatologie.

Die Höhe des Bilirubinwertes wird im Zuge des **Chemieprofils** bestimmt. Bei einer Gallenabflussstörung oder Gallengangserkrankung kommt es häufig zur sehr deutlichen Erhöhung der alkalischen Phosphatase bei nur mäßiger Erhöhung der Alaninaminotransferase (AP >> ALT) und zur Hypercholesterinämie. Bei Lebererkrankungen sind ALT und AP erhöht, zudem können schwere Leberfunktionsstörungen zur Hypoglykämie, Hypoalbuminämie und Hypocholesterinämie führen. Manchmal sind bei einer Pankreatitis Amylase und Lipase erhöht, beide sind jedoch nicht spezifisch und nicht ausreichend für die Diagnose (Kap. 2.2.6, S. 9). Findet sich in der Urinuntersuchung freies Hämoglobin, handelt es sich um eine immunbedingte intravaskuläre Hämolyse. Hypo- oder isosthenurischer Urin tritt im Zusammenhang mit schweren Lebererkrankungen auf, Uratkristalle bei chronischen Hepatopathien oder beim portosystemischen Shunt (wobei Letzteres nicht mit Ikterus einhergeht). Bei einem aktiven Urinsediment (Leukozyten, evtl. Bakterien) sollte eine bakteriologische Untersuchung mit Resistenztest eingeleitet werden (Kap. 2.2.8, S. 9).

Röntgenologisch kann die Größe der Leber festgestellt werden. Eine Hepatomegalie tritt bei einer entzündlichen Hepatopathie, Leberneoplasie und bei immunbedingter Hämolyse (zusammen mit Splenomegalie) auf, bei chronischer Hepatitis oder Leberzirrhose/-fibrose ist die Leber eher klein. Bei Tieren mit Aszites und Peritonitis findet sich ein Detailverlust.

Ultraschall ist die Untersuchung der Wahl zur Unterscheidung eines posthepatischen von einem intrahepatischen Ikterus und zur Diagnose einer Pankreatitis. Eine hochgradig gefüllte Gallenblase und/oder dilatierte/gestaute Gallengänge sind Anzeichen einer posthepatischen Erkrankung. Beim

Hund kann auch ein hochgradig entzündlich verändertes Pankreas den gemeinsamen Gallengang komprimieren. Weiterhin können die Echogenität und Dicke der Gallenblasenwand und die Echogenität der Galle beurteilt werden. Sonographisch kann ein Pankreas- oder Duodenumtumor gesehen werden, ebenso ein duodenaler Fremdkörper. Ist die Gallenblase nicht mehr zu finden, liegt eine Gallenblasenruptur vor. Die Echogenität und Textur des Leberparenchyms können Hinweise auf verschiedene Lebererkrankungen geben, die Leber ist z. B. beim Lymphom und der hepatischen Lipidose hyperechogen, bei primären oder metastatischen Tumoren fleckig oder insgesamt verschieden echogen oder nodulär gemischt echogen verändert. Ein hyperechogenes, verwaschenes Peritoneum, lokal oder diffus, gibt Hinweise auf eine Peritonitis. Aszites kann sonographisch gut festgestellt und unter Ultraschallkontrolle aspiriert werden.

> Zur Unterscheidung zwischen intrahepatischem und posthepatischem Ikterus ist Ultraschall die Methode der Wahl.

Spezielle Untersuchungen bei intra- oder posthepatischem Ikterus. Bei Aszites sind eine Punktion und Punktatklassifizierung in Transsudat, modifiziertes Transsudat oder Exsudat zwingend notwendig (**Tab. 3.2**, S. 27). Zudem kann bei einem ikterischen Patienten mit Verdacht auf Galleperitonitis (z. B. Ruptur der Gallenblase/-gänge) die Bilirubinkonzentration im Aszites mit der im Serum verglichen werden (**Tab. 3.3**, S. 29), da Bilirubin im Aszites dann höher ist als im Blut.

Liegt der Verdacht einer Hepatitis vor, sollte eine Infektion mit *Leptospira* spp. in Betracht gezogen und Serum zur serovarspezifischen Titerbestimmung eingesandt werden (Kap. 2.2.12, S. 12). **Leptospiren** können auch mittels Dunkelfeldmikroskopie im Urin gefunden werden, dies muss jedoch innerhalb 30 Minuten nach Gewinnung erfolgen und ist nur im positiven Fall beweisend.

Bei veränderter Gallenblasenechogenität oder Verdacht einer bakteriellen Hepatitis kann die **bakteriologische Untersuchung** der Galle Aufschluss über eine Infektion geben. Zudem kann eine bakteriologische Kultur von Lebergewebe angelegt werden.

Bei einem intrahepatischen Ikterus ist in einigen Fällen eine zytologische Untersuchung einer mittels **Feinnadelaspiration** (Kap. 2.3.7, S. 14) gewonnenen Probe ausreichend (z. B. Lymphom, hepatische Lipidose, Karzinom). Bei einer adäquaten Thrombozytenanzahl ist die Gerinnungsanalyse für eine Feinnadelaspiration der Leber nicht notwendig. Falls die zytologische Untersuchung nicht diagnostisch ist, sollte zur weiteren Untersuchung oder zur Klassifizierung einer Neoplasie in der Leber eine histologische Untersuchung einer **Leberbiopsie** erfolgen. Diese kann transkutan oder mittels Probelaparotomie/Laparoskopie gewonnen werden, eine Probelaparotomie/Laparoskopie ist bei Vorliegen weiterer intraabdomineller Veränderungen von Vorteil, da dann auch von diesen Organen Biopsien entnommen werden können. Vor einer Biopsie muss eine Gerinnungsanalyse, zumindest die Messung von PT und aPTT, durchgeführt werden (Kap. 2.2.2, S. 8). Bei Vorliegen einer Gerinnungsstörung sollte zunächst Vitamin K und/oder Frischgefrierplasma verabreicht werden.

> Für eine Feinnadelaspiration der Leber müssen genügend funktionelle Thrombozyten vorhanden sein, eine Gerinnungsanalyse ist nicht notwendig. Vor einer Leberbiopsie muss indes die Gerinnung überprüft und gegebenenfalls therapeutische Schritte eingeleitet werden.

Therapie

27.4.4 Ätiologische Therapie

Ein prähepatischer Ikterus wird je nach Ursache der Hämolyse behandelt (S. 94), während ein posthepatischer Ikterus sehr oft einer chirurgischen Intervention bedarf (Gallenblasenruptur, Cholelithiasis, Abszess, Fremdkörper), teilweise aber bei einer entzündlichen Genese (Pankreatitis, Cholangitis) durchaus erstmals symptomatisch behandelt werden kann.

Es bestehen nur wenige spezifische Therapien für einen intrahepatischen Ikterus. Ausreichende **Ernährung**, meist über eine **Sonde**, ist bei Katzen mit hepatischer Lipidose äußerst wichtig. Eine Leptospirose wird ausreichend lange mit einem β-Lactam-Antibiotikum behandelt. Immunbedingte Cholangitis/Cholangiohepatitis wird mit immunsuppressiven Dosen von **Prednisolon**, über mehrere Monate ausschleichend therapiert. Zur Verhinderung weiterer Fibrosierung kann bei der Leberzirrhose **Colchizin** (0,01–0,03 mg/kg p.o., q24h) gegeben werden, Nebenwirkungen wie Durchfall und Erbrechen sind nicht selten.

27.4.5 Symptomatische Therapie

Genügend Infusion und Korrektur der Elektrolyte sind die wichtigsten symptomatischen Maßnahmen beim Ikterus. Wenn keine Galleobstruktion besteht, kann **Ursodeoxycholsäure** (10–15 mg/kg p.o., q24h) zur Förderung des Galleflusses und zur Verbesserung der Gallezusammensetzung über mehrere Wochen verabreicht werden. Die Gabe von **Vitamin K** (0,5 mg/kg i.m., s.c.) sollte bei einer Hepatopathie, die > 2 Wochen besteht, verabreicht werden, damit keine Probleme mit der Gerinnung entstehen. Eine Wirkung aller anderen sogenannten hepatoprotektiven Medikamente (Vitamin-B-Komplex, Vitamin E, S-Adenosylmethionin, Silymarin, Silibilin, Methionin, Cholin) ist nicht genügend erwiesen, um deren Gabe zu bejahen.

Im Fall einer Hepatoenzephalopathie ist **Laktulose** (Hund: 0,5 ml/kg p.o., q12h; Katze: 2,5–5 ml/Katze p.o. q8h) indiziert. Laktulose ist ein Dissacharid und wird durch Darmbakterien (v.a. *Bacteroides* spp.) zu Säure und CO_2 hydrolysiert. Durch eine Ansäuerung des Koloninhaltes vermindert Lactulose eine Aufnahme von Ammoniak durch die Kolonschleimhaut und wirkt somit als Ammoniakfalle. Zudem wird durch die osmotische Wirkung der Kot wasserhaltiger und dies vermindert die Kolontransitzeit. Schlussendlich führt Lactulose zu einer veränderten Magen-Darm-Bakterienflora. Da es bei einer Hepatoenzephalopathie oft zu Magenblutungen kommen und dies wiederum die Symptome verschlimmert, sind **Histamin-2-Rezeptorantagonisten** oder **Protonenpumpeninhibitoren** indiziert (Kap. 32.5.1, S. 296).

27 Ikterus

Diagnostischer Algorithmus

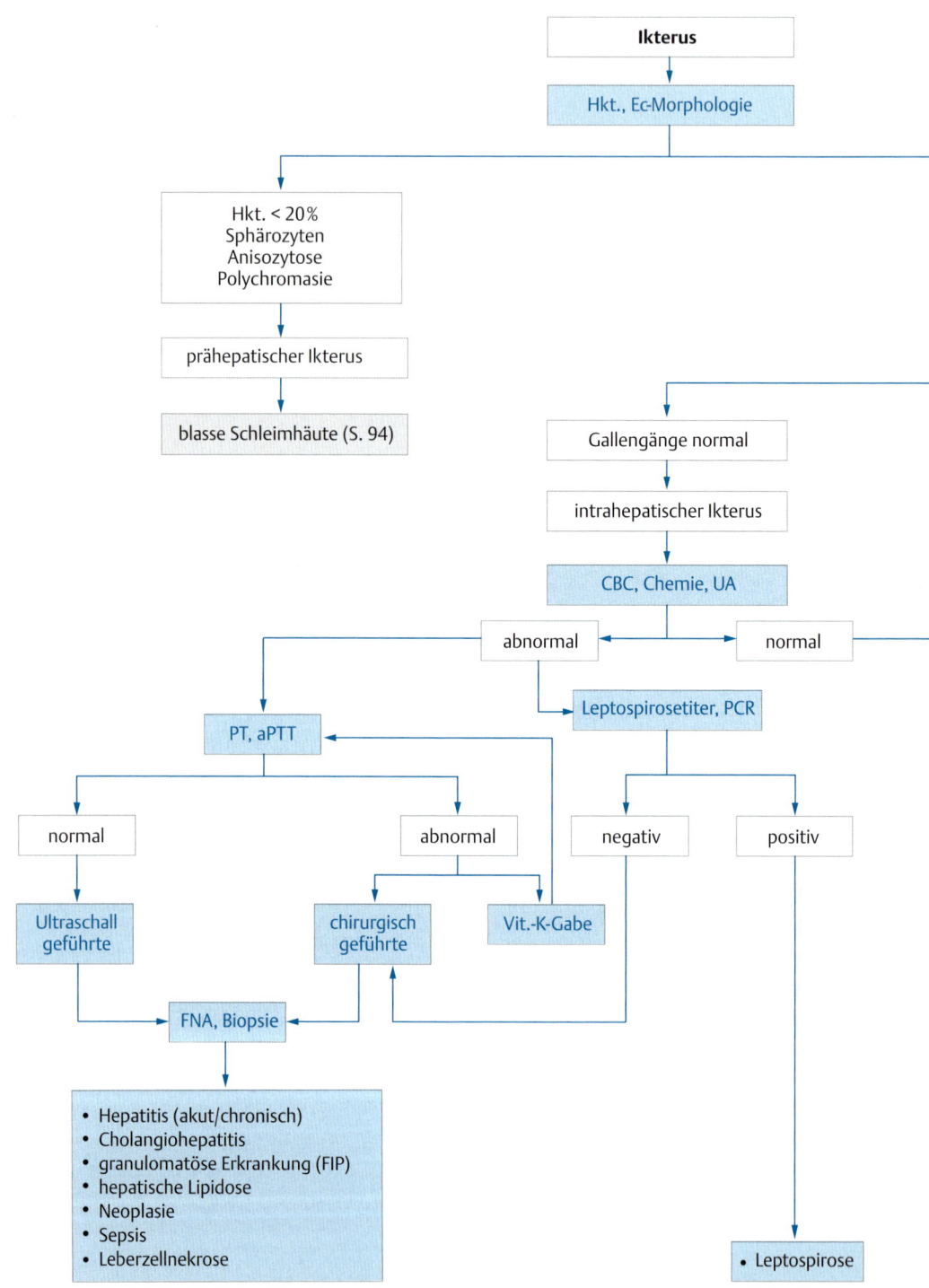

27 Ikterus

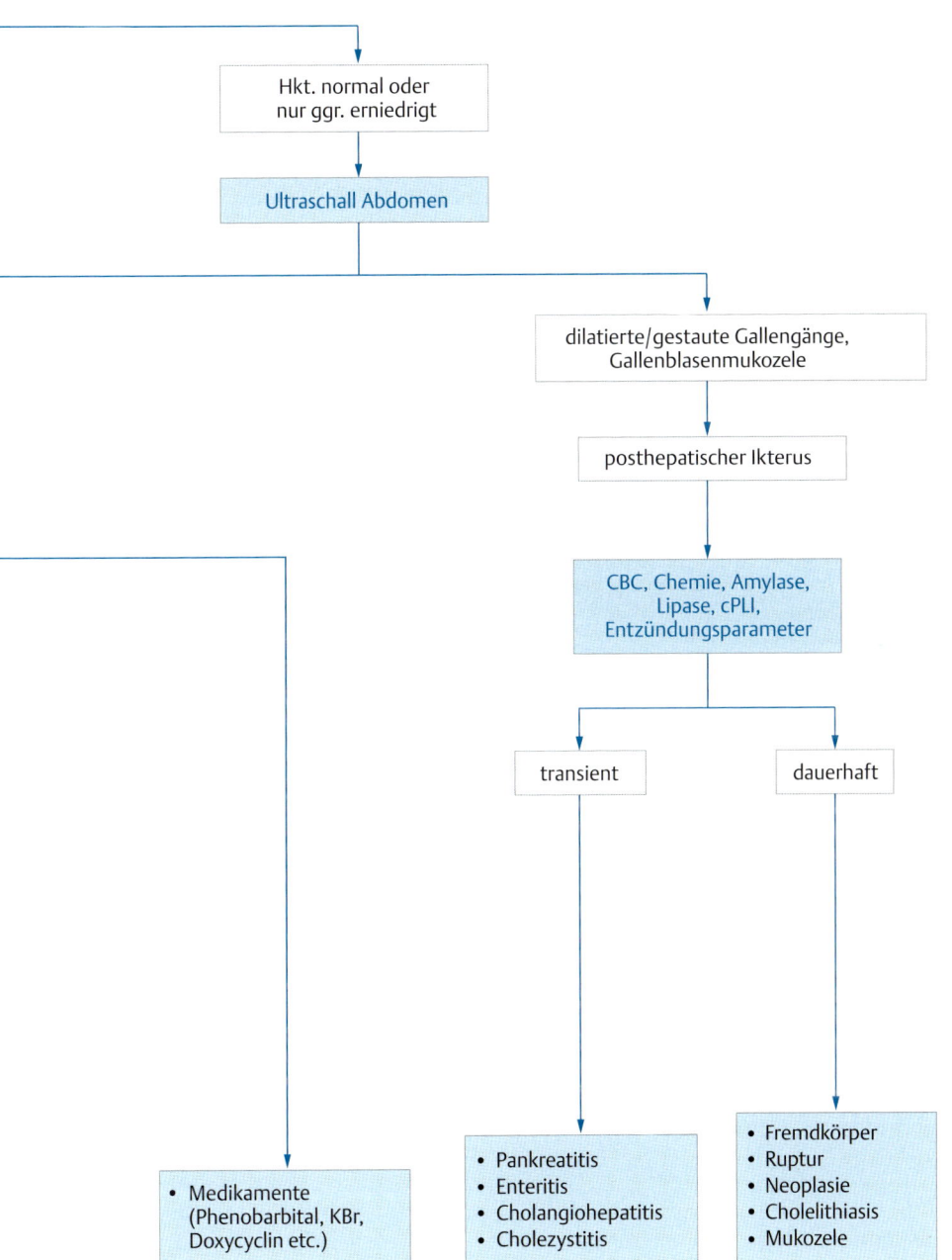

28 Kleinwuchs und Großwuchs

Saskia Kley

Das Wichtigste vorweg

- Der hypophysäre Kleinwuchs tritt als Folge eines isolierten oder kombinierten Mangels an Wachstumshormon auf, andere endokrinologische und nicht endokrinologische Ursachen des Kleinwuchses müssen ausgeschlossen werden.

- Eine adäquate Therapie des hypophysären Kleinwuchses ist leider nicht möglich, Behandlung mit heterogenen Wachstumshormonen oder Progesteron kann versucht werden.

- Großwuchs bei Hund und Katze ist ausschließlich die Folge eines Überschusses des Wachstumshormons GH (Akromegalie). Die Pathophysiologie zwischen Hund und Katze ist sehr unterschiedlich.

- Beim Hund sollte als Therapiemaßnahme eine Ovariohysterektomie oder ein Absetzen des Progesteron-enthaltenden Medikamentes durchgeführt werden.

- Bei der Katze wird die Bestrahlungstherapie des hypophysären Tumors als die effektivste Therapie der felinen Akromegalie angesehen.

28.1 Definitionen

Als **Kleinwuchs** wird die krankhafte Verminderung des Längenwachstums bezeichnet. Sie kann verschiedene endokrinologische und nicht endokrinologische Ursachen haben. Man unterscheidet den **proportionierten Kleinwuchs** – meist als Folge eines isolierten Mangels an **Wachstumshormon** (Growth Hormone, GH) – und den **unproportionierten Kleinwuchs** – meist als Folge einer angeborenen Hypothyreose.

Als **Großwuchs** wird die krankhafte Steigerung des Längenwachstums bezeichnet. Man unterscheidet den Riesenwuchs (**Gigantismus**) und die **Akromegalie**. Beide sind Folge einer exzessiven Sekretion von GH. Wenn die GH-Übersekretion bei jungen Individuen zu einem Zeitpunkt auftritt, an dem die Epiphysenfugen noch nicht geschlossen sind, entwickelt sich ein Gigantismus. Tritt eine übermäßige Produktion von Wachstumshormon im erwachsenen Alter auf, nachdem die Epiphysenfugen schon geschlossen sind, entsteht eine Akromegalie. Bei Patienten mit Akromegalie ist das gesteigerte Skelettwachstum auf die membranösen Knochen beschränkt (z.B. Nase, Mandibula), da die langen Röhrenknochen durch die geschlossenen Epifugen nicht weiter in die Länge wachsen können. Bei beiden Formen kommt es zudem zu einer Vergrößerung des Weichteilgewebes.

28.2 Anatomie – Physiologie – Pathophysiologie

Das Wachstumshormon gehört zu den Hypophysenvorderlappenhormonen und wird in pulsatilem Rhythmus ausgeschüttet. Die hypophysäre GH-Ausschüttung wird zum größten Teil durch die stimulierenden Effekte des hypothalamischen Growth Hormone releasing Hormon (**GHRH**) und durch die hemmenden Effekte des hypothalamischen Wachstumshormon-inhibitorischen Hormons (**Somatostatin**) reguliert. Die Sekretion von Somatostatin und GHRH ist durch komplexe neuronale Regulationsmechanismen kontrolliert. Die hormonellen Effekte von GH können in zwei große Gruppen eingeteilt werden: die kurz wirkenden katabolischen Wirkungen und die langzeitwirkenden anabolischen Effekte. Letztere werden in der Hauptsache durch spezielle Wachstumsfaktoren (**Insulin-like Growth Factors, IGFs**), im Besonderen IGF-1, vermittelt. Die akuten katabolischen Effekte sind zum größten Teil durch eine Insulin-antagonistische Wirkung gekennzeichnet und resultieren in einer verstärkten Lipolyse, Gluconeogenese und einer verminderten Glukoseaufnahme in die Zelle.

Insgesamt vermehrt das Wachstumshormon kurzfristig das Körpereiweiß, verbraucht die Fettdepots und konserviert die Kohlenhydrate, wodurch eine Hyperglykämie begünstigt wird. IGFs werden in verschiedenen Geweben im Körper produziert und üben dort lokale wachstumsfördernde Effekte aus. Die Hauptquelle von IGF-1 ist allerdings die Leber. IGFs sind strukturell zu ca. 50 % identisch mit Insulin, aber im Gegensatz zu Insulin zirkulieren sie im Kreislauf in gebundener Form an Trägereiweißen (Insulin-like Growth Factor binding Proteins). IGF-1 ist ein wichtiger Regulator der Körpergröße und stimuliert die Proteinsynthese, Chondrogenese und das Körperwachstum. In verschieden großen Hunderassen sind die IGF-1-Blutkonzentrationen sehr unterschiedlich und korrelieren positiv mit der Körpergröße. IGF-1 besitzt einen negativen Feedback-Mechanismus auf die GH-Sekretion durch die Stimulation der Somatostatinausschüttung sowie durch einen direkt inhibitorischen Effekt auf die GH-Ausschüttung von der Hypophyse. Zusätzlich hat aber auch GH selber einen negativen Feedback-Mechanismus auf die GHRH-Ausschüttung des Hypothalamus (**Abb. 28.1**).

28.2.1 Pathophysiologie des Kleinwuchses

Kleinwuchs kann die Folge einer angeborenen Unterentwicklung der Hypophyse sein, die meist zu einem kombinierten Hormondefizit von GH, thyreoidstimulierendem Hormon (TSH) und Prolaktin führt. Mangelnde Energiezufuhr, schwere Organdysfunktionen oder andere hormonelle Störungen können das Wachstum vermindern und zum Kleinwuchs führen.

28.2.2 Pathophysiologie des Großwuchses

Beim Hund und bei der Katze wurde Gigantismus im engeren Sinne bislang nicht beschrieben. Jedoch gehen großwüchsige Hunderassen während ihres Wachstums durch eine Phase von GH-Übersekretion. Dies könnte man als Gigantismus bezeichnen.

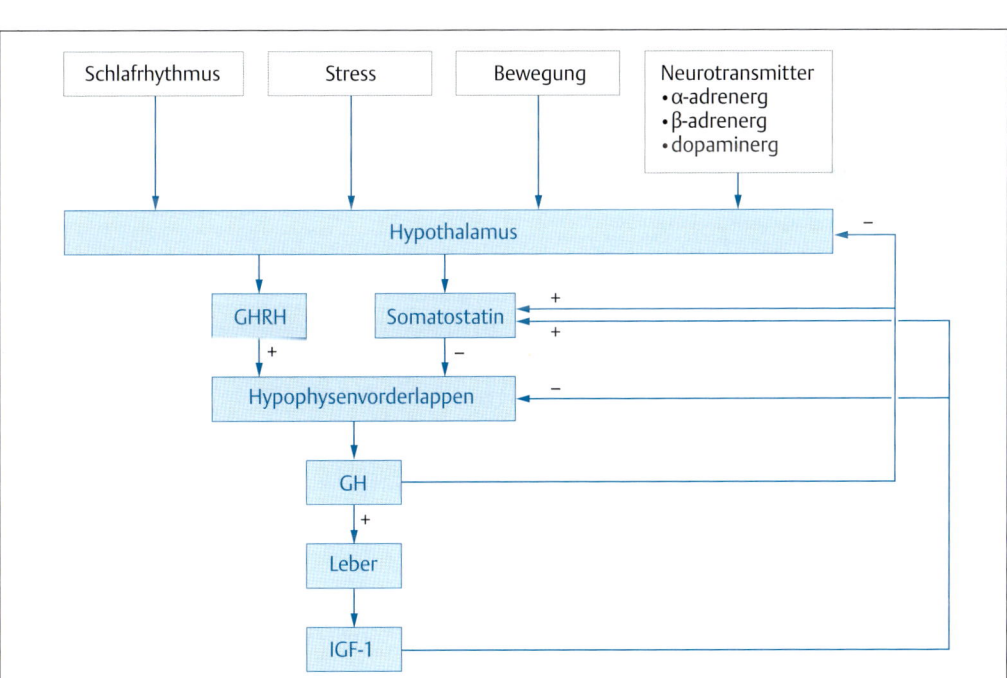

Abb. 28.1 Regulation der hypophysären GH-Ausschüttung.
GH = Growth Hormone; GHRH = Growth Hormone releasing Hormone; IGF-1 = Insulin-like Growth Factor 1.

28.3 Ursachen

28.3.1 Kleinwuchs

Als Ursachen für Kleinwuchs kommen zwei große Gruppen infrage: **primäre hypophysäre Ursachen** und **nicht hypophysäre Ursachen**, die nochmals unterteilt werden in endokrinologische Ursachen, nichtendokrinologische Ursachen und das Vorliegen einer physiologischen Größenvariation der entsprechenden Rasse (Tab. 28.1).

Hypophysäre Ursachen
In den meisten Fällen entsteht der angeborene hypophysäre Kleinwuchs als Folge eines isolierten oder kombinierten Mangels an GH-Hormon. Ein **angeborener GH-Mangel** ist bei verschiedenen Hunderassen beschrieben, besonders jedoch beim Deutschen Schäferhund, Zwergpinscher, Weimaraner und beim Karelischen Bärenhund, selten bei der Katze. Beim Deutschen Schäferhund liegt dem angeborenen Kleinwuchs meist ein genetischer Defekt zugrunde. Einst wurde als Ursache des hypophysären Kleinwuchses des Deutschen Schäferhundes eine Druckatrophie des Hypophysenvorderlappens durch eine Zystenbildung der Rathke-Tasche angesehen. Tatsächlich kann man bei den meisten Deutschen Schäferhunden mit angeborenem Kleinwuchs eine hypophysäre Zyste nachweisen. Jedoch ist diese Zyste in jungen Jahren sehr klein oder noch nicht vorhanden. Aus diesem Grunde scheint sie als Ursache der Druckatrophie nicht infrage zu kommen. Es ist wahrscheinlicher, dass der hypophysenabhängige Kleinwuchs durch einen primären Defekt von Stammzelldifferenzierung verursacht wird und die Zystenbildung in der Rathke-Tasche mehr eine Konsequenz des zugrunde liegenden genetischen Defektes darstellt als die eigentliche Ursache des Kleinwuchses.

Nicht hypophysäre Ursachen
Obwohl Anamnese und klinische Untersuchung eines angeborenen Kleinwuchses häufig den Verdacht auf einen primären angeborenen GH-Mangel nahelegen, ist der Ausschluss von anderen endokrinologischen oder nicht endokrinologischen Ursachen für ein vermindertes Körperwachstum in

Tab. 28.1 Ursachen für Kleinwuchs bei Hund und Katze.

primäre hypophysäre Ursache		isolierter oder kombinierter GH-Mangel	Hund >> Katze
nicht hypophysäre Ursache	endokrinologisch	Diabetes mellitus	Hund & Katze
		Hypothyreose	Hund >> Katze
		Hypoadrenokortizismus	Hund >> Katze
		Hyperadrenokortizismus	Hund >> Katze
		Diabetes insipidus	Hund & Katze
		Hyperparathyreoidismus	Hund >> Katze
	nicht endokrinologisch	inadäquate Diät, fehlende Futteraufnahme	Hund & Katze
		gastrointestinale Erkrankung • Maldigestion • Malabsorption • Parasitose • IBD • Ösophaguserkrankung	Hund & Katze
		portosystemischer Shunt	Hund > Katze
		Leberinsuffizienz	
		Niereninsuffizienz	
		Knochenmalformation	Hund & Katze
		schwere angeborene Herz- oder Gefäßanomalie	Hund & Katze
physiologische Größenvariation			Hund & Katze

jedem Falle zuerst durchzuführen. Zu diesen anderen **endokrinologischen Ursachen** gehören die angeborene Hypothyreose, der Diabetes mellitus, der Hyperadrenokortizismus und Hypoadrenokortizismus, der Diabetes insipidus und die juvenile Hyperparathyreose. Als nicht endokrinologische Ursachen für ein vermindertes Wachstum kommen eine inadäquate Diät/ungenügende Futteraufnahme, Maldigestion (z. B. EPI), gastrointestinale Erkrankungen (z. B. gastrointestinaler Parasitenbefall, IBD und ösophageale Erkrankungen), Lebererkrankungen (im Besonderen der portosystemische Shunt), Nierenerkrankungen, schwere angeborene Herz- oder Gefäßanomalien und schwere Knochenmalformationen (z. B. Chondrodystrophie) infrage. Zusätzlich ist es möglich, dass das kleinwüchsige Tier einfach eine **biologische Variation seiner Rasse** darstellt.

> Vor der Diagnose eines hypophysären Kleinwuchses müssen andere endokrinologische und nicht endokrinologische Ursachen ausgeschlossen werden.

28.3.2 Großwuchs

Als Ursache des Großwuchses bei Hund und Katze existiert im Allgemeinen nur die **übermäßige Produktion von GH**.

> Die Pathophysiologie des Großwuchses zwischen Hund und Katze ist sehr unterschiedlich.

■ Hund

Bei der intakten Hündin ist **Akromegalie** normalerweise die Folge eines endogenen oder exogenen Überschusses von Progesteron, welcher zu hohen zirkulierenden Konzentrationen von GH führt. Bei der älteren, intakten Hündin kann Akromegalie spontan durch eine **hohe Progesteronkonzentration** im Blut als Folge des Diöstrus auftreten. Außerdem kann es zur Entstehung der Akromegalie durch eine Behandlung mit langzeitwirkenden Progesteronen (z. B. Medroxyprogesteronacetat), die zur **Läufigkeitsunterdrückung** eingesetzt werden, kommen. In beiden Fällen kommt es zu einer erhöhten Blutkonzentration von GH. Dieses GH wird jedoch nicht von der Hypophyse gebildet, sondern entstammt der Milchdrüse der Hündin. Progesteron induziert die GH-Produktion in der Milchdrüse, die biochemisch identisch zum GH der Hypophyse ist. Eine Ausnahme wurde in einem kürzlich erschienenen Fallbericht dargestellt; dieser beschreibt einen Hund mit Akromegalie, der ähnlich wie bei der Katze und beim Menschen durch einen Hypophysentumor verursacht wurde. Es bleibt abzuwarten, ob es sich dabei um einen Einzelfall handelt.

■ Katze

Bei der Katze ist ähnlich wie beim Menschen Akromegalie eine Folge eines **GH-produzierenden Tumors** in der Hypophyse. Obwohl es auch bei der Katze ähnlich wie beim Hund nach Progesterongabe zu einer lokalen Produktion von GH durch die Milchdrüse kommt, resultiert diese lokale Produktion von GH jedoch nicht in einer klinisch manifesten Akromegalie, da GH nicht in die Blutbahn freigegeben wird.

28.4 Diagnostisches Vorgehen

28.4.1 Anamnese und klinische Untersuchung

■ Kleinwuchs

Durch die Anamnese kann Auskunft über die Menge und Qualität der Nahrung oder über das Vorliegen von eventuellen gastrointestinalen Störungen erhalten werden. Tiere mit einem hypophysären Kleinwuchs aufgrund eines GH-Mangels präsentieren sich häufig mit recht typischem Signalement, typischer Anamnese und klinischer Untersuchung. Sie werden normalerweise in einem Alter von 2–5 Monaten beim Tierarzt vorgestellt, da die Besitzer einen proportionierten Kleinwuchs und ein abnormes weiches und wolliges Haarkleid, Alopezie und eine hyperpigmentierte Haut bemerken. Obwohl die hypophysär kleinwüchsigen Tiere am Anfang aufmerksam und fröhlich erscheinen, entwickeln sie mit Fortschreiten der Erkrankung oft Anzeichen für eine systemische Erkrankung mit Inappetenz und Apathie. Bei der klinischen Untersuchung ist speziell auch auf das Vorkommen eines Herzgeräuschs (S. 208) zu achten.

Großwuchs

Viele der klinischen und labordiagnostischen Veränderungen bei großwüchsigen Hunden und Katzen sind identisch, jedoch gibt es ein paar wichtige Unterschiede zu beachten.

Hunde und Katzen mit Akromegalie zeigen eine durch Wachstumshormon induzierte Proliferation des Weichteilgewebes, die eine Körpergrößenzunahme mit Gewichtszunahme, Vergrößerung des Abdomenumfanges und des Gesichts bewirkt. Als klinische Folgen der allgemeinen Weichteilvergrößerung und Organomegalie können unterschiedliche Organsysteme betroffen werden, wie Atmungsapparat, Herz-Kreislauf-System, Harnapparat, Skelettsystem und Geschlechtsapparat. Die wohl ausgeprägteste klinische Manifestation der Akromegalie besonders bei der Katze ist das Vorkommen des Diabetes mellitus, das durch die insulinantagonistische Wirkung des GH verursacht wird. Bei einer zunehmenden Vergrößerung des hypophysären Tumors bei der Katze kann es sehr selten zu deutlicheren neurologischen Ausfällen bis hin zum Stupor kommen (S. 77).

Akromegalie sollte bei der Hündin vermutet werden, die eine **Progesterontherapie** erhalten hat, oder bei intakten Hündinnen, die einen Diabetes mellitus oder einen laryngealen Stridor während ihres Diöstrus entwickelt haben. Somit sind eine vorgängige Hormontherapie und die Phase des Zyklus (letzte Läufigkeit) zu erfragen.

28.4.2 Weiterführende Untersuchungen

Hypophysärer Kleinwuchs

Um nicht endokrinologische Ursachen (z.B. Niereninsuffizienz, Leberinsuffizienz) des Kleinwuchses auszuschließen, sollte routinemäßig Folgendes eingeleitet werden:
- Hämatologie
- Chemieprofil
- Urinuntersuchungen
- gegebenenfalls eine **parasitologische Kotuntersuchung**

Bei Verdacht auf ein Herzproblem (Herzgeräusch) sollte dieses mittels **Röntgen** und **Ultraschall** weiter abgeklärt werden. Auch andere nicht endokrine Ursachen sind mit entsprechender Diagnostik auszuschließen (z.B. Gallesäurestimulationstest für portosystemischen Shunt; Kap. 2.2.5, S. 9). Endokrinologische Ursachen werden mit den entsprechenden **endokrinologischen Tests** (Kap. 2.2.9, S. 10) diagnostiziert (ACTH-Stimulationstest, Dexamethason-Suppressionstest, Kalziumbestimmung). Ein kurzwüchsiges Tier mit Deformation des Skelettsystems sollte im weiteren diagnostischen Schritt auf das Vorliegen einer **angeborenen Hypothyreose** untersucht werden.

Wenn keine signifikanten Laborabnormalitäten nachweisbar sind, sollten im weiteren Verlauf die nötigen diagnostischen Schritte für einen hypophysären Kleinwuchs eingeleitet werden.

> Die Bestimmung der basalen Wachstumshormonkonzentration ist zur Diagnose des hypophysären Kleinwuchses nicht ausreichend, da bedingt durch die pulsatile Ausschüttung sowohl kranke als auch gesunde Tiere niedrige Konzentrationen aufweisen können.

Aus diesem Grund ist für eine definitive Diagnose des Wachstumhormondefizits die Durchführung eines **Stimulationstests** nötig. Dieser kann entweder mithilfe von GHRH oder α-adrenergen Medikamenten wie Xylazin oder Clonidin durchgeführt werden. Bei gesunden Hunden kommt es zu einem 2- bis 4-fachen Anstieg der GH-Konzentration, wohingegen der hypophysäre Kleinwuchs keinen signifikanten Anstieg der GH-Konzentration zeigt.

Die Bestimmung der basalen **Plasma-IGF-1-Konzentration** stellt eine mögliche Alternative zur indirekten Bestimmung des GH-Status dar. Die Plasma-IGF-1-Konzentration ist niedrig bei hypophysärem Kleinwuchs. Variationen, die durch das Alter und die Körpergröße der entsprechenden Rasse verursacht werden, sollten bei der Interpretation in Betracht gezogen werden. Es sollte jedoch angemerkt werden, dass die Bestimmungen von Spezies-spezifischen Plasma-GH- und IGF-1-Konzentrationen durch ein kommerzielles Labor häufig nicht routinemäßig durchgeführt werden und dass ihre Erhältlichkeit in dem jeweiligen deutschsprachigen Land überprüft werden muss.

Beim Verdacht auf einen kombinierten Mangel an Hypophysenhormonen sollte der Schilddrüsenstatus durch die Bestimmung von **Thyroxin** oder **freiem T₄** und **caninem TSH** oder idealerweise durch einen **TSH-Stimulationstest** abgeklärt werden. Eine zusätzliche bildgebende Darstellung der Hypophyse mittels Schnittbildverfahren (MRI oder CT) kann das Vorhandensein einer Hypophysenzyste bestätigen. Dies ist jedoch kein funktioneller Nachweis einer Hypophysenunterfunktion. Außerdem können diese Zysten auch bei gesunden, vorzugsweise brachizephalen Hunden vorhanden sein.

Großwuchs

Bei Katzen sollte eine Akromegalie vermutet werden, wenn ein **unkontrollierter, Insulin-resistenter Diabetes mellitus** vorliegt. Im Routinelabor kann häufig eine Hyperglykämie mit Glukosurie, vereinbar mit einem Diabetes mellitus, festgestellt werden. Des Weiteren können unter anderem eine Hypercholesterinämie, erhöhte Leberenzyme (ALT und AP) sowie Hyperproteinämie und Proteinurie festgestellt werden. Die endgültige Diagnosestellung der Akromegalie bedarf eines Nachweises einer hohen zirkulierenden Konzentration von GH im Blut. Auch hier ist idealerweise ein Funktionstest zum definitiven Nachweis der Erkrankung durchzuführen. Die Durchführung eines Suppressionstests durch die Gabe von intravenöser Glukose wird jedoch in der Praxis selten angewandt, da Spezies-spezifische GH-Labortests nur ungenügend zur Verfügung stehen. Aus diesem Grunde wird in der Regel die **Plasma-IGF-1-Konzentration** bestimmt, die beim Hund und bei der Katze mit Akromegalie erhöht ist. Bei der Katze kann eine zusätzliche bildgebende Darstellung einer Hypophysenmasse durch MRI oder CT einen weiteren bestätigenden Hinweis für die Verdachtsdiagnose der Akromegalie geben.

> In der Regel ist die Plasma-IGF-1-Konzentration beim Hund und bei der Katze mit Akromegalie erhöht.

28.5 Therapie

28.5.1 Hypophysärer Kleinwuchs

Eine adäquate Therapie des hypophysären Kleinwuchses ist leider nicht möglich, da speziesspezifisches GH als Therapeutikum nicht erhältlich ist, sondern nur **heterogene GH**. Jedoch kann die Anwendung von heterogenen GH zur Bildung von Antikörpern gegen das speziesfremde GH führen und so die therapeutische Wirkung vermindern. Eine andere Therapiemöglichkeit beim Hund bietet die Gabe von **Progesteron**, welches die GH-Sekretion der Milchdrüsen bewirken kann. Die erfolgreiche Behandlung kleinwüchsiger Deutscher Schäferhunde mit **Medroxyprogesteronacetat** ist beschrieben. Die Behandlung mit Progesteron kann jedoch auch zu Nebenwirkungen wie Pyodermie, Diabetes mellitus, Akromegalie, Milchdrüsentumoren und zystischer Uterushyperplasie führen. Hündinnen sollten vor Therapiebeginn ovariohysterektomiert werden. Eine wöchentliche Kontrolle von GH, IGF-1 und Glukose ist bei beiden Therapieformen wesentlich, um einen GH-Überschuss und die daraus entstehenden Nebeneffekte wie Diabetes mellitus zu verhindern. Meistens ist kein signifikantes Größenwachstum mehr zu bewirken, da die Epiphysenfugen schon geschlossen sind. Bei dem nachwachsenden Haar handelt es sich meist nur um Flaumhaar und nicht um Deckhaar.

Wenn ein gleichzeitiger Mangel an Schilddrüsenhormonen vorliegt, sollte eine Behandlung mit **L-Thyroxin** so schnell wie möglich begonnen werden.

28.5.2 Großwuchs

Hund

Beim Hund sollte als Therapiemaßnahme bei der Progesteron-induzierten Akromegalie entweder **ovariohysterektomiert** oder das Progesteron-enthaltende Medikament abgesetzt werden. Die zusätzliche vorübergehende Behandlung mit **Aglepristone**, einem injizierbaren Medikament mit Antiprogesteron-Wirkung, ist eine Möglichkeit, um eine schnellere Normalisierung der zirkulierenden GH-Konzentration und Rückbildung der Weichteilschwellungen zu bewirken. Dies gilt insbesondere

28 Kleinwuchs und Großwuchs

Diagnostischer Algorithmus

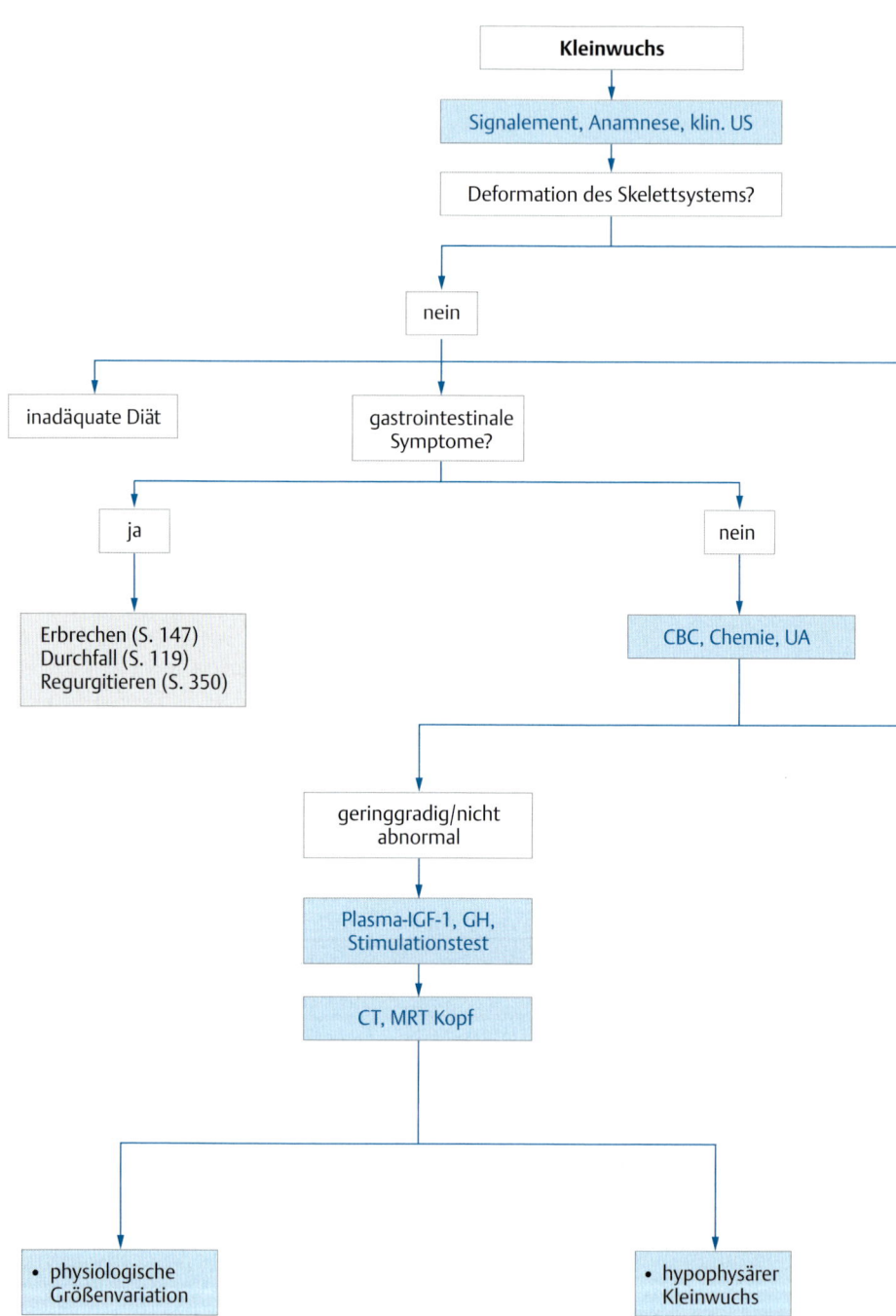

28 Kleinwuchs und Großwuchs

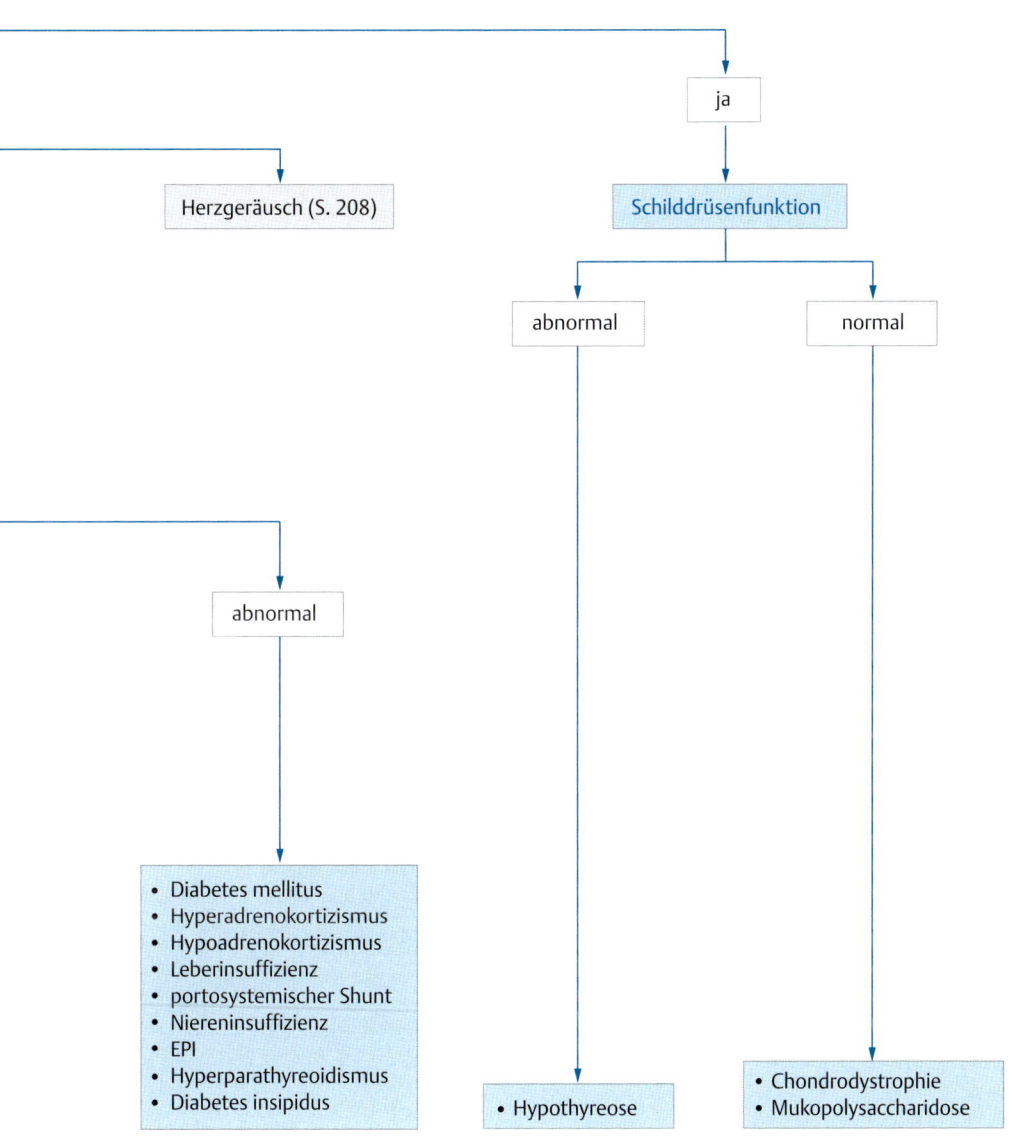

28 Kleinwuchs und Großwuchs

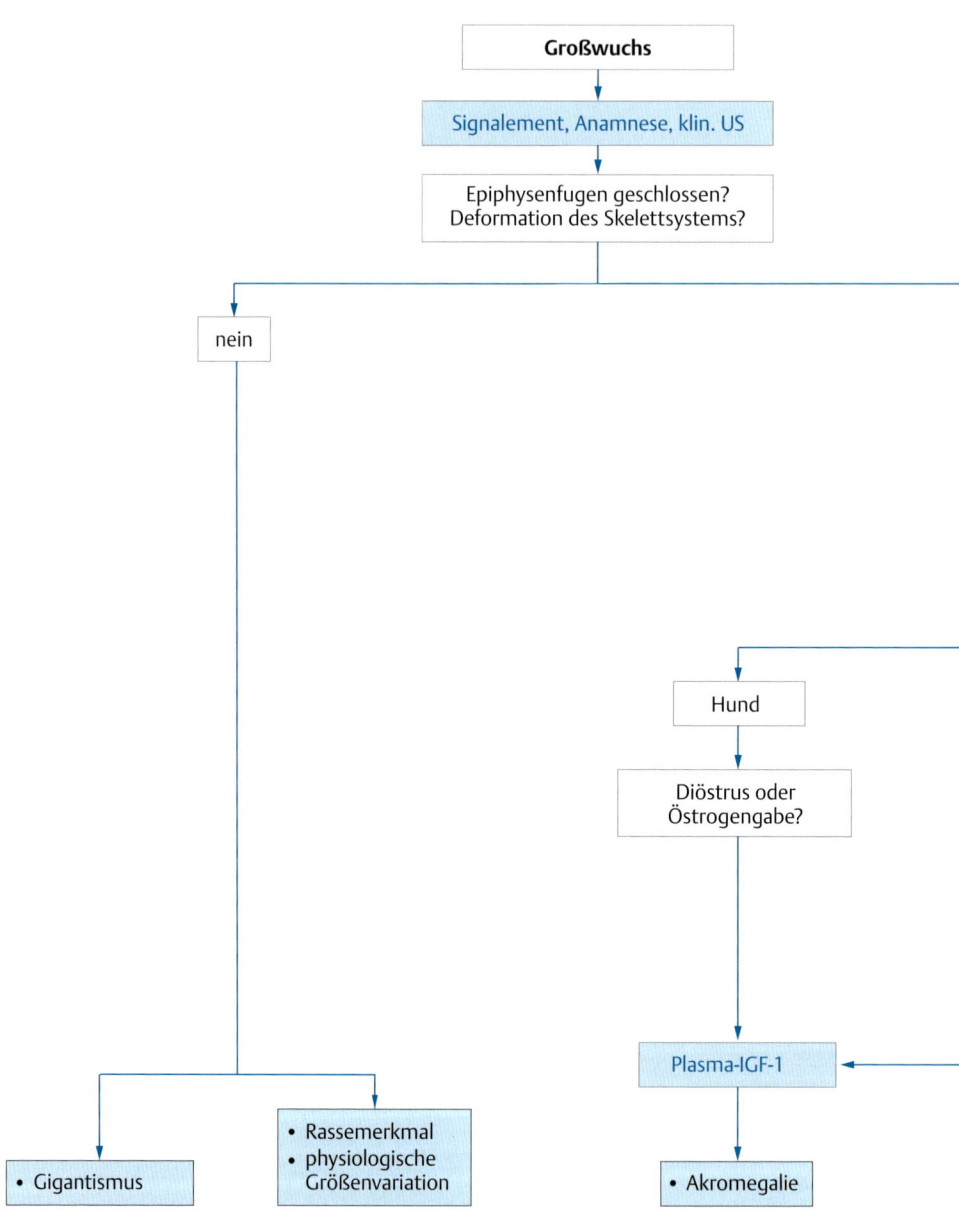

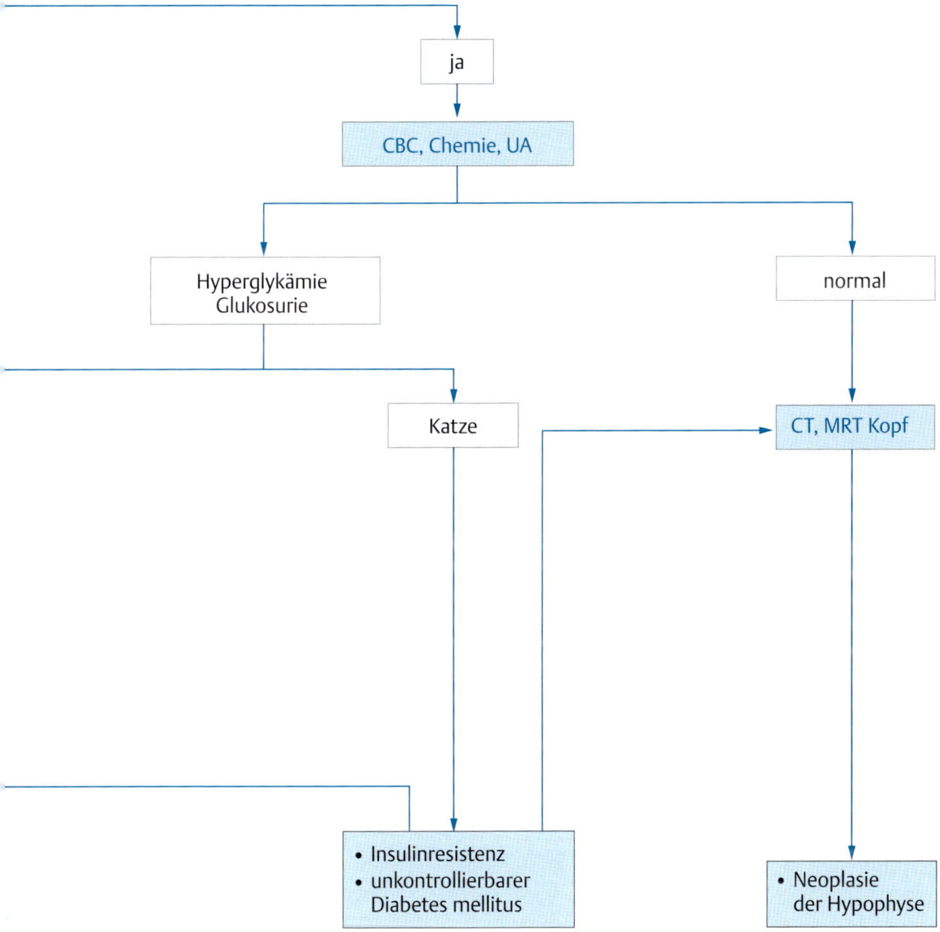

28 Kleinwuchs und Großwuchs

```
                              ja
                               │
                      ┌────────▼────────┐
                      │ CBC, Chemie, UA │
                      └────────┬────────┘
              ┌────────────────┴────────────────┐
              ▼                                 ▼
      Hyperglykämie                          normal
      Glukosurie                                │
              │                                 │
              ▼                                 ▼
           Katze ──────────────────►      CT, MRT Kopf
              │                                 │
              ▼                                 ▼
    • Insulinresistenz                   • Neoplasie
    • unkontrollierbarer                   der Hypophyse
      Diabetes mellitus
```

dann, wenn der klinische Zustand des Tieres eine direkte Ovariohysterektomie nicht erlaubt oder den lang anhaltenden medikamentösen Effekten des Progesterons schneller entgegengewirkt werden soll. Die benötigten Insulinmengen nach erfolgreicher Therapie werden sich vermindern, allerdings ist eine komplette Normalisierung des Diabetes mellitus nicht immer zu beobachten und hängt in erster Linie von der Regenerationsfähigkeit der pankreatischen Betazellen ab.

Katze

Die Therapie der Akromegalie bei der Katze zielt in erster Linie auf den hypophysären Tumor ab. Obwohl prinzipiell drei verschiedene Therapiemöglichkeiten bei der Katze möglich sind (Bestrahlungstherapie, medikamentöse Therapie und Hypophysektomie), wird die **Bestrahlungstherapie** als die effektivste und meist verwendete Therapie angesehen. Mithilfe der Bestrahlung kommt es zu einer Verkleinerung des hypophysären Tumors, Normalisierung der zirkulierenden GH- und IGF-1-Konzentrationen und Aufhebung der Insulinresistenz. Trotzdem kann eine komplette Verbesserung der klinischen Symptome des Tieres Wochen bis Monate dauern und Rückfalle können nach 8–18 Monaten auftreten.

29 Kopfschiefhaltung

Andrea Tipold

Das Wichtigste vorweg

- Eine Kopfschiefhaltung ist das wichtigste Zeichen eines Vestibularsyndroms.

- Der erste Schritt bei Kopfschiefhaltung besteht in einer kompletten neurologischen Untersuchung, um festzustellen, ob es sich um eine periphere (Innenohr, VIII. Hirnnerv) oder eine zentrale Läsion (intrakraniell, Hirnstamm, Kleinhirn) handelt.

- Bei einem peripheren Vestibularsyndrom muss v.a. an eine Otitis media/interna, das idiopathische/geriatrische Vestibularsyndrom, Tumoren oder Traumata gedacht werden. Erkrankungen des zentralen Vestibularapparates sind oft entzündlich/infektiös (bakterielle Enzephalitis, Staupe, Zeckenenzephalitis, protozoäre Meningoenzephalitis), durch Trauma oder Neoplasie ausgelöst.

- Alle Tiere mit Kopfschiefhaltung müssen einer sorgfältigen Otoskopie unterzogen werden; falls nötig, ist dazu eine Sedation/Narkose angezeigt.

- Nach Abheilung kann dauerhaft (in ca. 50 % der Fälle) eine leichte Kopfschiefhaltung bestehen bleiben.

29.1 Definitionen

Eine Kopfschiefhaltung ist durch eine Störung des Gleichgewichtsapparates verursacht und Hauptbefund eines sogenannten **Vestibularsyndroms**. Seine Symptome sind:
- Kopfschiefhaltung
- vestibuläre Ataxie
- Nystagmus
- Strabismus

Zusätzlich können bei **zentralen Läsionen** Bewusstseinsstörungen und Propriozeptionsstörungen beobachtet werden.

> Die Kopfschiefhaltung erfolgt zur Seite der Läsion, nur beim paradoxen Vestibularsyndrom ist sie kontralateral zur Läsion.

Eine Kopfschiefhaltung kann mit folgenden Problemen zusammen auftreten:
- Anfälle (S. 59)
- Apathie/Stupor (S. 77)

29.2 Anatomie – Physiologie – Pathophysiologie

Der **Gleichgewichtsapparat** besteht aus einem peripheren Anteil (Innenohr; VIII. Hirnnerv) und den zentralen Anteilen im Gehirn. Im Innenohr befinden sich die Rezeptoren für den Gleichgewichtsapparat. Impulse, die durch eine Positionsänderung des Kopfes, Körpers etc. entstehen, werden über den VIII. Hirnnerv (N. vestibulocochlearis) zu den Vestibularkernen im Hirnstamm geleitet (**Abb. 29.1**). Von dort gibt es Verbindungen zu Rückenmark, Kleinhirn und den Kernen des III., IV. und VI. Hirnnervs. Mithilfe des Gleichgewichtssinnes wird der Tonus der Muskulatur reguliert, damit es dem Tier gelingt, sich gegenüber der Schwerkraft aufrecht zu halten.

Im Hirnstamm liegen neben Kerngebieten für die Motorik die meisten Kerne für die Hirnnerven (III–XII). Für den Vestibularapparat von Bedeutung sind hier die Hirnnerven, die für die Augenbewegungen zuständig sind (III, IV, VI), und der Kern für den VIII. Hirnnerv. Die Formatio reticularis ist ein ausgedehntes Areal, das über den ganzen Hirnstamm verteilt ist und das Bewusstsein reguliert. Durch den Hirnstamm laufen ebenfalls wichtige auf- und absteigende Fasersysteme, wie aufsteigende Bahnen für die Propriozeption, aufsteigende Kleinhirnbahnen, vestibulospinale und retikulospinale Bahnen (Körperhaltung und Streckmuskeltonus), rubrospinale Bahnen (Motorik) und die absteigenden Fasersysteme zur Verbindung Kortex – Pons – Medulla oblongata – Rückenmark. Von den Vestibularkernen gibt es Verbindungen zum Rückenmark (vestibulospinale Bahnen), zu den Hirnnervenkernen, die für die Augenbewegungen zuständig sind, zur Formatio reticularis, die auch das Brechzentrum enthält, und zum Vestibularanteil des Kleinhirnes.

Bei Erkrankungen, die den Bereich der Vestibularkerne betreffen, können daher das Bewusstsein (Apathie – Stupor – Koma), die Haltung (Kopfschiefhaltung) und der Gang (Ataxie, vestibuläre Ataxie, Tetraparese, Tetraplegie) beeinträchtigt sein. Je nach Ausdehnung der Läsion werden multiple Hirnnervenausfälle gesehen. Die Propriozeption sowie Haltungs- und Stellreaktionen sind an allen vier Extremitäten beeinträchtigt, eine Seitenbetonung ist häufig.

Das Kleinhirn wird durch das Tentorium cerebelli vom Großhirn getrennt und hat viele Verbindungssysteme: spinozerebelläre Bahnen, propriozeptive Fasern, zum Gleichgewichtsapparat (Nodulus, Flocculus), zum auditorischen und visuellen System und zu motorischen Zentren. Das Kleinhirn hat vor allem einen modulierenden Effekt auf die Bewegung. Aufgrund seiner Verbindungssysteme können auch bei Kleinhirnerkrankungen vestibuläre Störungen auftreten. Diese können bei Läsion im Bereich der Pedunkel paradox sein (Kopfschiefhaltung auf der kontralateralen Seite der Läsion).

29.3 Ursachen

Die Ursachen einer Kopfschiefhaltung können nach der Läsion im peripheren oder zentralen Teil des Vestibularapparates eingeteilt werden (**Tab. 29.1**).

29.3.1 Erkrankungen des peripheren Vestibularapparates

▬ Entzündlich/infektiös
Eine Otitis media/interna tritt häufig infolge einer Otitis externa oder einer Entzündung im Pharynxbereich bzw. der Tonsillen durch Ausbreitung über die Eustachi-Röhre auf. Bei Katzen (am häufigsten betroffene Altersgruppe 1–5 Jahre) kann die Entzündung durch **nasopharyngeale Polypen** ausgelöst werden.

Verschiedenste Bakterienarten sind die Ursache der **Otitis**, am häufigsten werden Streptokokken, Staphylokokken, Pseudomonaden und Enterokokken isoliert. Daneben können auch Fremdkörper, Ohrmilben, Pilze (Malassezien) oder verengte Ohrkanäle eine Rolle spielen. Jede Altersgruppe und jede Hunde- oder Katzenrasse kann erkranken. Am meisten sind „langohrige" bzw. langhaarige Rassen mit rezidivierender Otitis externa betroffen. Die Symptome eines peripheren Vestibularsyndroms können akut auftreten oder sich langsam entwickeln. **Fazialisparese** und **Horner-Syndrom** können beobachtet werden. Bei beidseitiger Innenohrerkrankung können die Tiere Ataxie mit weit ausschwingenden Bewegungen des Kopfes zeigen. Zusätzlich sind diese Tiere meistens taub.

▬ Trauma
Gleichgewichtsstörungen können durch direktes Trauma des N. vestibulocochlearis oder durch Kom-

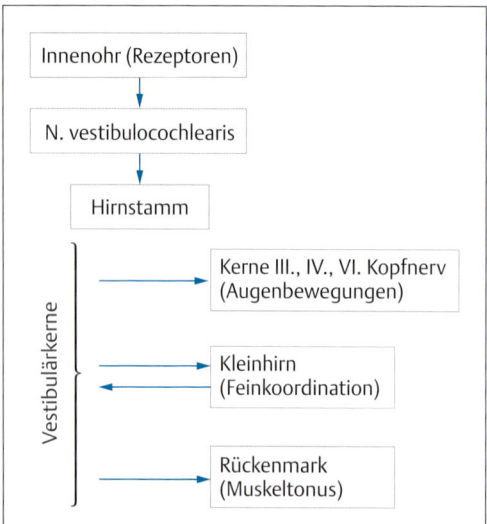

Abb. 29.1 Am Gleichgewichtsapparat beteiligte Verbindungen und Strukturen.

Tab. 29.1 Ursachen einer Kopfschiefhaltung.

peripheres Vestibularsyndrom	entzündlich	Otitis media/interna	Hund & Katze
		nasopharyngeale Polypen	Katze
	traumatisch	Trauma Felsenbeinbereich	Hund & Katze
	Anomalie	kongenitales Vestibularsyndrom	Hund & Katze
	metabolisch	Hypothyreose	Hund
		Medikamente (Aminoglykoside, Enrofloxacin, Chlorhexidin)	Hund > Katze
	idiopathisch	idiopathisches/geriatrisches Vestibularsyndrom	Hund & Katze
	Neoplasie	Tumor im Felsenbeinbereich (Neurinom, Osteosarkom, Fibrosarkom, Plattenepithelkarzinom)	Hund & Katze
	vaskulär	Blutung	Hund & Katze
		septischer/ischämischer/hämorrhagischer Infarkt	Hund & Katze
zentrales Vestibularsyndrom	entzündlich/infektiös	bakterielle Enzephalitis	Hund & Katze
		Staupe	Hund
		zentraleuropäische Zeckenenzephalitis	Hund
		FIP	Katze
		protozoäre Meningoenzephalomyelitis	Hund
		granulomatöse Meningoenzephalomyelitis	Hund
	traumatisch	Schädelhirntrauma	Hund & Katze
	Anomalie/Missbildung	Hydrozephalus o. Zysten mit Hirnstamm- bzw. Kleinhirnkompression	Hund & Katze
	metabolisch	Thiaminmangel	Katze >> Hund
		Metronidazolintoxikation	Hund
	Neoplasie	Hirntumor	Hund & Katze
	degenerativ	evtl. Speicherkrankheiten	Hund & Katze

pression durch Knochenfragmente bzw. Blutungen (Innenohr) entstehen. Häufig sind Fazialisparese und Horner-Syndrom mit der Kopfschiefhaltung aufgrund der nahen anatomischen Lage assoziiert.

Kongenitales Vestibularsyndrom

Angeborene vestibuläre Störungen sind bei verschiedenen Hunde- und Katzenrassen beschrieben und kommen z.B. beim Deutschen Schäferhund, Glatthaar-Foxterrier, Beagle, Dobermann und bei Siam- und Burmakatzen mit einem Alter von 3–12 Wochen vor. Die Tiere sind häufig auch taub (Dobermann). Die Symptome sind nicht progredient, manche Tiere können kompensieren (Spontanheilung) oder eine leichte Kopfschiefhaltung bleibt bestehen. Ein angeborener spontaner Nystagmus oder Strabismus kann bei Siamkatzen und einigen Hunderassen gesehen werden. Dieser Nystagmus der Siamkatze ist jedoch durch eine Störung im visuellen System bedingt.

Hypothyreose

Bei Hypothyreoidismus kann es neben einer Polyneuropathie auch zu solitären Erkrankungen der Hirnnerven kommen. Meist sind die Fazialis- oder Vestibularnerven betroffen. Die Ursache der klinischen und pathologischen Veränderung könnten eine Einlagerung von Mucopolysacchariden in den Nerven und sekundäre vasogene Kompression mit Myxödembildung sein. Im Meatus acusticus internus könnte eine Einengung der Nerven nach Myxödembildung entstehen. Die Symptome eines peripheren Vestibularsyndroms treten meist akut auf.

▪ Ototoxizität
Aminoglykoside (Streptomycin, Gentamicin, Neomycin, Kanamycin), aber auch einige andere Medikamente (Enrofloxacin, Chlorhexidin, quaternäres Ammonium) können eine degenerative Veränderung im vestibulären und akustischen System auslösen. Neben vestibulären Symptomen wird auch Taubheit bemerkt. Wird das Medikament rechtzeitig abgesetzt, können die Tiere meist kompensieren.

▪ Idiopathisches/geriatrisches Vestibularsyndrom
Bei dieser Erkrankung wird keine morphologische Veränderung intra vitam oder histopathologisch als Ursache gefunden. Vermutlich ist ein Missverhältnis in Produktion und Resorption von Endolymphe Auslöser der Symptome. Die Krankheit tritt bei Katzen jeden Alters und bei alten Hunden auf.

Die Tiere haben akut einsetzende Symptome eines peripheren Vestibularsyndroms. Zu Beginn sind die Tiere schwer beeinträchtigt, können schwere vestibuläre Ataxie, teilweise sogar mit Rollbewegungen, zeigen, stabilisieren sich jedoch in wenigen Tagen. Fazialisparese oder Horner-Syndrom werden im Gegensatz zur Otitis media/interna nicht beobachtet.

▪ Tumor im Bereich des Felsenbeines, Neurinom des VIII. Hirnnervs
Verschiedenste Tumoren im Felsenbeinbereich (Osteosarkom, Fibrosarkom, Plattenepithelkarzinom, Zeruminaldrüsenkarzinom) können zu peripher vestibulären Störungen führen. Dies wird jedoch nur selten beobachtet. Auch ein Cholesteatom oder eine epidermoide Zyste (wahrscheinlich Folge einer chronischen Otitis media) kann beim Hund Vestibularsymptomatik auslösen. Bei der Katze wurden bereits Polypen als Ursache für eine Otitis media/interna beschrieben. In seltenen Fällen kann ein Neurinom/Neurofibrom des N. vestibulocochlearis gefunden werden.

29.3.2 Erkrankungen des zentralen Vestibularapparates

▪ Vaskuläre Ursachen
Gefäßbedingte Veränderungen werden beim Kleintier als unbedeutend angesehen. Als häufigste vaskuläre Störung im ZNS wird eine septische Thrombembolie gefunden (s. bakterielle Entzündungen). Seit Einführung der CT ist klar, dass verschiedenste **Infarkte** (septisch/ischämisch/hämorrhagisch) zu klinischer Symptomatik führen können. Infarkte bleiben jedoch eine eher seltene Erkrankung. Bei Kleinhirninfarkten kann auch Kopfschiefhaltung gesehen werden. Septische Thrombembolie kann bei Verstopfung größerer Gefäße zu Malazien und in der Folge zu Pseudozystenbildung führen. Bei generellen Kreislaufstörungen werden Infarkte im Bereich der Endstrombahn als Zufallsbefunde gefunden (z.B. Capsula interna). Weitere Möglichkeiten einer Grundkrankheit von Infarkten sind hoher Blutdruck und Arteriosklerose bei Hypothyreose. Bei **Hypothyreose** werden zentralvestibuläre Ausfälle beschrieben, die wahrscheinlich durch eine Gefäßpathologie zustande kommen.

▪ Entzündliche/infektiöse Erkrankungen
Eine **bakterielle Enzephalitis** ist bei Kleintieren selten. Sie entsteht durch direkte Infektion nach Schädeltrauma (Bissverletzung bei kleinen Hunderassen) oder metastatisch über den Blutweg nach entzündlichen Erkrankungen, z.B. der Herzklappen oder des Urogenitaltraktes. Ein septischer Thrombus führt neben der Entzündung auch zu ischämischen Läsionen oder Blutungen, fokale Abszessbildung ist möglich. Eine weitere Ursache besteht in der Ausbreitung einer bakteriellen Entzündung im Schädelbereich, wie z.B. bei Otitis interna, Zahnwurzelabszess, retrobulbärem Abszess oder Infektion der Nebenhöhlen und einer sekundären Mitbeteiligung des Gehirnes.

Prädilektionsstellen für Demyelinisierung bei einer **Staupeinfektion** sind der Tractus opticus, das Kleinhirn und das Rückenmark. Da das Kleinhirn meist verändert ist, sind zentralvestibuläre Störungen keine Seltenheit.

Die **zentraleuropäische Zeckenenzephalitis** ist vor allem in Endemiegebieten von Bedeutung. Die neurologischen Ausfallerscheinungen entsprechen bei den meisten Hunden einem multifokalen Geschehen mit Vorherrschen einer Hirnstammsymptomatik, seltener einer Rückenmarksläsion. Damit können auch zentralvestibuläre Störungen beobachtet werden. Eine Hyperalgesie im Halsbereich oder generalisierte Schmerzen sind auffällig.

Die **FIP** ist eine der häufigsten Ursachen für neurologische Störungen bei der Katze. Bei der neurologischen Form der FIP prädominiert die sogenannte trockene Form. Immunkomplexe werden dabei an Gefäßen abgelagert oder im Plexus chorioideus und resultieren in einer Vaskulitis und pyogranulomatösen ZNS-Entzündung. Die Symptome scheinen einen schleichenden Beginn zu haben, nur selten treten sie akut in Erscheinung. Die neurologischen Symptome sind vielfältig, multifokale Läsionen sind am häufigsten und zentralvestibuläre Störungen können auftreten.

Neben *Toxoplasma gondii* verursacht vor allem *Neospora caninum* eine entzündliche ZNS-Erkrankung. Die Krankheit tritt meist bei Welpen und Jungtieren auf, jedoch können auch ältere Tiere erkranken. Sie zeigen dann ZNS-Symptome und zentralvestibuläre Störungen, vor allem mit Kleinhirnbeteiligung. Die Hälfte der Tiere hat Ausfallerscheinungen mit akutem und rasch progressivem Verlauf, der Rest hat einen mehr chronisch progressiven Verlauf mit einer Krankheitsdauer über mehrere Wochen oder Monate. In ca. 10 % der Fälle kommen extraneurale Symptome vor, wie erhöhte Körpertemperatur, Atembeschwerden und Störungen des Magen-Darm-Traktes. Bei Beurteilung des Augenhintergrundes kann eine Chorioretinitis toxoplasmica auffallen.

Die **granulomatösen Meningoenzephalitis** (GME) wird weltweit beim Hund beobachtet. Die Ätiologie ist unbekannt. Die endgültige Diagnose ist eine histopathologische und häufig kann die GME in der Klinik nicht von anderen Enzephalitiden unbekannter Genese unterschieden werden. Die Hälfte der Patienten zeigt einen mehr akuten und rasch progressiven Krankheitsverlauf, die andere Hälfte einen chronisch, langsam progredienten Verlauf. Mit Ausnahme einer erhöhten Körpertemperatur können keine extraneuralen Symptome bemerkt werden. Bei der ophthalmoskopischen Untersuchung wird häufig ein abnormaler Fundus entdeckt. Die neurologischen Symptome variieren, abhängig davon, ob die Läsion mehr disseminiert oder fokal auftritt. Symptome im Sinne einer Hirnstammläsion werden am häufigsten gesehen, die entweder den gesamten Hirnstamm betreffen oder zentralvestibuläre Ausfallerscheinungen nach sich ziehen.

Schädelhirntrauma

Ein Schädelhirntrauma entsteht meist nach einem Unfall (Autounfall, Sturz). Neben funktionellen Störungen ohne morphologisch sichtbare Veränderung (Commotio cerebri), die mit vorübergehenden Bewusstseinsstörungen einhergehen können, treten verschiedene Läsionen auf: Verletzung der Weichteile des Kopfes, Schädelfraktur, Gehirnkontusion, -lazeration, Gehirnödem, Hämorrhagie, subtentoriale Hernie. Bei Traumen kommt es meist nicht nur zur Schädigung des Gehirnparenchyms am Ort des Geschehens (coup), sondern auch zu Zerstörungen an der gegenüberliegenden Seite (contrecoup). Blutungen und Ansteigen des intrakraniellen Drucks resultieren in einem Gehirnödem. Steigt der Druck weiter, kann es zur Herniation von Teilen des Großhirnes bzw. des Kleinhirnes kommen, was zu einem lebensbedrohlichen Zustand führt (Hirnstammkompression). Das klinische Bild ist sehr variabel. Auch zentralvestibuläre Störungen sind möglich.

Anomalie/Missbildung

Hydrozephalus oder Zysten mit Hirnstamm- bzw. Kleinhirnkompression sind seltene Ursachen eines zentralen Vestibularsyndroms.

Thiaminmangel-Enzephalopathie

Bei Katzen häufiger als beim Hund tritt eine Störung im Zusammenhang mit Thiaminase enthaltendem Futter (viele Fischarten) auf. Bei Katzen kann dies auch auftreten, wenn sie aufgrund eines extraneuralen Leidens schlecht oder nicht fressen bzw. ein Futter erhalten, das zu wenig Vitamin-B-Gehalt aufweist. Durch Thiaminmangel kommt es zu degenerativen Erscheinungen in Kerngebieten des Hirnstamms. Die neurologischen Symptome treten meist perakut oder akut auf, zentralvestibuläre Symptome dominieren. Die Katzen sind apathisch-komatös, gelegentlich werden auch Krampfanfälle beobachtet. **Starke Mydriase** und **Ventralflexion von Kopf und Hals** sind weitere typische Befunde.

Neoplasie

Die Befunde bei Auftreten eines Gehirntumors entsprechen je nach Lokalisation entweder einer Großhirn-, Kleinhirn- oder Hirnstammläsion evtl. mit zentralvestibulären Ausfällen. Im Gehirn kommen Metastasen, neuroektodermale und mesenchymale Tumoren in vergleichbarer Frequenz vor. Obwohl eine Neoplasie in jeder Altersstufe gefunden werden kann, steigt die Anzahl der Tumorerkrankungen mit zunehmendem Alter deutlich an, bei Katzen ist sie die häufigste ZNS-Erkrankung bei über 10-jährigen Tieren. Der Beginn der klinischen Symptome kann chronisch progressiv oder akut sein.

29.4 Diagnostisches Vorgehen

29.4.1 Anamnese

Neben Informationen zu Beginn und Verlauf der Erkrankung (akut, chronisch, progressiv etc.) wird nach vorangegangenen Unfällen (Trauma), Impfungen (entzündliche/infektiöse Erkrankung), nach einer Vorgeschichte einer Otitis externa (Kopfschütteln etc.) und nach Applikation von ototoxischen Substanzen gefragt. Unbedingt sollte erfragt werden, ob Steroide oder andere Medikamente verabreicht wurden, die eine Diagnosestellung beeinflussen können.

29.4.2 Klinische Untersuchung

Nach allgemeiner und neurologischer Untersuchung wird die Läsion im peripheren oder zentralen Vestibularapparat lokalisiert (**Tab. 29.2**) und eine Liste der möglichen Differenzialdiagnosen erstellt.

Tab. 29.2 Unterschiede zwischen zentralem und peripherem Vestibularsyndrom.

neurologische Untersuchung	peripheres Vestibularsyndrom	zentrales Vestibularsyndrom
Verhalten/Bewusstsein	normal, evtl. leichte Apathie oder Unruhe	Apathie – Stupor
Haltung	Kopfschiefhaltung/Umfallen	
Gang	vestibuläre Ataxie	
Hirnnerven: • VII • V, VI	Parese möglich –	Parese möglich Ausfälle möglich
Horner-Syndrom	möglich	–
Strabismus (ventrolateral)	vorhanden	vorhanden
Nystagmus • horizontal • rotatorisch • vertikal • positionell • wechselnd	möglich möglich selten – –	möglich möglich möglich möglich möglich
Haltungs- und Stellreaktionen • Korrekturreaktion • Aufrichtung	normal abnormal	abnormal abnormal

> Bei allen Tieren mit Kopfschiefhaltung muss eine Otoskopie erfolgen.

29.4.3 Weiterführende Untersuchungen des peripheren Vestibularsyndroms

Bei allen Tieren mit Kopfschiefhaltung werden folgende Untersuchungen durchgeführt:
- Hämatologie
- Chemieprofil
- Schilddrüsenfunktionstest (T_4, TSH) (Kap. 2.2.9, S. 10)
- Harnuntersuchung

Dies kann Hinweise auf einen entzündlichen Prozess geben und beinhaltet die wichtigste metabolische Störung (Hypothyreose) bei Kopfschiefhaltung. Da viele weitere Untersuchungen in Narkose erfolgen, liefern Blut- und Harnuntersuchung zusätzliche wertvolle Informationen über Organfunktionen.

Bei vermuteter Otitis media/interna stehen verschiedene bildgebende Verfahren im Vordergrund. Die Diagnose wird mithilfe einer exakten Beurteilung des Trommelfells und einer **Myringotomie** (Kap. 2.3.8, S. 15) gestellt. Diese beiden Untersuchungen sind am besten in Vollnarkose durchzuführen. Feine Veränderungen im Trommelfellbereich können so besser entdeckt werden. Das mithilfe der Myringotomie gewonnene Material wird **bakteriologisch** (inkl. Antibiogramm) und **zytologisch** untersucht.

Bei Ansammlung von Flüssigkeit oder verdicktem Sekret bzw. bei Mitbeteiligung der Knochenstruktur ist ein **Kopfröntgen** mit Beurteilung der Bullae osseae aussagekräftig. CT und MRT haben die Diagnostik deutlich verfeinert und dienen auch der Diagnostik von Trauma und Tumoren im Felsenbeinbereich. Bei einer akuten Infektion kann das Kopfröntgen/CT normal sein. Die Elektrodiagnostik (**akustisch evozierte Hirnstammpotenziale**) hilft, die Lokalisation zu bestätigen. Bei Katzen wird zusätzlich eine sorgfältige Untersuchung des Pharynx eingeschlossen, um evtl. vorliegende Polypen zu erkennen.

Die Diagnose eines **idiopathischen/geriatrischen Vestibularsyndroms** erfolgt anhand des Signalements und im Ausschlussverfahren anderer Ursachen eines peripheren Vestibularsyndroms. Vor allem eine Otitis media/interna sollte ausgeschlossen werden. Der Liquor cerebrospinalis ist normal. Es sollten jedoch nicht die Möglichkeiten eines kongenitalen Vestibularsyndroms (junges Tier bzw. Kopfschiefhaltung als „Restsymptom") und eines Irrtums bei der Untersuchung vergessen werden. Die Fragen müssen gestellt werden: Ist das Syndrom wirklich peripher? Welche Fehlermöglichkeiten gibt es? Soll ich die neurologische Untersuchung wiederholen? Eine Kontrolle der Befunde ist anzuraten. Bei einer Kleinhirnläsion ohne Mitbeteiligung des Hirnstamms ist die Propriozeption normal. Zusätzliche Befunde, wie abwesender Drohreflex oder Hypermetrie, werden nochmals beurteilt. Die Frage nach einer Vorbehandlung mit Glukokortikoiden sollte eindringlich gestellt werden. Durch Verminderung eines Ödems oder eines Entzündungsprozesses kann ebenfalls die Propriozeption vorübergehend normal erscheinen und zu einer Fehleinschätzung führen. Extraaxiale Umfangsvermehrungen mit Kompression des VIII. Hirnnervs an dessen Austrittsstelle können ebenfalls zu Beginn eine periphere Läsion vortäuschen.

29.4.4 Weiterführende Untersuchungen des zentralen Vestibularsyndroms

Auch bei Tieren mit zentralem Vestibularsyndrom werden folgende Untersuchungen durchgeführt, um metabolische Ursachen aufzuzeigen und die Narkosefähigkeit zu bestätigen:
- Hämatologie
- Chemieprofil
- Schilddrüsenfunktionstest (T_4, TSH) (Kap. 2.2.9, S. 10)
- Harnuntersuchung

Bei Traumaanamnese sind extraneurale Befunde zunächst zu berücksichtigen (z.B. Pneumothorax, Weichteiltrauma im Abdomen). Liegt ein Tumorverdacht vor, ist eine Suche nach Metastasen indiziert (Thoraxröntgen in mindestens zwei Ebenen, Ultraschall des Abdomens).

Bei zentralen Störungen sind CT, MRT und Liquoruntersuchung (Kap. 2.3.3, S. 14) zur Abklärung notwendig.

▪ Infektöse Erkrankungen

Bei einer **bakteriellen Enzephalitis** fällt bei der **Hämatologie** häufig eine Leukozytose mit Neutrophilie und Linksverschiebung auf. Eine Harnuntersuchung ist immer indiziert und kann in den Fällen mit Pyelonephritis weiterhelfen. Die endgültige Diagnose liefert in vielen Fällen die **Liquoruntersuchung**, wobei in nicht vorbehandelten Fällen hohe Proteinwerte und eine starke **Pleozytose** gefunden werden. Neutrophile Granulozyten sind die vorherrschende Zellpopulation. Es sollte weiterhin versucht werden, die die Krankheit verursachenden Bakterien zu erkennen: z. B. Gram-Färbung des Zytospinpräparates. Auf jeden Fall sollte eine **Liquor- und Blutkultur** (Kap. 2.2.10, S. 12) einschließlich Antibiogramm angesetzt werden.

> Eine Kultivierung von Bakterien aus dem Liquor ist schwierig.

Bei der **Staupe** fällt bei Beurteilung des Blutbildes häufig eine Lymphopenie auf (70–90 % der Fälle). Bei der akuten Form der Staupe ist der **Liquor** (Kap. 2.2.10, S. 12) in den meisten Fällen im Normbereich, selten kann eine leichte Pleozytose gefunden werden. Bei der chronischen Form ist der Liquor cerebrospinalis meist verändert. Der Virusnachweis dient der Sicherung der Diagnose (**PCR, Immunzytochemie**) (Kap. 2.2.12, S. 12).

Die **zentraleuropäische Zeckenenzephalitis** geht mit einer Leukopenie mit Lymphopenie einher. Antikörperuntersuchungen im Serum gegen das zentraleuropäische Zeckenenzephalitisvirus werden positiv sein.

> Auch bei gesunden Hunden, die von einer infizierten Zecke befallen waren, ist ein positiver Antikörpertest möglich.

Die **FIP** muss durch eine Kombination von klinischer Symptomatik und Labordiagnostik gestellt werden. Die Mehrheit der Katzen hat eine Hyperproteinämie, Hypergammaglobulinämie und ein erniedrigtes Albumin-Globulin-Verhältnis. Die Messung von Serumantikörpern gegen das Coronavirus bzw. eine PCR haben für die Diagnostik nur äußerst begrenzten Wert. Die wichtigste diagnostische Untersuchung ist die Liquoruntersuchung, die immer eine deutliche Proteinerhöhung ergibt. Die Zellzahl ist ebenfalls deutlich erhöht (100–1000 Zellen/µl).

Die Diagnose **protozoäre Meningoenzephalitis** ist im Falle einer Mitbeteiligung der Muskulatur eindeutig in der Klinik *intra vitam* zu stellen (Muskelbiopsie; Kap. 2.3.9, S. 15). In 80 % der Fälle wird eine Eosinophilie bei Beurteilung des Blutbildes gesehen. Der Liquor cerebrospinalis ist in 90 % der Fälle mit Proteinerhöhung und gering- bis mittelgradiger Pleozytose verändert. Im EMG können Fibrillationspotenziale auftreten. Im CT und MRT können disseminierte granulomatöse Herde gesehen werden. Zusätzlich können eine Antikörperbestimmung im Serum und eine PCR erfolgen (Kap. 2.2.12, S. 12).

Die **granulomatöse Meningoenzephalitis (GME)** zeigt im **Liquor** eine mittelgradige Proteinerhöhung und Pleozytose. Die Zellzahl kann sehr hohe Werte, vor allem bei nicht vorbehandelten Tieren, erreichen. Ein Teil der Fälle hat ein mononukleäres Zellbild mit Lymphozyten, Monozyten und Makrophagen. Bei anderen Hunden wird eine gemischtzellige Pleozytose vorgefunden. CT und MRT können weiteren Aufschluss bieten, vor allem bei der fokalen Form. Nur eine Biopsie, die bei zentralvestibulärer Symptomatik nicht möglich ist, liefert eine endgültige klinische Diagnose.

▪ Schädelhirntrauma

> Schädeltrauma-Patienten sind Notfälle! Bevor eine exakte Diagnostik durchgeführt wird, müssen an erster Stelle Sofortmaßnahmen stehen.

Die Tiere sollten zunächst sehr vorsichtig gehandhabt werden, um nicht zusätzliche Schäden zu erzeugen (Vorsicht bei Manipulation der Wirbelsäule, da auch hier Läsionen vorliegen können). Zusatzuntersuchungen in Narkose (CT, MRT) erfolgen nur dann, wenn es der Zustand des Tieres erlaubt und wenn ein diagnostischer Gewinn erwartet wird.

> Auf eine Liquorentnahme wird bei einem Schädelhirntrauma verzichtet.

Wirbelsäulenröntgen, Thoraxröntgen und weitere Abklärung wegen potenzieller Verletzungen im Abdomen (Röntgen, Ultraschall, Punktion) sind indiziert. Der Harnabsatz muss kontrolliert werden.

Thiaminmangel-Enzephalopathie
Die Diagnose einer Thiaminmangel-Enzephalopathie wird durch niedrigen Pyruvat- und Laktatspiegel im Blut, niedrige Transketolase-Aktivität der Erythrozyten, niedrige Thiaminwerte im Blut **und rasches Ansprechen auf die Therapie mit Thiamin** gestellt.

Neoplasie
Zur Diagnose werden vor allem bildgebende Verfahren herangezogen. Dabei sollte immer zuerst ein Thoraxröntgen angefertigt werden (Metastasensuche). Bei der Katze kann ein Schädelröntgen beim Meningiom (Verkalkungen) bereits eine Diagnose liefern. Ansonsten sind CT oder MRT die Methoden der Wahl. Die Liquoruntersuchung ergibt nur selten Aufschlüsse. Der Liquor cerebrospinalis kann entweder normal sein, die sekundäre Entzündungsreaktion widerspiegeln (beim Meningiom häufig Beteiligung von neutrophilen Granulozyten) oder zur Diagnose beitragen.

29.5 Therapie

Die Therapie ist abhängig von der Ursache des Vestibularsyndroms. Eine symptomatische Therapie zur Behandlung der Kopfschiefhaltung existiert nicht. Günstig ist zu Beginn der Erkrankung, wenn die Tiere meist sehr aufgeregt sind und vermutlich starkes „Schwindelgefühl" haben, Valium zu verabreichen (**cave:** Übererregbarkeit bei einigen Hunden). Auch Medikamente zur Behandlung einer Reisekrankheit sind gegen Schwindelgefühle empfehlenswert, wobei die effektive Wirkung nicht bewiesen ist.

Metabolische Störungen werden entsprechend behandelt (z. B. Substitution bei Hypothyreose und Thiaminmangel) bzw. ototoxische Substanzen werden abgesetzt. Bei Thiaminmangel wird **Thiamin** verabreicht (10–100 mg/kg/d).

29 Kopfschiefhaltung

Diagnostischer Algorithmus

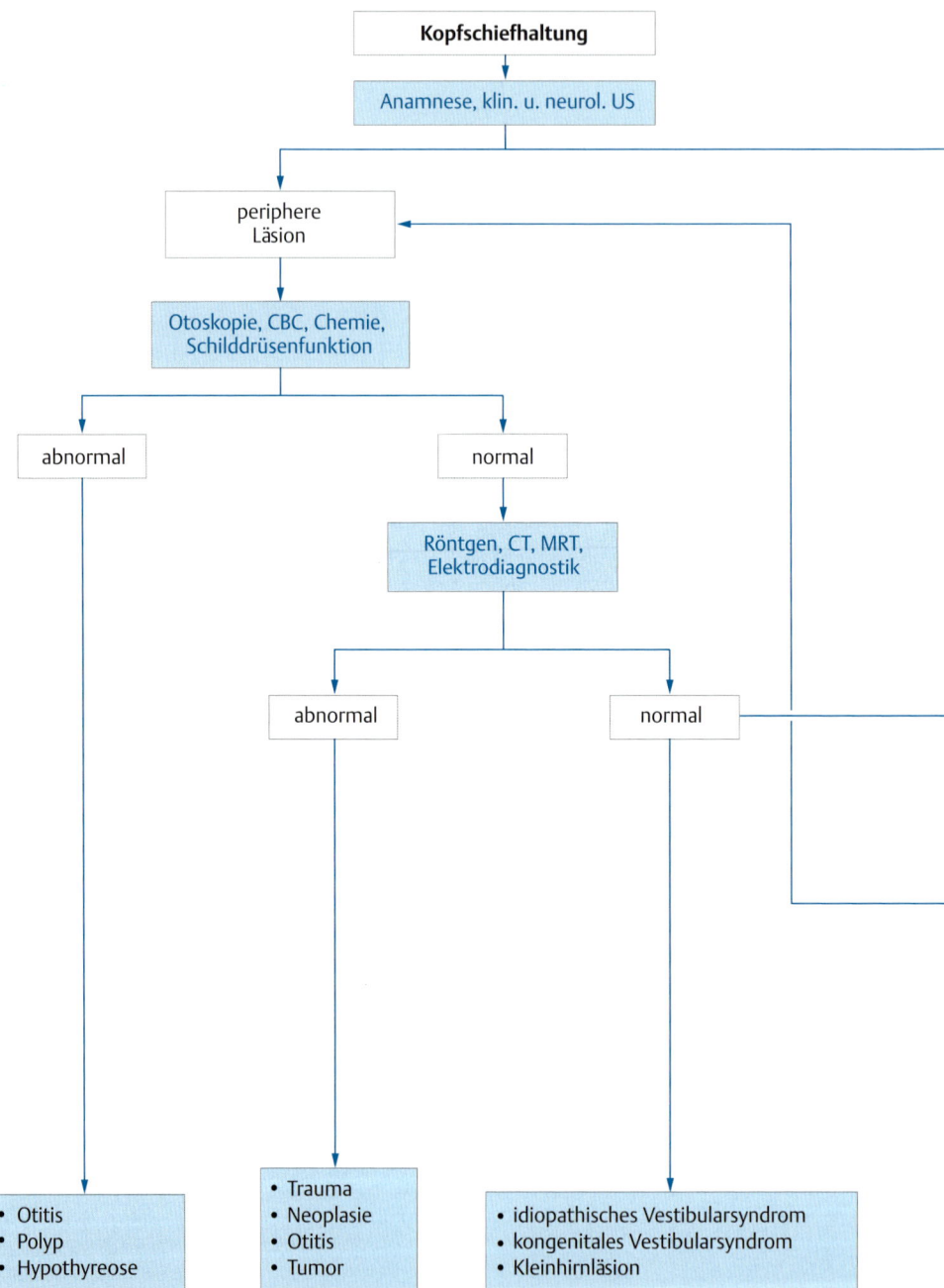

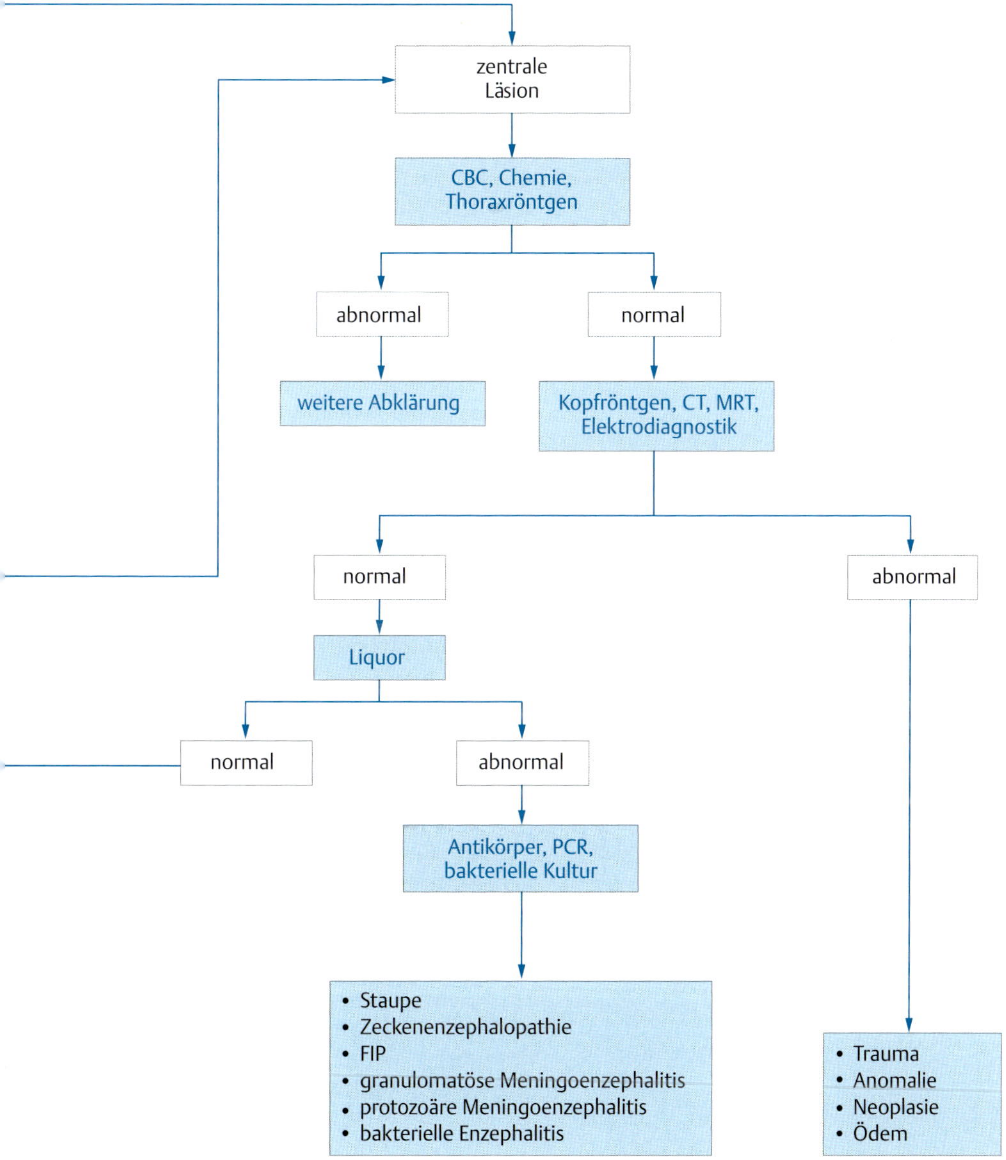

29 Kopfschiefhaltung

```
                    zentrale
                    Läsion
                       │
                       ▼
                 CBC, Chemie,
                 Thoraxröntgen
                  ┌────┴────┐
                  ▼         ▼
               abnormal   normal
                  │         │
                  ▼         ▼
          weitere      Kopfröntgen, CT, MRT,
          Abklärung    Elektrodiagnostik
                         ┌────┴────┐
                         ▼         ▼
                      normal    abnormal
                         │
                         ▼
                      Liquor
                    ┌────┴────┐
                    ▼         ▼
                 normal    abnormal
                              │
                              ▼
                       Antikörper, PCR,
                       bakterielle Kultur
```

- Staupe
- Zeckenenzephalopathie
- FIP
- granulomatöse Meningoenzephalitis
- protozoäre Meningoenzephalitis
- bakterielle Enzephalitis

- Trauma
- Anomalie
- Neoplasie
- Ödem

30 Kotinkontinenz

Stefan Rupp

Das Wichtigste vorweg

- Kotinkontinenz ist gekennzeichnet durch unbewussten Kotabsatz ohne Einnahme der typischen physiologischen Körperhaltung.

- Eine neurologische Untersuchung ist unerlässlich zur Unterscheidung neurogener und nicht neurogener Ursachen.

- Neurogene Ursachen sind unter Praxisbedingungen oft nicht eindeutig zu diagnostizieren.

- Eine medikamentöse symptomatische Therapie existiert nicht.

30.1 Definitionen

Eine unwillkürliche Passage von Kot durch den Analkanal wird als Kotinkontinenz bezeichnet. Dabei kommt es nicht zu der bei physiologischem Kotabsatz eingenommenen typischen Körperhaltung, der Kotabsatz erfolgt im Liegen oder in Bewegung. Die Kotkonsistenz ist meist unverändert. Folgende Störungen sollten abgegrenzt werden:
- Verhaltensstörungen (fehlende Stubenreinheit, Kotabsatz an unangebrachten Plätzen)
- Erkrankungen mit Durchfall, bei der eine Kotabsatzhaltung eingenommen wird (S. 119)
- Erkrankungen mit Obstipation, bei der eine Kotabsatzhaltung eingenommen wird (S. 318)

30.2 Anatomie – Physiologie – Pathophysiologie

Grundlage einer normalen Defäkation ist die anatomische Integrität von Kolon, Rektum, Anus und Perineum mit intakter Innervation.

Die somatische **Innervation** des M. sphincter ani externus (quergestreifte Muskulatur) erfolgt über den N. rectalis caudalis, einen Ast des N. pudendus, dessen Fasern den sakralen spinalen Segmenten S1–S3 entspringen. Vegetative Impulse erreichen das Rektum und den M. sphincter ani internus (beide glatte Muskulatur) durch die der lateralen Rektumwand anliegenden Plexus pelvini, die sowohl sympathische als auch parasympathische Fasern enthalten. Die sympathischen Fasern entstammen den Segmenten L1–L4 und erreichen die Organe des Beckens über den N. hypogastricus, die parasympathischen Neurone sind in den sakralen Segmenten S1–S3 lokalisiert und gelangen via Nn. pelvini in die vegetativen Plexus. Ähnlich der Blaseninnervation (S. 193) werden diese Strukturen dem unteren motorischen Neuron (UMN) zugeordnet, das den Einflüssen des oberen motorischen Neurons (OMN) (Rückmark kranial des Sakralmarkes, Großhirnrinde, Basalkerne, Mittelhirn, Formatio reticularis) unterliegt.

Funktionell können zwei Phasen der **Defäkation** unterschieden werden, die Füllungsphase und die Defäkationsphase. In der **Füllungsphase** transportiert darmautonome Peristaltik Kotmassen aus dem Colon descendens in das Rektum, dessen Dehnungsrezeptoren zwei Reflexe auslösen. Der **rektoanale Dehnungsreflex** führt über den darmeigenen Plexus myentericus zu einer Erschlaffung des inneren Sphinkters, der **rektoanale Kontraktionsreflex** über die Stimulation des Parasympathikus im Sakralmark zu einer Kontraktion des externen Sphinkters. Afferente spinale Bahnen vermitteln diese Signale höheren Zentren (OMN), die durch efferente Inhibition Kontinenz und damit „Stubenreinheit" ermöglichen. In der **Defäkationsphase** wird durch somatische Relaxation des M. sphincter ani externus unter erhöhtem parasympathischem und reduziertem sympathischem Tonus ein Auspressen des Kotes ermöglicht.

30.3 Ursachen

Da beide Defäkationsphasen gestört sein können, lassen sich eine Reservoirinkontinenz und eine Sphinkterinkontinenz unterscheiden. So kommt es bei einer **Reservoirinkontinenz** zu einer verminderten Kotfüllung von Kolon und Rektum, verbunden mit einem verstärkten Kotabsatzdrang. Es erfolgt eine bewusste Wahrnehmung des Kotabsatzes, die typische Kotabsatzhaltung wird eingenommen. Der Absatz erfolgt jedoch extrem häufig und/oder an ungewünschten Stellen. Ursache hierfür sind kolorektale Erkrankungen mit Durchfall oder Verstopfung (Kolitis, Neoplasie, Perinealhernie) sowie Entzündungen im Analbereich (Analbeutelentzündung). Die Ursache einer Reservoirinkontinenz muss differenzialdiagnostisch abgegrenzt werden.

Im Falle der **Sphinkterinkontinenz**, einer echten Inkontinenz, fehlen die bewusste Wahrnehmung und die typische Körperhaltung. Funktionsstörungen des Sphinkters können auf lokalen Erkrankungen des Sphinkters, also nicht neurogenen Ursachen und neurogenen Ursachen basieren (**Tab. 30.1**).

> Eine Kotinkontinenz kann entweder durch eine Reservoirinkontinenz oder eine Sphinkterinkontinenz entstehen – nur bei Letzterer fehlt die typische Körperhaltung beim Kotabsatz.

30.3.1 Nicht neurogene Ursachen

Hier stehen Veränderungen der Integrität des Analkanals sowie des Sphinkters im Vordergrund. Dazu zählen perianale Fisteln, Veränderungen der Analbeutel (Abszesse mit Fistelbildung) und Trauma (z. B. Bissverletzungen). Chirurgische Eingriffe (Perinealhernie, Analbeutel, perianale Fisteln oder Neoplasie) stellen eine bedeutende Ursache im Sinne iatrogener Traumata dar.

30.3.2 Neurogene Ursachen

Die Einteilung neurogener Ursachen erfolgt in erster Linie nach der Neurolokalisation. Die Unterscheidung in Läsionen des UMN und OMN ist auf die Eingrenzung des zu untersuchenden Gebietes gerichtet.

> Eine neurogene Ursache einer Kotinkontinenz, bedingt durch eine Läsion des oberen motorischen Neurons (OMN) oder des unteren motorischen Neurons (UMN), kann aufgrund einer guten neurologischen Untersuchung lokalisiert und differenziert werden.

Unteres motorisches Neuron (UMN)

Läsionen im Bereich des UMN gehen mit einer Hypo- oder Areflexie sowie eventuell reduziertem Analtonus einher. Sie betreffen das Sakralmark, die Cauda equina sowie die peripheren Nerven und stellen die häufigste Lokalisation neurogener Ursachen der Kotinkontinenz dar. Dabei stehen degenerative Veränderungen (degenerative lumbosakrale Stenose, syn. Cauda-equina-Syndrom, Wirbelmalformation, Diskopathie und lumbosakrale Instabilität) im Vordergrund. Während ein Trauma (Fraktur, Luxation und Subluxation) häufige Ursache ist, kommen eine Neoplasie, vaskuläre Veränderung (Blutung und Hämatom) und entzündliche Ursachen (Diskospondylitis, Myelitis) seltener vor. Eine Anomalie (Spina bifida, sakrokokzygeale Dysplasie der Manx-Katze) tritt sehr selten auf. Nach beidseitiger Korrektur einer Perinealhernie ist eine iatrogene neurogene Inkontinenz möglich.

Eine generalisierte Läsion des UMN im Sinne einer Polyneuropathie/Polymyopathie, die zu einer Kotinkontinenz führt, ist sehr selten. Hierzu zählt u. a. die Dysautonomie (Key-Gaskell-Syndrom).

Oberes motorisches Neuron (OMN)

Schäden im Bereich des OMN sind durch Normo- oder Hyperreflexie gekennzeichnet; Analreflex und Analtonus sind erhalten. Sie sind kranial des Sakralmarks lokalisiert. Durch Schäden der afferenten Fasern, verbunden mit einer gestörten Sensibilität, kommt es zu einem Verlust der Inhibition reflektorischer Funktion durch übergeordnete Zentren. Ursächlich müssen eine Anomalie (Arachnoidalzyste, Spina bifida, Wirbelmalformation), eine entzündliche Veränderung (Meningomyelitis, z. B. Staupe), eine degenerative Veränderung (Diskopathie, degenerative Myelopathie), eine Gefäßerkrankung (Knorpelzellembolie, Blutung, Hämatom), ein spinales Trauma (Wirbelfraktur, Luxation, Subluxation) und eine Neoplasie in Betracht gezogen werden.

Tab. 30.1 Ursachen einer Kotinkontinenz.

nichtneurogene Ursachen		perianale Fisteln	Hund
		Analbeutelveränderung	Hund > Katze
		Trauma iatrogen:	
		• Perinealhernie	Hund >> Katze
		• Analbeutelentfernung	Hund >> Katze
		• perianale Fisteln	Hund
		• Tumorresektion	Hund >> Katze
neurogene Ursachen	UMN lokal	degenerative lumbosakrale Stenose	Hund
		Wirbelmalformation	Hund
		Diskopathie	Hund >> Katze
		Trauma	Katze > Hund
		• Wirbelfraktur	
		• Wirbelluxation	
		• Wirbelsubluxation	
		• Perinealhernie beidseits (iatrogen)	Hund >> Katze
		Diskospondylitis	Hund > Katze
		Neoplasie	Hund & Katze
		Anomalie	Hund & Katze
	UMN generalisiert	Polyneuropathie	Hund & Katze
		Polymyopathie	Hund & Katze
	OMN	Diskopathie	Hund >> Katze
		Trauma	Hund > Katze
		• Wirbelfraktur	
		• Wirbelluxation	
		• Wirbelsubluxation	
		Neoplasie	Hund & Katze
		Anomalie	Hund > Katze
		• Arachnoidalzyste	
		• Syringohydromyelie	
		Gefäßerkrankung	Hund > Katze

30.4 Diagnostisches Vorgehen

30.4.1 Anamnese

Angaben wie Rasse, Alter und Geschlecht geben Hinweise auf eventuelle Dispositionen. Vorerkrankungen sowie bestehende Medikationen können entscheidende Informationen zur Diagnosestellung liefern (Hyperästhesien, Gangstörungen, chirurgische Eingriffe). Eine detaillierte Befragung der Besitzer sollte sich neben allgemeinen Veränderungen (Allgemeinbefinden, Appetit etc.) auf problemassoziierte Fakten konzentrieren. Dabei steht eine genaue Beschreibung des Kotabsatzes im Vordergrund. Hierbei sind Situation und Ort des Absatzes zu erfragen (Differenzierung von Verhaltensstörungen). Welche Körperhaltung wird eingenommen? In welcher Frequenz erfolgt der Absatz des Kotes und wie ist die Kotkonsistenz (Abgrenzung zu Reservoirinkontinenz). Begleitsymptome werden vom Besitzer gelegentlich nicht in einem kausalen Zusammenhang gesehen und sollten gezielt erfragt werden (Gangstörungen, abnormale Schwanzbewegung oder -haltung, Harninkontinenz (S. 192), Schwäche, Körpergeruch). Von Interesse ist ebenfalls die Dauer der Veränderungen, in den meisten Fällen handelt es sich um einen chronischen Verlauf. Oft kann die Ursache/Lokalisation so bereits im Anamnesegespräch näher eingegrenzt werden.

30.4.2 Klinische Untersuchung

Im Rahmen der Allgemeinuntersuchung ist eine eingehende **Inspektion der Analregion** unabdingbar. Dabei können perineale (Perinealhernie) und perianale Veränderungen (Analbeutelabszess, Analbeutelkarzinom) auffallen. Sowohl die perianale Haut als auch der mukokutane Übergang kann im Falle perianaler Fisteln von Fistelöffnungen oder aufgebrochenen Fistelgängen durchzogen sein, die oft mit dem Lumen des Analkanals kommunizieren. Eine **rektale Exploration** ermöglicht neben der Beurteilung des Analtonus das Auffinden anorektaler Neoplasien. Eine Sedation oder Narkose lässt eine gründliche Rektaluntersuchung schmerzhafter Patienten zu, eine Beurteilung des Analtonus ist hierbei jedoch nur bedingt möglich. Nicht neurogene Ursachen der Sphinkterinkontinenz sind in der Regel klinisch zu diagnostizieren.

30.4.3 Neurologische Untersuchung

Der kompletten klinisch-neurologischen Untersuchung kommt eine Schlüsselrolle zu. Besonderes Augenmerk gilt dabei den **Reflexen der perinealen Region** (Analreflex, Bulbo- bzw. Vulvourethralreflex) sowie dem **Analtonus**. Verminderte Reflexe weisen auf eine Läsion des UMN hin. Sind zusätzlich Reflexe der Hintergliedmaßen vermindert oder abwesend, stehen Läsionen des Lumbosakralmarks im Vordergrund. Eine Hyporeflexie der Vordergliedmaßen und des Kopfes weisen auf eine generalisierte Störung des UMN hin. Da diese Erkrankungen im Anfangsstadium mit Veränderungen in den Hintergliedmaßen beginnen können, ist eine klare klinische Lokalisation der UMN-Läsionen oft nicht möglich. Die Untersuchung der Haltungs- und Stellreaktionen (Propriozeption, Hüpfen, Unterstützungsreaktion) muss im Hinblick auf Läsionen kranial der Lumbosakralregion (kranial des 4. Lumbalwirbels) erfolgen. Die Haltung des Schwanzes, dessen Motorik und Schmerzempfinden sollten überprüft werden, hier können sich Hinweise auf sakrokokzygeale Lokalisationen ergeben.

> Die klinisch-neurologische Untersuchung ist in der Praxis durchführbar und erfordert keinen apparativen Aufwand! Ihr kommt eine Schlüsselrolle bei der weiteren Diagnostik zu.

30.4.4 Weiterführende Untersuchungen

Unter Beachtung der Neurolokalisation finden neben Nativ- und Kontraströntgenaufnahmen, die in der Praxis durchführbar sind, CT und MRT Anwendung. Wirbelfrakturen, -luxation und -subluxationen können in der Regel mittels **Nativröntgenaufnahmen** erkannt werden, wobei meist die Beurteilung zweier Ebenen unerlässlich ist. Gleiches gilt für Malformationen der Wirbel. Röntgenaufnahmen unter Verwendung von Kontrastmitteln geben ein detailliertes Bild, wobei die **Myelographie** den lumbosakralen Übergang in der Regel unzureichend darstellt. Alternativ können eine **Epidurographie** oder eine **Diskographie** bessere Ergebnisse erzielen. In den letzten Jahren haben jedoch die Schnittbildverfahren (CT, MRT) die Diagnostik entscheidend verbessert. Dabei weisen die Schnittbildverfahren, insbesondere die **MRT**, eine verbesserte Weichteildarstellung auf. Im **CT** sind Biopsien selbst kleiner Massen unter Sichtkontrolle möglich.

> Bildgebende Verfahren spielen die Hauptrolle in der weiterführenden Diagnostik der neurogenen Sphinkterinkontinenz.

Hämatologie und **Chemieprofil** zeigen in der Regel keine Veränderung, dienen jedoch der Einschätzung des altersabhängigen anästhetischen Risikos. Im Falle einer Polyneuropathie/Polymyopathie kommt einer **Elektrolytbestimmung** sowie einer **Serologie** hinsichtlich relevanter Erkrankungen (Toxoplasmose, Hypothyreose etc.) Bedeutung zu (Kap. 2.2.9, S. 10, und Kap. 2.2.12, S. 12). Ergänzend sind hier elektrophysiologische Untersuchungen (**Elektromyogramm**, **Nervenleitgeschwindigkeit**; Kap. 2.5.1, S. 17) oder eine Nerv- und/oder Muskelbiopsie (Kap. 2.3.9, S. 15) indiziert. Eine lumbale **Liquorpunktion** (Kap. 2.3.3, S. 14) kann den Verdacht einer Meningomyelitis bestätigen.

30 Kotinkontinenz

Diagnostischer Algorithmus

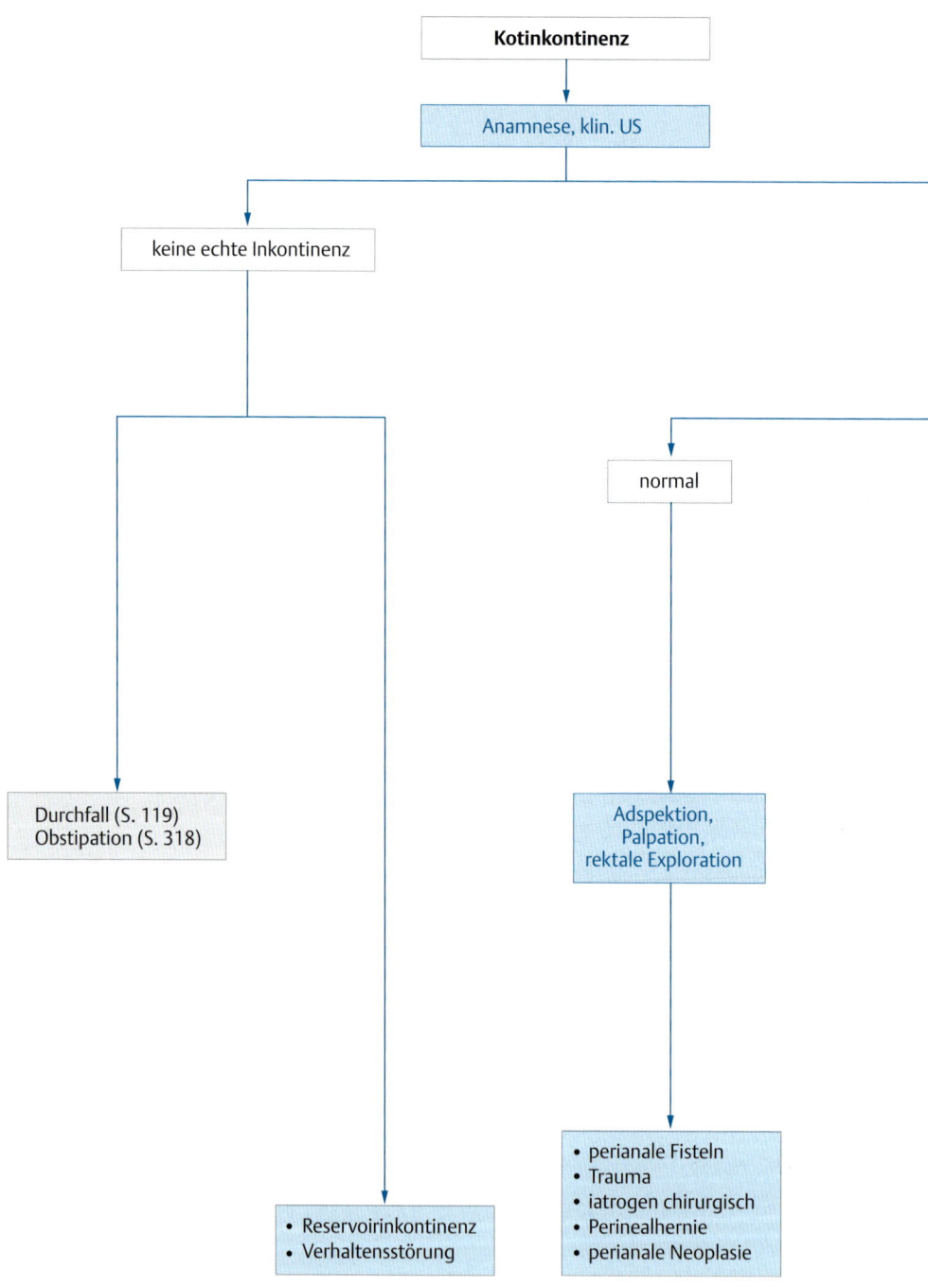

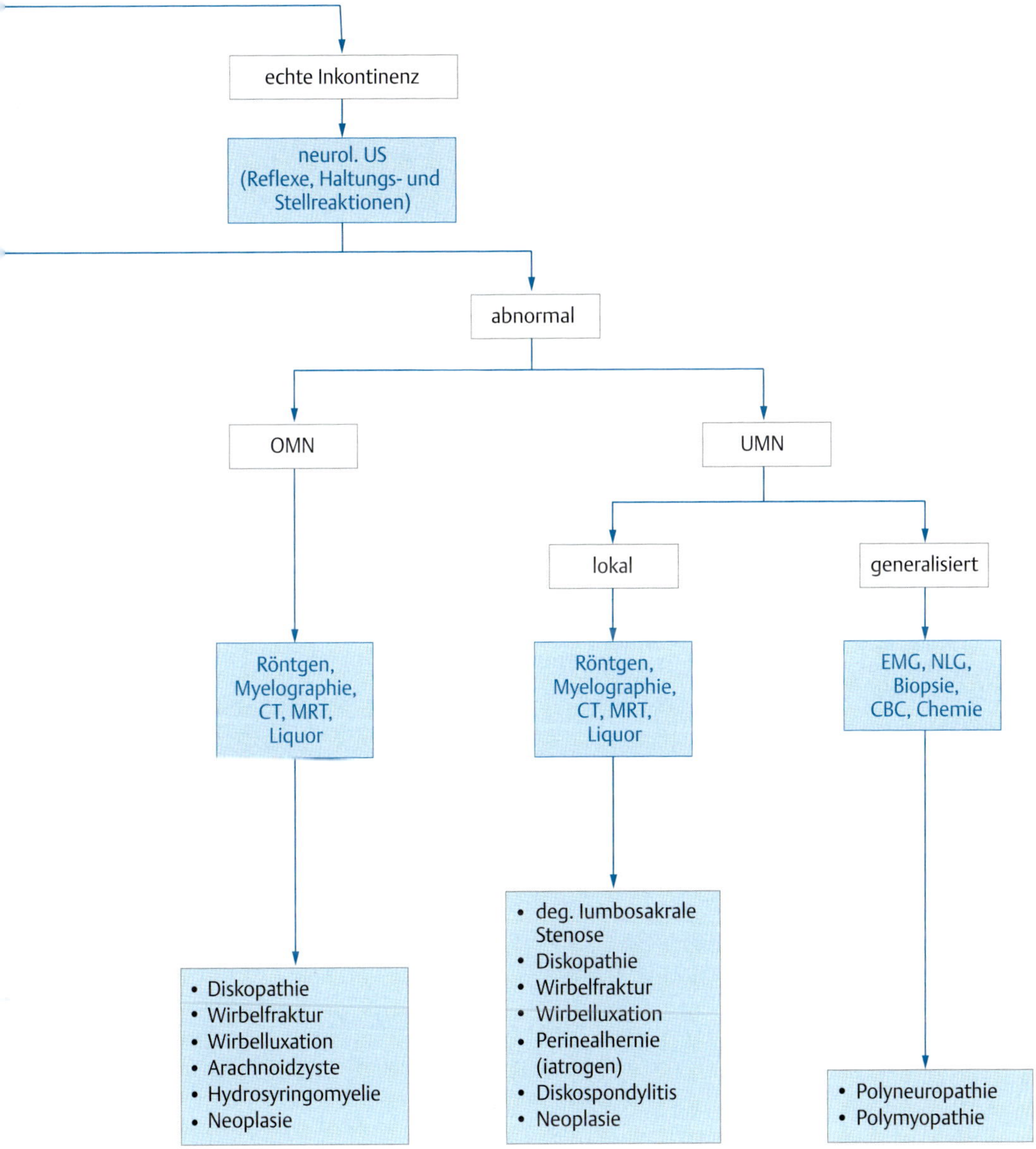

```
                    ┌─────────────────┐
                    │ echte Inkontinenz│
                    └────────┬────────┘
                             ▼
                    ┌─────────────────┐
                    │   neurol. US    │
                    │(Reflexe, Haltungs-│
                    │ und Stellreaktionen)│
                    └────────┬────────┘
                             ▼
                        ┌────────┐
                        │abnormal│
                        └───┬────┘
                ┌───────────┴───────────┐
                ▼                       ▼
             ┌─────┐                 ┌─────┐
             │ OMN │                 │ UMN │
             └──┬──┘                 └──┬──┘
                │              ┌───────┴────────┐
                │              ▼                ▼
                │          ┌──────┐      ┌───────────┐
                │          │ lokal│      │generalisiert│
                │          └──┬───┘      └─────┬─────┘
                ▼             ▼                ▼
```

- OMN → Röntgen, Myelographie, CT, MRT, Liquor
  - Diskopathie
  - Wirbelfraktur
  - Wirbelluxation
  - Arachnoidzyste
  - Hydrosyringomyelie
  - Neoplasie

- UMN lokal → Röntgen, Myelographie, CT, MRT, Liquor
  - deg. lumbosakrale Stenose
  - Diskopathie
  - Wirbelfraktur
  - Wirbelluxation
  - Perinealhernie (iatrogen)
  - Diskospondylitis
  - Neoplasie

- UMN generalisiert → EMG, NLG, Biopsie, CBC, Chemie
  - Polyneuropathie
  - Polymyopathie

30.5 Therapie

30.5.1 Ätiologische Therapie

Eine kausale Therapie ist immer abhängig von der Ursache, hier muss auf entsprechende Fachbücher verwiesen werden.

▪ Nicht neurogene Ursachen
Perianale Fisteln, die vor allem beim Deutschen Schäferhund auftreten, basieren auf einem Immundefekt, der mittels **immunsuppressiver Medikation** behandelt werden kann (Ciclosporin A, Tacrolimus, Glukokortikoid). Ein Trauma sollte möglichst zeitnah unter Kenntnis der anatomischen Situation versorgt werden. Gleiches gilt für iatrogene Ursachen, wobei eine Revision nur in seltenen Fällen zum Erfolg führt.

▪ Neurogene Ursachen
Erkrankungen, die mit einer Kompression neuraler Strukturen einhergehen, können in der Regel chirurgisch dekomprimiert werden (Laminektomie und Hemilaminektomie). Die Prognose steht in Abhängigkeit zur Genese, Dauer der Erkrankung, Ausmaß der Kompression und der Erfahrung des Chirurgen. Eine Stenosierung im Bereich des lumbosakralen Übergangs weist bei früher Dekomprimierung eine gute Prognose auf, jedoch zeigt sich eine Kotinkontinenz meist erst im Spätstadium der Erkrankung und ist als negativer prognostischer Faktor zu werten. Wirbelfrakturen, -luxationen und -subluxationen sollten zeitnah dekomprimiert und stabilisiert werden. Eine Fixierung einer sakrokokzygealen Luxation und Luxationsfraktur ist möglich.

30.5.2 Symptomatische Therapie

Eine Verbesserung der anorektalen Funktion ähnlich der Blasenfunktion mittels vegetativ wirksamer Pharmaka ist bei neurogenen Ursachen nicht möglich. Eine parasympathomimetische Stimulation mittels **Bethanechol** (0,5–1 mg/kg q8h – max. 25 mg/Hund, max. 7,5 mg/Katze) ist denkbar, führt jedoch zu einer verkürzten Passagezeit, die häufig mit Diarrhö einhergeht. Dies führt zu einer potenziellen Verschlechterung der klinischen Gesamtsituation.

Ist aufgrund des Alters des Patienten oder finanzieller Erwägungen eine Diagnosestellung nicht möglich, kann aufgrund der Vielzahl kompressiver Erkrankungen eine Steroidgabe erwogen werden. Im Falle eines schweren spinalen Traumas bei perakutem Verlauf ist innerhalb eines Zeitfensters von 8 Stunden nach Trauma eine Applikation von **Methylprednisolon-Natriumsuccinat** (30 mg/kg als langsamer Bolus) zu bedenken. Bei chronischem Verlauf kann mittels antientzündlicher Dosierungen (z. B. Prednisolon 0,5 mg/kg q24h) eine Verbesserung der Situation erreicht werden.

Eine generelle symptomatische Therapie nicht neurogener Ursachen existiert nicht, kann im Einzelfall in Abhängigkeit der Genese jedoch möglich sein.

31 Lymphadenomegalie

Bettina Kandel-Tschiederer

Das Wichtigste vorweg

- Die Unterscheidung zwischen lokaler und generalisierter Lymphadenomegalie ist für das weitere Vorgehen und die Listung der wichtigsten Differenzialdiagnosen entscheidend.

- Bei Hund und Katze sind physiologisch am leichtesten die mandibularen, präskapularen und poplitealen Lymphknoten palpabel.

- Anhand der im Lymphknoten dominierenden Zellen werden Lymphknotenhyperplasie, Lymphadenitis und infiltrative Lymphadenomegalie unterschieden.

- Eine lokale Lymphadenomegalie wird am häufigsten durch eine Infektion bzw. Entzündung im tributären Gebiet oder Tumormetastasen der lokalen Drainageregion verursacht.

- Bei Hunden ist für eine generalisierte Lymphadenomegalie das maligne multizentrische Lymphom und bei Katzen (v. a. Maine Coon) eine idiopathische Vergrößerung die häufigste Ursache.

- Neben der klinischen Untersuchung (tributäres Gebiet) stellt die Lymphknotenzytologie eine effektive und einfache diagnostische Maßnahme dar.

31.1 Definitionen

Als Lymphadenomegalie wird die Vergrößerung von Lymphknoten bezeichnet. Dabei unterscheidet man zwischen lokaler (solitär oder regional) und generalisierter Lymphadenomegalie. Die **solitäre Lymphadenomegalie** bezeichnet die Größenzunahme eines einzelnen Lymphknotens. **Regionale Lymphadenomegalie** ist die Vergrößerung einer Kette von Lymphknoten, die eine anatomische Region drainieren. Bei der **generalisierten** Lymphadenomegalie sind multizentrisch Lymphknoten verschiedener anatomischer Gebiete vergrößert. Auch die Konsistenz der Lymphknoten kann pathologisch verändert sein (weich, vermehrt warm und schmerzhaft, derb). Eine Lymphadenomegalie geht oft mit folgenden Problemen einher:
- blasse Schleimhäute (S. 95)
- Hyperthermie (S. 235)
- Hepato- und Splenomegalie (S. 201)

31.2 Anatomie – Physiologie – Pathophysiologie

Lymphknoten sind von außen nach innen gesehen aus folgenden Strukturen aufgebaut:

Die **Kapsel** umgibt und versorgt die Strukturen innerhalb des Lymphknotens. Der **subkapsuläre Raum** enthält vorwiegend Zellen des Monozyten-Makrophagen-Systems. Diese filtern die Partikel, die aus den afferenten Lymphgefäßen eintreffen, und präsentieren dann die gefilterten Antigene den lymphozytären Zellen. Im **Kortex** befinden sich vor allem B-Lymphozyten, die in Lymphfollikeln angeordnet sind. Die B-Lymphozyten sind für die humorale Immunantwort zuständig. Der **Parakortex** besteht primär aus T-Lymphozyten und ist deshalb in die zellvermittelte Immunantwort involviert. Die **Medulla** enthält Markstränge, in denen B-Lymphozyten verbleiben, die sich im Rahmen einer Immunantwort zu Plasmazellen entwickeln. Zwischen den Marksträngen bilden die **medullären Sinus** ein endotheliales Sieb mit einer variablen Anzahl an Zellen des Monozyten-Makrophagen-Systems, die den Lymphknoten kontrollieren. Die Lymphe fließt von dort zu den **efferenten Lymphgefäßen im Lymphknotenhilus**.

Bei Hund und Katze können am leichtesten die mandibularen, präskapularen (= cervicales superficiales) und poplitealen Lymphknoten palpiert werden. Die mandibularen Lymphknoten liegen direkt kranial der Glandula mandibularis und können palpatorisch leicht mit dieser Speicheldrüse verwechselt werden. Die superfiziellen inguinalen Lymphknoten sind bei den meisten Patienten nur bei Vergrößerung palpabel. Die axillaren, fakultativ angelegten fazialen, retropharyngealen, mesenterialen und sublumbalen (= iliaci mediales) Lymphknoten werden nur bei Vergrößerung spürbar. Bei Katzen kann eine hochgradige Vergrößerung des mediastinalen Lymphknotens durch Verminderung der Komprimierbarkeit des kranialen Thorax festgestellt werden.

Die **Tab. 31.1** beschreibt die tributären Gebiete der wichtigsten palpablen Lymphknoten.

31.3 Ursachen

Lymphknoten vergrößern sich als Konsequenz einer Proliferation normaler Lymphknotenzellen oder durch Infiltration mit normalen oder abnormalen Zellen. Selten kommt es zur Vergrößerung durch Gefäßveränderungen (Hyperämie, Stauung, Neovaskularisation, Ödem) (**Tab. 31.2**). Sowohl bei solitärer/regionaler als auch bei generalisierter Lymphadenomegalie sind diese Ursachen möglich.

31.3.1 Lymphknotenhyperplasie und Lymphadenitis

Wenn die normale Zellpopulation eines Lymphknotens aufgrund von antigener Stimulation (z. B. postvakzinal v. a. bei jungen Tieren, Infektionserkrankungen wie Leishmaniose, Ehrlichiose, Babesiose, FIV, FeLV und Immunopathien) proliferiert, wird dies als reaktive Lymphadenopathie oder **Lymphknotenhyperplasie** bezeichnet. Hierbei sind für gewöhnlich verschiedene Zelltypen der lymphozytären Zellreihe und des Monozyten-Makrophagen-Systems vertreten. Bei Katzen (v. a. Maine Coon) gibt es eine **idiopathische Lymphadenopathie**, die auch histologisch mit einem **malignen Lymphom** verwechselt werden können.

Bei erhöhtem Anteil von eosinophilen Granulozyten (> 3 %) spricht man von einer eosinophilen Reaktion (z. B. tiefe Pyodermie, v. a. parasitärer und allergischer Genese, eosinophiles Granulom der Katze, Immunopathie, z. B. systemischer Lupus erythematodes). Begleitend ist häufig der Anteil an Mastzellen erhöht.

Wenn polymorphkernige Granulozyten oder Makrophagen im zellulären Infiltrat dominieren,

Tab. 31.1 Palpable Lymphknoten und ihr tributäres Gebiet.

Lymphknoten	tributäres Gebiet
Lnn. mandibulares	alle Teile des Kopfes (inkl. Mundhöhle), außer Augenlider und assoziierte Drüsen, äußeres Ohr, Glandula parotis
Lnn. retropharyngeales	Lnn. mandibulares und parotidei, Muskeln von Kopf und Nacken, Nasenhöhlen und -nebenhöhlen, Larynx, Pharynx, Mundhöhle, Zungenbein
Lnn. cervicales superficiales (präskapulare)	kaudaler Kopfbereich, laterale Oberfläche von Nacken und Vordergliedmaßen
Lnn. axillares	Brustwand, Vordergliedmaßen, Milchdrüsen (Hund 1.–3. Komplex, Katze alle 4 Komplexe)
Lnn. mesenteriales	Jejunum, Ileum, Pankreas
Lnn. iliaci mediales (sublumbale)	Becken, Hintergliedmaßen, Urogenitalsystem, kaudaler Verdauungstrakt, Lnn. inguinales
Lnn. inguinales superficiales	ventrale Bauchwand, Milchdrüsen (Hund 3.–5. Komplex, Katze alle Komplexe), Präputium, Skrotum, Hintergliedmaßen
Lnn. poplitei	distale Hintergliedmaßen

Tab. 31.2 Die häufigsten Ursachen für eine Lymphadenomegalie.

solitäre/regionale Lymphadenomegalie	infektiös/entzündlich	peridontale Erkrankungen (Gingivitis, Parodontitis)	Hund & Katze
		Lymphknotenabszess	Hund & Katze
		tiefe Pyodermie	Hund > Katze
		FIP	Katze
	neoplastisch	Mastzelltumor	Hund >> Katze
		malignes Melanom	Hund >> Katze
		Adenokarzinom der Analbeutel	Hund > > Katze
		mediastinales Lymphom	Katze > Hund
		maligne Histiozytose	Hund
	sonstige	eosinophiles Granulom	Katze
generalisierte Lymphadenomegalie	infektiös/entzündlich	tiefe Pyodermie	Hund > Katze
		Leishmaniose	Hund
		Ehrlichiose	Hund >> Katze
		Babesiose	Hund
		FIV, FeLV	Katze
		mykotische Infektionen	Hund & Katze
	neoplastisch	malignes Lymphom	Hund > Katze
		akute oder chronische Leukämie	Hund > Katze
	sonstige	postvakzinal	Hund & Katze
		idiopathische Lymphadenopathie (v. a. Maine Coon)	Katze
		Immunopathien, z. B. systemischer Lupus erythematodes	Hund >> Katze

spricht man von einer **Lymphadenitis**. Meistens sind infektiöse Prozesse die Ursache. Die Art der Lymphadenitis wird durch den prädominierenden Zelltyp bedingt. Eine **suppurative** bzw. purulente Lymphadenitis liegt vor, wenn neutrophile Granulozyten (> 5 %) vorherrschen. Dies ist häufig bei tiefer Pyodermie (v. a. bakterieller Genese) oder peridontaler Erkrankung der Fall. Als **Lymphknotenabszess** bezeichnet man einen fokalen Bereich suppurativer Entzündung mit zentraler Verflüssigung. Die Lymphadenitis ist **granulomatös**, wenn Makrophagen vorherrschen (v. a. bei Leishmaniose, mykotischen Infektionen). Findet man gleichermaßen Neutrophile und Makrophagen, so wird von einer **pyogranulomatösen** Lymphadenitis gesprochen (v. a. bei FIP oder auch mykotischen Infektionen).

31.3.2 Infiltrative Lymphadenomegalie

Zur infiltrativen Lymphadenomegalie kommt es bei der Verdrängung von normalen Lymphknotenstrukturen durch neoplastische Zellen oder deutlich seltener durch extramedulläre Hämatopoese. **Neoplastische Zellen**, die zur Infiltration der Lymphknoten führen, können primär hämolymphatischen Ursprungs (malignes Lymphom > akute oder chronische Leukämie, maligne Histiozytose = disseminiertes histiozytäres Sarkom) sein oder sekundär metastatische Ursachen (malignes Melanom, solitäre Mastzelltumoren, verschiedene Karzinome, z. B. Adenokarzinom der Analbeutel > manche Sarkome) haben.

31.4 Diagnostisches Vorgehen

31.4.1 Anamnese

Bestimmte Erkrankungen haben eine ausgeprägte geographische und/oder saisonale Prävalenz. Leishmaniose und Ehrlichiose kommen zum Beispiel v. a. im Mittelmeerraum vor. Es gibt mittlerweile jedoch zunehmend Fälle bei Tieren, die nachweislich nie im südlichen Ausland waren. Bei Hunden und Katzen, die in der Vergangenheit andere Kontinente bereist haben, ist an exotische Infektionserkrankungen wie verschiedene systemische Mykosen (Histoplasmose, Blastomykose, Kryptokokkose), Rickettsiosen („Rocky Mountain spotted fever", Salmon-Disease-Komplex), Algen (Prototheca) und Parasiten (*Hepatozoon canis*) zu denken. Die Frage nach Vakzinationen, Medikamentengaben, chirurgischer Behandlung von Tumoren oder im Behandlungszimmer gerade nicht präsenten Symptomen wie Durchfall (S. 119) oder Husten (S. 217) kann richtungweisend für das weitere Vorgehen sein.

31.4.2 Klinische Untersuchung

Wichtige Aspekte der klinischen Untersuchung sind:

- das Verteilungsmuster der Lymphadenomegalie
- die palpatorischen Charakteristika der Lymphknoten
- Ausmaß der Größenzunahme
- Verschieblichkeit gegen die Unterlage
- Konsistenz
- Wärme
- Schmerzhaftigkeit

Die Lymphknoten von Patienten mit Lymphadenomegalie sind meist fest, unregelmäßig geformt, nicht schmerzhaft, verschieblich und haben normale Temperatur. Bei Lymphadenitis sind die Lymphknoten häufig weicher und wärmer und können mit der Umgebung verbunden sein. Nicht verschiebliche Lymphknoten können auch bei Metastasierung oder einem Lymphom mit extrakapsulärer Invasion vorgefunden werden. Bei der abdominalen Palpation sollte v. a. auf eine mögliche Vergrößerung von Leber und Milz (S. 204) geachtet werden.

Massive Lymphadenomegalie (5- bis 10-fache Vergrößerung) tritt vorwiegend bei Hunden mit malignem Lymphom, manchen Metastasen (sublumbale Lymphknoten beim Analbeutelkarzinom) oder einem Lymphknotenabszess auf. **Leichte bis moderate Lymphknotenvergrößerung** (2- bis 4-fach) findet sich meist bei Hunden und Katzen mit reaktiven oder entzündlichen Erkrankungen (z. B. Ehrlichiose, Leishmaniose, immunvermittelte Erkrankungen, tiefe Pyodermie, systemische Mykosen), Leukämie und den meisten Metastasen.

Die **tributären Gebiete** der Lymphknoten, die eine solitäre oder regionale Lymphadenomegalie aufweisen, sind sorgfältig auf eine Infektion, Entzündung oder einen neoplastischen Prozess zu untersuchen. Die mandibularen Lymphknoten sind häufig aufgrund von Gingivitis und Parodontitis vergrößert. Übermäßige Ansammlung von Fett, vor allem in der poplitealen und präskapularen Region, kann eine Lymphadenomegalie vortäuschen. Die mandibularen Lymphknoten können palpatorisch leicht mit der mandibularen Speicheldrüse (die Lymphknoten liegen kranial!) und die inguinalen Lymphknoten mit dem inguinalen Komplex der Milchleiste (die Lymphknoten liegen tiefer!) verwechselt werden.

Patienten mit chronischer Leukämie, multizentrischem Lymphom oder reaktiver Lymphadenopathie nach Vakzination zeigen häufig keine anderen klinischen Symptome.

Systemische klinische Zeichen finden sich meist bei Patienten mit Ehrlichiose, Leishmaniose, akuter Leukämie, systemischer Mykose und Rickettsiose. Häufig zeigen die Patienten unspezifische Symptome wie Anorexie (S. 67), Gewichtsverlust (S. 165), Schwäche (S. 357), Erbrechen (S. 147), Durchfall (S. 119), Polyurie/Polydipsie (S. 338) (z. B. durch maligne Hyperkalzämie) oder eine abdominale Umfangsvermehrung (S. 20). Gelegentlich resultieren vergrößerte Lymphknoten in obstruktiven oder kompressiven Symptomen, z. B. Dysphagie (S. 131) durch die retropharyngealen Lymphknoten, Husten (S. 217) durch die tracheobronchialen Lymphknoten, Ödeme (S. 325) im tributären Gebiet.

31.4.3 Weiterführende Untersuchungen

Meistens ist es sinnvoll, zuerst eine **Lymphknotenzytologie** (Kap. 2.3.7, S. 14) durchzuführen, da die Art der Zellen im Lymphknoten die Suche nach der Ursache der Vergrößerung erleichtert oder sogar ursächlich diagnostisch sein kann. Ist die Zytologie nicht eindeutig, so ist eine Lymphknotenbiopsie indiziert. Abhängig von der Dringlichkeit und Klinik der Erkrankung wird entschieden, wann und ob Blutuntersuchungen und bildgebende Diagnostik durchgeführt werden.

Lymphknotenzytologie

Die perkutane Feinnadelaspiration und nachfolgende zytologische Auswertung liefert wichtige Informationen. Erfahrungsgemäß kann dadurch bei bis zu 80 % der Hunde und 70 % der Katzen eine Diagnose gestellt werden.

> Technik der Feinnadelaspiration und Wahl des zu aspirierenden Lymphknotens sind für den Erfolg der Zytologie ausschlaggebend.

Bei regionaler oder generalisierter Lymphadenomegalie ist es nicht ratsam, den größten Lymphknoten auszusuchen, da häufig ein nekrotisches oder hämorrhagisches Zentrum die definitive Diagnose verhindert. Die mandibularen Lymphknoten zeigen bei älteren Individuen durch klinische oder subklinische Gingivitis häufig eine reaktive Lymphadenomegalie, was die Interpretation der Befunde stören kann.

Normale Lymphknoten sind zu 80–90 % aus kleinen Lymphozyten zusammengesetzt. Die verbleibenden 10–20 % machen mittlere und große Zellen der lymphozytären Reihe, Plasmazellen und Makrophagen aus. Die Bewertung des Vorfindens anderer Zellen ist bei den Ursachen der Lymphadenomegalie vorgängig beschrieben.

Lymphknotenbiopsie

Wenn die Zytologie nicht zu einer sicheren Diagnose führt, kann eine Lymphknotenbiopsie (Tru-Cut-, Keil-, exzisionale Biopsie) notwendig sein. Die Tru-Cut-Biopsie ist am wenigsten invasiv und kann bei vielen Patienten auch unter Lokalanästhesie vorgenommen werden. Nachteil ist, dass fokale Veränderungen verpasst und die Lymphknotenarchitektur in einigen Fällen nicht ausreichend beurteilt werden kann.

Blutuntersuchungen

Veränderungen im Differenzialblutbild können sowohl sehr spezifisch als auch eher unspezifisch sein. Eine **Leukozytose** mit Neutrophilie, Linksverschiebung oder Monozytose kann durch einen entzündlichen Prozess im Körper hervorgerufen werden. Bei einem malignen Lymphom Stadium V oder einer akuten Leukämie werden bei einigen Patienten zirkulierende Blasten der betroffenen Zellreihe (meist Lymphoblasten) im Blut gefunden. Eine deutliche Lymphozytose kann mit einer chronischen lymphozytären Leukämie oder auch einer Ehrlichiose einhergehen. Gelegentlich wird das auslösende Agens (v. a. Babesien) im Blutausstrich identifiziert.

Eine **Anämie** bei Patienten mit Lymphadenomegalie kann durch verschiedene Mechanismen hervorgerufen werden (S. 94). Eine Anämie in Verbindung mit chronischen Erkrankungen sieht man im Rahmen einer entzündlichen, infektiösen und neoplastischen Erkrankung. Eine hämolytische Anämie wird bei einer Lymphadenopathie durch Blutparasiten und bestimmten Tumorerkrankungen (malignes Lymphom, maligne Histiozytose = disseminiertes histiozytäres Sarkom) beobachtet. Zu einer schweren, nicht regenerativen Anämie kommt es bei chronischer Ehrlichiose des Hundes, bei Katzen mit FeLV- oder FIV-Infektion und Hunden und Katzen mit primärer Erkrankung des Knochenmarks (z. B. Leukämie).

Eine **Thrombozytopenie** ist ein häufiger Befund bei Patienten mit Ehrlichiose, malignem Lymphom, Leukämie oder manchen immunvermittelten Erkrankungen. Eine **Panzytopenie** wird bei Hunden mit chronischer Ehrlichiose und immunvermittelter Erkrankung, bei Katzen mit Retrovirusinfektionen (FIV, FeLV) und Hunden und Katzen mit malignem Lymphom oder Leukämie gefunden.

Im Hinblick auf biochemische Untersuchungen sind bei Patienten mit Lymphadenomegalie Hyperkalzämie und Hyperglobulinämie von herausragendem Interesse. Die **Hyperkalzämie** kann als paraneoplastisches Syndrom auftreten. Es wird bei

31 Lymphadenomegalie

Diagnostischer Algorithmus

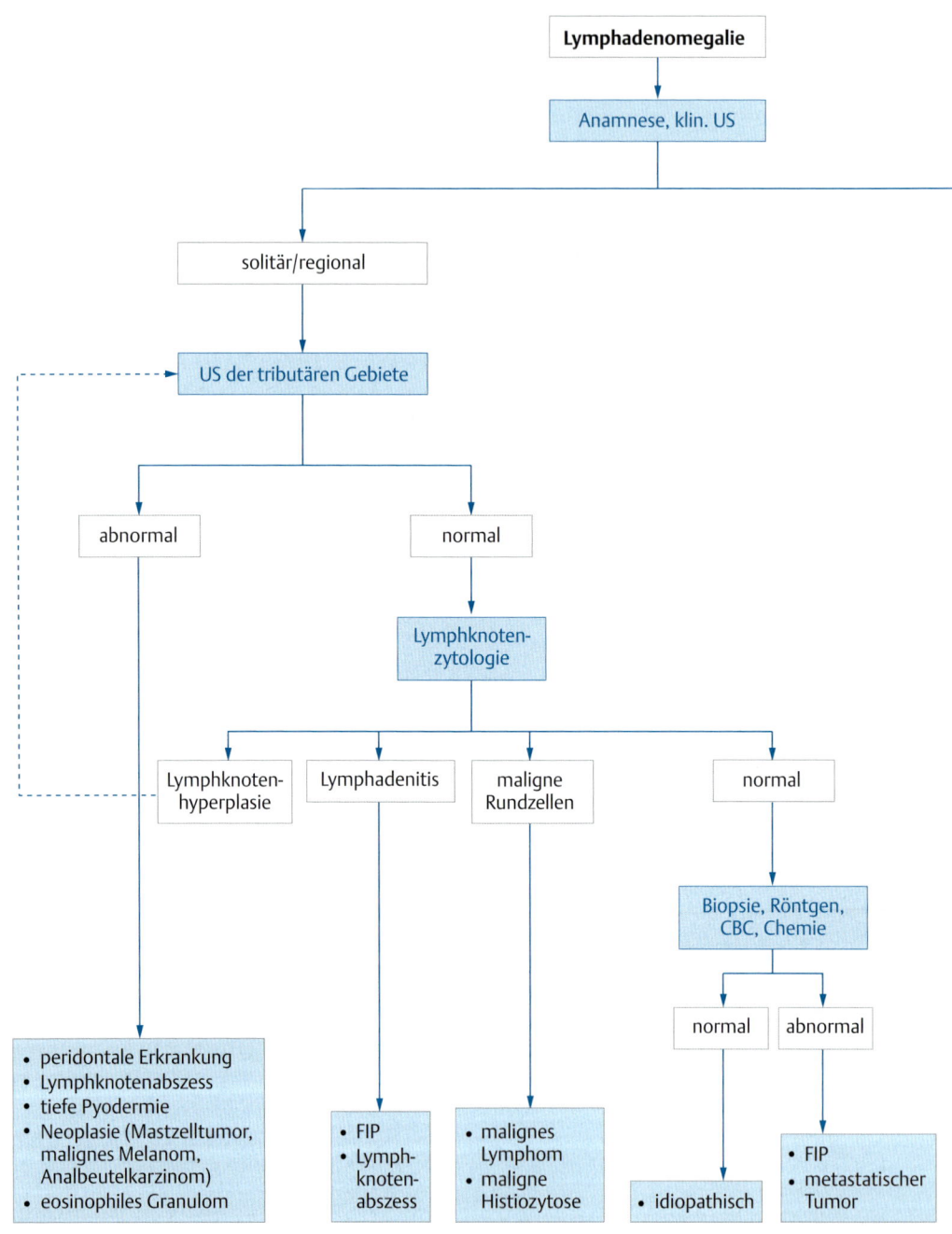

31 Lymphadenomegalie

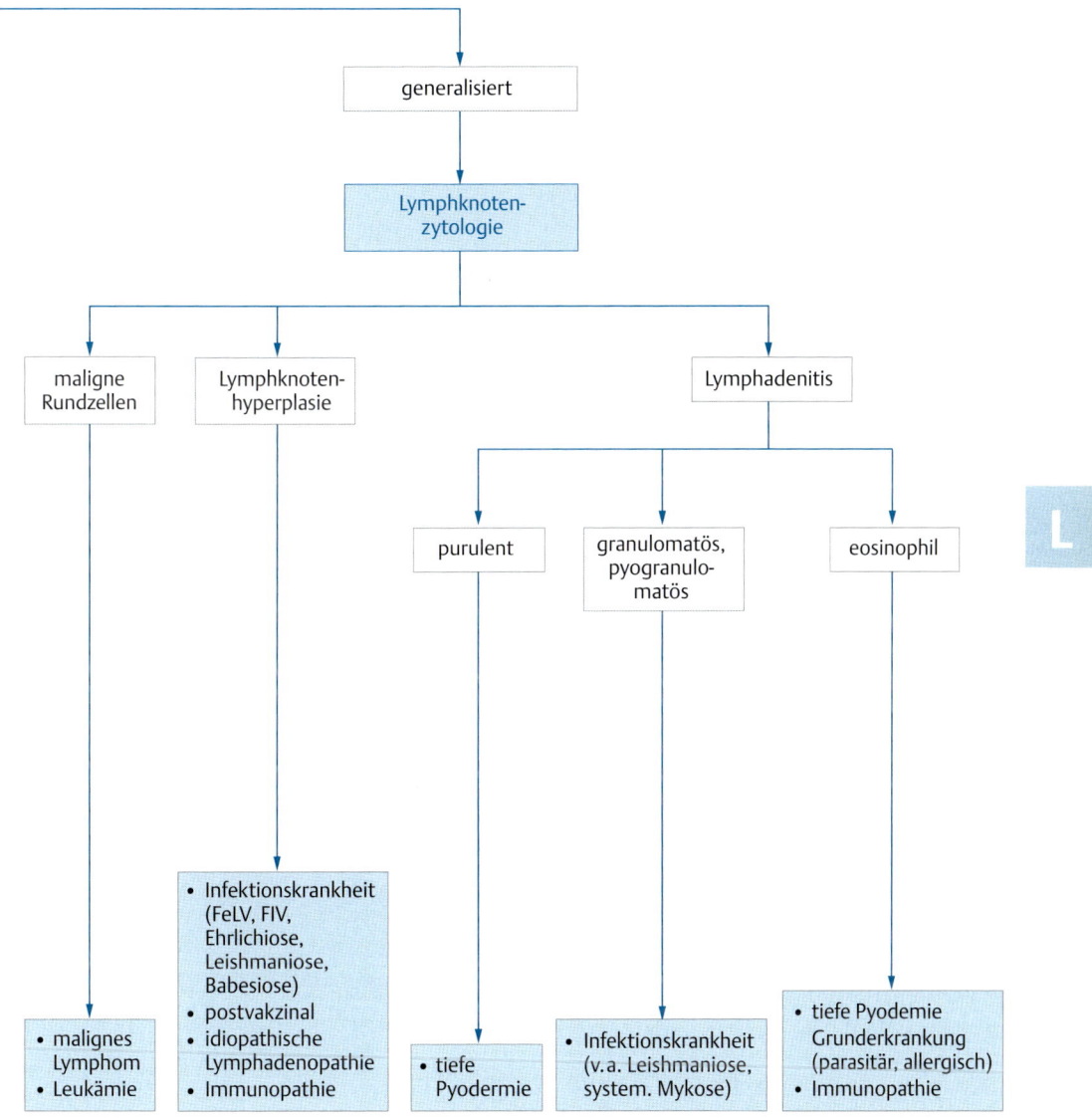

Hunden mit Lymphadenomegalie im Wesentlichen im Rahmen von T-Zell-Lymphom und Adenokarzinom des Analbeutels gefunden. Eine **monoklonale Hyperglobulinämie** tritt gelegentlich bei Hunden mit malignem Lymphom, Ehrlichiose und Leishmaniose auf. Eine polyklonale Hyperglobulinämie zeigt sich häufig bei Katzen mit FIP und Hunden mit Ehrlichiose oder Leishmaniose.

Bei Patienten mit Verdacht auf eine bestimmte infektiöse Erkrankung sollten serologische oder PCR-Untersuchungen eingeleitet (Kap. 2.2.12, S. 12) oder auch bakteriologische oder mykologische Kulturen der Lymphknoten angelegt werden. Bei Zytopenie, zirkulierenden Blasten, erhöhter Lymphozytenzahl oder Hyperkalzämie unklarer Genese kann eine **Knochenmarkaspiration** (Kap. 2.3.6, S. 14) oder -biopsie die Diagnosefindung unterstützen.

Bildgebende Diagnostik

Die röntgenologischen Befunde dienen der Ursachenfindung und der Bestimmung von Lokalisation und Ausmaß der Lymphadenomegalie. Im Thorax kann eine Vergrößerung der sternalen, mediastinalen und tracheobronchialen Lymphknoten gefunden werden. Bei Beurteilung des Abdomens ist v. a. auf eine Hepato- und Splenomegalie (S. 201) und eine mögliche Vergrößerung der sublumbalen Lymphknoten mit Verdrängung des Kolons nach ventral zu achten. Die Sonographie des Abdomens liefert wertvolle Hinweise auf vergrößerte mesenteriale und sublumbale Lymphknoten als auch Strukturveränderungen der Bauchhöhlenorgane (v. a. Leber, Milz, Darm, Nieren). Die CT stellt eine gute Ergänzung bei unklaren röntgenologischen Befunden des Thorax dar.

31.5 Therapie

Es gibt keine allgemeingültige symptomatische Therapie für Hunde und Katzen mit Lymphadenomegalie. Die Behandlung muss die Ursache der Lymphknotenvergrößerung bekämpfen. Aufgrund der Vielzahl der möglichen Ursachen und der daraus resultierenden Vielzahl an Therapiemöglichkeiten muss an dieser Stelle auf die entsprechenden Kapitel dieses Buches oder andere Fachbücher verwiesen werden.

32 Melaena und Hämatochezie

Thomas Spillmann

Das Wichtigste vorweg

- Beim Auftreten von Blutbeimengungen im Kot ist grundsätzlich zwischen Melaena (Teerstuhl) und Hämatochezie (Absatz von frischem Blut) zu unterscheiden, da diese Symptome auf eine unterschiedliche Lokalisation der Blutungsquelle hinweisen.

- Melaena ist ein Hinweis auf Blutungen im oberen Verdauungstrakt oder Atmungsapparat. Sie ist anamnestisch von Pseudomelaena abzugrenzen.

- Wichtig ist eine allgemeine klinische Untersuchung zur Schweregradeinschätzung systemischer Auswirkungen (z. B. Anämie, Schock), eine rektale Untersuchung und die Adspektion von Oropharyngealbereich und Prädilektionsstellen für Blutungen infolge von Gerinnungsstörungen.

- Hämatochezie tritt bei Blutungen im Kolon-, Rektum- und Anusbereich auf. Eine gewissenhafte rektale Untersuchung ist wichtigstes Basisdiagnostikum.

- Mittels Labordiagnostik sind Störungen der Gerinnung mit systemischen Auswirkungen von lokalen Blutungen zu differenzieren. Parasitologische Untersuchungen geben Hinweise auf infektiöse Ursachen. Für endoskopisch erreichbare Bereiche wird bei Melaena der höchste diagnostische Wert der Ösophagogastroduodenoskopie, Rhinoskopie und Tracheobronchoskopie beigemessen. Im Falle der Hämatochezie ist es die Koloskopie.

- Die Therapie richtet sich nach der Grunderkrankung.

32.1 Definitionen

Melaena (sog. Teerstuhl) wird als schwärzliche Färbung des Kotes durch Beimengung von denaturiertem Blut definiert. Zusätzlich kann der Kot einen fauligen Geruch aufweisen. Melaena ist abzugrenzen von Kotverfärbungen durch pflanzliche Farbstoffe, Medikamente und Oxidation fäkaler Pigmente infolge längerer Einwirkzeit von Luft (**Pseudomelaena**). Erst ein intestinaler Hämoglobingehalt von 350–500 mg/kg Körpergewicht führt zu makroskopisch sichtbarer Melaena; das Fehlen makroskopisch sichtbarer Farbveränderungen des Kotes schließt klinisch relevante **okkulte gastrointestinale Blutungen** somit nicht aus.

Hämatochezie definiert man als Beimengung von frischem (rotem) Blut im Kot bei Hämorrhagien aus unteren bzw. starken Blutungen aus höheren Darmabschnitten.

Melaena und Hämatochezie sind oft im Zusammenhang mit folgenden Problemen zu finden:
- Blutungstendenz (S. 106)
- Erbrechen (S. 147)
- Durchfall (S. 119)
- Obstipation (S. 318)
- Tenesmus und Dyschezie (S. 374)

32.2 Anatomie – Physiologie – Pathophysiologie

Bei **Melaena** kann das durch intestinale Denaturierung schwarz verfärbte Blut nicht nur aus dem Verdauungstrakt stammen. So führen Blutungen im Respirationstrakt wie Epistaxis (S. 308) oder Bluthusten (Hämoptysis) (S. 217) bei pulmonalen Hämorrhagien zum Abschlucken von Blut mit nachfolgender Ausscheidung von Melaena. Zu möglichen Blutungsquellen im Verdauungsapparat gehören Maulhöhle, Pharynx, Ösophagus, Magen und

Dünndarm. Auch Erkrankungen oberer Dickdarmabschnitte können zu Melaena führen, da der Grad der enzymatisch und bakteriell bedingten Hämoglobinoxidierung von der Verweildauer im Darm abhängig ist und nicht allein von der anatomischen Lokalisation der Blutung.

Die **Hämatochezie** ist meist intestinal induziert, da der anatomische Ursprung einer frischen Blutung im Kolon, Proktum/Rektum oder Anus liegt. Zusätzlich kann auch eine Blutungstendenz zu Hämatochezie führen.

32.3 Ursachen

32.3.1 Melaena

Ursachen für schwarz verfärbten Kot können durch Melaena oder Pseudomelaena bedingt sein (**Tab. 32.1**). Eine Melaena ist bedingt durch Blutungen im oberen Verdauungstrakt (Maul, Pharynx, Ösophagus) oder im Respirationstrakt. Nebst lokalisierten Veränderungen des Magen-Darm-Traktes (Entzündung, Tumor, Ischämie) können auch systemische Probleme (Blutungstendenz) oder Erkrankungen anderer Organe (Leber, Pankreas, Niere) zu Melaena führen.

32.3.2 Hämatochezie

Differenzialdiagnostisch infrage kommende Ursachen einer Hämatochezie werden unterschieden in Erkrankungen des Analbereichs und in Erkrankungen von Rektum, Kolon und Ileozäkalbereich (**Tab. 32.2**).

32.4 Diagnostisches Vorgehen

32.4.1 Anamnese

Bei schwarz verfärbtem Kot sollte zuerst Augenmerk auf die mögliche Aufnahme von Substanzen, Medikamenten und Futtermitteln gelegt werden, die eine **Pseudomelaena** hervorrufen können. Außerdem ist abzuklären, ob Toxine aufgenommen oder NSAID und Glukokortikoide verabreicht wurden, die insbesondere in ihrer Kombination Magen-Darm-Blutungen/Ulzerationen hervorrufen. Neben Epistaxis (S. 308) können auch andere Zusatzsymptome wie Würgereiz und Husten auf Blutungen im oberen Respirationstrakt als Ursache hinweisen. Regurgitieren (S. 350) ist ein Symptom ösophagealer Störungen. Tritt Melaena in Verbindung mit neurologischen Symptomen auf, kann ein hepatoenzephales Syndrom mit portaler Hypertension ursächlich vorliegen. Bei urämischer Gastroenteritis als Ursache für Melaena werden anamnestisch meist Ursachen und Symptome eines akuten Nierenversagens (Unfall, Schock, Oligurie, Anurie) oder einer chronischen Niereninsuffizienz (Polyurie/Polydipsie mit nachfolgender Oligurie/Anurie) geschildert.

Bei der **Hämatochezie** sollte geklärt werden, ob es sich um ein akutes oder rezidivierendes Problem handelt. Hinweise auf die Art der Blutbeimengungen sind ebenso wichtig wie Hinweise auf den Durchmischungsgrad von Fäzes und Blut sowie das Auftreten von Dyschezie und/oder Tenesmus (S. 374). Frisches Blut auf dem Kot weist auf ein Problem in weiter kaudal gelegenen Darmabschnitten hin, als wenn Kot mit frischem Blut durchmischt ist. Pressen und Schmerzen beim Kotabsatz werden prinzipiell durch eine Entzündung oder benigne bzw. maligne Obstruktion im Anorektalbereich hervorgerufen. Auch sollte die Möglichkeit der Induktion von Darmblutungen durch Medikamente, Toxine oder Trauma erfragt werden. Fragen nach Futterart und -wechsel können Hinweise auf diätetisch bedingte Störungen geben. Entwurmungsstatus und Infektionsrisikobewertung (Auslandsaufenthalt, Tierpension) erlauben die Beurteilung der Wahrscheinlichkeit parasitärer, viraler, bakterieller und mykotischer Infektionen. Stressinduzierte Kolitis ist insbesondere bei Sport- und Gebrauchsrassen in Betracht zu ziehen.

32.4.2 Klinische Untersuchung

Der Schweregrad systemischer Auswirkungen des Erkrankungsgeschehens wird als Erstes abgeschätzt. Eine gewissenhafte Allgemeinuntersuchung unter besonderer Berücksichtigung von Hinweisen auf Schocksymptome, Dehydratation, Störungen von

32 Melaena und Hämatochezie

Tab. 32.1 Ursachen von Melaena.

Pseudo-melaena	orale Aufnahme färbender Substanzen	Medikamente mit färbenden Eigenschaften	Carbo medicinalis	Hund & Katze
			Eisenpräparate	Hund & Katze
			Metronidazol	Hund & Katze
			Salizylate	Hund & Katze
			Wismut-haltige Präparate	Hund & Katze
Melaena	Blutung durch Läsion oberer Verdauungs- und Respirationstrakt	orale Blutungen	Trauma, Ulkus, Neoplasie	Hund & Katze
		nasopharyngeale Blutung	Trauma, Entzündung, Neoplasie	Hund & Katze
		Lungenblutung (S. 217)	Neoplasie, *Angiostrongylus vasorum*	Hund > Katze
	primär gastrointestinale Blutung	ulzerogene Medikamente	NSAID	Hund > Katze
			Glukokortikoide	Hund > Katze
		Entzündung	Ösophagitis (ulzerativ)	Hund >> Katze
			Gastritis (hämorrhagisch, ulzerativ)	Hund > Katze
			hämorrhagische Gastroenteritis (infektiös, toxisch, idiopathisch)	Hund >> Katze
			Duodenalulkus	Hund >> Katze
			Hakenwürmer (*Ancylostoma, Uncinaria*)	Hund
			IBD mit Ulzeration	Hund >> Katze
		Fremdkörper (scharfkantig)		Hund >> Katze
		Ischämie	hypovolämischer Schock (z. B. hypoadrenerge Krise)	Hund
			Invagination	Hund & Katze
			Volvulus	Hund >> Katze
			Abriss von Mesenterialgefäßen	Hund & Katze
			intestinaler Gefäßthrombus	Hund & Katze
		Neoplasie	Adenokarzinom	Hund & Katze
			Lymphom	Katze > Hund
			Leiomyom oder -sarkom	Hund >> Katze
			Mastzelltumor	Hund >> Katze
	systemische Erkrankung	Blutungstendenz (S. 106)	Rodentizidvergiftung	Hund > Katze
			DIG	Hund & Katze
			Faktorenmangel (angeboren)	Hund >> Katze
		Endokrinopathie	Hypoadrenokortizismus	Hund >> Katze
			Gastrinom	Hund
	Organerkrankung	Hepatopathie	portale Hypertension	Hund >> Katze
		Pankreatopathie	Pankreatitis	Hund & Katze
			Pankreastumor	Hund > Katze
		Niereninsuffizienz	Urämie	Hund & Katze
		Blutgefäßanomalie (arteriovenöse Fisteln)		Hund > Katze

Tab. 32.2 Ursachen von Hämatochezie.

Analbereich	perianale Fisteln		Hund
	Analbeutelentzündung oder -abszess		Hund
	Analstriktur		Hund
	Neoplasie	Analdrüsenkarzinom	Hund
	Trauma	Bisswunden, Sadismus	Hund & Katze
	Perinealhernie		Hund >> Katze
	Fremdkörper		Hund >> Katze
Rektum, Kolon und Ileozäkalbereich	Proktitis		Hund & Katze
	Rektumprolaps		Hund & Katze
	Trauma der Mukosa	unverdauliche Fremdmaterialien (z. B. Trichobezoare, Knochenkot)	Hund
		iatrogen (z. B. Thermometrie, rektale Untersuchung, Klysmen)	Hund & Katze
	Kolitis	Futtermittelintoleranz/-allergie	Hund & Katze
		IBD	Hund & Katze
		Stress – Colon irritabile	Hund
		infektiös	
		• *Campylobacter jejuni*	Hund > Katze
		• *Clostridium-perfringens*-Enterotoxin	Hund > Katze
		• Endoparasiten	
		– *Trichuris vulpis*	Hund
		– *Giardia*	Hund & Katze
		– *Isospora* spp.	Hund
		– *Tritrichomonas foetus*	Katze
	Neoplasie	rektaler Polyp	Hund
		Adenokarzinom	Hund & Katze
		Lymphom	Katze >> Hund
	Invagination im Ileozäkalbereich		Hund > Katze

Bewusstsein, Herzfunktion und Blutzirkulation sowie Einschränkung der Atemfunktion sind wichtig. Klinische Untersuchungen zur Ursacheneingrenzung sind Adspektion von Mund- und Rachenhöhle (auf Petechien achten wegen Blutungstendenz), Auskultation der Lunge, abdominale Palpation und rektale Untersuchung mit Kotgewinnung zur makroskopischen Beurteilung und weiterführenden labordiagnostischen Aufarbeitung.

Bei der **Palpation des Rektums** ist die Beschaffenheit der Schleimhaut zu beurteilen (Rauigkeit, Striktur, Polyp, Neoplasie). In den lateralen Bereichen ist auf eine Perinealhernie und im dorsalen Bereich auf Veränderungen des knöchernen Beckenanteils sowie sakrolumbaler Lymphknoten (S. 283) zu achten. Bei Rüden ist die Palpation der Prostata notwendig, um Erkrankungen des Organs, die zu Schmerzen oder räumlichen Einengungen im Beckenbereich führen, abzuklären.

> Bei der **Hämatochezie** ist die visuelle und digitale Exploration des anorektalen Bereichs mit Beurteilung des muskulären Analringes, der beiden Analbeutel und ihres Inhalts sowie der Zirkumanaldrüsen der wichtigste Teil der klinischen Untersuchung.

32.4.3 Weiterführender Diagnostik

Bei **Melaena** sind v. a. folgende Untersuchungen wichtig:
- Hämatologie
- Chemieprofil
- bildgebende Verfahren (Übersichtsröntgen, Ultraschall, Kontraströntgen)
- Gastroduodenoskopie mit Biopsieentnahme

Bei **Hämatochezie** werden v. a. folgende Untersuchungen zu Diagnosefindung helfen:
- koprologische Untersuchungen
- Koloskopie

Die **Hämatologie** dient dem Nachweis und der Einschätzung des Schweregrades einer Anämie (S. 94) und der Thrombozytenzahl. Falls vorhanden, sollte eine Differenzierung in regenerative und nicht regenerativer Anämie erfolgen. Bei intestinalen Blutungen fehlt oft eine Hypoproteinämie, wenn die Digestions- und Absorptionsfähigkeit des Darms nicht gestört ist. Liegen chronische Darmblutungen vor, kann der Patient eine hypochrome, mikrozytäre, nicht regenerative Anämie als Symptom eines sekundären Eisenmangels aufweisen. Dies ist evtl. von einem primären Knochenmarkschaden oder von einer sideroblastischen Anämie anhand einer Knochenmarkuntersuchung zu differenzieren.

Da Thrombozytopenien und -pathien Ursache oder Folge von Blutungen sein können, gehört die Ermittlung der Thrombozytenzahl mit zum hämatologischen Basisprofil. Patienten mit schweren gastrointestinalen Erkrankungen, die mit enteralen Blutungen oder Proteinverlusten einhergehen, weisen nicht selten eine sehr deutliche Thrombozytose auf. Bei Verdacht einer Blutungstendenz (Rodentizidvergiftung, DIG, von-Willebrand-Faktor-Mangel) sind Gerinnungstests indiziert (Kap. 2.2.2, S. 8).

Blutchemische Untersuchungen umfassen die Organprofile von Leber (Enzyme, metabolische Parameter), Niere und ggf. Pankreas sowie Elektrolytanalyse (Natrium, Kalium, Natrium-Kalium-Quotient). Liegen Hinweise auf einen Hypoadrenokortizismus vor, ist ein ACTH-Stimulationstest durchzuführen (Kap. 2.2.9, S. 10). Eine Gastrinbestimmung kann im Falle einer endoskopisch nachgewiesenen hypertrophen Gastritis mit Blutungen auf ein selten vorkommendes Gastrinom hinweisen.

Kot wird bei einer Hämatochezie v. a. parasitologisch untersucht (inkl. Nachweis von Giardia, z. B. mittels Zinksulfat-Flotation/ELISA) und im Falle des Verdachts auf Mykosen (Histoplasmose) oder Algen (Protothekose) um eine rektale Schleimhautzytologie ergänzt. Der Nachweis von *Tritrichomonas foetus* als Ursache einer chronischen Kolitis bei der Katze erfolgt unter Verwendung eines spezifischen Nährmediums (z. B. InPouch TF, MegaCor Diagnostics GmbH, Hörbranz, Österreich) und anschließender Mikroskopie oder mittels PCR in der Kotprobe.

Röntgenologische Thoraxaufnahmen dienen der Abklärung von intrathorakalen Störungen wie Lungenblutung, Pleuraerguss und metastatischen Prozessen. **Abdominale Aufnahmen** können Hinweise auf Organvergrößerungen, Fremdkörper, Trauma (Frakturen) oder Neoplasie geben. Beim klinischen Verdacht oder röntgenologischen Nachweis von Aszites ist die Sonographie von höherem diagnostischem Wert. Die **abdominale Ultraschalluntersuchung** erlaubt die Beurteilung von Aszites inklusive kontrollierter Probenentnahme von Magen- und Darmwandveränderung als mögliche intestinale Blutungsquelle. Des Weiteren hilft sie in Kombination mit Feinnadelaspiration zur Zytologie oder Feinnadelbiopsie zur Histologie bei der Aufdeckung von Hepato-, Nephro- und Pankreatopathien sowie neoplastischen Prozessen. Bei der Hämatochezie sind Übersichts- und Kontraströntgen sowie Ultraschall von eingeschränktem diagnostischem Wert, insbesondere wenn die mögliche Blutungsquelle im Beckenbereich liegt.

Die **Ösophagogastroduodenoskopie** ist indiziert, wenn klinische, sonographische und labordiagnostische Befunde eine weiterführende Abklärung von Blutungen im oberen Verdauungstrakt erforderlich machen (Kap. 2.4.5, S. 17). Endoskopische Untersuchungen erlauben die direkte visuelle Darstellung von benignen oder malignen Blutungsquellen und haben daher den größten diagnostischen Wert in der Abklärung intestinaler Blutungen. Ihre Grenze liegt in der Beurteilung von Darmabschnitten, die kaudal der endoskopisch erreichbaren Bereiche liegen. Bei Verdacht auf Blutungen im Jejunum/Ileum könnte Kontraströntgen zum Nachweis von Darmwandläsionen führen. Der diagnostische Wert dieser Methode ist durch die hohe Wahrscheinlichkeit falsch positiver und falsch negativer Befunde so stark eingeschränkt, dass eine diagnostische Laparotomie eher dazu führt, die Blutungsquelle aufzufinden.

> Die Endoskopie erlaubt die direkte visuelle Darstellung von benignen oder malignen Blutungsquellen und ist somit die beste Untersuchungsmethode zur Abklärung von Blutungen in endoskopisch erreichbaren Darmabschnitten.

Die **Koloskopie** mit Schleimhautbiopsie ist bei einer Hämatochezie indiziert, wenn klinische und labordiagnostische Untersuchung keinen eindeutigen Befund erbracht haben. Vor einer Koloskopie muss das Kolon für eine Adspektion möglichst kotfrei sein und die Tiere sind entsprechend lang (24–36 h) zu fasten. Zudem ist die Sicht besser, wenn vorgängig oral eine Kolonlavageflüssigkeit (z.B. Kleanprep®, 10 ml/kg 2 x im Abstand von 2 h am Abend vor Endoskopie) sowie ein oder mehrere Warmwasserklysmen (2–3 h vor Endoskopie) gegeben werden.

Die **diagnostische Laparotomie** mit gastrointestinaler Vollschichtbiopsie wird als letzter diagnostischer Schritt angeraten. Sie kann bei unklaren Palpationsbefunden oder intraoperativ scheinbar unauffälligem Darmbefund mit der Endoskopie kombiniert werden, um die Blutungsquelle zu finden.

32.5 Therapie

32.5.1 Melaena

Eine **ätiologische Therapie** richtet sich möglichst nach der Grunderkrankung. Futterfarbstoffe oder Medikamente, die eine Verfärbung des Kotes hervorrufen, sind wenn möglich abzusetzen. Bei benignen, blutenden Ulzera, die medikamentös oder endoskopisch nicht behandelbar sind, kann die chirurgische Resektion erfolgreich sein.

Symptomatische Therapiemaßnahmen orientieren sich an der allgemeinen Verfassung des Tieres. Patienten im Schock oder mit schwerer Anämie benötigen intensivtherapeutische Maßnahmen wie Infusions- und Transfusionstherapie. Koagulopathien bedürfen je nach Ursache des Einsatzes von Blutplasma und/oder Vitamin K.

Liegen Magenblutungen mit Hämatemesis und Melaena vor, können Antiemetika (**Tab. 16.3**, S. 158), Magensäurehemmer (H_2-Rezeptorantagonisten, Protonenpumpeninhibitoren) und Schleimhautprotektiva hilfreich sein.

Ranitidin unterdrückt reversibel die Wirkung von Histamin an den H_2-Rezeptoren der gastrischen Parietalzellen und somit die Magensäureproduktion und -sekretion. Dies trägt zur Anhebung des pH-Wertes im Magen und damit zur verbesserten Heilung gastrischer Ulzera bei (Hund: 0,5–2 mg/kg p.o. q8h–q12h, oder 0,5–1,0 mg/kg langsam i.v.; Katze: 2–4 mg/kg p.o. q12h, oder 2,5 mg/kg i.v.). Als Nebenwirkung kann bei intravenöser Bolus-Injektion Vomitus auftreten.

Protonenpumpenblocker (z.B. **Omeprazol, Pantoprazol**) hemmen irreversibel die Protonenpumpe in den gastrischen Parietalzellen und haben somit eine starke Wirkung auf die Reduktion der Magensäureproduktion (Hund/Katze: 0,5–1 mg/kg p.o. q24h).

Sucralfat dissoziiert in saurem Milieu in Aluminiumhydroxid und Sucroseoctasulfat, das zu einer unlöslichen Filmschicht polymerisiert, die sich über Veränderungen der Mukosa im Ösophagus, Magen und Dünndarm legt. Der schleimhautprotektive Effekt wird zusätzlich durch die Bindung von Pepsin und Gallensäuren sowie über eine Anreicherung von epidermalen Wachstumsfaktoren in Ulkusbereichen bewirkt. Außerdem stimuliert Sucralfat die Synthese von Prostaglandin und Stickoxid, was zu einer verstärkten Durchblutung der Mukosa führt (Hund/Katze: 20–40 mg/kg, p.o. q12h). Durch negative Auswirkungen von Sucralfat auf die Absorption anderer Medikamente sollte es stets mindestens 2 Stunden zeitversetzt oral eingegeben werden. Gelegentlich kann eine Obstipation auftreten.

Parasitosen werden mit entsprechend indizierten Antiparasitaria behandelt.

32.5.2 Hämatochezie

Die **ätiologische Therapie** wird der Grunderkrankung entsprechend ausgerichtet. Bei benignen Veränderungen, wie z.B. polypoiden Adenomen, ist eine chirurgische Entfernung indiziert. Adenokarzinome des Kolons können bei günstiger Lokalisation und Ausschluss von Metastasen chirurgisch am besten mittels subtotaler Kolektomie entfernt werden. Eine nachfolgende Chemotherapie mit Doxorubicin kann zur Lebensverlängerung beitragen.

Symptomatische Therapiemaßnahmen bei Kolitis umfassen die Erhöhung des Anteils an löslicher Rohfaser in der Diät zur Verbesserung von Kolonperistaltik, Kot-Wasser-Bindung und Energieversorgung der Enterozyten des Kolons. Einsetzbar sind kommerziell erhältliche Diäten oder Beimengung löslicher Rohfaser wie z.B. **Psyllium** (Plantago ovata = Schalen des indischen Flohsamens) zur Futterration (Hund/Katze. 1 Teelöffel bis 1 Esslöffel/Futterration der Kotkonsistenz angepasst).

Antiparasitika sind bei entsprechendem Nachweis von *Trichuris* und *Giardia* spp. indiziert (z.B. **Fenbendazol**). **Rodinazol** ist derzeit das einzige Medikament mit nachgewiesener Wirksamkeit gegen *Tritrichomonas-foetus*-Infektionen bei der Katze (Katze: 30–50 mg/kg, p.o. q12h, über 14 d).

Antiinflammatorische Therapiemaßnahmen umfassen bei Dickdarmentzündungen den Einsatz von **Metronidazol** (S. 130) oder Sulfasalazin. **Sulfasalazin** wird nicht im Dünndarm resorbiert, sondern im Kolon bakteriell in Sulfapyridin und 5-Aminosalicylsäure gespalten (Hund 20–40 mg/kg p.o. q12h, oder rektal als Klysma q24h). Es wird angenommen, dass Letzteres eine Verminderung proinflammatorischer Leukotriene und somit antiinflammatorische Effekte hervorruft. Bei Katzen sind durch ihre reduzierte Fähigkeit, Salizylate zu verstoffwechseln, Nebenwirkungen möglich. Für Hunde ist eine irreversible Keratoconjunctivitis sicca als seltene Komplikation beschrieben. Es ist ratsam, bei längerem Einsatz von Sulfasalazin Kontrolluntersuchungen des Tränenflusses mittels Schirmer-Tränentest durchzuführen.

Zur Therapie perianaler Fisteln empfiehlt sich die Kombination von Cyclosporin und Ketoconazol mit einer Besserungsrate von 93 % und einer Heilungsrate von > 50 %. **Cyclosporin** beeinflusst die T-Zell-vermittelte Immunität durch Bindung an das zytoplasmatische Rezeptorprotein Cyclophylin in T-Lymphozyten. Mögliche Nebenwirkungen sind gastrointestinale Störungen, Gewichtsverlust, Gingivahyperplasie, Zittern und gesteigertes Haarwachstum (für alleinigen Einsatz: 2–3 mg/kg KM, p.o. q24h über 12 Wo.; in Kombination mit Ketoconazol 10 mg/kg KM, p.o. q24h; 1 mg/kg q12h über 16 Wo.). Die Cyclosporin-Konzentration im Vollblut sollte 400–600 mg/ml erreichen.

298 32 Melaena und Hämatochezie

Diagnostischer Algorithmus

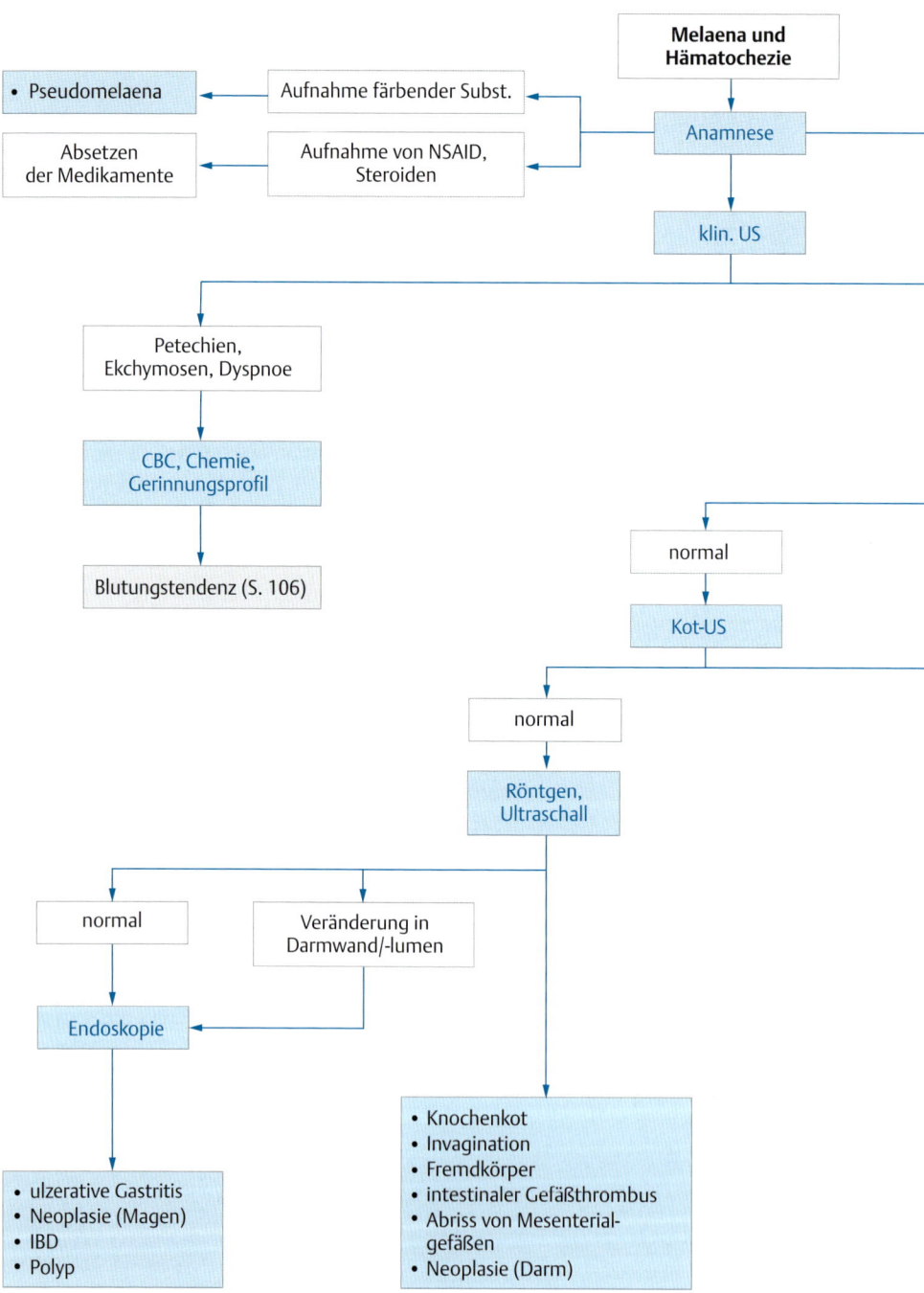

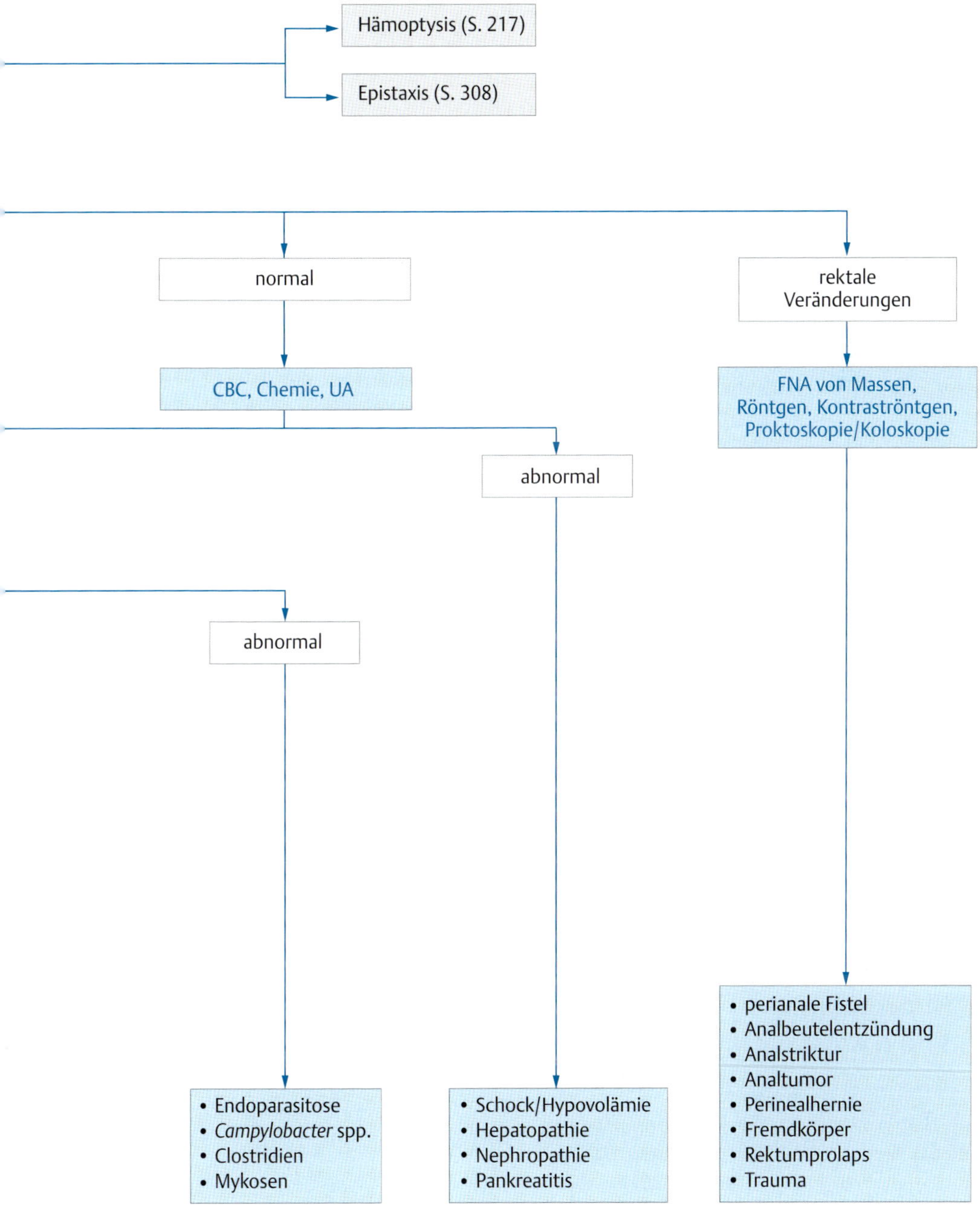

32 Melaena und Hämatochezie

- Hämoptysis (S. 217)
- Epistaxis (S. 308)

```
         normal                          rektale Veränderungen
            │                                      │
            ▼                                      ▼
   CBC, Chemie, UA                        FNA von Massen,
                                          Röntgen, Kontraströntgen,
                                          Proktoskopie/Koloskopie
         abnormal

         abnormal
```

- Endoparasitose
- *Campylobacter* spp.
- Clostridien
- Mykosen

- Schock/Hypovolämie
- Hepatopathie
- Nephropathie
- Pankreatitis

- perianale Fistel
- Analbeutelentzündung
- Analstriktur
- Analtumor
- Perinealhernie
- Fremdkörper
- Rektumprolaps
- Trauma

33 Nierenpalpation verändert

Bernhard Gerber

Das Wichtigste vorweg

- Die Nieren sind nicht immer palpierbar.

- Veränderungen der Nierengröße können leichter festgestellt werden, wenn nur eine Niere betroffen ist.

- Vergrößerte, verkleinerte, schmerzhafte oder unregelmäßige Nieren sollten immer Anlass zu weiteren Untersuchungen geben.

- Vor allem bei Katzen darf die gut bewegliche Niere nicht mit pathologischen, abdominalen Massen verwechselt werden.

33.1 Definitionen

Die Nierenpalpation ist abnormal, wenn die Nieren zu groß (**Renomegalie**), zu klein, schmerzhaft oder am falschen Ort sind oder eine unregelmäßige Oberfläche aufweisen. Die Veränderungen können einseitig oder beidseitig sein. Eine Erkrankung kann je nach Dauer oder nach Tierart verschiedene Einflüsse auf die Nierenpalpation haben. Zum Beispiel führt eine Nierenentzündung im akuten Stadium eher zu einer Vergrößerung, während eine chronische Nierenerkrankung meistens zu kleinen Nieren führt. Eine Amyloidose führt bei Hunden generell eher zu einer Nierenvergrößerung, während bei Katzen die Nieren kleiner werden.

33.2 Anatomie – Physiologie – Pathophysiologie

Beide Nieren liegen retroperitoneal und werden durch das Nierenfett in Position gehalten. Das Nierenfett kann je nach Ernährungszustand in unterschiedlich großer Menge vorliegen. Es ist bei Hunden und Katzen besonders am kaudalen Pol und am Hilus gut ausgebildet. Die Nieren lagern sich mit ihrer Dorsalfläche den Zwerchfellpfeilern und der inneren Lendenmuskulatur an. Das Bauchfell bedeckt die Nieren nur ventral. Die Lage der Nieren ist variabel im Lendenbereich. Die linke Niere kann bei Hunden und Katzen ein etwas längeres Gekröse aufweisen und dadurch besser verschieblich sein.

Besonders bei der **Katze** kann die Lage der Nieren recht stark variieren. In der Regel liegt die rechte Niere gegenüber der linken etwas weiter kranial. Bei der Katze liegen beide Nieren kaudal des Rippenbogens, die rechte unterhalb des 1. bis 4. und die linke unterhalb des 2. bis 5. Lumbalwirbelfortsatzes. Die Gestalt der Katzennieren wird als dickbohnenförmig bezeichnet. Katzennieren sind durchschnittlich 41 mm lang, 29 mm breit und 23 mm dick. Die Nieren sind von einer bindegewebigen Kapsel umgeben, die nur wenig nachgibt. Normalerweise ist die Nierenoberfläche glatt. Bei der Katze können in der Regel beide Nieren palpiert werden, insbesondere auch, weil die Bauchdecke etwas elastischer ist. Es muss vermieden werden, dass eine Niere mit einer pathologischen Umfangsvermehrung im Abdomen verwechselt wird (z. B. Lymphknoten).

Der kraniale Teil der rechten Niere des **Hundes** liegt innerhalb des rippengestützten Abdomens, der kaudale Pol erreicht den 2. bis 3. Lumbalwirbel. Die linke Niere liegt etwa eine Wirbellänge dahinter. Beim Hund haben die Nieren eine gedrungene Bohnenform. Ihre Größe ist unterschiedlich; kleine Hunde haben im Verhältnis zur Körpergröße größere Nieren als große Hunde.

33.3 Ursachen

33.3.1 Zu große Nieren

Grundsätzlich können Vergrößerungen verursacht sein durch Infiltrationen von entzündlichen oder neoplastischen Zellen in das Nierenparenchym, durch strukturelle Veränderungen der Nieren wegen Entwicklungsstörungen oder anderer Nierenschäden, durch Stauung des Harnabflusses, durch Vergrößerungen der den Nieren anliegenden Strukturen oder Zubildungen direkt neben den Nieren (**Tab. 33.1**).

Diffuse Parenchymveränderungen

Diffuse Parenchymveränderungen können zu vergrößerten Nieren führen. Dazu gehören akute Erkrankungen wie z. B. eine hypoxische, ischämische oder toxische **akute Tubulonephrose** sowie eine akute Entzündung wie z. B. **akute Glomerulonephritis** und akute **Nephritis** bzw. **Pyelonephritis**. Weiter führen Amyloidose, Lymphom, pyogranulomatöse Nephritis bei der FIP und eine renale Hypertrophie zur Nierenvergrößerung mit diffusen Parenchymveränderungen. Dabei kann die Größenzunahme nur geringfügig sein, wie bei akuter Tubulonephrose, oder hochgradig, wie bei einem Lymphom.

Bei einer **akuten Nierenerkrankung** sind die Nieren gelegentlich durch Zellinfiltrate und eine Flüssigkeitsansammlung vergrößert. Sie fühlen sich verhärtet, aber immer noch elastisch an und haben eine glatte Oberfläche; zudem können sie schmerzhaft sein. Oft sind aber bei einer akuten Nierenerkrankung die Nieren nicht ausreichend stark vergrößert, als dass dies durch die Palpation festgestellt werden kann. Dasselbe gilt für eine **Amyloidose** beim Hund, bei der eher eine harte, nicht elastische Niere zu erwarten ist. Die Vergrößerung wird bei dieser Erkrankung durch Einlagerung von Amyloid in die Glomerula verursacht. Eine Ausnahme unter den Hunden bildet der Shar-Pei, bei dem Amyloid wie bei der Katze im Nierenmark abgelagert wird.

Das **Lymphom** ist der häufigste Nierentumor der Katze und kommen meist beidseitig, gelegentlich einseitig vor. Demgegenüber sind beim Hund vor allem ein einseitiges **Nierenkarzinom** oder andere Tumoren, selten auch ein Lymphom, zu finden. Beim Lymphom sind die Nieren meist stark vergrößert, unregelmäßig und hart. Bei FIP führt die pyogranulomatöse Entzündung zu vergrößerten und bei der Palpation oft unregelmäßigen Nieren.

> Der häufigste Tumor der Niere bei der Katze ist das Lymphom (oft beidseitig), während beim Hund vor allem das Nierenkarzinom (meist einseitig) vorkommt.

Eine weitere Ursache einer Nierenvergrößerung ist die **kompensatorische Hypertrophie**. Diese entsteht durch Zellvergrößerung in der intakten Niere, wenn die Funktion der kontralateralen Niere ausfällt. Das typische Bild ist eine große hypertrophe Niere zusammen mit einer kleinen atrophischen, nicht oder deutlich vermindert funktionierenden Niere.

Bei der Akromegalie führt der Überschuss an Wachstumshormon zu beidseits vergrößerten Nieren. Beim kongenitalen portosystemischen Shunt werden verschiedene Ursachen für Renomegalie diskutiert. Dazu gehören erhöhte glomeruläre Filtrationsrate, erhöhte metabolische Aktivität der Nieren (insbesondere Gluconeogenese) und auch eine erhöhte Wachstumshormonkonzentration wie bei der Akromegalie.

Fokale oder multifokale Parenchymveränderungen

Fokale oder multifokale Parenchymveränderungen können auch zu veränderter Nierengröße führen. Dabei kann es sich um Zysten, Neoplasien, Abszesse, Granulome oder Hämatome handeln.

Einzelne Nierenzysten sind oft nicht fühlbar, außer sie ragen über den Rand der betroffenen Niere hinaus. Sie spielen klinisch meist keine Rolle. Multiple Zysten hingegen können bei der Palpation festgestellt werden. Bei der **polyzystischen Nierenerkrankung**, wie sie bei Perserkatzen, aber auch beim Cairn Terrier, West Highland White Terrier und Bull Terrier vorkommt, werden die Nieren groß, hart und unregelmäßig. Die Zysten verdrängen mit der Zeit das funktionelle Nierengewebe, sodass eine Niereninsuffizienz entsteht.

Abszess, Granulom und Hämatom sind seltene Ursachen für vergrößerte Nieren. Ein Abszess kann durch hämatogene Streuung oder durch Bakterieneinwanderung über den direkten Weg von anderen abdominalen Organen oder von außen über eine penetrierende Wunde entstehen. Granulome entstehen bei Katzen vor allem durch FIP und sind meist im ganzen Parenchym verteilt. Hämatome stehen meist mit einem Abdomentrauma in Zusammenhang, können aber auch durch eine Nierenbiopsie iatrogen verursacht werden.

Subkapsuläre oder perinephrische Ursachen für veränderte Nierenpalpation

Subkapsuläre und perinephrische Ursachen für eine veränderte Nierenpalpation sind selten und umfassen subkapsuläre und perinephrische Hämatome, subkapsuläre oder perirenale Abszesse und perinephrische Pseudozysten. Bei der Palpation können dabei die Nieren je nach Größe und Lage der Veränderung nicht immer abgegrenzt werden. Abszesse können wie oben erwähnt durch Streuung oder Kontamination entstehen. Hämatome sind am ehesten nach einem Trauma zu erwarten, entstehen aber auch bei einer Koagulopathie.

Perinephrische Pseudozysten sind selten die Ursache für eine einseitige oder beidseitige Vergrößerung der Nieren. Diese Pseudozysten sind Flüssigkeitsansammlungen in einer fibrösen Tasche, die die Nieren umgibt. Pseudozysten werden sie genannt, weil ein Zystenepithel fehlt. Bei Hunden sind solche Pseudozysten nur selten, bei Katzen sind sie etwas häufiger, wobei in den meisten Fällen keine Ursache gefunden wird. Manchmal kann ein Zusammenhang mit einem Nierentrauma oder Harnwegsobstruktion vermutet werden.

Störungen im harnableitenden System

Störungen des harnableitenden Systems können zu einer veränderten Nierenpalpation führen. Als **Hydronephrose** wird eine Ausdehnung des Nierenbeckens durch Harnstauung bezeichnet. Diese Stauung kann so weit führen, dass das funktionelle Nierengewebe durch Druckatrophie zugrunde geht und anstelle einer Niere nur noch eine flüssigkeitsgefüllte Tasche vorhanden ist. Eine beidseitige Hydronephrose entsteht durch eine Obstruktion im Bereich der Blase, der Urethra oder beider Ureter. Weiter kommen als Ursache eine Neoplasie im Bereich des Trigonums und beidseitige Uretersteine infrage. Natürlich ist in diesen Fällen die Obstruktion nicht vollständig, da die Tiere sonst sterben, bevor sich eine Nierendilatation entwickelt. Einseitige Hydronephrose kann entstehen durch Steine, Blutkoagula, Strikturen, einseitigen ektopischen Ureter, unbeabsichtigte Ligatur des Ureters bei der Kastration, Ureterstriktur, Ureterstenose, Ureterozele, eine Neoplasie, die den Ureter oder das Nierenbecken betrifft, oder eine retroperitoneale Neoplasie, die den Ureter von außen komprimiert. Eine Hydronephrose kann sich zu einer Pyonephrose entwickeln.

Eine **bakterielle Pyelonephritis** kann zuerst eine leichte Nierenvergrößerung verursachen, zudem sind die Nieren schmerzhaft. Im chronischen Stadium ist die Nierengröße normal oder die Nieren werden sogar kleiner. Die häufigste Ursache ist eine aufsteigende Harnwegsinfektion.

33.3.2 Zu kleine Nieren

Eine chronische Nierenerkrankung ist die häufigste Ursache für verkleinerte Nieren (**Tab. 33.1**). Das Parenchym wird durch Narbengewebe ersetzt und die Nieren werden kleiner. Zu den sogenannten **Schrumpfnieren** kommt es durch Atrophie von Nephronen, interstitielle Fibrose, glomeruläre Sklerose und Verkalkungen. Als Primärursache kommen ganz unterschiedliche Erkrankungen infrage, wobei sich die Nieren bei allen im Endstadium gleich präsentieren. Die Nieren sind mehr oder weniger stark verkleinert, von derber Konsistenz mit einer unterschiedlich unregelmäßigen bis höckrigen Oberfläche.

Die **Nierendysplasie** beschreibt eine ungeordnete Entwicklung des Nierenparenchyms infolge abnormaler Differenzierung. Dabei sind die Nephrone asynchron entwickelt. Die Ursache ist meist nicht bekannt, wobei canines Herpesvirus und felines Panleukopenievirus mit der Nierendysplasie in Verbindung gebracht wird. Eine oder beide Nieren können betroffen sein. Die Nieren sind meist klein, höckerig und von unterschiedlich großen Zysten durchsetzt.

Die Häufigkeit einer Nieren- und Nierenrindenhypoplasie ist nicht bekannt, da meist sekundäre Veränderungen zu einer Nierenverkleinerung füh-

Tab. 33.1 Palpationsbefunde an den Nieren und die möglichen Ursachen.

zu große Nieren	beide Nieren groß	akute Nierenerkrankung beidseitig	Hund & Katze
		Amyloidose	Hund > Katze
		Lymphom	Katze >> Hund
		pyogranulomatöse Nephritis (FIP)	Katze
		polyzystische Nierenerkrankung	Katze > Hund
		Akromegalie	Hund & Katze
		portosystemischer Shunt	Hund > Katze
		Hydronephrose beidseitig	Hund & Katze
		perinephrische Pseudozysten beidseitig	Katze > Hund
	eine Niere groß, andere Niere normal	Nierenzyste	Hund & Katze
		Neoplasie (Karzinom)	Hund > Katze
		Abszess	Hund & Katze
		Granulom	Katze > Hund
		Hämatom	Hund & Katze
		Hydronephrose einseitig	Hund & Katze
		Pyelonephritis akut	Hund & Katze
		Pyelitis	Hund & Katze
		subkapsuläre/perinephrische Abszesse	Hund & Katze
		subkapsuläre/perinephrische Hämatome	Hund & Katze
		perinephrische Pseudozysten einseitig	Katze > Hund
	eine Niere groß, andere Niere klein	Schrumpfniere mit kompensatorischer Hypertrophie	Hund & Katze
		Dysplasie einseitig mit kompensatorischer Hypertrophie	Hund & Katze
		Obstruktion einer Nierenarterie mit kompensatorischer Hypertrophie	Hund & Katze
	eine Niere groß, andere Niere fehlend	Agenesie oder Aplasie einer Niere	Hund & Katze
		Nephrektomie	Hund & Katze
zu kleine Nieren	beide Nieren klein	Schrumpfnieren	Hund & Katze
		Amyloidose	Katze >> Hund
		Dysplasie beidseitig	Hund & Katze
		Altersatrophie	Hund & Katze
Niere mit unregelmäßiger Oberfläche, aber normaler Größe		Neoplasie	Katze & Hund
		Nierenzyste	Katze & Hund
		Niereninfarkt	Katze & Hund
abnormale Nierenlokalisation			Katze > Hund

ren und so die Abgrenzung zu einer Schrumpfniere nicht möglich ist.

Bei der Katze führt eine **Amyloidose** im Gegensatz zum Hund meist zu beidseitig kleinen Nieren, da bei der Katze meist das Mark und nicht die Rinde von Amyloidablagerungen betroffen ist. Eine Altersatrophie kommt gelegentlich bei sehr alten Hunden und Katzen vor.

33.3.3 Eine Niere fehlend

Agenesie oder **Aplasie** einer Niere ist selten bei Hunden und Katzen. Meist handelt es sich dabei um ein isoliertes Vorkommen, obwohl z. T. eine Vererbung als Ursache vermutet wird. Das Fehlen einer Niere verursacht in der Regel keine Symptome, außer die Funktion der kontralateralen Niere ist vermindert.

Aus verschiedenen Gründen kann eine Niere chirurgisch entfernt worden sein und der Besitzer des

Tieres weiß das nicht oder hat es versäumt, den Tierarzt darüber zu informieren.

33.3.4 Abnormale Lokalisation oder Form der Nieren

Ektopische Nieren sind bei Katzen selten und noch seltener bei Hunden. Beschrieben sind Nieren im Beckenbereich, in der Fossa iliaca und im Abdomen. Bei mehr als der Hälfte der Fälle sind beide Nieren ektopisch. Selten können Nieren auch fusioniert sein (**Hufeisennieren**). Eine renale Verdopplung ist v. a. bei Englischen Bulldoggen beschrieben.

33.4 Diagnostisches Vorgehen

33.4.1 Klinische Untersuchung

Bei der Palpation werden die Nieren auf **Lage**, **Größe**, **Oberflächenbeschaffenheit** und **Schmerzhaftigkeit** untersucht. Bei Hunden ist oft nur der kaudale Pol der linken Niere tastbar, bei der Katze sind meist beide Nieren gut fühlbar, wobei die Palpation nicht von allen Tieren toleriert wird.

Bei der Lage der Nieren ist zu berücksichtigen, dass sie gelegentlich sehr beweglich sind. Aus diesem Grund ist es wichtig, sich zu vergewissern, dass man die Nieren und nicht eine abdominale Masse palpiert und umgekehrt die Nieren nicht für eine abdominale Masse hält. Können die Nieren nicht gefühlt werden, was bei Hunden, fetten Katzen und Tieren, die sich der Untersuchung widersetzen, vorkommt, müssen andere Mittel zur Beurteilung der Nieren, insbesondere bildgebende Verfahren, herangezogen werden.

Umfangsvermehrungen, z. B. verursacht durch Zysten oder eine Neoplasie, sind meist gut fühlbar, während zu kleine Nieren nicht immer klar feststellbar sind. Bei der Beurteilung der Nierengröße muss immer auch die Menge des die Nieren umgebenden Fetts berücksichtigt werden. Bei mageren Tieren ist weniger Fett vorhanden, was den Eindruck einer kleinen Niere vermitteln kann.

Die **Oberfläche der Nieren** ist normalerweise glatt. Bei Zubildungen wie Neoplasie oder Zysten und Einziehungen in der Niere bei Infarkten kann die Oberfläche unregelmäßig sein. Bei den sogenannten Schrumpfnieren, bei denen es sich um ein Endstadium einer Nierenerkrankung handelt, sind die Nieren klein und haben eine unregelmäßige Oberfläche. Wird bei einer Niere eine veränderte Größe festgestellt, muss beurteilt werden, ob die **kontralaterale** Niere auch vergrößert ist oder ob sie normal oder zu klein ist. Schmerzhafte Nieren sind nicht leicht von Schmerzen anderer Ursache in der Lendengegend oder im Rückenbereich zu unterscheiden, zudem sollten Schmerzanzeichen nicht mit Abwehrbewegungen verwechselt werden, die das Tier macht, weil die Palpation unangenehm ist.

33.4.2 Laboruntersuchungen

Die Nierenfunktion wird in der Regel mit der Bestimmung von Harnstoff und Kreatinin im Serum gemessen. Ist einer oder sind beide Werte erhöht, spricht man von einer **Azotämie**. Nicht bei jeder Nierenerkrankung muss eine Azotämie vorliegen, da Harnstoff und Kreatinin auch im Falle einer abnormalen glomerulären oder tubulären Funktion noch im Referenzbereich liegen können.

Eine **Urinuntersuchung** sollte immer durchgeführt werden (Kap. 2.2.8, S. 9). Mit dem spezifischen Gewicht kann die Konzentrationsfähigkeit der Nieren bestimmt werden. Urinteststreifen geben Hinweise auf übermäßige Ausscheidung von Eiweiß, Glukose, Ketonkörpern, Bilirubin und Hämoglobin bzw. Myoglobin. Im Sediment wird auf Erythrozyten, Leukozyten, Bakterien, Zylinder und Nierenepithelien geachtet. Bei erhöhtem Proteingehalt im Urin sollte der **Protein-Kreatinin-Quotient** zur Quantifizierung der Proteinausscheidung bestimmt werden.

Im Falle einer **Isosthenurie** (Kap. 38.4.3, S. 343) bei normalem Serumharnstoff und -kreatinin kann die Bestimmung der glomerulären Filtrationsrate (GFR; Kap. 2.5.2, S. 17) sinnvoll sein, z. B. durch eine exogene Kreatinin- oder Inulin-Clearance.

33.4.3 Weiterführende Untersuchungen

Ist die Nierenpalpation abnormal, hilft häufig die **bildgebende Diagnostik,** das Ausmaß und die Lage der Veränderungen festzustellen. Zudem können weitere Veränderungen in umliegenden Organen erkannt werden. Mittels **Röntgenuntersuchung** werden vor allem Größe und Form beurteilt. Im ventrodorsalen Röntgenbild messen die Nieren des Hundes zwischen 2,5- und 3-mal die Länge des 2. Lumbalwirbels. Bei kastrierten Katzen messen sie 1,9- bis 2,6-mal die Länge des 2. Lumbalwirbels, bei unkastrierten Katzen 2,1- bis 3,2-mal diese Länge.

Mittels **Ultraschalluntersuchung** können nebst Größe zusätzliche Informationen über die Struktur, Echogenität, Mark-Rinden-Verhältnis der Nieren sowie Zysten, Stauung/Dilatation des Nierenbeckens und der Ureteren oder Nephrolithiasis gesehen werden. Zudem kann mittels **Doppler** der Nierenblutfluss bestimmt werden, um z.B. einen Infarkt zu diagnostizieren. Umgebende Strukturen der Niere können mit Ultraschall ebenso beurteilt werden.

Gelegentlich ist es angezeigt, eine **Ausscheidungsurographie** durchzuführen, besonders um Obstruktionen der Harnwege zu beurteilen. Moderne Schnittbildverfahren, insbesondere die CT, kann auch sehr kleine Strukturveränderungen (Zysten, Neoplasie) aufzeigen. Bei diffusen oder unklaren Läsionen ist eine Nierenzytologie oder -biopsie hilfreich. Die Nierenfunktion der einzelnen Niere ist am besten mittels Szintigraphie (Kap. 2.4.7, S. 17) zu beurteilen.

Zur Diagnose der polyzystischen Nierenerkrankung der Perserkatzen können **Genanalysen** durchgeführt werden (Kap. 2.2.13, S. 13).

33.5 Therapie

Die Therapie richtet sich nach der Ursache der Nierenveränderung. Bei verringerter GFR oder bei veränderter Funktion der Glomerula wird eine symptomatische Therapie versucht. Dabei wird abhängig von der Art und der Ausprägung des Nierenschadens eine Behandlung für chronische Niereninsuffizienz oder für Glomerulopathie begonnen. Liegt eine infektiöse Nephritis, Pyelonephritis oder Pyelitis vor, müssen neben der unterstützenden Therapie Antibiotika eingesetzt werden. Bei Obstruktion der harnableitenden Wege kann eine chirurgische Intervention nötig sein, um weitere Nierenschäden zu vermeiden. Abszesse müssen meist chirurgisch drainiert werden. Vor einer Nephrektomie muss eine adäquate Funktion der kontralateralen Niere mittels Szintigraphie oder Ausscheidungs-CT gesichert sein.

Behandlung einzelner Nierenzysten durch Entleeren und instillieren von 95%igem Alkohol ist beschrieben.

33 Nierenpalpation verändert

Diagnostischer Algorithmus

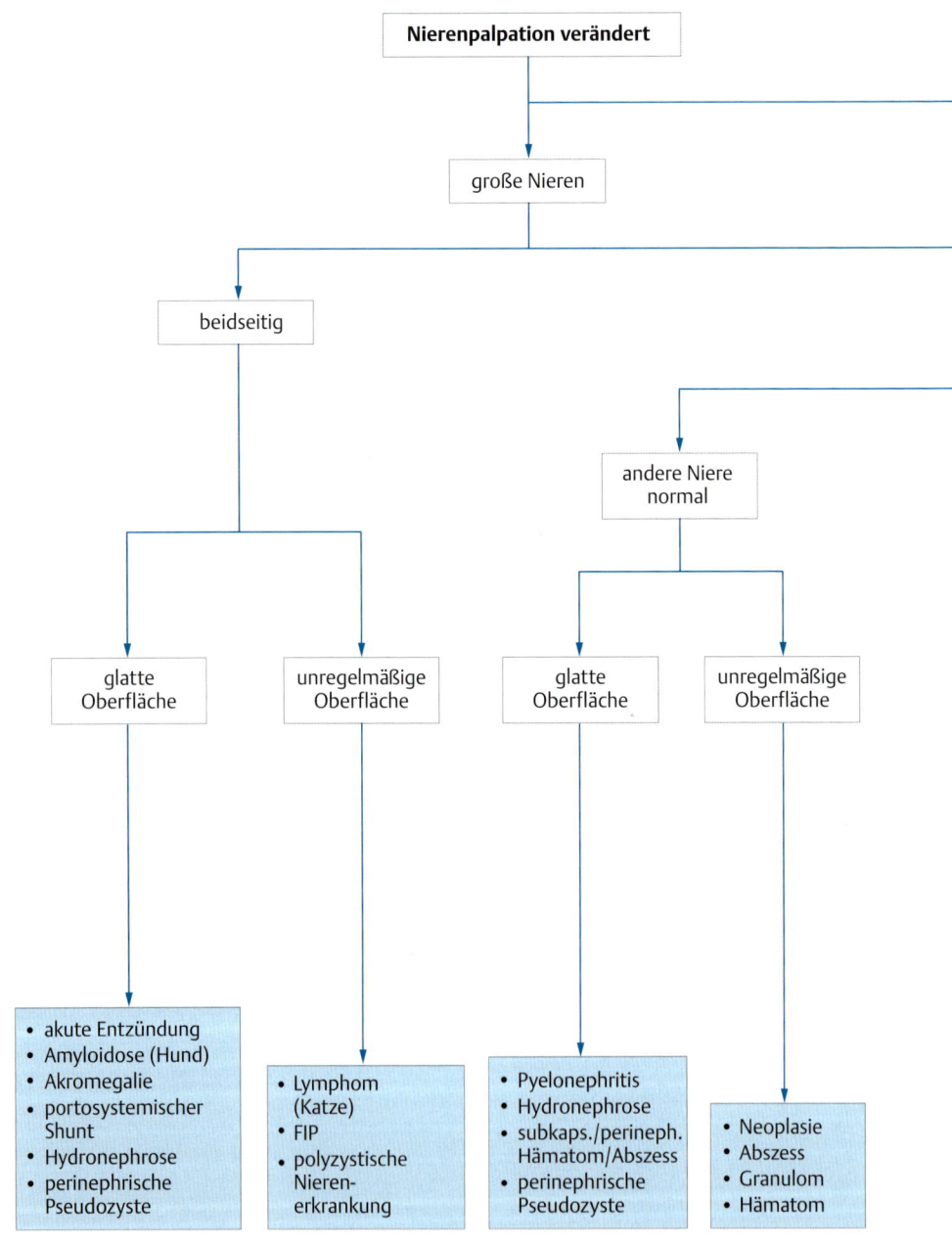

33 Nierenpalpation verändert

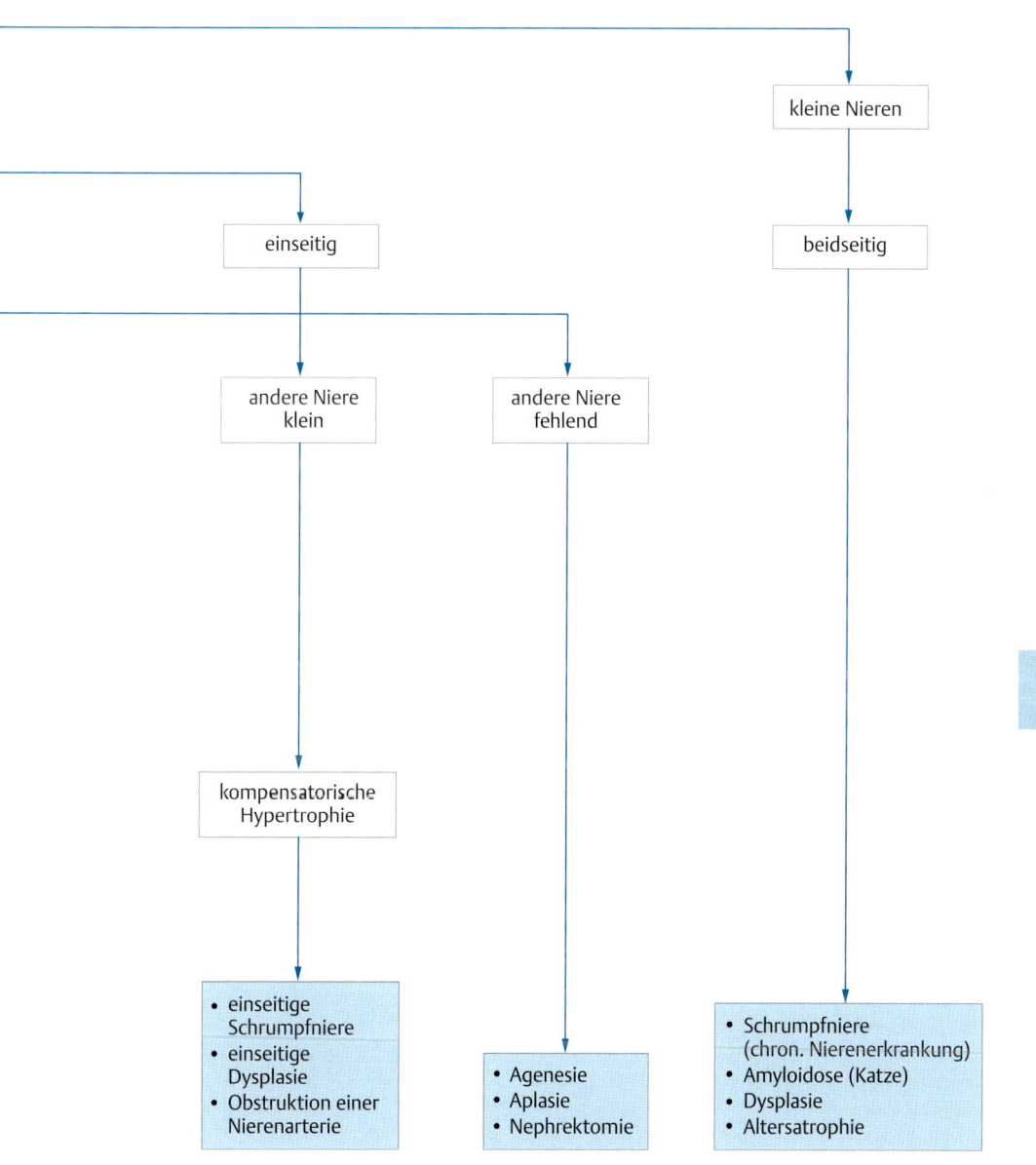

34 Niesen und Nasenausfluss

Natali Bauer und Andreas Moritz

Das Wichtigste vorweg

- Niesen ist oft begleitet von Nasenausfluss.

- Rückwärtsniesen wird von Besitzern oft als „Erstickungsanfälle" beschrieben und kann mit zu Hause im „Anfall" angefertigten Videos von epileptischen Anfällen und Niesen abgegrenzt werden.

- Eine Unterscheidung von Niesen und Nasenausfluss in nasale und systemische Ursachen ist wichtig.

- Rein blutiger Nasenausfluss kann auf eine Systemerkrankung hindeuten.

- Eine unauffällige klinische Untersuchung der Mundhöhle schließt eine Zahnerkrankung nicht aus.

- Die nicht invasive Diagnostik (z. B. Röntgen, CT) muss immer vor einer invasiven Untersuchung (z. B. Rhinoskopie, Biopsie) durchgeführt werden.

34.1 Definitionen

Als **Niesen** (Sternutatio) wird ein explosionsartiges reflektorisches Ausstoßen von Luft aus den Lungen durch die Nasenhöhle und den Mund bezeichnet, das Fremdpartikel aus der Nase entfernen soll. Während vereinzeltes, intermittierendes Niesen physiologisch ist, wird persistierendes, anfallsartiges Niesen als pathologisch angesehen.

Zu unterscheiden ist Niesen von **Husten** (S. 217). Vom Niesen abzugrenzen ist das **Rückwärtsniesen**, ein anfallsartiges, angestrengtes und – im Gegensatz zu Niesen – inspiratorisches Einziehen von Luft. Rückwärtsniesen kann physiologisch sein oder infolge von im Nasopharynx lokalisierter Erkrankungen auftreten. Von Besitzern wird es häufig als „Erstickungsanfall" beschrieben und sollte unterschieden werden von **Anfällen** (S. 59).

Niesen ist häufig von **Nasenausfluss** begleitet, der serös (wässrig), mukös (hoher Proteingehalt), mukopurulent, purulent (neutrophile Granulozyten und Bakterien) mit oder ohne Blutbeimengung oder rein blutig sein kann. Letzteres wird als **Epistaxis** (griech. tröpfeln) bezeichnet. Niesen kann vergesellschaftet sein mit **Stridor** (S. 367).

34.2 Anatomie – Physiologie – Pathophysiologie

Die Nasenhöhlen sind symmetrische Kompartimente, die in der Mitte vom Septum nasi unterteilt werden. Jede Nasenhöhle (Cavum nasi) ist in vier luftführende Wege unterteilt: den dorsalen, mittleren und ventralen Nasengang (Meatus nasi) sowie den kaudoventralen Nasenrachengang, Meatus nasopharyngeus, der über die Choanen, die paarige durch den Vomer unvollständig geteilte hintere Öffnung des Cavum nasi, in den Nasenrachenraum, Pars nasalis pharyngeus übergeht. In das Cavum nasi ragen die Nasenmuscheln (Conchae) hinein. Der Luftweg führt aus der Nasenhöhle über den Meatus nasopharyngeus durch die Choanen in den Nasenrachen. Mit den Nasenhöhlen stehen die Nasennebenhöhlen (Sinus paranasales) in Verbindung. Das Siebbein (Os ethmoidale) bildet kaudal die Begrenzung zur Schädelhöhle.

Die Nase hat neben ihrer Funktion als **Riechorgan** die Aufgabe, eingeatmete Luft anzuwärmen und anzufeuchten sowie Fremdpartikel in einer Größe von 5–30 μm herauszufiltern. Letztere werden bei Kontakt mit der Nasenschleimhaut von **Mukus** umschlossen und von den **Zilien** des respiratorischen Epithels in den Nasopharynx transportiert, wo sie einen Schluck- oder Niesreflex auslösen können.

Der zentrale **Niesreflex** läuft in drei Phasen ab: Erst wird Luft tief eingeatmet, dann der Atem kurz angehalten (zweite Phase) und in der dritten Phase ziehen sich die Ausatmungsmuskeln von Abdomen und Thorax schlagartig zusammen – es werden dabei Luftgeschwindigkeiten > 150 km/h erreicht.

34.3 Ursachen

Als Ätiologie für Niesen und Nasenausfluss müssen **nasale** und **paranasale Ursachen** von systemischen Erkrankungen abgegrenzt werden (**Tab. 34.1**). Insbesondere bei Welpen kommen **angeborene Erkrankungen** wie eine Gaumenspalte infrage.

Hunde werden oft mit aspirierten **Fremdkörpern** (Grannen, Ähren) vorgestellt. Bei Katzen können aufgenommene Grashalme durch Erbrechen von retrograd in den Nasopharynx und/oder die Nase gelangen. Extraktionen der Canini sind beim Hund eine mögliche Ursache für einseitigen Nasenausfluss und Niesen infolge oronasaler Fisteln, ebenso wie Wurzelabszesse der Canini. Bei älteren Tieren sind – insbesondere bei therapieresistentem, einseitigem Nasenausfluss – Tumoren in Betracht zu ziehen.

Chronisches Niesen kann infolge einer **lymphoplasmazellulären Rhinitis** (insbesondere beim Dackel und Whippet) auftreten, ebenso wie bei allergischen Erkrankungen. Bei jungen Katzen müssen **Polypen** oder – selten – nasopharyngeale Stenosen infolge membranartigen Narbengewebes über dem weichen Gaumen, das den Luftstrom im Nasopharynx behindert, in Betracht gezogen werden. Infektiöse Ursachen stellen bei Katzen Viren (Calici, Herpes) im Rahmen des Katzenschnupfenkomplex dar, wogegen bei Hunden eine Aspergillose oder – insbesondere bei Zwingerhaltung – auch ein Befall mit Nasenmilben *Pneumonyssoides caninum* vorkommen. Eine bakterielle Rhinitis ist meist sekundär bedingt.

Systemische Ursachen für Niesen sind häufig mit rein blutigem Nasenausfluss assoziiert und umfassen Erkrankungen, die zu einer **Hypertension** oder **Blutungstendenz** (S. 106) führen. Hervorzuheben sind Systemerkrankungen wie die **Leishmaniose** und **Ehrlichiose**, die sowohl über eine Thrombozytopenie, eine Störung der Fibrinvernetzung infolge Hyperviskosität durch hochgradige Hyperglobulinämie und im Fall der Leishmaniose auch durch eine Vaskulitis zu Epistaxis und Niesen führen. Infektionserkrankungen wie **Zwingerhusten** und **Staupe** sind beim Hund eine mögliche Ursache für Niesen. Bei einem Vorbericht von chronischem Erbrechen oder Dysphagie können **Ingesta** in den Nasopharynx und die Nasenhöhle gelangen, die als „Ausfluss" wahrgenommen werden.

> Eine reine Epistaxis kann nebst lokalen Ursachen auch systemische Ursachen (Hypertension, Blutungstendenz) haben.

34.4 Diagnostisches Vorgehen

34.4.1 Signalement und Anamnese

Das Signalement kann Hinweise auf die mögliche Ätiologie geben. Eine Aspergillose tritt häufiger bei dolichocephalen Hunden auf und bei Welpen sind kongenitale Erkrankungen in Betracht zu ziehen. Die Dauer der Erkrankung und die Häufigkeit des Auftretens von Symptomen sind zu erfragen. Akutes, paroxysmales Niesen kann z.B. auf eine Infektion (Katzenschnupfen, Zwingerhusten), Trauma oder Fremdkörper hindeuten. Bei chronischen Prozessen müssen z.B. Tumoren oder Mykosen in Betracht gezogen werden.

> Bei zunehmender Dauer der Erkrankung lässt die Häufigkeit des Niesens oft nach und der Nasenausfluss tritt in den Vordergrund.

Die Besitzer sollten genau gefragt werden, ob bei Niesen zusätzlich Nasenausfluss auftritt. Beim Vorhandensein von Nasenausfluss ist die Art des Sekretes (klar, schleimig, eitrig, mit Blutbeimengungen oder rein blutig) sowie die Lokalisation (ein- oder beidseitig) zu erfragen. So ist einseitiger Nasenausfluss häufig mit lokalen, nicht systemischen Erkrankungen wie z.B. Fremdkörper, Zahnwurzelabszess, oronasaler Fistel, Mykose oder Tumor assoziiert. Beidseitiger Nasenausfluss kann infolge von Infektionserkrankungen (Katzenschnupfen,

Tab. 34.1 Ursachen für Niesen und Nasenausfluss.

paranasal	angeboren	Gaumenspalte	Hund & Katze
	Zahnerkrankung	oronasale Fistel	Hund >> Katze
		Wurzelabszess	Hund >> Katze
nasal	Fremdkörper		Hund & Katze
	neoplastisch	Karzinom (Adeno-, Plattenepithelkarzinom)	Hund >> Katze
		Sarkom (Fibro-, Chondro-, Osteosarkom)	Hund >> Katze
		Lymphom	Katze >> Hund
	Trauma	Knochenbruch	Hund & Katze
		oronasale Fistel	
	entzündlich	lymphoplasmazelluläre Rhinitis	Hund > Katze
		allergische Rhinitis	Hund & Katze
		Polyp	
		• nasal	Katze > Hund
		• nasopharyngeal	Katze
		erworbene nasopharyngeale Stenose	Katze >> Hund
	infektiös	Viren	
		• Herpes	Katze
		• Calici	Katze
		Pilze	
		• Aspergillose	Hund >> Katze
		• Kryptokokkose (USA)	Katze >> Hund
		Parasiten	
		• *Pneumonyssus caninum*	Hund
systemisch	Hypertension	Niereninsuffizienz	Hund & Katze
		Hyperthyreose	Katze >> Hund
		Hyperadrenokortizismus	Hund >> Katze
		Phäochromozytom	Hund > Katze
		Chemotektom	
	Blutungstendenz	Thrombozytopenie und -pathie	Hund >> Katze
		Koagulopathie	Hund > Katze
		Vaskulitis	Hund >> Katze
		• Leishmaniose	
		• Ehrlichiose	
	Hyperviskositätssyndrom	• Leishmaniose, Ehrlichiose, FIP	Hund >> Katze
		• multiples Myelom	Hund
	infektiös	Zwingerhusten	Hund
		Staupe	Hund
		Pneumonie	Hund & Katze
	Dysphagie	(S. 131)	Hund & Katze

Staupe), allergischer- oder lymphoplasmazellulärer Rhinitis auftreten, ebenso bei extranasalen Prozessen wie Pneumonie, chronischem Erbrechen (S. 147) oder Dysphagie (S. 131), bei denen Sekrete bzw. Ingesta in den Nasopharynx gelangen. Es ist wichtig zu berücksichtigen, dass sich die Qualität und die Lokalisation des Nasenausflusses im Verlauf der Erkrankung ändern können. So sollte gezielt nach den anfänglichen Symptomen gefragt werden. Anfänglich einseitiger Nasenausfluss, der beidseitig wird, findet sich z. B. bei einer Neoplasie oder Aspergillose.

Weiterhin von Interesse sind ergänzende Informationen, die auf eine mögliche systemische Ursache hindeuten können, z. B. ein Auslandsaufenthalt. Der anamnestische Kontakt mit erkrankten Tieren kann auf eine infektiöse Ursache hindeuten. Aus diesem Grund sollte auch der Impfstatus erfragt werden. Bei Katzen sind neben dem FeLV/FIV-Status ebenso die Haltungsbedingungen wichtig. So sind bei Freigängern Fremdkörper wahrscheinlicher. Hunde, die auf Stroh gehalten werden, haben ein höheres Risiko einer Aspergillose.

34.4.2 Klinische Untersuchung

Ein guter **Allgemeinzustand** deutet auf ein akutes Geschehen hin, wogegen ein schlechter Zustand Anzeichen einer chronischen Erkrankung ist. Die **Lokalisation** des **Nasenausflusses** ist für die diagnostische Aufarbeitung sehr wichtig, insbesondere ob ein- oder beidseitig. Nebst Wattebausch kann die Durchgängigkeit beider Nasenhöhlen mit einem vor beide Nares gehaltenen kalten Objektträger getestet werden – nur wenn ein Beschlagen sichtbar ist, kann Luft passieren. Das Vorhandensein eines rein blutigen Nasenausflusses kann auf lokale Prozesse wie akuter Fremdkörper, Trauma, Tumor oder systemische Erkrankungen wie Hypertension, Blutungstendenz oder ein Hyperviskositätssyndrom hinweisen. Eine Ulzeration oder **Depigmentation** des Nasenspiegels kann ein Anzeichen für eine Aspergillose sein, alle chronischen Erkrankungen der Nase können jedoch eine Nasenspiegeldepigmentation hervorrufen.

Ingesamt sollten der gesamte Kopf, insbesondere die **Symmetrie** des Schädels, Zähne und Gingiva, harter und weicher Gaumen untersucht werden. Letztere müssen meist in Narkose erfolgen, um alle Strukturen genau beurteilen zu können. Zubildungen in der Nasenhöhle können Deformationen des Schädels oder Gaumens sowie Exophthalmus hervorrufen. Manueller Druck auf die Bulbi kann einen Hinweis auf eine retrobulbäre Masse geben. Palpationsschmerz der Nasenknochen ist häufig mit einer Aspergillose assoziiert.

Eine Untersuchung des **Augenfundus** ist wichtig, da eine Chorioretinitis zusammen mit einer Ehrlichiose oder Leishmaniose auftreten kann. Eine Retinaablösung deutet auf Hypertension hin.

34.4.3 Weiterführende Untersuchungen

Die initiale weiterführende Diagnostik umfasst
- **Hämatologie**
- **Chemieprofil**
- bei rein blutigem Nasenausfluss **Gerinnungsparameter** (Kap. 2.2.2, S. 8) und **Blutdruckmessung** (Kap. 2.5.3, S. 18)
- **Urinuntersuchung** (spezifisches Gewicht, Sediment)
- bei Hyperglobulinämie **Serumelektrophorese** (Kap. 2.2.3, S. 8), **Aspergilloseserologie** und Untersuchung auf Leishmaniose und Ehrlichiose (**PCR**, **Serologie**) (Kap. 2.2.12, S. 12).

Diese Untersuchungen dienen zur Abschätzung des Schweregrades einer Entzündungsreaktion und dem Feststellen einer möglichen Systemerkrankung (Niereninsuffizienz mit sekundärer Hypertension, Blutungstendenz oder Hyperviskositätssyndrom). Ein Aspergillosetiter ist hochspezifisch, aber nur wenig sensitiv zur Diagnose einer Aspergillose, sodass bei einem positiven Ergebnis die Erkrankung hochwahrscheinlich, bei einem negativen Resultat jedoch nicht ausgeschlossen ist. Der Nachweis von Aspergillus-DNA mittels PCR aus Vollblut ist dagegen nicht von diagnostischem Nutzen.

Falls diese Untersuchungen keinen Hinweis auf die Ätiologie der Erkrankung ergeben, können folgende bildgebende Verfahren durchgeführt werden:
- **Kopfröntgen**
- **Computertomographie**
- **Zahnröntgen**
- **Rhinoskopie** (rostral und retrograd) mit **Biopsie** für Histopathologie

Eine bakteriologische Untersuchung eines Nasentupfers von rostral entnommen ist selten aussagekräftig, da normalerweise in den rostralen Nares vorkommende Bakterien die Probe kontaminieren. Eine **bakteriologische Untersuchung** muss aus einer tief gewonnenen Probe erfolgen, meist während der Rhinoskopie entnommen. Aus diesen Proben kann auch eine **zytologische Untersuchung** Hinweise auf eine Neoplasie oder Aspergillose (typische Pilzhyphen) geben.

> **Bildgebende Verfahren wie Röntgen und/ oder CT müssen immer vor einer Endoskopie und Biopsie durchgeführt werden.**

Für die bildgebende Untersuchung ist immer eine Allgemeinanästhesie erforderlich, da der Patient exakt gelagert werden muss. Zuerst erfolgen die Untersuchungen der Mundhöhle und Zähne, gefolgt von Röntgenuntersuchung und/oder CT. Die Rhinoskopie und Biopsie werden zum Schluss durchgeführt.

Röntgenuntersuchungen des Schädels sollten laterolateral für eine Beurteilung der Nasen- und Stirnhöhle und Zähne im Oberkiefer, ventrodorsal durch die Mundhöhle oder intraoral zur Darstellung der Nasenhöhlen und Conchen sowie rostrokaudal („Skyline") zur Untersuchung der Stirnhöhlen erfolgen. Die **CT** ist dem Röntgen klar überlegen, insbesondere zur Feststellung kleinster Veränderungen, und sie ist Mittel der Wahl, um die vollständige Ausbreitung eines nasalen Tumors festzustellen. Falls kein CT vorhanden ist, liegt die diagnostische Sensitivität einer Kombination aus Röntgen, Rhinoskopie und Biopsie beim Hund bei etwa 80 %.

Bei der Untersuchung der Mundhöhle und Zähne sollte bei Verdacht von Zahnproblemen zusätzlich ein Röntgen der Zahnwurzeln durchgeführt werden.

Die **Rhinoskopie** wird von rostral und retrograd durchgeführt. Bei der rostralen Rhinoskopie werden zuerst der ventrale, dann der mediale und dorsale Nasengang untersucht, um einen Sichtverlust durch Blutungen möglichst gering zu halten. Bei der retrograden Rhinoskopie wird mit einem angewinkelten flexiblen Endoskop um den weichen Gaumen in den Nasopharynx und auf die Choanen geschaut. Dieser Untersuchungsschritt ist wichtig, da manche nasale Neoplasie oder Fremdkörper (insbesondere Grashalme im Nasopharynx) nur so entdeckt werden können. Am Ende der endoskopischen Untersuchung werden **Biopsien** entnommen.

> **Vor jeder Endoskopie mit Biopsie ist bei Patienten mit Epistaxis eine komplette Gerinnungsanalyse essenziell.**

Zur Diagnose einer nasalen Aspergillose müssen mindestens 2–3 positive Befunde aus folgenden Untersuchungen vorliegen: mykologische Kultur aus tiefem Tupfer; zytologische Befunde aus tiefem Tupfer; Serologie; Histopathologie; typische Veränderungen im Kopfröntgen/CT; typische blumenkohlartige Zubildungen/Veränderungen in der Rhinoskopie.

Bei weiterhin unauffälligem oder unklarem Befund können Röntgenuntersuchung, CT und Rhinoskopie nach 1–2 Monaten wiederholt werden. Ist dies auch ohne besonderen Befund, bleibt als letzter – und invasivster Schritt – die explorative Rhinotomie.

34.5 Therapie

34.5.1 Ätiologische Therapie

Falls eine Feststellung des Allergens und Vermeidung des weiteren Kontaktes bei **allergischer Rhinitis** nicht möglich ist, kann eine Therapie mit Kortikosteroiden (z. B. **Prednisolon** 1–2 mg/kg p.o. q12–24h) versucht werden. Nach 14 Tagen wird die Dosis alle 10–14 Tage auf die Hälfte reduziert, bis die niedrigste noch effektive Dosis erreicht ist. Ein Therapieversuch mit einem steroidhaltigen **Aerosol** (Dexamethasonlösung) ist ebenfalls möglich und kann mittels Inhalationsgerät (z. B. Pary-Boy®) appliziert werden.

Hunde mit einer **lymphoplasmazellulären Rhinitis** können mit immunsuppressiven Dosen von Prednisolon oder Aerosol behandelt werden (Dosis siehe allergische Rhinitis). Nach 14 Tagen sollte es zu einer Verbesserung der Symptome kommen. Im Falle eines fehlenden Ansprechens auf die initiale Therapie kann die Prednisolondosis verdoppelt oder (nur bei Hunden!) zusätzlich **Azathioprin** eingesetzt werden (50–75 mg/m² p.o. q24–48h). Als Langzeitbehandlung hat sich die Aerosoltherapie mit Dexamethasonlösung bewährt, da damit kaum

Nebenwirkungen von systemischer Steroidgabe auftreten.

> Bei Verschlechterung während der Behandlung einer allergischen oder lymphoplasmazellulären Rhinitis sollte die Diagnose überprüft werden.

Bei Patienten mit **Rückwärtsniesen** kann die Symptomatik unterbrochen werden, indem der Schluckreflex ausgelöst wird. Dies kann durch kurzes Zuhalten der Nasenlöcher oder Streichen über die Kehle erfolgen.

Bei häufig auftretenden Episoden von Rückwärtsniesen kann nach Ausschluss anderer zugrunde liegender nasopharyngealer Erkrankungen wie Fremdkörper oder Zahnwurzelentzündungen eine kurzzeitige antiallergische Therapie eingesetzt werden, um herauszufinden, ob eine Besserung eintritt. Da nicht selten Nasenmilben als Ursache infrage kommen, kann als diagnostische Therapie Selamectin spot-on versucht werden.

34.5.2 Symptomatische Therapie

Die symptomatische Therapie kann begleitend zur ätiologischen Therapie oder z. B. bei Viruserkrankungen zur Verhinderung einer Sekundärinfektion und Verbesserung der klinischen Symptomatik erfolgen.

Bakterien lösen in der Regel primär keine Rhinitis aus, allerdings kommt es im Rahmen anderer Primärerkrankungen häufig zu einer **bakteriellen Sekundärinfektion**. Diese kann mit Breitbandantibiotika behandelt werden. Bei Vorhandensein eines ausgeprägten Wachstums einer Bakterienspezies in der Kultur sollte ein **Resistenztest** angefertigt werden, um eine gezielte **antibiotische Therapie** durchführen zu können.

Die antibiotische Therapie sollte bei akuten Erkrankungen über 7–10 Tage, bei chronischen Erkrankungen über 4–6 Wochen erfolgen (Doxycyclin 5–10 mg/kg p. o. q12h).

Zur symptomatischen Behandlung eines starken Nasenausflusses können kurzfristig abschwellende und sekretionshemmende Nasensprays für Säuglinge eingesetzt werden (z. B. **Oxymetazolin** 0,25 % q24h).

34 Niesen und Nasenausfluss

Diagnostischer Algorithmus

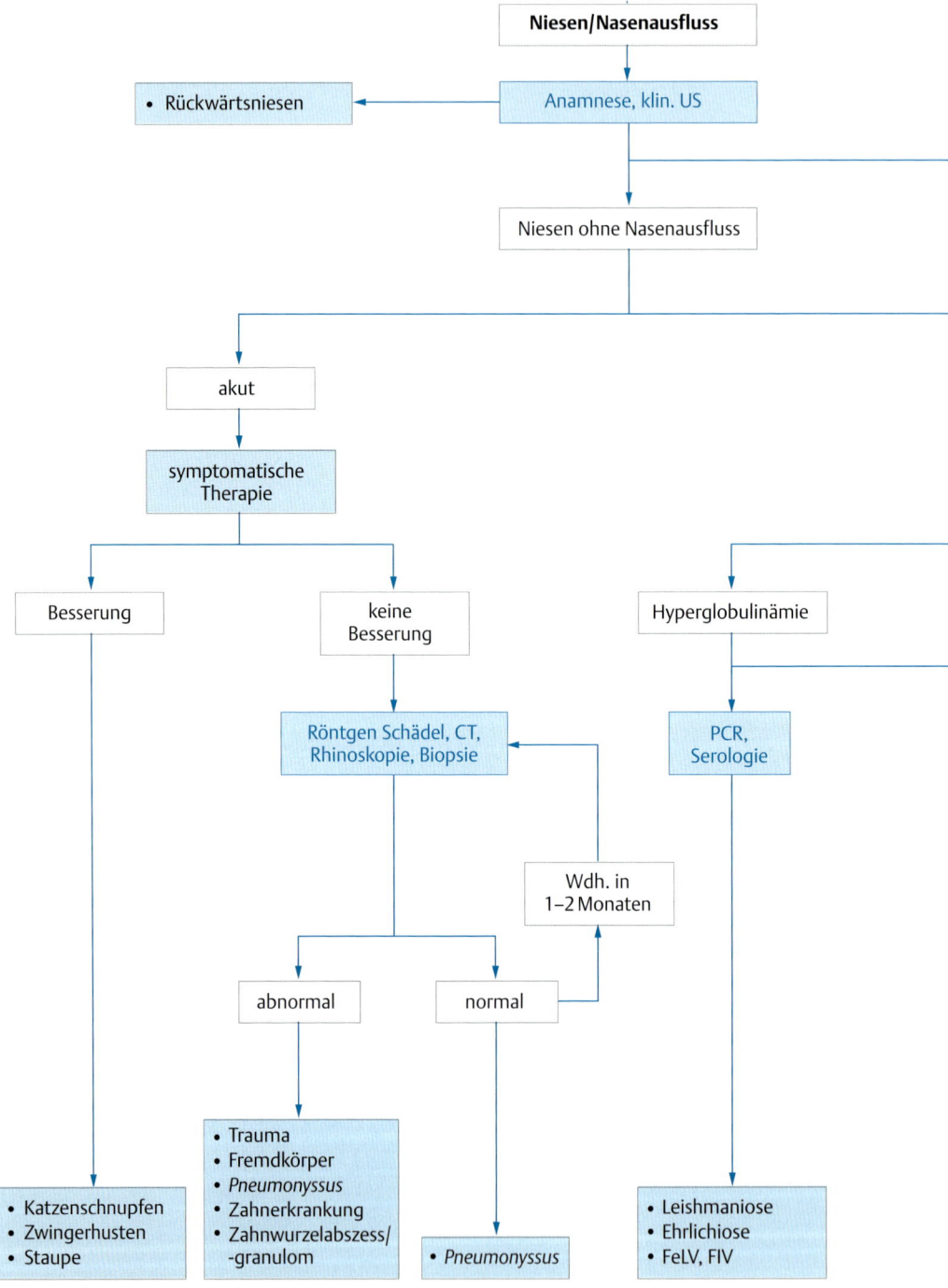

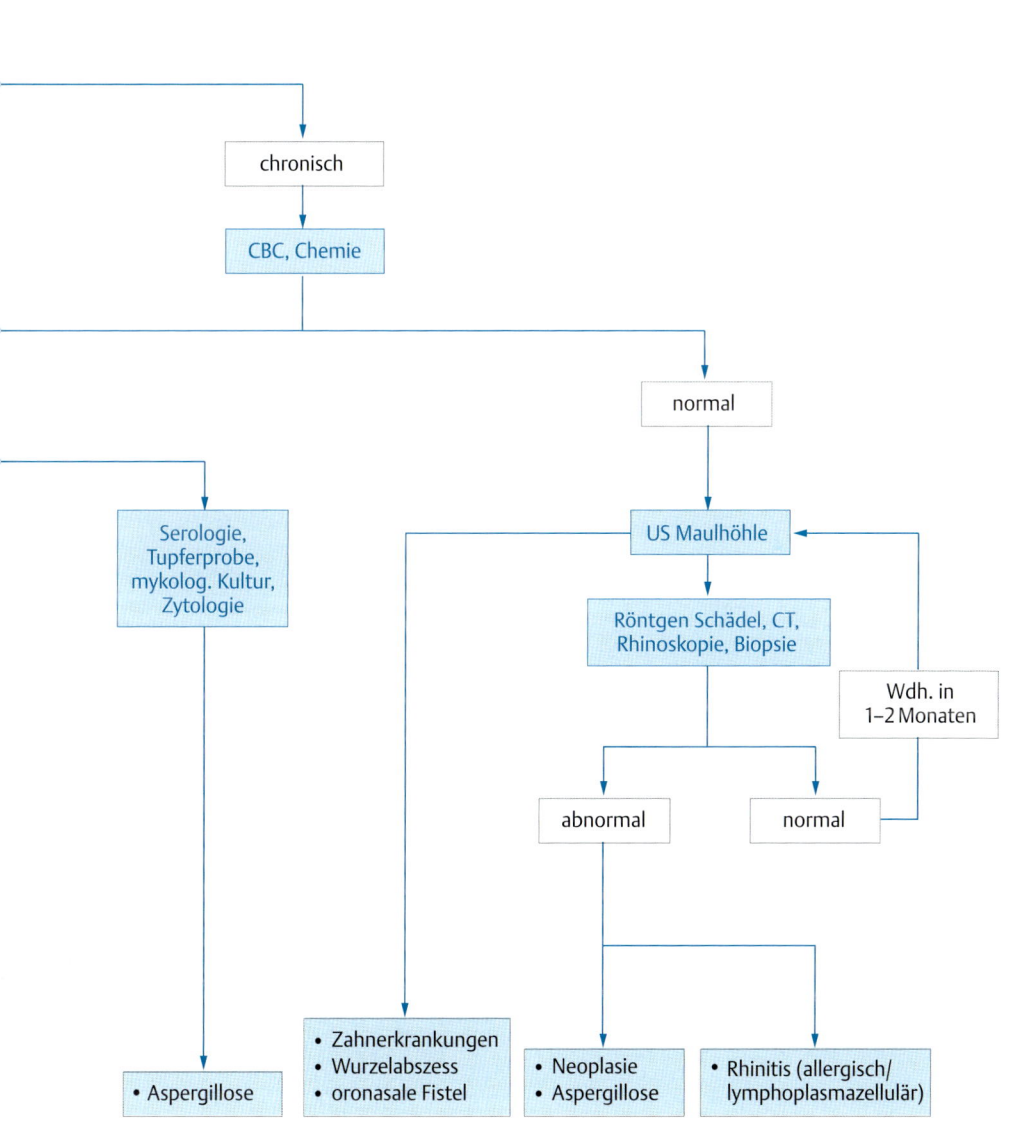

34 Niesen und Nasenausfluss

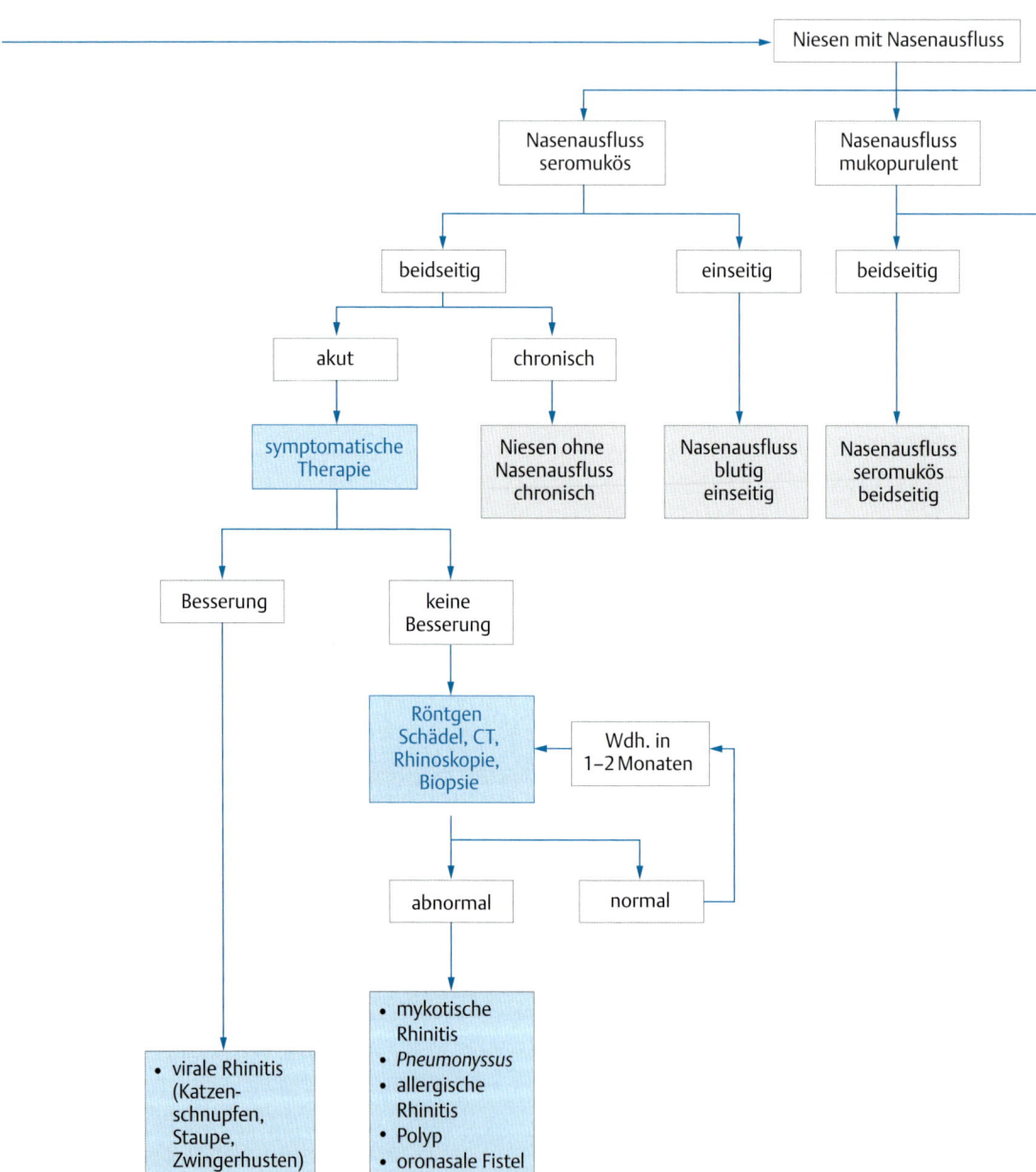

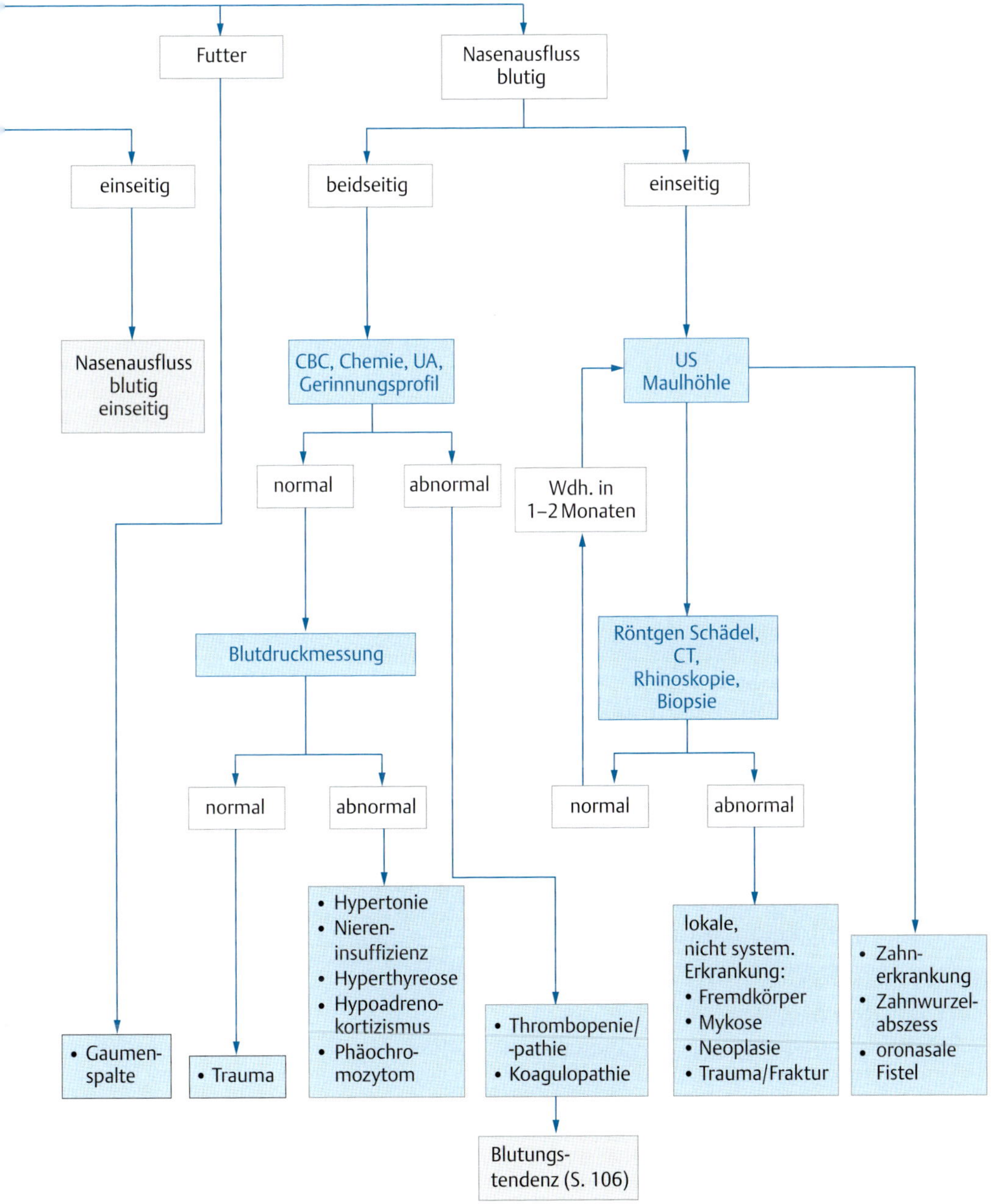

34 Niesen und Nasenausfluss

```
                    Futter              Nasenausfluss
                                           blutig
                      │              ┌───────┴───────┐
                  einseitig       beidseitig      einseitig
                      │              │                │
              Nasenausfluss   CBC, Chemie, UA,     US
                  blutig      Gerinnungsprofil   Maulhöhle
                 einseitig         │                │
                              ┌────┴────┐      Wdh. in
                           normal   abnormal   1–2 Monaten
                              │         │          │
                       Blutdruckmessung      Röntgen Schädel,
                              │                   CT,
                       ┌──────┴──────┐        Rhinoskopie,
                    normal       abnormal       Biopsie
                       │             │             │
                                              ┌────┴────┐
                                           normal   abnormal
```

- Gaumen-spalte
- Trauma

abnormal:
- Hypertonie
- Niereninsuffizienz
- Hyperthyreose
- Hypoadrenokortizismus
- Phäochromozytom

- Thrombopenie/-pathie
- Koagulopathie

Blutungstendenz (S. 106)

lokale, nicht system. Erkrankung:
- Fremdkörper
- Mykose
- Neoplasie
- Trauma/Fraktur

- Zahnerkrankung
- Zahnwurzelabszess
- oronasale Fistel

35 Obstipation

Andreas Hasler

Das Wichtigste vorweg

- Eine Obstipation sollte von Harnabsatzproblemen und Kolitis differenziert werden.

- Die häufigsten Ursachen sind bei der Katze das idiopathische Megakolon und beim Hund Perinealhernie, Prostataerkrankung oder Fremdmaterial im Kot.

- Die rektale Untersuchung ist der wichtigste Schritt, wobei eine Sedation bei einigen Patienten gerechtfertigt ist.

- Ein Abdomenröntgen sollte bei jedem Tier mit Verstopfung angefertigt werden.

- Blut- und Urinuntersuchungen sind vor allem bei reduziertem Allgemeinbefinden angezeigt.

- Die Therapie sollte immer ein Klistier beinhalten und eine vollständige Leerung des Kolons anstreben.

35.1 Definitionen

Obstipation, Konstipation und **Verstopfung** sind Synonyme und definiert durch
- erschwerten Kotabsatz,
- erniedrigte Kotabsatzfrequenz und
- eine Anschoppung von Kot im Kolon/Rektum.

Die Kotabsatzfrequenz ist bei Hund und Katze nicht definiert, allerdings setzen die meisten Hunde und Katzen mindestens einmal pro Tag Kot ab. Da das individuelle Spektrum relativ groß ist, sollte eher eine Reduktion der Frequenz als abnormal angesehen werden als eine absolute Zahl. Die Unterscheidung zwischen Konstipation und Obstipation und die Bewertung von Obstipation als schwerere Form wird im englischen Sprachraum verwendet. Als **Megakolon** wird ein generalisiert dilatiertes und hypomotiles Kolon bezeichnet.

Eine Verstopfung sollte differenzialdiagnostisch abgegrenzt werden von folgenden Problemen:
- Harnabsatzbeschwerden (S. 183)
- Dickdarmdurchfall (S. 119)

35.2 Anatomie – Physiologie – Pathophysiologie

Segmentale Kontraktionen mischen die Fäzes und erlauben eine effizientere **Wasserabsorption** und Regulation des **Elektrolythaushaltes**. Damit wird auch die Passagezeit der Fäzes erhöht. Die Nettobewegung in antegrader Richtung ist gering. Erst die sogenannten „**Massenbewegungen**" (simultane Kontraktionen über eine größere Kolonstrecke) verschieben die Fäzes. Werden die Fäzes ins Rektum gedrückt, führt dies zur Dehnung der Rektumwand. Über einen Reflexbogen wird der innere Sphinkter stimuliert und kontrahiert sich stärker. Damit wird der Kotabsatz vermieden. Durch nachschiebenden Kot wird die Dehnung weiter erhöht. Dieser Vorgang wiederholt sich, bis ein gewisses Reizniveau erreicht ist, dann wird der Kotabsatz eingeleitet. Durch bewusste Relaxation des äußeren Sphinkters und Bauchpresse wird der Kotabsatz ermöglicht.

> Die Hauptfunktionen des Kolons und Rektums sind Wasserabsorption, Regulation des Elektrolythaushaltes und Speicherung von Fäzes.

Der „Fluss" des Kotes folgt den Grundsätzen von **Druck** und **Widerstand**. Folglich kommt es zu Konstipation oder Sistieren des Kotflusses, wenn der Druck des Kolons, mit welchem der Kot transportiert werden kann, kleiner ist als der Widerstand (z. B. des Rektums).

35.3 Ursachen

Wie erwähnt ist die Kotbewegung ein Fluss als Folge von Druck und Widerstand. Erhöhter Widerstand kann extramural, mural oder luminal sein. Erniedrigter Druck ist immer mural und kann neuromuskulär, endokrin oder medikamentös sein (**Tab. 35.1**).

Eine Einengung im Beckenbereich erhöht den Widerstand, da der Kot durch ein kleineres Lumen gedrückt werden muss. Solange das Kolon einen genügenden Druck aufbauen kann, ist eine Passage gesichert und das Tier setzt Kot ab. Wenn der Widerstand aber zunimmt, z. B. als Folge einer weiteren Einengung, kann das Kolon druckmäßig überfordert werden und es kommt zur Konstipation.

Jeder Zustand, welcher den Widerstand erhöht oder den Druck des Kolons erniedrigt, kann eine Konstipation hervorrufen. Mit der Chronizität sind meist beide Elemente betroffen und es stellt sich die Frage vom Huhn und vom Ei. Beispielsweise führte ein geringgradiges Megakolon zu einer längeren Passagezeit, was eine vermehrte Wasserabsorption erlaubt. Dadurch werden die Kotballen härter und brauchen deshalb einen höheren Druck, um transportiert zu werden.

Eine spezielle Gruppe von „erhöhtem Widerstand" sind **Schmerzzustände** im Zusammenhang mit dem Kotabsatz. Der Kotabsatz als solcher wird als schmerzhaft empfunden und damit möglichst vermieden. Es sind dies vor allem perianale Erkrankungen wie Analfisteln, Analbeutelentzündungen etc.

Das **idiopathische Megakolon** der Katze ist eine Erkrankung der glatten Muskulatur im Kolon. Die Anzahl und Dichte der Muskelfasern sind normal. Bisherige Studien lassen eine veränderte Phosphorylierung der leichten Ketten der Muskelfasern als Ursache vermuten. Während eine kongenitale Hirschsprung-Erkrankung oder Aganglionose bisher bei der Katze bzw. beim Hund nicht beschrieben wurde, gibt es selten idiopathische neuronale Ursachen wie eine autonome Ganglioneuritis des Kolons oder eine generelle Dysautonomie.

35.4 Diagnostisches Vorgehen

35.4.1 Signalement und Anamnese

Das Signalement kann Hinweise auf mögliche Ursachen geben: Bei älteren Patienten ist eine Neoplasie viel häufiger. Bei Neonaten sind Missbildungen wie Atresia ani eher wahrscheinlich. Bei Rüden ist eine Prostataerkrankung häufig, beim Kater hingegen sehr selten. Rassespezifische Ursachen sind vor allem Verstopfungen bei der schwanzlosen Manx-Katze.

Die Anamnese sollten nebst Fragen zum Allgemeinzustand und Appetit auch Fragen zum Problem der Verstopfung stellen. Die Folgen einer Verstopfung richten sich nach der Dauer und dem Schweregrad. Nebst den Kotabsatzbeschwerden sind Apathie (S. 77), Anorexie (S. 67) und Erbrechen (S. 147) die häufigsten Symptome. Einzelne Patienten werden irrtümlich wegen Durchfall (S. 119) vorgestellt. Die Schleimhaut wird durch Kotkonkremente gereizt; dies aktiviert die Becherzellen und es wird vermehrt Schleim produziert. Die Folge ist ein schleimiger Durchfall oder Hämatochezie (S. 291).

Folgende Fragen sind anamnestisch wichtig:
- Was sind die Zeichen oder wieso denkt der Besitzer, dass sein Tier verstopft ist? (das häufigste Zeichen für den Besitzer dürfte Kotdrang sein)
- Besteht noch Kotdrang nach erfolgreichem Kotabsatz (Tenesmus)? (spricht eher für ein entzündliches Geschehen wie Kolitis/Proktitis)
- Besteht Kotdrang ohne Produktion von Kot? (spricht eher für eine Verstopfung oder Kolitis)
- Wie lange dauert das Problem? Besteht eine Progression?
- Wie ist der Kot beschaffen (bleistiftdick, blutig, Blut auf dem Kot, Durchfall bzw. schleimiger Kot, kein Kot)?
- Kann Fremdmaterial (Knochen, Steine etc.) aufgenommen werden? (vor allem bei Hunden)
- Gibt es genügend Katzenkisten (vor allem bei Gruppenhaltungen), werden die Katzenkisten regelmäßig gereinigt, kann die Katze in Ruhe bzw. ohne Störung Kot absetzen?
- Wie ist der Urinabsatz? (bei weiblichen Tieren können Kot- und Urinabsatz schwierig zu unterscheiden sein)
- Erhält das Tier Medikamente, die als Ursache einer Konstipation infrage kommen?

Tab. 35.1 Ursachen einer Verstopfung.

Widerstand erhöht	extramural	Beckenfrakturen	Katze >> Hund
		Prostatavergrößerung	Hund
		Neoplasie Becken/Anus	Hund > Katze
		Verklebungen (z. B. nach Ovariohysterektomie)	Katze
		Perinealhernie	Hund
	mural	Kolonstriktur	Hund & Katze
		Neoplasie Kolon/Rektum	Hund & Katze
		Atresia ani	Hund & Katze
		Schmerzzustände	
		• Perianalfisteln	Hund
		• Bisswunde	Katze >> Hund
		• Analbeutelabszess	Hund >> Katze
		• Neoplasie	Hund & Katze
	luminal	Fremdkörper (Knochen, Sand, Haare)	Hund >> Katze
		Umweltfaktoren > verlängerte Transitzeit (Katzenkiste verschmutzt, Kotabsatz nicht in Ruhe)	Katze >> Hund
Druckaufbau erniedrigt	neuromuskulär	Megakolon	Katze
		Rückenmarkerkrankung L4–S3	
		• Cauda equina	Hund
		• Diskusprolaps	Hund >> Katze
		• Neoplasie	Katze & Hund
		• Missbildung (u. a. spinale Anomalie der Manx-Katze)	Katze > Hund
		Dysautonomie (inkl. Key-Gaskell-Syndrom)	Katze > Hund
		Ganglioneuritis des Kolons	Hund
	endokrin	Hypothyreose	Hund
		primärer Hyperparathyreoidismus	Hund >> Katze
		Hypoadrenokortizismus	Hund >> Katze
	medikamentös	Anticholinergika	Hund & Katze
		Opiate	Hund & Katze
		Barium-Kontrastmittel	Hund & Katze

35.4.2 Klinische Untersuchung

Die klinische Untersuchung sollte das Problem bestätigen und es muss die **Narkosefähigkeit** beurteilt werden. Beim Verdacht auf eine Dysautonomie ist speziell auf die Pulsfrequenz (oft Bradykardie), Pupillenweite (Mydriasis) und Tränenproduktion zu achten.

Nebst einer Allgemeinuntersuchung ist die **rektale Untersuchung** unerlässlich. Katzen, kleine Hunde sowie sehr ängstliche Hunde oder solche mit Analproblemen und den entsprechenden Schmerzen bedürfen meist einer Sedation. Folgende Punkte werden erfasst: Analgegend (Analbeutel, Perianalfisteln, Analring), Verlauf des Rektums (Perinealhernie), Oberfläche des Rektums/Kolons (z. B. Masse, Striktur), Beckenöffnung (Symmetrie), Prostata und Urethra. Die rektale/anale Untersuchung erbringt in vielen Fällen eine Diagnose. Während anatomische Veränderungen sehr gut in Sedation untersucht werden können, sind funktionelle Ursachen nur beim wachen Tier zu beurteilen.

> Katzen und kleine Hunde bedürfen für eine ausreichende rektale Untersuchung meist einer Sedation/Narkose.

Eine **neurologische Untersuchung** inkl. Stell- und Haltungsreaktionen und Reflexe (Patellarsehnenreflex, Flexorreflex der Hintergliedmaße, Anal-, Bulbourethralreflex) ist bei allen Tieren ohne anatomische Veränderungen durchzuführen. Ein verminderter Schwanztonus, eine Schwanzlähmung oder eine Harnblasenatonie kann, nebst Paraparese und Paraplegie, Hinweise auf ein neurologisches Geschehen geben.

35.4.3 Weiterführende Untersuchungen

Bei reduziertem Allgemeinzustand oder zur Abklärung einer Narkosefähigkeit sind eine **Hämatologie** und **Blutchemie** sowie eine **Urinuntersuchung** angezeigt. Das Ziel der Blutuntersuchung ist es zudem, mögliche Ursachen zu finden, z. B. **Elektrolytveränderungen** als Ausdruck eines primären Hyperparathyreoidismus oder eines Hypoadrenokortizismus, sowie sekundäre Veränderungen zu beurteilen (z. B. Dehydration). Beim Hund kann bei Verdacht einer Hypothyreose ein **Schilddrüsenprofil** erstellt werden (Kap. 2.2.9, S. 10). Bei Vorliegen einer Hyponatriämie und/oder Hyperkaliämie kann ein **ACTH-Stimulationstest** angezeigt sein.

Ein **Abdomenröntgen** in zwei Ebenen sollte bei allen Tieren mit Verstopfung angefertigt werden, wenn nicht schon eindeutige Befunde der rektalen Untersuchung vorliegen. Vor allem bei adipösen Katzen und Hunden oder bei Patienten mit verspanntem Abdomen kann die Palpation des Kolons und somit dessen Beurteilung praktisch unmöglich sein. Das Röntgen ist auch in Bezug auf die Besitzerinformation sehr hilfreich. Der angeschoppte Kot kann deutlich gezeigt werden, inklusive Inhalt (z. B. Knochenresten). Umgekehrt ist bei Kolitis das Kolon meist leer und dieser Befund erlaubt es, den Besitzer zu überzeugen, dass keine Verstopfung vorliegt, sondern ein entzündliches Geschehen, weshalb die Aufarbeitung/Behandlung in eine andere Richtung geht.

> Röntgenaufnahmen des Abdomens müssen immer in zwei Ebenen erfolgen. Zudem ist darauf zu achten, dass das gesamte kaudale Abdomen einschließlich des gesamten Beckens abgebildet ist.

Fremdmaterial im Kot oder Beckenfrakturen sind im Röntgen meist einfach zu diagnostizieren. Ein Leerröntgen kann bei neurologischen Problemen hilfreich sein, wenn eine Osteolyse (Neoplasie) gefunden wird. Werden neben angeschopptem Kolon auch dilatierte Dünndärme und eine große Blase vorgefunden, muss an eine **Dysautonomie** gedacht werden. Die Diagnose kann mit pharmakologischen Tests am Auge bestärkt (Pilocarpin 0,05 % führt zu unmittelbarer Konstriktion) oder mittels histologischer Untersuchung von Darmbiopsien durch einen Neuropathologen bestätigt werden.

Bei unklaren Befunden auf einem Übersichtsröntgen kann eine Kontraststudie (**Irrigoskopie**) entweder mit Luft als negativem oder Barium als positivem Kontrastmittel helfen, Veränderungen wie Strikturen oder Massen zu sehen. Auch für diese Untersuchung sollte das Kolon möglichst leer und das Tier in Sedation/Narkose sein. Für eine Luft-Irrigoskopie wird ein Tubus ca. 10 cm in das Kolon geschoben und dann Luft eingeblasen. Für eine Kontrastmittel-Irrigoskopie werden 10–20 ml/kg Bariumsulfatsuspension, mit warmem Wasser 1:1 verdünnt, über den rektal eingeschobenen Tubus langsam verabreicht. Die Röntgenaufnahmen erfolgen sofort nach Gabe des Kontrastmittels in laterolateralem, ventrodorsalem und dorsoventralem Strahlengang.

Falls klinisch oder auf dem Röntgenbild eine extramurale Einengung vorgefunden wird, ist eine **Ultraschalluntersuchung** notwendig. Bei einer Masse sollte eine **Feinnadelaspiration** für eine **zytologische Untersuchung** oder eine **Biopsie** (evtl. ultraschallgeführt) für eine histologische Untersuchung erfolgen. Bei muralen Veränderungen (Striktur, Masse) ist eine **Koloskopie** Mittel der Wahl, allerdings muss das Kolon vorgängig gereinigt werden. Der Patient wird für die Koloskopie narkotisiert und so lange mit Klistier (warmes Wasser oder warme Lösungen wie NaCl oder Fordtran bei der Katze) gespült, bis die Klistierflüssigkeit klar erscheint. Da die Veränderungen bei einer Obstipation meist im distalen Kolon liegen, ist die Reinigungswirkung mit einem Klistier genügend.

> Vor einer Koloskopie ist das Tier unbedingt mindestens 36–48 Stunden zu fasten und mittels Klistier oder Spülung vorzubereiten.

Bei abnormalen neurologischen Befunden ist eine CT oder MRT oder eine Myelographie der Lendenwirbel-Kreuzwirbelsäule indiziert. Zusätzlich sollte eine Liquoruntersuchung erfolgen, da eine Neoplasie des Rückenmarks teilweise Zellen abschilfert.

Das **idiopathische Megakolon** der Katze ist eine Ausschlussdiagnose. Ähnlich verhält es sich mit Umweltproblemen, welche durch einen diagnostischen Therapieversuch beurteilt werden können. Falls keine Besserung eintritt, besteht der Verdacht, dass ein idiopathisches Megakolon als zugrunde liegende Krankheit vorliegt.

35 Obstipation

Diagnostischer Algorithmus

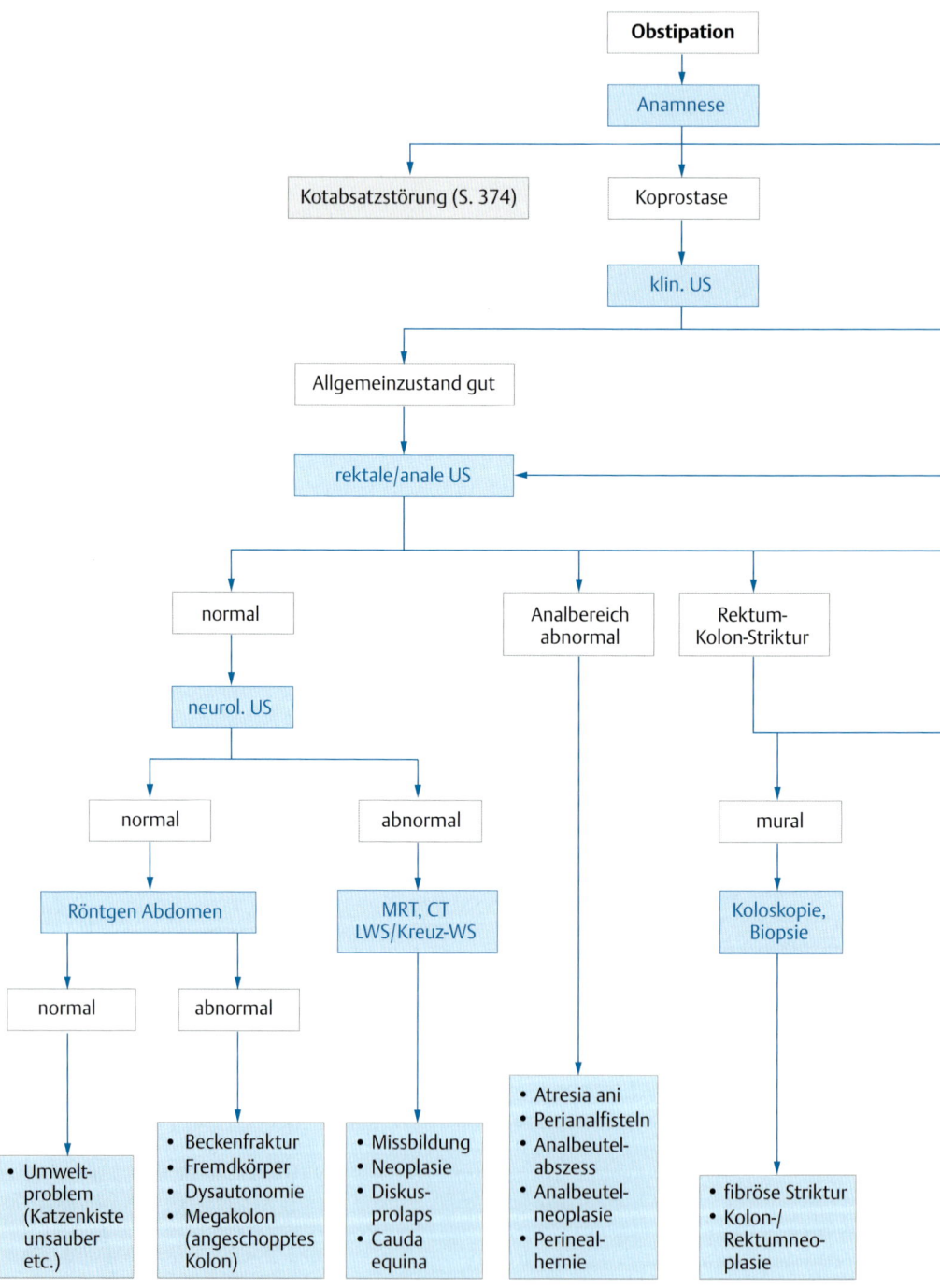

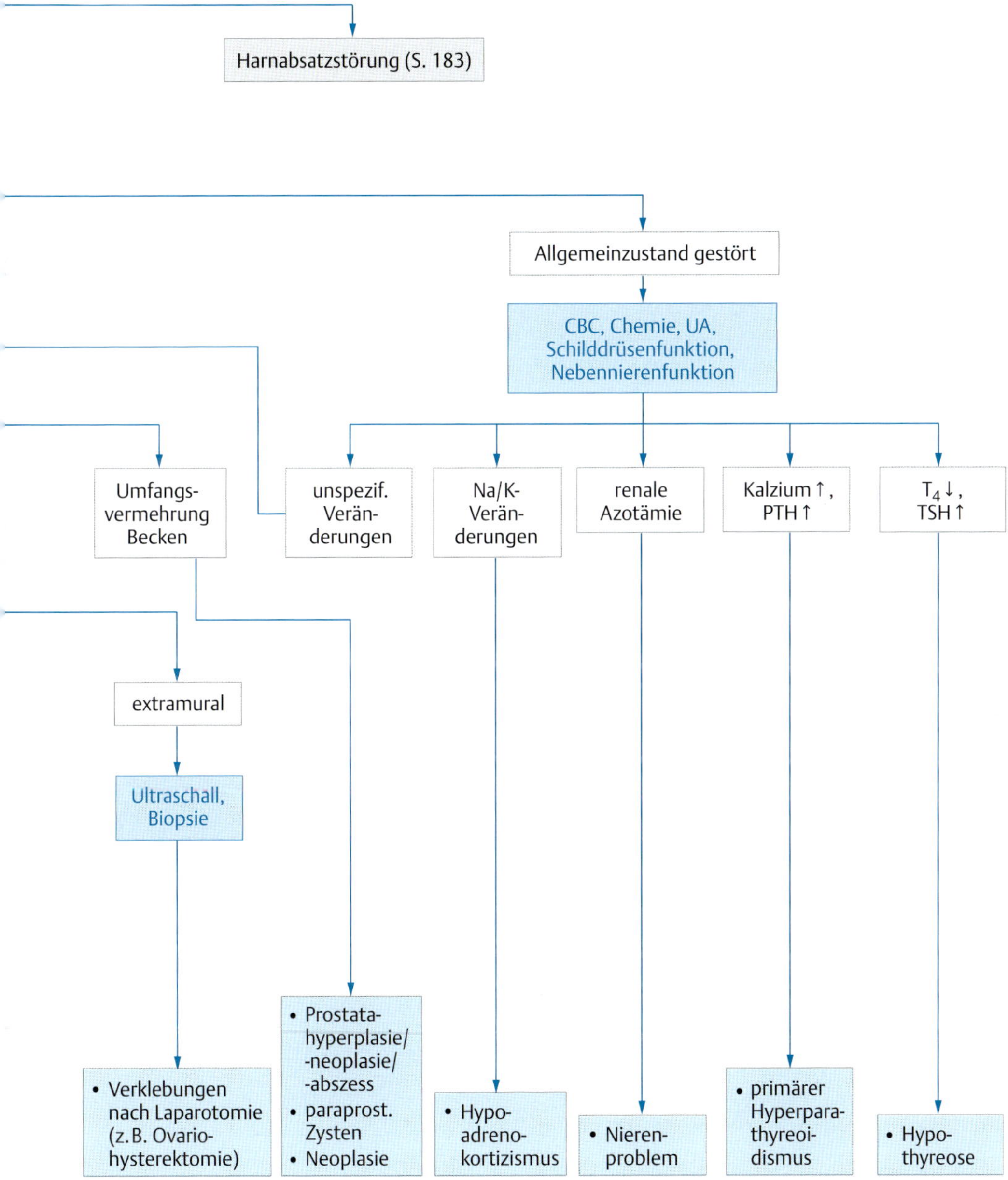

35 Obstipation

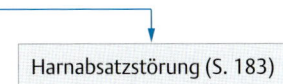
Harnabsatzstörung (S. 183)

Allgemeinzustand gestört

CBC, Chemie, UA, Schilddrüsenfunktion, Nebennierenfunktion

- Umfangsvermehrung Becken
- unspezif. Veränderungen
- Na/K-Veränderungen
- renale Azotämie
- Kalzium ↑, PTH ↑
- T_4 ↓, TSH ↑

extramural

Ultraschall, Biopsie

- Verklebungen nach Laparotomie (z. B. Ovariohysterektomie)
- Prostatahyperplasie/-neoplasie/-abszess
- paraprost. Zysten
- Neoplasie
- Hypoadrenokortizismus
- Nierenproblem
- primärer Hyperparathyreoidismus
- Hypothyreose

35.5 Therapie

Die Therapie richtet sich nach der Ursache. Das Entfernen des Kotes bzw. die Leerung des Kolons sollte bei einer schweren Verstopfung jedoch immer erfolgen. Das heißt, dass praktisch jeder verstopfte Patient ein Klistier erhält.

35.5.1 Akute geringgradige Verstopfung

Bei gutem Allgemeinzustand: Behandlung mit wiederholten **rektalen Einläufen** unter Verwendung von warmen Lösungen (Wasser: 5–10 ml/kg, NaCl 0,9 %: 5–10 ml/kg; Paraffinöl: 5–10 ml/Tier, Lactulose: 5–10 ml/Tier) oder einem kommerziellen Mikroklist. Nach Erfolg sind weitere Schritte bezüglich Ursachenbehandlung, aber auch zur Prophylaxe einzuleiten. Falls kein Erfolg zu verbuchen ist, sollte wie bei einer hochgradigen Verstopfung vorgegangen werden.

> Der Einsatz von Natriumphosphat-Klysmen ist absolut kontraindiziert, da sie eine tödlich verlaufende Hypernatriämie, Hyperphosphatämie und Hypokalzämie hervorrufen.

35.5.2 Akute hochgradige Verstopfung

Bei gutem Allgemeinzustand: Beim Hund ist ein **Klistier** mit lauwarmem Wasser oft genügend. Bei Schmerzen oder knöchernen Fremdkörpern mit hohem Manipulationsbedarf ist eine Narkose inklusive Intubation notwendig. Bei der Katze sind Narkose und Intubation in jedem Fall angezeigt, da Erbrechen infolge Manipulation/Klistier häufig ist und es zur Aspiration kommen kann. Falls eine größere Menge Klistier verwendet wird, sollte anstelle von Wasser eine physiologische Flüssigkeit (z.B. Ringer-Lactat) oder eine Lösung zum Spülen des Darmes (z.B. Fordtran®) verwendet werden. Diese vermeiden eine theoretische Wasserintoxikation.

Bei schlechtem Allgemeinzustand (längere Anorexie, Erbrechen) ist vorgängig der Hydrationszustand zu normalisieren. Hierfür reichen meistens 12–24 Stunden. Dieser Zeitraum kann auch zur Identifikation bzw. Korrektur anderer Probleme genutzt werden. Bei der Katze kann schon ein Mikroklist appliziert werden, um die kaudalen Kotballen über Nacht einzuweichen.

35.5.3 Prophylaxe

Orale Laxativa können für eine weitere Behandlung wichtig sein, im verstopften Patienten ist die Wirkung meist gering. Ebenso sollten Medikamente, welche die Darmmotilität anregen, nicht ohne vorgängige Leerung des Kolons verabreicht werden. Eine rohfaserreiche Ernährung kann die Darmmotilität anregen, da Rohfasern den Kot-Wasser-Gehalt steigern, die intestinale Transitzeit vermindern und die Kotabsatzfrequenz erhöhen; es können aber auch Zellulose, Methylzellulose oder Psyllium in Form von rezeptfreien Zusatzstoffen verfüttert werden.

Medikamente zur Induktion der Dickdarmperistaltik sind **Ranitidin** (1,0–2,0 mg/kg, p.o. q12h) und **Nizaditin** (2,5–5,0 mg/kg, p.o. q24h). Einsetzbare Laxanzien sind **Paraffinöl** (1,0–5,0 ml/Tier p.o. q24h), **Lactulose** (0,5 ml/kg, p.o. q12h) oder **Bisacodyl** (5,0 mg/Tier, p.o. q24h). Unter der Therapie ist mehrfach täglich der Kotabsatz zu kontrollieren, um bei Störungen rechtzeitig regulativ eingreifen zu können.

Ein idiopathisches Megakolon der Katze kann initial oft langfristig mittels diätetischer und medikamentöser (Lactulose, Ranitidin) Maßnahmen behandelt werden. Nur wenn dies nicht mehr hilft, muss chirurgisch eine subtotale Kolektomie erfolgen.

36 Ödeme

Gaby Hoffmann

Das Wichtigste vorweg

- Ödeme entstehen meist durch ein Ungleichgewicht zwischen onkotischem und hydrostatischem Druck des Intra- und Extravasalraums oder durch veränderten Lymphabfluss.

- Die Hauptursachen eines peripheren Ödems sind Proteinverlustnephropathie und -enteropathie sowie kardiale und hepatische Ursachen.

- Mithilfe von Diuretika sind renale, hepatogene, kardiale und Eiweißmangelödeme behandelbar.

- Sobald Ödeme entweder eiweißreich sind oder nur lokalisiert auftreten, kann der Einsatz von Diuretika kontraindiziert sein.

- Nur Ödeme aufgrund einer abnormalen Lymphdrainage werden Lymphödeme genannt.

36.1 Definitionen

Etwa 60 % des Körpers bestehen aus Wasser, wovon etwa 20 % im Interstitium vorkommt. Eine abnormal große Ansammlung von Flüssigkeit im Interstitium wird Ödem genannt. Hydrothorax, Hydroperikard, Aszites und Anasarka werden von einigen Autoren als spezifische Formen eines Ödems bezeichnet:
- **Anasarka**: ein generalisiertes Ödem der Unterhaut.
- **Aszites**: Flüssigkeitsansammlung in der freien Bauchhöhle (S. 20).
- **Hydroperikard**: nicht entzündliche oder hämorrhagische Flüssigkeitsansammlung im Herzbeutel (S. 357).
- **Hydrothorax**: nicht entzündliche oder hämorrhagische Flüssigkeitsansammlung in der Brusthöhle.

36.2 Anatomie – Physiologie – Pathophysiologie

Unter physiologischen Bedingungen besteht ein Gleichgewicht zwischen der Filtration von Flüssigkeit aus den arteriellen Kapillaren in das interstitielle Gewebe und der Resorption von Flüssigkeit in das venöse Kapillarsystem und das Lymphsystem. In diesem Gleichgewicht wirken der **hydrostatische Druck** (das Bestreben der Flüssigkeit, das Gefäß zu verlassen) und der **onkotische Druck** (wodurch Flüssigkeit im Gefäß gehalten wird) einander entgegen (**Abb. 36.1**).

Wenn die Filtration von Flüssigkeit ins interstitielle Gewebe erhöht oder die Resorption daraus vermindert ist, entstehen Ödeme.

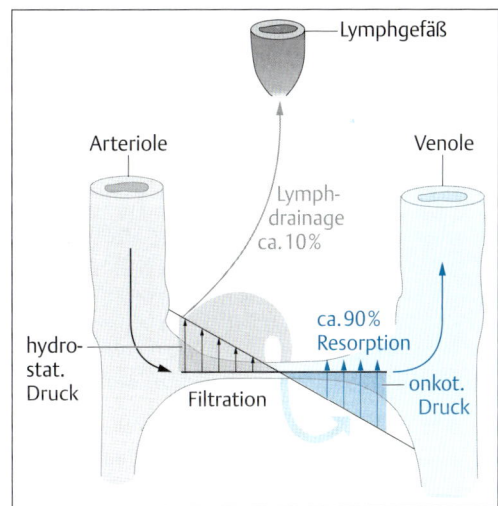

Abb. 36.1 Flüssigkeitsaustausch an der Kapillare. Nach dem Starling-Gesetz wird die Nettofiltration des Plasmas von der Beschaffenheit der Kapillaren und vom onkotischen bzw. hydrostatischen Druckunterschied zwischen Blut und Interstitium beeinflusst.

Ein erhöhter Filtrationsdruck von Flüssigkeit in das Interstitium entsteht bei Eiweißmangel, da der **verminderte onkotische Druck** in der arteriellen Kapillare weniger Flüssigkeit im Gefäß halten kann. Durch einen **erhöhten hydrostatischen Kapillardruck** wird ebenso mehr Flüssigkeit aus dem Gefäßsystem ins umliegende Gewebe gedrückt. Schließlich führt eine **erhöhte Kapillarpermeabilität** zum vermehrten Verlust von Flüssigkeit aus der Kapillare in das Interstitium. Zu einer Reduktion des Abflusses von Flüssigkeit aus dem Gewebe kann es kommen, wenn die Lymphdrainage behindert ist. Nur Ödeme dieser einen Ursache (**abnormale Lymphdrainage**) werden Lymphödeme genannt.

36.3 Ursachen

Ödeme können pathophysiologisch in proteinreich und proteinarm eingeteilt werden; dies geschieht jedoch klinisch nicht, da die Ödemflüssigkeit kaum untersucht wird. Eine klinische Einteilung erfolgt nach der Einteilung, ob das Ödem generalisiert oder lokal auftritt (**Tab 36.1**).

Ein **generalisiertes Ödem** entsteht in erster Linie durch eine Verminderung des onkotischen Drucks im Gefäßsystem, bedingt durch eine Hypoproteinämie. Proteine können entweder bei einer schwerwiegenden Lebererkrankung ungenügend gebildet werden oder durch die Nieren (Proteinverlustnephropathie) oder den Darm (Proteinverlustenteropathie) verloren gehen. Selten kann eine hochgradige, großflächige Verbrennung zu einer starken Hypoproteinämie durch Verlust über die Haut führen. Seltene Ursachen eines generalisierten Ödems sind eine immunbedingte Vaskulitis, eine Mastzellausschüttung im Rahmen einer anaphylaktischen Reaktion oder noch seltener im Rahmen eines Myxödems bei einer akuten Hypothyreose oder Anasarka.

> Generalisierte proteinarme Ödeme entstehen als häufigste Ursache durch einen verminderten onkotischen Druck, d. h. durch eine Hypoproteinämie.

Ein **lokales Ödem** entsteht primär durch ein Lymphödem. Dabei handelt es sich um eine direkte Erkrankung der Lymphgefäße oder Lymphknoten (z. B. Dysplasie der Lymphabfuhr an den Hintergliedmaßen junger Hunde [primäre Form]) oder um eine Schädigung des Lymphabflusses aufgrund von Neoplasie, Trauma, Chirurgie, Bestrahlungstherapie, Entzündung oder Infektion (sekundäre Form). Sekundäre Lymphödeme entstehen wesentlich häufiger als primäre. Beim sekundären Lymphödem ist eine Abgrenzung zwischen primär venöser oder primär lymphatischer Behinderung aufgrund der Kolokalisation beider Strukturen oft nicht möglich. Einen Hinweis kann das Auftreten von Zyanose mit darauffolgender Fettgewebsnekrose und ulzerierenden Hautveränderungen geben, da diese Schäden eher im Verlauf von venösen Abflussstörungen entstehen.

Obwohl ein erhöhter hydrostatischer Druck pathophysiologisch zu einem generalisierten Ödem führen sollte, ist das klinisch kaum der Fall, sondern es kann zu einem lokalen Ödem kommen, z. B. bei einem Thrombus oder beim Perikarderguss (Aszites oder Thoraxerguss). Eine Inaktivität zusammen mit anderen Ödemursachen führt oft auch zu einem Ödem in einer Körperhälfte.

Eine akute **Histaminausschüttung**, z. B. bei Insektenstich oder Reizung durch Tiere (Schlange, Skorpion, Qualle) oder Pflanzen, kann zu lokalen Quaddeln bis großflächigem Ödem führen. Wenn dies im Respirationstrakt auftritt, kann es zu akuter Atemnot kommen.

36.4 Diagnostisches Vorgehen

36.4.1 Anamnese

Primär ist zu erfragen, wie lange das Ödem besteht (akut, chronisch) und ob evtl. schon seit der Geburt Ödeme aufgefallen sind (z. B. beim primären Lymphödem). Stattgefundene chirurgische Eingriffe, Trauma, Auslandsaufenthalt und bekannte Infektionserkrankungen sollten im Vorbericht erfragt werden.

Tab 36.1 Ursachen von Ödemen.

generalisiert	verminderter onkotischer Druck	hochgradige Lebererkrankung	Hund & Katze
		Proteinverlustnephropathie • Glomerulonephritis • Amyloidose	Hund > Katze
		Proteinverlustenteropathie • IBD • Lymphangiektasie • Lymphom	Hund > Katze
		Verbrennung	Hund & Katze
		Unterernährung	Hund & Katze
	Myxödem		Hund
	Anasarka		Hund & Katze
lokal	Kapillarpermeabilität erhöht	Vaskulitis • immunbedingt • infektiös (z. B. FIP) • idiopathisch	Katze > Hund
	Lymphabfluss vermindert	ungenügende Drainage im lymphatischen Kapillarsystem • Agenesie • Entzündung • Chirurgie	Hund > Katze
		abnormale Kontraktilität der Lymphgefäße	Hund & Katze
		Obstruktion • Neoplasie (Lymphom) • Entzündung (Lymphangitis, Lymphangiomatose) • Infektion (Tuberkulose) • Bestrahlungstherapie • Chirurgie • Agenesie	Hund & Katze
	erhöhter hydrostatischer Druck	verminderter venöser Abfluss durch Inaktivität	Hund & Katze
		kongestives Herzversagen	Hund > Katze
		Perikarderkrankung	Hund >> Katze
		Thrombembolie • Thrombus • infektiöser Embolus • neoplastischer Embolus	Hund & Katze
	Histaminausschüttung	Insektenstich	Hund > Katze
		Schlangenbiss, Skorpionstich	Hund > Katze

Durchfall (S. 119) oder Erbrechen (S. 147) ist meist bei einer Proteinverlustenteropathie vorhanden, während eine Proteinverlustnephropathie teilweise mit Polyurie und Polydipsie (S. 338) einhergeht, teilweise aber auch keine sonstigen Symptome vorhanden sind. Eine Hypoproteinämie, bedingt durch eine hochgradige Hepatopathie, ist oft mit den beschriebenen Symptomen und möglicherweise Ikterus (S. 245), Apathie (S. 77), Gewichtsverlust (S. 165), Aszites (S. 20) und Anorexie (S. 67) vergesellschaftet.

Beim gleichzeitigen Ödem der Vor- und Hintergliedmaßen ist eine systemische Erkrankung wahrscheinlich (portale Hypertension, Vaskulitis, Hypoproteinämie, kongestives Herzversagen). Zyanose,

Fettgewebsnekrose und ulzerierende Hautveränderungen sind ein Hinweis auf eine primär venöse Abflussstörung. Möglicher Kontakt mit reizenden Substanzen, Tieren oder Pflanzen ist zu erfragen.

36.4.2 Klinische Untersuchung

Nach Palpation des indolenten, eher kühleren Gewebes kann ein Abdruck des Fingers für einige Sekunden als Grubenformung bestehen bleiben („**pitting edema**"). Zu untersuchen ist, ob das Ödem auf eine Gliedmaße oder eine Körperhälfte beschränkt oder generalisiert vorhanden ist.

Bei Obstruktionen im Beckenbereich kann es zum Ödem beider Hintergliedmaßen und der Organe im Beckenbereich kommen. Primäre Erkrankungen von Mamma, Vagina, Anus und Prostata sollten gründlich ausgeschlossen werden.

Bei Obstruktionen im mediastinalen Bereich (Umfangsvermehrungen, Thrombose) entstehen Ödeme beider Vordergliedmaßen sowie an Kopf, Hals und im Thoraxeingang, wobei besonders die ventralen Bereiche betroffen sind. Neben der Auskultation sollten unbedingt auch eine Perkussion und Kompression besonders des Thorax erfolgen.

Beim primären Lymphödem ergibt eine allgemeine klinische Untersuchung des Patienten meist keine zusätzlichen Befunde, wohingegen bei sekundären Lymphödemen abhängig von der zugrunde liegenden Ursache verschiedene zusätzliche Befunde vorhanden sein können (z. B. Fieber). Eine sorgfältige **Palpation sämtlicher Lymphknoten** (S. 283) ist unbedingt nötig, wobei Größe, Struktur und Konsistenz, Wärme und Schmerzhaftigkeit erfasst werden. Zudem sollte das Abdomen gründlich palpiert werden und es ist eine rektale Untersuchung des Beckenbereichs notwendig. Lymphödeme können lokal auftreten und sich abhängig von der Lokalisation und dem Ausmaß der zugrunde liegenden Störung im subkutanen Gewebe ausbreiten.

36.4.3 Weiterführende Untersuchungen

Initial werden folgende Untersuchungen angefertigt:
- **Hämatologie**
- **Chemieprofil** (inkl. Cholesterin und Triglyzeride)
- **Urinuntersuchung**

Speziell das Gesamtprotein sowie der Albumin- und Globulingehalt im Serum geben Auskunft über eine mögliche onkotische Ursache. Eine reine Hypoalbuminämie ohne vermindertes Globulin wird bei einer Proteinverlustnephropathie oder bei einer Hepatopathie gefunden. Bei ebenfalls verminderter Globulinkonzentration ist vermutlich eine Proteinverlustenteropathie vorhanden. In der Regel kommt es nicht zu einer Ödembildung, wenn Albumin nicht < 15 g/l ist.

Bei verändertem Proteingehalt ist evtl. eine **Serumeiweißelektrophorese** (Kap. 2.2.3, S. 8) angezeigt. Bei Verdacht aufgrund der Laborwerte auf eine Lebererkrankung kann ein **Leberfunktionstest** (Kap. 2.2.5, S. 9) indiziert sein. Beim Vorliegen von Protein auf dem Harnteststreifen sollte ein **Protein-Kreatinin-Quotient** aus einer Urinprobe erfolgen (Kap. 2.2.8, S. 9), wobei dies beim Vorliegen eines aktiven Sediments (Pyurie, Zellen, Zylinder) wenig Aussagekraft hat.

Beim primären Lymphödem sind die Blutwerte des Patienten meist normal. Demgegenüber können beim sekundären Lymphödem die Veränderungen der zugrunde liegenden Erkrankung erwartet werden. Nach entsprechenden Auslandsaufenthalten kann eine Untersuchung auf **Infektionserkrankungen** (z. B. Dirofilariose, Leishmaniose) indiziert sein (Kap. 2.2.12, S. 12).

Röntgenaufnahmen des betroffenen Bereiches können Hinweise auf Umfangsvermehrungen geben (lytische Bereiche, Weichteilmassen). Eine Ultraschalluntersuchung des Abdomens liefert neben Informationen über die Beschaffenheit der Lymphknoten auch Aufschluss über eventuelle Weichteilzubildungen und ist für die Entnahme von Aszitesflüssigkeit oder Gewebeproben sinnvoll (FNA, Biopsie). Bei Flüssigkeitsansammlungen und Zubildungen im Bereich des Thorax kann auch hier eine Ultraschalluntersuchung sehr hilfreich sein.

Feinnadelaspirationen und/oder **Biopsien** veränderter Bereiche sollten für eine bakteriologische, zytologische und histologische Untersuchung eingesandt werden. Zudem kann in besonderen Fällen eine mykologische Untersuchung indiziert sein.

Mit oder ohne Vorliegen gastrointestinaler Symptome (Durchfall, Erbrechen) sollte bei einer **Panhypoproteinämie** (Hypoalbuminämie und Hypoglobulinämie) die Ursache einer Proteinverlustenteropathie mittels Biopsieentnahme des Magen-Darm-Traktes eruiert werden (S. 119). Diese kann entweder endoskopisch oder chirurgisch gewonnen werden. Bei massiver Hypoproteinämie kann nach einer Chirurgie eine Wundheilungsstörung große Probleme machen.

Ein **nephrotisches Syndrom** liegt vor, wenn folgende vier Punkte erfüllt sind:
- Hypoproteinämie
- Proteinurie
- Hypercholesterinämie
- periphere Ödeme

Zur Unterscheidung zwischen einer Glomerulonephritis von einer Amyloidose ist eine **Nierenbiopsie** (evtl. ultraschallgeführt entnommen) nötig. Die Ursache einer Glomerulonephritis ist entweder infektiös (Leishmaniose, Ehrlichiose etc.), neoplastisch, immunbedingt oder familiär (Berner Sennenhunde) und entsprechende Untersuchungen sind angezeigt.

> Ein nephrotisches Syndrom wird definiert durch eine Hypoproteinämie, eine Proteinurie, eine Hypercholesterinämie und periphere Ödeme.

Die **Lymphangiographie** und andere **radiologische Spezialuntersuchungen** (Szintigraphie, CT und MRT) können in speziellen Fällen von undeutlicher Ätiologie erwogen werden. Bei der Lymphangiographie werden die Lymphabflusswege und damit verbundenen Lymphknoten nach Eingabe eines **Kontrastmittels** mithilfe von Röntgenaufnahmen direkt dargestellt.

36.5 Therapie

Systemische Erkrankungen sind direkt zu behandeln, soweit dies möglich ist. Beim Embolus kann versucht werden, eine Lysetherapie durchzuführen und zusätzlich durch die Gabe von Heparin das weitere Wachsen des Thrombus zu vermeiden. Während dieser Behandlung ist die Gerinnung in sehr engen Grenzen konstant zu überwachen.

Beim nephrotischen Syndrom kann versucht werden, die Proteinurie durch Gabe eines ACE-Hemmers (z. B. **Benazepril** 0,25–0,5 mg/kg, einmal täglich) zu reduzieren und damit die Hypoproteinämie zu verbessern. ACE-Hemmer vermindern den glomerulären Kapillardruck durch eine Konstriktion der afferenten Gefäße im Glomerulum und somit wird etwas weniger Protein filtriert.

36.5.1 Symptomatische Therapie

Therapeutisch sind Ödeme in den Fällen durch **Diuretika** behandelbar, in denen sie **proteinarm** sind und zur Generalisation neigen. Da Diuretika in der Niere eine verminderte tubuläre Rückresorption von Natrium bewirken und damit sekundär von Wasser, kommt es zu einer Entwässerung des gesamten Körpers. Durch Diuretika sind renale, hepatogene, kardiale und Eiweißmangelödeme behandelbar. **Furosemid** in einer Dosis von 1–2 mg/kg q6–12h kann initial gegeben werden. Falls dies nicht ausreicht, kann **Spironolacton** (1–2 mg/kg q12h) dazu gegeben werden. Bei der Gabe von Furosemid ist das Serumkalium regelmäßig zu kontrollieren.

Sobald Ödeme entweder eiweißreich sind oder nur lokalisiert auftreten, ist der Einsatz von Diuretika nicht sinnvoll.

Beim Auftreten von eiweißreichen und lokalisierten eiweißarmen Ödemen kann darum eine **manuelle Lymphdrainage** als Therapie erwogen werden (Physiotherapie). Beim massiven Eiweißmangelödem kann bei lebensbedrohenden Zuständen die Gabe von **Plasma** oder **humanem Albumin** möglicherweise helfen, doch ist der Effekt meist nur kurzfristig und die zusätzliche Behandlung muss unbedingt rasch erfolgen. Der Einsatz von **Benzopyron** (50 mg/kg, p.o. q8h) ist beschrieben.

36 Ödeme

Diagnostischer Algorithmus

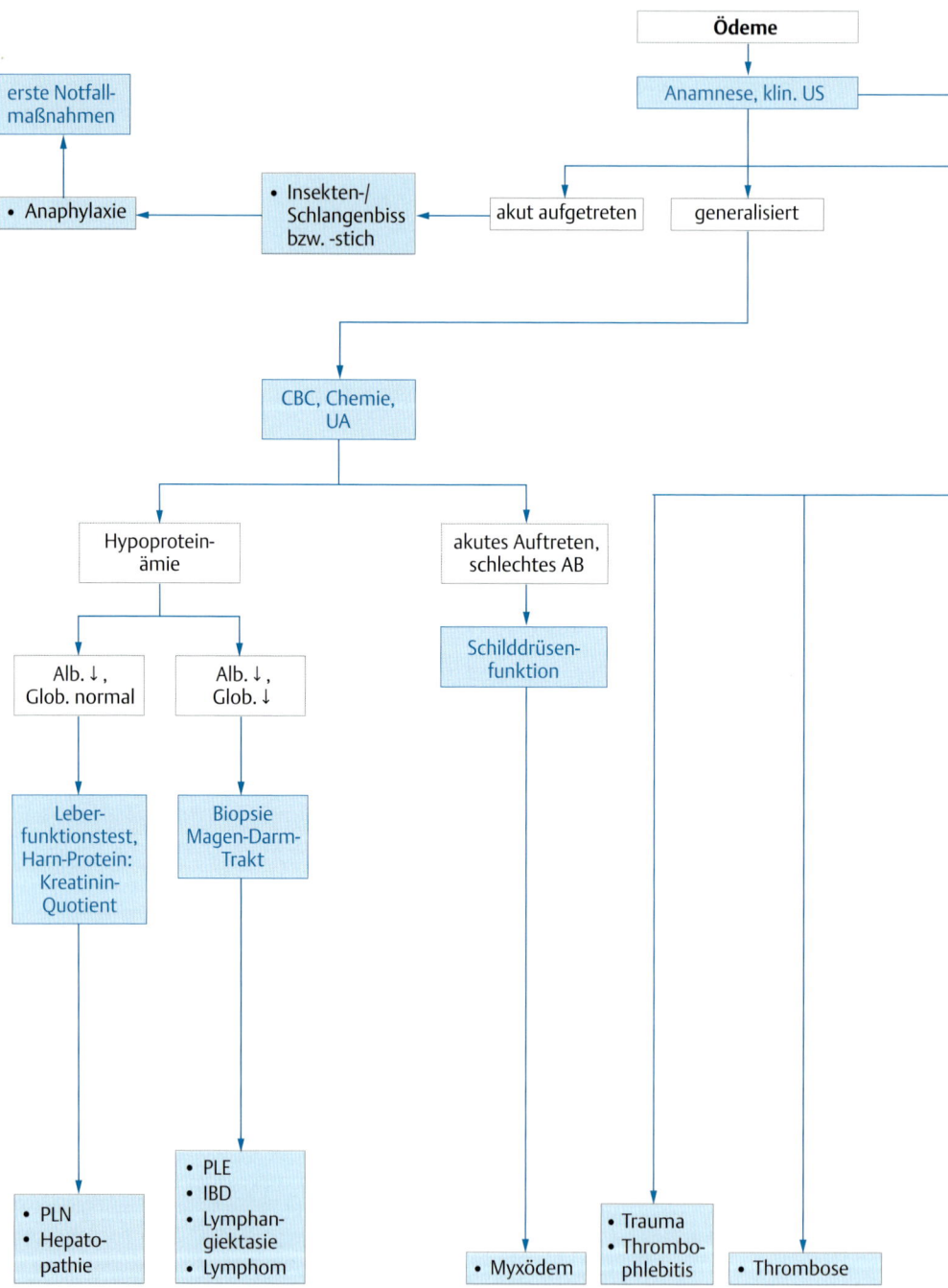

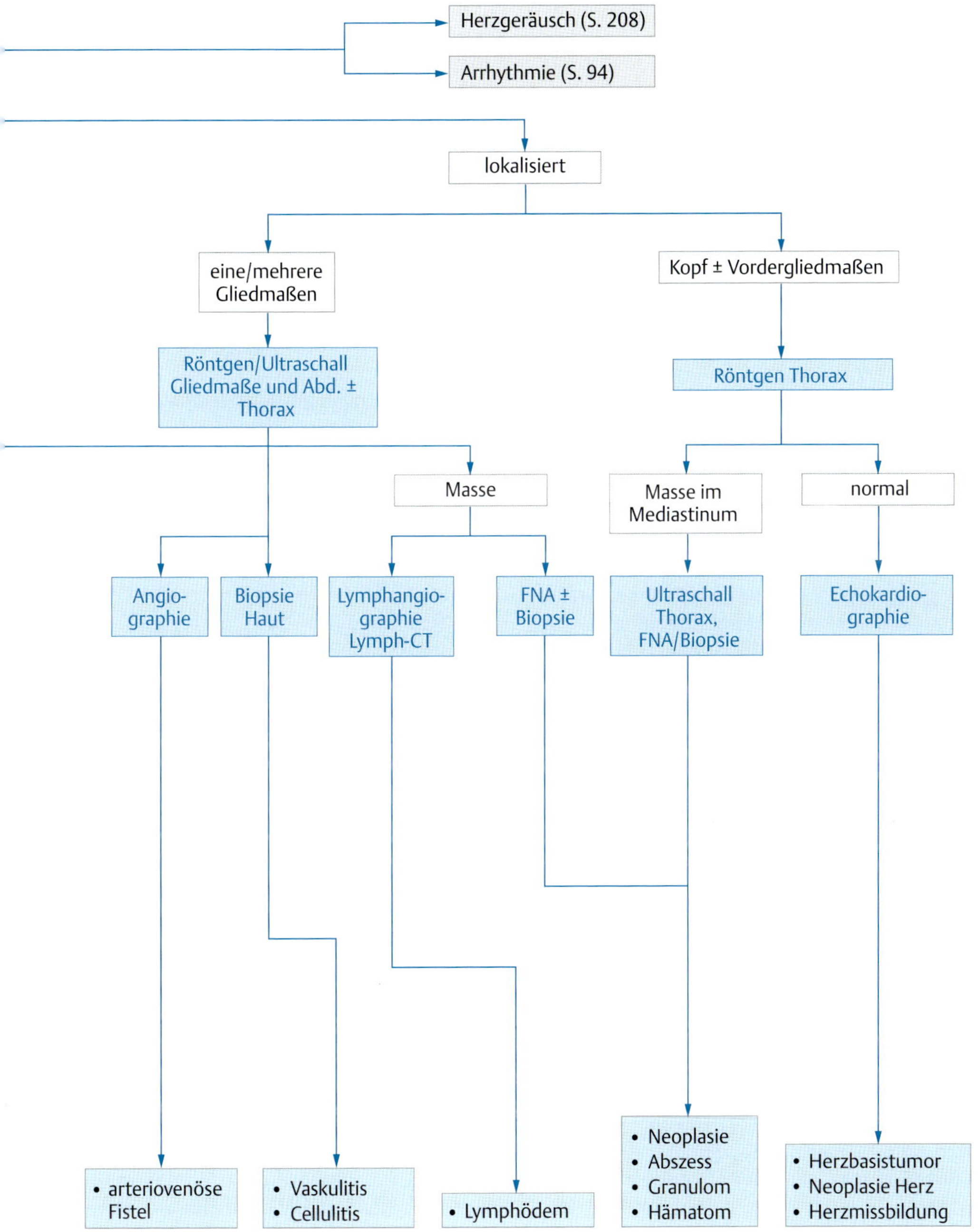

36 Ödeme

- Herzgeräusch (S. 208)
- Arrhythmie (S. 94)

lokalisiert

- **eine/mehrere Gliedmaßen** → Röntgen/Ultraschall Gliedmaße und Abd. ± Thorax
  - Angiographie → arteriovenöse Fistel
  - Biopsie Haut → Vaskulitis / Cellulitis
  - **Masse**
    - Lymphangiographie Lymph-CT → Lymphödem
    - FNA ± Biopsie → Neoplasie / Abszess / Granulom / Hämatom

- **Kopf ± Vordergliedmaßen** → Röntgen Thorax
  - **Masse im Mediastinum** → Ultraschall Thorax, FNA/Biopsie → Neoplasie / Abszess / Granulom / Hämatom
  - **normal** → Echokardiographie → Herzbasistumor / Neoplasie Herz / Herzmissbildung

37 Polyphagie

Gaby Hoffmann

Das Wichtigste vorweg

- Polyphagie muss von Pica unterschieden werden.
- Überfütterung ist die häufigste Form von Polyphagie. Diese Form der Polyphagie ist mit Gewichtszunahme vergesellschaftet.
- Einer Polyphagie ohne Gewichtszunahme liegt bei guter Futterqualität meist eine primäre Organerkrankung zugrunde. Die Anamnese und die klinischen Untersuchungsergebnisse geben meist einen Hinweis auf die zugrunde liegende Erkrankung.

37.1 Definitionen

Polyphagie (poly = viel, phagein = essen) beschreibt die krankhaft gesteigerte Nahrungsaufnahme in Mengen oberhalb des normalen Kalorienbedarfes (Kap. 4.5.2, S. 40). Polyphagie sollte von Pica unterschieden werden. **Pica** (Allotriophagie) beschreibt das Bedürfnis, ungewöhnliche, eigentlich nichtessbare Substanzen aufzunehmen.

Polyphagie kann psychische, physiologische oder pathologische Ursachen haben. Zudem kann Polyphagie als primär oder sekundär klassifiziert werden.

37.2 Anatomie – Physiologie – Pathophysiologie

Die Aufnahme von Energie sowie deren Verbrauch sind bei Tieren genau aufeinander abgestimmt, sodass das Körpergewicht unter physiologischen Bedingungen sehr stabil gehalten wird. Die Regulation kann in eine Langzeitkontrolle und eine Kurzzeitkontrolle unterteilt werden. Die langfristige Kontrolle ist hierbei unter anderem von Signalen durch Substanzen wie Leptin abhängig, welches Informationen über das Vorhandensein von Energievorräten signalisiert. Kurzfristige Hungersignale entstehen im Zusammenhang mit vermindertem Blutgehalt an Substanzen wie Glukose und Aminosäuren. Zu kurzfristigen Sättigungssignalen kommt es infolge der Futteraufnahme durch induzierte Hormone wie Cholezystokinin (CCK), Glukagon und Insulin.

Überfütterung kann als eine **psychische Ursache** für Polyphagie angesehen werden. Die normale Rückkoppelung eines positiven kalorischen Zustandes auf das Sättigungszentrum ist bei obesen, überfütterten Tieren gestört, sodass die Tiere unabhängig vom Anstieg des Fettanteils ihres Körpers weiterfressen. Da zwischen verschiedenen Rassen deutliche Unterschiede der Störung des negativen Feedbacks auf das Hungerzentrum bestehen, wird eine genetische Prädisposition vermutet. Zudem kann Stress innerhalb einer Gruppe von Tieren zu Futterneid und übermäßiger Futteraufnahme führen.

37.3 Ursachen

37.3.1 Primäre Polyphagie

Bei der primären Polyphagie handelt es sich um eine **Erkrankung des ZNS**, wo die Gefühle Hunger und Sättigung gesteuert werden (Tab. 37.1). Innerhalb des zentralen Nervensystems ist der Hypothalamus wesentlich an der Regulation der Futteraufnahme beteiligt, da hier die Integration einer Vielzahl von Signalen stattfindet. Hunger und Sättigung werden in unterschiedlichen Bereichen des Hypothalamus reguliert. So kommt es zu einer gesteigerten Aktivität des Hungerzentrums im Bereich des lateralen Hypothalamus oder zu einer Hemmung des Sättigungszentrums im ventromedialen Hypothalamus. Hypothalamische Tumoren dieser Regionen sind eine seltene Ursache für Polyphagie.

37.3.2 Sekundäre Polyphagie

Bei der sekundären Polyphagie beeinflussen systemische Probleme sekundär das zentrale Nervensystem. Sekundäre Polyphagie tritt wesentlich häufiger auf als primäre und ist meistens auch mit den klinischen Symptomen der zugrunde liegenden Organerkrankung vergesellschaftet. Erkrankungen wie Megaösophagus, Maldigestion, Malabsorption oder endokrine Störungen (Diabetes mellitus, Insulinom) können zu einer negativen kalorischen Bilanz führen, wodurch sekundär Polyphagie entsteht. Ebenso können Erkrankungen wie Hyperthyreose, Akromegalie oder Hyperadrenokortizismus zu Polyphagie führen, wenn der allgemeine Grundumsatz gesteigert ist. In diesen Fällen handelt es sich bei der Polyphagie um einen Kompensationsmechanismus mit dem Bestreben, das Körpergewicht zu erhalten. Da die angestrebte Kompensation jedoch meistens ungenügend ist, wird die Polyphagie von Gewichtsverlust und Muskelabbau begleitet.

> Eine negative Energiebilanz oder ein gesteigerter Grundumsatz sind die häufigsten Ursachen einer pathologischen Polyphagie.

Zu einem physiologischen Anstieg der Futteraufnahme kommt es während Trächtigkeit, Laktation, starker körperlicher Beanspruchung und kalter Umgebungstemperatur. Zudem können appetitstimulierende Medikamente eine Ursache sein (Glukokortikoide, Progestagene, Diazepam, Antikonvulsiva).

Tab. 37.1 Ursachen einer Polyphagie.

primäre Polyphagie	Schädigung des Hypothalamus	Neoplasie		Hund & Katze
	Überfütterung			Hund & Katze
sekundäre Polyphagie	physiologisch	Trächtigkeit		Hund & Katze
		Laktation		Hund & Katze
		Wachstum		Hund & Katze
		hohe körperliche Leistung		Hund > Katze
		kalte Umgebungstemperatur		Hund & Katze
	pathologisch	negative Energiebilanz	Maldigestion (z. B. EPI)	Hund >> Katze
			Malabsorption	
			• IBD	Hund & Katze
			• Lymphangiektasie	Hund > Katze
			• Parasiten	Hund & Katze
			• Neoplasie (z. B. Lymphom)	Hund & Katze
			Megaösophagus	Hund >> Katze
			ungenügende Futterqualität	Hund & Katze
			endokrine Störung	
			• Diabetes mellitus	Katze > Hund
			• Insulinom	Hund >> Katze
		erhöhter Grundumsatz	Hyperthyreose	Katze
			Akromegalie	Katze >> Hund
			Phäochromozytom	Hund
			Hyperadrenokortizismus	Hund >> Katze
		iatrogen	Glukokortikoide	Hund & Katze
			Progestagene (Megestrolacetat)	Katze >> Hund
			Benzodiazepine	Hund & Katze
			Antikonvulsiva	Hund > Katze

37.4 Diagnostisches Vorgehen

37.4.1 Anamnese

Während des Vorberichts sollten zusätzlich zu den Routinefragen die folgenden Daten erfasst werden:
- Erstes Auftreten/Zeitspanne des Problems?
- Hat eine Futterumstellung stattgefunden?
- Wurde die Menge des Futters oder die Häufigkeit der Fütterung verändert oder werden zusätzlich andere Energiequellen (Tischreste) gegeben?
- Auftreten/Vorhandensein von anderen klinischen Symptomen wie Durchfall (S. 119), Regurgitieren (S. 350), Erbrechen (S. 147), Polyurie/Polydipsie (S. 338) etc.?
- Läufigkeit/Rolligkeit und möglicher Deckakt?
- Details zu früheren Behandlungen bzw. derzeitige Medikamente?

Bei der Erfassung der Anamnese ist es besonders wichtig zu erfahren, ob ein Gewichtsverlust (S. 165) oder eine Gewichtszunahme stattgefunden hat.

37.4.2 Klinische Untersuchung

Bei der allgemeinen klinischen Untersuchung muss auch das **Körpergewicht** exakt ermittelt werden. Das Abdomen wird genau palpiert, um eine Trächtigkeit nicht zu übersehen. Bei Katzen sollte eine **Palpation der Schilddrüsen** erfolgen. Je nach Befunden ist eine genaue neurologische Untersuchung inkl. Beurteilung aller Kopfnerven angezeigt.

37.4.3 Weiterführende Untersuchungen

Vom gefasteten Tier wird Blut für eine Hämatologie und ein Chemieprofil entnommen. Bei Katzen > 6 Jahren sollte zudem eine **Thyroxinbestimmung** (Kap. 2.2.9, S. 10) erfolgen. Urin ist auf das spezifische Gewicht sowie den Gehalt an Glukose zu untersuchen.

■ **Polyphagie mit Gewichtszunahme**
Bei Hunden und Katzen mit Gewichtszunahme sollte eine Trächtigkeit mithilfe einer **Ultraschalluntersuchung** oder von **Röntgenaufnahmen** ausgeschlossen werden.

Beim Vorhandensein neurologischer Symptome, die auf eine zentrale Läsion hinweisen, ist es nötig, den Patienten komplett neurologisch aufzuarbeiten. Meist werden eine Liquorpunktion sowie ein Schnittbildverfahren (MRT oder CT) nötig sein.

Eine Hypoglykämie im **Chemieprofil** deutet möglicherweise auf ein Insulinom hin, die Diagnose erfolgt, indem nach einer gut kontrollierten Fastenzeit mit Hypoglykämie die Kombination von Blutglukose und Insulin gemessen wird (Kap. 2.2.9, S. 10). Ein erniedrigter Serumfruktosaminspiegel unterstützt die Diagnose. Bei Nachweis einer Hyperglykämie und Glukosurie liegt fast immer ein Diabetes mellitus vor. Selten haben Katzen mit Stresshyperglykämie dieselben Veränderungen und die Bestimmung von **Fruktosamin** im Serum hilft in der Regel zur Unterscheidung.

Endokrinologische Tests wie **Dexamethason-Suppressionstest** oder **ACTH-Stimulationstest** sind nötig, um einen Hyperadrenokortizismus zu diagnostizieren (Kap. 2.2.9, S. 10). Eventuell können hierbei weiterführend auch MRT- oder CT-Untersuchungen sinnvoll sein. Beim Verdacht auf Akromegalie aufgrund des Vorberichtes, der klinischen Symptome und hoher Blutglukosewerte kann die Diagnose mithilfe der Bestimmung von **Wachstumshormon** oder **IGF-1** erfolgen. Zudem kann bei Katzen die Diagnose des zugrunde liegenden Tumors der Hypophyse mithilfe weiterführender, bildgebender Diagnostik erfolgen.

■ **Polyphagie bei unverändertem Körpergewicht**
Aufgrund der anamnestisch erhobenen Zeitspanne, seit der die Polyphagie vorliegt, hat eventuell ein frühzeitiges Erkennen der Symptomatik dazu beigetragen, dass zum Zeitpunkt der Untersuchung noch keine Veränderung des Körpergewichtes zu erkennen ist. So können chronische Erkrankungen, die zu einer negativen kalorischen Bilanz führen, zu Beginn mithilfe einer erhöhten Futteraufnahme noch kompensiert werden. Zudem verändert sich das absolute Körpergewicht bei Erkrankungen wie

Hyperadrenokortizismus nicht immer, da die Hunde zwar einen größeren Bauchumfang bekommen, aber zugleich auch Muskelmasse abbauen.

Polyphagie mit Gewichtsverlust

Neben Blut- und Urinuntersuchungen sind bei Gewichtsverlust unbedingt auch **Kotuntersuchungen** (Kap. 2.3.1, S. 13) auf gastrointestinale Parasiten durchzuführen, wobei diese bei negativem Resultat mehrfach wiederholt werden. Alternativ kann der Patient auch direkt mit einem breit wirkenden Anthelmintikum entwurmt werden (Fenbendazol 25 mg/kg/d über 5 Tage p.o. oder 50 mg/kg/d über 3 Tage p.o.).

Die Bestimmung von **TLI**, Ultraschall des Abdomens und endoskopische oder chirurgische Biopsieentnahme können möglicherweise zur Diagnose von Maldigestion oder Malassimilation aufgrund verschiedener gastrointestinaler Erkrankungen führen.

Beim anamnestischen Vorliegen von Regurgitieren (S. 362) sollten Röntgenaufnahmen des Thorax erfolgen, um die Diagnose einer Ösophaguserkrankung zu stellen.

37.5 Therapie

Einer Polyphagie ohne Gewichtszunahme liegt meist eine primäre Organerkrankung zugrunde, die entsprechend therapiert werden muss. Eine Einschränkung der Fütterung sollte erst erfolgen, wenn pathologische Ursachen sowie ein erhöhter physiologischer Nahrungsbedarf ausgeschlossen sind. Für den durchschnittlichen täglichen Kalorienbedarf siehe Kap. 4.5.2 (S. 40).

Eine Reduktion des Körpergewichts kann erfolgen, indem weniger Futter gegeben wird, durch Fütterung eines Diätfutters sowie mithilfe eines größeren Angebotes an Bewegung. Bei medikamentös bedingter Polyphagie können eine Verminderung des Medikaments sowie ein Wechsel oder ein Ausschleichen der Therapie erwogen werden.

Bei psychologisch bedingter erhöhter Futteraufnahme können Medikamente wie Clomipramin oder Amitriptylin erwogen werden.

Inhibitoren mikrosomaler Triglyzeridtransferproteine, z.B. **Dirlotapide** (Slentrol®), können beim Hund eingesetzt werden, um ein Sättigungsgefühl zu verstärken und damit eine Gewichtsreduktion zu unterstützen. Die Fettabsorption wird bei diesen Produkten weniger stark gehemmt als bei Lipaseinhibitoren wie **Orlistat** (Xenical®). Dadurch sind unerwünschte Nebenwirkungen wie öliger Kot von verminderter Konsistenz, gesteigerter Kotabsatz sowie Defizite fettlöslicher Vitamine beim Einsatz von Dirlotapid weniger zu erwarten als bei Orlistat-Gebrauch.

Das Körpergewicht der Patienten mit Polyphagie sollte regelmäßig kontrolliert werden.

37 Polyphagie

Diagnostischer Algorithmus

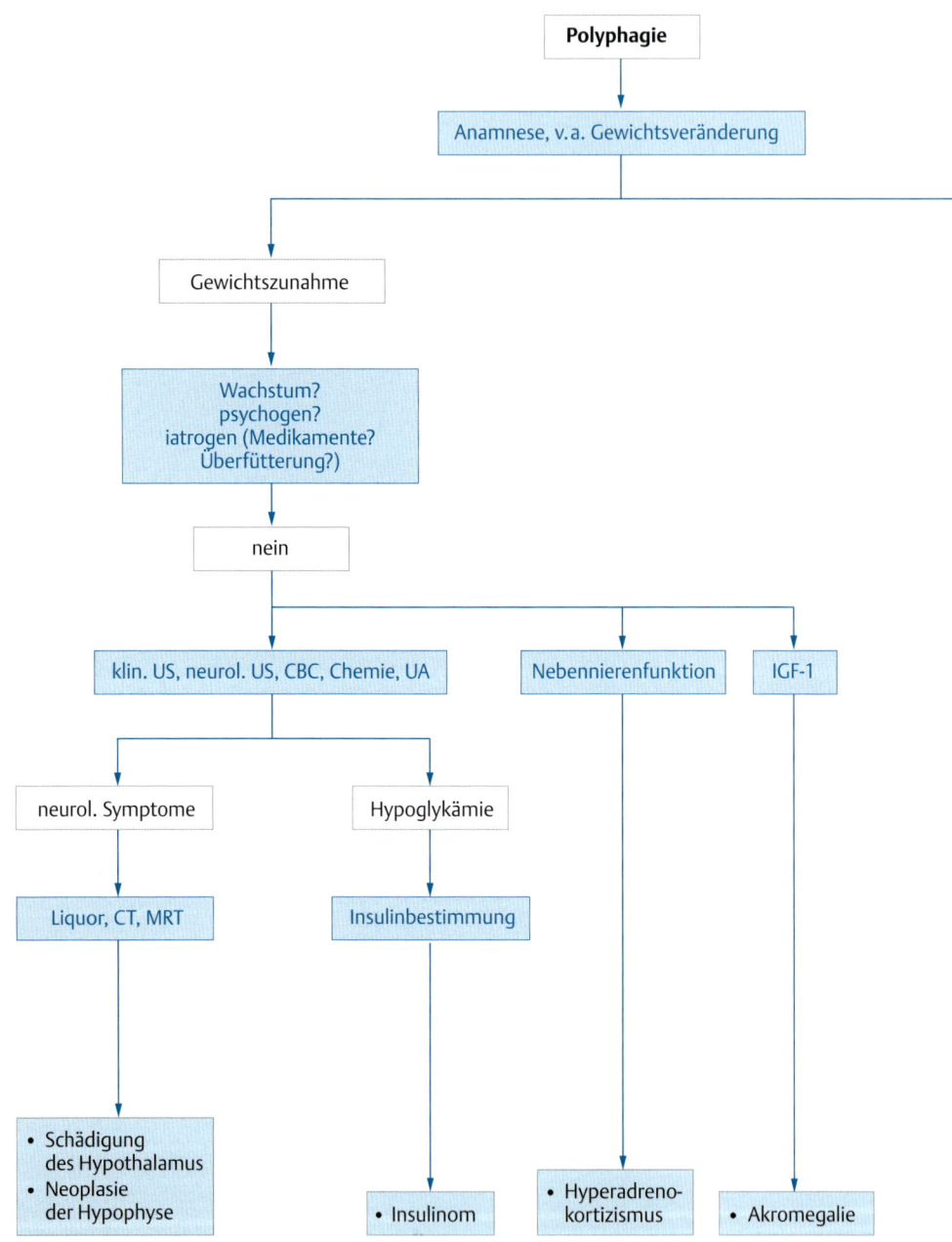

37 Polyphagie

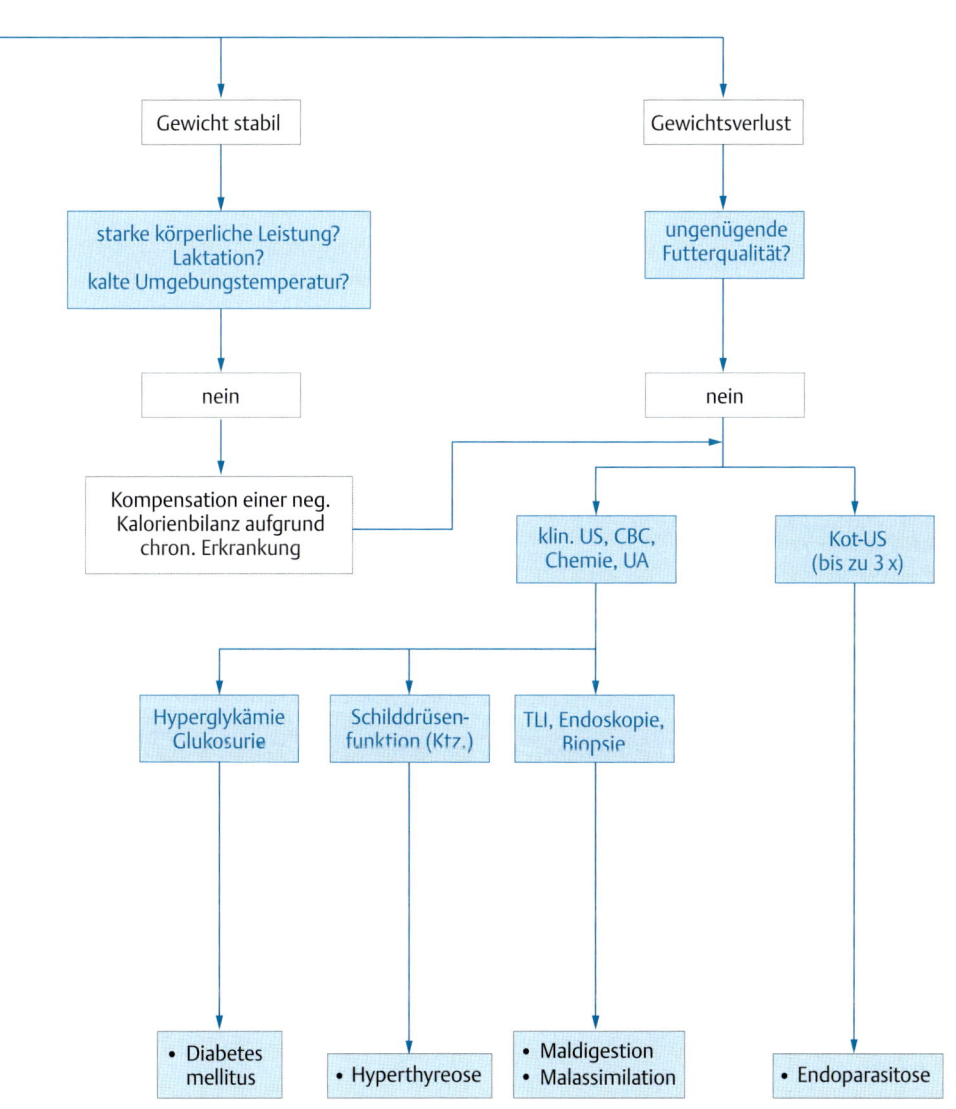

38 Polyurie und Polydipsie

Angelika Hörauf

Das Wichtigste vorweg

- Polyurie und Polydipsie müssen durch Messen der täglichen Trinkmenge oder durch die Bestimmung des spezifischen Gewichts aus mehreren Urinproben verifiziert werden.

- Die häufigsten Ursachen für Polyurie und Polydipsie beim Hund sind chronische Niereninsuffizienz, Hyperadrenokortizismus und Diabetes mellitus; die häufigsten Ursachen bei der Katze sind chronische Niereninsuffizienz, Diabetes mellitus und Hyperthyreose. Sehr selten tritt bei Hund und Katze ein Diabetes insipidus auf.

- Eine Urinuntersuchung muss immer erfolgen, da sie wichtige Hinweise auf die Ursache der Polyurie/Polydipsie gibt. Weiterhin sind Blutuntersuchungen und evtl. bildgebende Untersuchungen notwendig.

- Durch die Therapie der Grunderkrankung sind Polyurie und Polydipsie bei den meisten Patienten reversibel.

38.1 Definitionen

Polyurie und Polydipsie sind bei Hund und Katze als das Absetzen einer Urinmenge von mehr als 50 ml/kg/d und eine Wasseraufnahme von mehr als 100 ml/kg/d definiert. In den meisten Situationen tritt die Polydipsie infolge der Polyurie auf. Tiere mit Polyurie zeigen ein erhöhtes Urinvolumen, müssen häufiger und länger Urin absetzen oder urinieren an untypische Stellen.

Eine Polyurie muss unterschieden werden von:
- Erkrankungen des unteren Harnapparates, die mit Pollakisurie oder Dysurie einhergehen (S. 183)
- Inkontinenz (S. 192)
- Verhaltensproblemen

38.2 Anatomie – Physiologie – Pathophysiologie

Zur Aufrechterhaltung des Wasserhaushaltes und der Osmolalität des Blutes muss die Wasserbilanz des Körpers ausgeglichen sein. Hierbei sind das Trinkverhalten und der Wasserverlust über die Niere, d.h. die Urinmenge, von entscheidender Bedeutung. Zusätzlich zu dem renalen Wasserverlust verliert der Körper Wasser über den Respirationstrakt (Hecheln) und den Kot.

Die Wasseraufnahme wird vom **Durstzentrum** im Hypothalamus reguliert. Durstauslösend sind eine erhöhte Serumosmolalität, ein vermindertes Extrazellulärvolumen sowie psychogene und andere Faktoren (Fieber, Schmerz).

Das **antidiuretische Hormon (ADH = Vasopressin)** spielt die entscheidende Rolle in der Regulation des Wasserhaushaltes der Niere. Es wird in den Nuclei supraopticus und paraventricularis des Hypothalamus synthetisiert, im Hypophysenhinterlappen gespeichert und von dort sezerniert. Der wichtigste physiologische Stimulus für die Ausschüttung von ADH ist eine erhöhte Serumosmolalität. Eine nur 1- bis 2%ige Steigerung der Serumosmolalität resultiert in einer maximalen ADH-Sekretion. Ein weiterer wichtiger Stimulus für die ADH-Sekretion ist ein vermindertes Blutvolumen. Druckrezeptoren im linken Atrium und in der Pulmonalvene steuern die ADH-Sekretion. ADH bindet an die Epithelzellen des distalen Tubulus und der Sammelrohre, verursacht den Einbau von Wasserkanälen (Aquaporine) in die luminale Membran und schafft so die Voraussetzung für die Wasserresorption in diesen Nephronsegmenten (**Abb. 38.1**). Die Flüssigkeit im distalen Tubulus ist hypoton, das Interstitium hyperosmolar. Nach Einbau der Wasserkanäle verlässt Wasser das Lumen des Tubulus, dem osmotischen Gradienten folgend. Der Urin wird somit konzentriert und das Urinvolumen kleiner.

Die hohe Osmolalität des Interstitiums wird vor allem durch den aktiven Natriumtransport aus dem aufsteigenden Teil der Henle-Schleife erzeugt. Dieser Teil der Henle-Schleife ist gleichzeitig nur sehr wenig durchlässig für Wasser (**Abb. 38.1**). Weitere wichtige Faktoren für die Aufrechterhaltung der Markhyperosmolalität sind die Harnstoff- und Natriumkonzentration des Interstitiums und das Gegenstromsystem der Nierenmarkgefäße (Vasa recta).

38.3 Ursachen

Eine Vielzahl von Erkrankungen kann mit Polyurie und Polydipsie einhergehen. In den meisten Fällen ist die Polyurie das primäre Symptom, das sekundär – zur Aufrechterhaltung des Wasserhaushaltes – eine Polydipsie nach sich zieht. Eine primäre Polydipsie ist sehr selten. In vielen Fällen wird die Polyurie/Polydipsie durch eine Kombination mehrerer pathophysiologischer Mechanismen verursacht (**Tab. 38.1**).

38.3.1 Primäre Polyurie

Erkrankungen, die mit einer primären Polyurie einhergehen, stören das Konzentrationsvermögen des distalen Nephrons. Dies kann durch verschiedene pathophysiologische Mechanismen verursacht werden: osmotische Diurese, Mangel an ADH (zentraler Diabetes insipidus), Unempfindlichkeit des distalen Tubulus für ADH (renaler Diabetes insipidus) und herabgesetzte Markhyperosmolalität.

> Polyurie und Polydipsie werden am häufigsten durch eine osmotische Diurese oder durch ein – infolge einer Grunderkrankung – vermindertes Ansprechen des distalen Nephrons auf ADH verursacht.

Osmotische Diurese
Zu einer osmotischen Diurese kommt es, wenn vermehrt osmotisch wirksame Substanzen in den Tubulus filtriert werden, die nicht resorbierbar sind oder deren Rückresorptionskapazität überschritten wird. Sie binden Wasser im Tubulussystem, das dann mit dieser Substanz zusammen ausgeschieden wird.

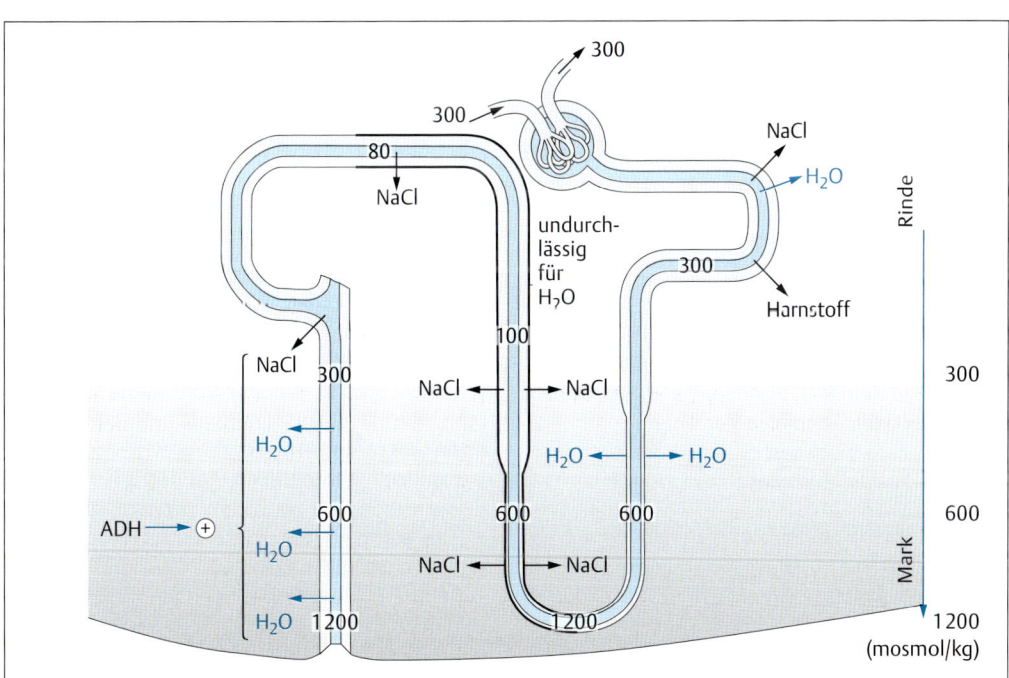

Abb. 38.1 Schema der Wasserhomöostase in der Niere.

Tab. 38.1 Ursachen für Polyurie/Polydipsie.

primäre Polyurie	osmotische Diurese	Diabetes mellitus	Hund & Katze
		primäre renale Glukosurie	Hund
		chronische Niereninsuffizienz	Hund & Katze
		postobstruktive Diurese	Katze > Hund
	ADH-Mangel	zentraler Diabetes insipidus	Hund & Katze
	primärer renaler D. insipidus		Hund
	erworbener renaler D. insipidus	Pyometra	Hund > Katze
		Pyelonephritis	Hund > Katze
		chronische Niereninsuffizienz	Hund & Katze
		Leberinsuffizienz	Hund > Katze
		Hyperadrenokortizismus	Hund >> Katze
		Hyperkalzämie	Hund > Katze
		Hypoadrenokortizismus	Hund >> Katze
		Hypokaliämie	Katze > Hund
		Hyperthyreose	Katze >> Hund
		Polyzythämie	Hund & Katze
	Medikamente		
	verminderte Markosmolalität	Leberinsuffizienz	Hund > Katze
		eiweißarme Diät	Hund & Katze
		Hypokaliämie, Hyponatriämie	Hund & Katze
primäre Polydipsie		psychogen	Hund
		Hyperthyreose	Katze >> Hund
		Leberinsuffizienz	Hund > Katze
		Schädigung Durstzentrum	Hund & Katze

Diabetes mellitus ist eine der häufigsten Endokrinopathien bei Hund und Katze. Infolge eines absoluten oder relativen Insulinmangels kommt es zu einem Ansteigen des Blutzuckerspiegels. Glukose wird im Glomerulum frei filtriert und im proximalen Tubulus rückresorbiert. Bei Überschreiten der tubulären Rückresorptionskapazität halten die nicht resorbierten Glukosemoleküle Wasser im Tubulus zurück. Es entsteht eine Glukosurie mit erhöhter Wasserausscheidung. Diese osmotische Diurese führt zu einer Hypovolämie und sekundär zu einer Polydipsie.

Die **primäre renale Glukosurie** ist eine seltene Erkrankung, die beim Scottish Terrier, Basenji, Lhasa Apso und Shi Tzu gesehen wird. Es handelt sich um einen angeborenen Glukosetransportdefekt des proximalen Tubulus, der zu einer verminderten Glukoserückresorption führt. Es kann eine Glukosurie ohne Hyperglykämie nachgewiesen werden. Auch bei komplexen tubulären Erkrankungen, wie dem Fanconi-Syndrom, tritt eine Polyurie infolge Glukosurie auf.

Eine **chronische Nierenerkrankung** ist eine der häufigsten Ursachen für Polyurie und Polydipsie bei Hund und Katze. Bei einem Ausfall von etwa zwei Dritteln der Nephrone kann der Urin nur noch eingeschränkt konzentriert werden und es kommt klinisch zu einer Polyurie und Polydipsie. Für das eingeschränkte Konzentrationsvermögen und damit die Polyurie sind mehrere pathophysiologische Mechanismen verantwortlich: kompensationsbedingte Steigerung der Diureseleistung in den verbleibenden Nephronen und damit verminderte Reabsorption von Harnstoff, Natrium und anderen Substanzen (osmotische Diurese); verminderter osmotischer Gradient des Nierenmarkes sowie verminderte Ansprechbarkeit auf ADH. Die Einschränkung des Konzentrationsvermögens verläuft schleichend (verdächtig ist beim Hund ein spezifisches Gewicht des Urins < 1030), im weiteren Verlauf kann sich eine Isosthenurie entwickeln. Katzennieren weisen oft selbst bei weit fortgeschrittener Niereninsuffizienz noch ein relativ gutes Konzentrationsvermögen auf.

Eine **postobstruktive Diurese** wird v. a. bei Katzen nach Auflösen einer Urethraobstruktion gesehen. Ein Verschluss der Harnröhre führt u. a. zu einem massiven Anstieg der Serumharnstoffkonzentration. Harnstoff wird nach Lösen der Obstruktion über die Niere ausgeschieden und verursacht so eine osmotische Diurese, die durch eine aggressive Infusionstherapie ausgeglichen werden muss. Im weiteren Verlauf ist die osmotische Diurese selbstlimitierend.

Zentraler Diabetes insipidus = ADH-Mangel

Ein zentraler Diabetes insipidus ist eine seltene Erkrankung bei Hund und Katze, die durch einen vollständigen oder unvollständigen Mangel an ADH verursacht wird. Durch das Fehlen von ADH ist die Wasserpermeabilität von distalem Tubulus und Sammelrohr gering, es werden große, unkonzentrierte Harnvolumina gebildet. Bei jungen Tieren kann in der Regel keine Läsion im Hypothalamus und/oder in der Hypophyse nachgewiesen werden. Man spricht von der idiopathischen Form. Bei mittelalten und alten Tieren wird die Erkrankung am häufigsten durch eine primäre Neoplasie der Hypophyse hervorgerufen. Weitere Ursache ist eine metastatische, entzündliche, parasitäre oder traumatische Läsion des Hypothalamus und/oder der Hypophyse.

Primärer renaler Diabetes insipidus

Ein primärer renaler Diabetes insipidus wird durch ein vermindertes Ansprechen des Nephrons auf ADH verursacht. Es handelt sich um eine angeborene Erkrankung, die beim Hund extrem selten ist und bei der Katze bisher noch nicht beschrieben wurde. Die Tiere zeigen massive Polyurie und Polydipsie im Alter von 8–12 Wochen.

Sekundärer renaler Diabetes insipidus

Ein sekundärer oder erworbener Diabetes insipidus kann durch eine Vielzahl von Erkrankungen hervorgerufen werden, die die Wirkung von ADH am Nephron hemmen, die Funktion der Tubuluszellen beeinflussen oder den osmotischen Gradienten des Nierenmarks vermindern. Behandelt man die Grunderkrankung, ist der erworbene renale Diabetes insipidus häufig reversibel.

Der **Hyperadrenokortizismus** ist neben dem Diabetes mellitus die häufigste endokrine Erkrankung des Hundes. Etwa 80 % der Hunde mit Hyperadrenokortizismus zeigen eine Polyurie und Polydipsie. Das spezifische Gewicht des Urins liegt bei diesen Patienten in der Regel < 1020, es kann aber auch bis 1001 abfallen. Bei der Katze kommt die Erkrankung nur selten vor. Die Polyurie wird v. a. hervorgerufen durch einen sekundären und reversiblen ADH-Mangel (Glukokortikoide hemmen die Ausschüttung von ADH). Weiterhin wird die Wirkung von ADH am distalen Nephron gehemmt.

Leberinsuffizienz und portosystemischer Shunt sind bekannte Ursachen für Polyurie und Polydipsie. Mehrere pathophysiologische Mechanismen werden diskutiert: eine Reduktion der Markhyperosmolalität und damit des osmotischen Gradienten infolge einer herabgesetzten Produktion von Harnstoff in der Leber, eine verminderte Clearance von Aldosteron und Kortisol und eine direkte Stimulation des Durstzentrums.

Eine **Hyperkalzämie** ist immer Folge einer Grunderkrankung. Die häufigsten Ursachen einer Hyperkalzämie beim Hund sind Neoplasien (Lymphom, Analbeuteldrüsenkarzinom, Mammakarzinom, multiples Myelom u. a.), gefolgt von Hypoadrenokortizismus, primärem Hyperparathyreoidismus und Niereninsuffizienz. Seltenere Ursachen sind Hypervitaminose D und granulomatöse Entzündungen. Die häufigsten Ursachen bei der Katze sind eine Niereninsuffizienz und eine idiopathische Hyperkalzämie. Der erhöhte Serumkalziumspiegel hemmt die Bindung von ADH an den Rezeptor und verursacht so einen reversiblen erworbenen renalen Diabetes insipidus. Weitere mögliche Mechanismen sind eine Schädigung des Rezeptors, eine Inaktivierung der Adenylat-Cyclase und eine Verminderung des Transports von Natrium und Chlor in das Nierenmark. Liegt zusätzlich eine Hyperphosphatämie vor, so kann es zu Kalziumablagerungen im Nierentubulus kommen, die zur Niereninsuffizienz führen.

Der **Hypoadrenokortizismus** tritt vor allem bei jungen bis mittelalten weiblichen Hunden auf. Bei der Katze ist diese Erkrankung sehr selten. Die Hunde zeigen ein vermindertes spezifisches Gewicht des Urins (< 1030) trotz normaler Nierenfunktion und schwerer Dehydratation. Ursache hierfür ist eine Hyponatriämie infolge Mineralokortikoidmangel. Die Hyponatriämie vermindert den medullären Konzentrationsgradienten und reduziert so die Wasserrückresorption in den Sammelrohren nach Öffnung der Wasserkanäle durch ADH. Die Polyurie tritt meist zu Beginn der Erkrankung auf und wird im Verlauf der Erkrankung durch wesentlich schwerere Symptome, wie Erbrechen, Durchfall, Schwäche oder Anorexie, überdeckt.

Hunde und Katzen mit **Pyometra** können eine Polyurie zeigen, die durch bakterielle Endotoxine von *Escherichia coli* verursacht wird. Diese Endotoxine konkurrieren mit ADH um die Bindung am Tubulusrezeptor und verursachen so ein Nichtansprechen der Niere auf ADH. Weitere Infektionen, die durch diesen Mechanismus mit Polyurie einhergehen, sind Prostataabszess und *Escherichia-coli*-Sepsis.

Eine **Pyelonephritis** wird häufiger beim Hund als bei der Katze diagnostiziert. Die Entzündung des Nierenparenchyms und des Nierenbeckens kann zu einer Zerstörung des Gegenstromsystems führen und so eine Polyurie verursachen. Weiterhin kann durch bakterielle Endotoxine von *Escherichia coli*, dem häufigsten isolierten Keim einer Pyelonephritis bei Hund und Katze, das Konzentrationsvermögen vermindert werden.

Die **Hyperthyreose** ist die häufigste endokrine Erkrankung der älteren Katze, meist bedingt durch Schilddrüsenhyperplasie oder -adenom. Beim Hund ist eine Hyperthyreose selten und tritt in der Regel infolge eines malignen Schilddrüsentumors auf, wobei nur 10 % der Tumoren eine hyperthyreote Stoffwechsellage verursachen. Etwas 50 % der Katzen mit Hyperthyreose zeigen Polyurie und Polydipsie. Die Mechanismen, die die Polyurie/Polydipsie verursachen, sind nicht ganz klar. Möglicherweise vermindert der erhöhte renale Blutfluss den osmotischen Gradienten und somit die Wasserrückresorption im distalen Tubulus und den Sammelrohren. Weiterhin kann eine primäre Polydipsie auftreten. Bei einigen Katzen kann aufgrund des Alters parallel eine chronische Nierenerkrankung vorliegen.

Eine **Hypokaliämie** kann häufiger bei der Katze als beim Hund nachgewiesen werden. Sie tritt in der Regel sekundär zu einer Grunderkrankung auf (chronische Nierenerkrankung, Erbrechen, Durchfall, Hyperaldosteronismus u. a.). Das häufigste klinische Symptom einer Hypokaliämie ist Muskelschwäche; Polyurie ist wesentlich seltener. Die Polyurie wird verursacht durch ein vermindertes Ansprechen des Nephrons auf ADH und eine verminderte Ausschüttung von ADH aus dem Hypophysenhinterlappen. Ist ein primärer Hyperaldosteronismus Ursache der Hypokaliämie, so kann die Polyurie zusätzlich durch eine Hemmung von ADH am Nierentubulus ausgelöst werden.

Eine **Polyzythämie** ist eine seltene Erkrankung bei Hund und Katze. Sie kann mit einer Polyurie und Polydipsie einhergehen. Durch eine Polyzythämie steigt der osmotische Schwellenwert zur Ausschüttung von ADH an und somit ist die ADH-Sekretion als Antwort auf eine erhöhte Serumosmolalität verzögert.

Verminderte Markhyperosmolalität

Die Hyperosmolalität des Nierenmarks kann durch Erkrankungen, die mit einer erniedrigten Natrium- oder Harnstoffkonzentration einhergehen (Hyponatriämie, Leberinsuffizienz), durch Hemmung der Resorption an der Henle-Schleife (z. B. Schleifendiuretika, Hyperkalzämie, Hypokaliämie) oder durch eine gesteigerte Durchblutung des Nierenmarks vermindert werden. In der amerikanischen Literatur wird dies als Medullary Washout bezeichnet. Auch eine eiweißarme Diät kann durch eine reduzierte Harnstoffproduktion die Markosmolalität herabsetzen. Die Hyperosmolalität des Nierenmarks wird in der Regel wieder aufgebaut, sobald die Ursache beseitigt ist.

Medikamente

Viele Medikamente können eine Polyurie und Polydipsie auslösen. Die wichtigsten sind Diuretika, Glukokortikoide und Antikonvulsiva.

38.3.2 Primäre Polydipsie

Als primäre Polydipsie wird eine erhöhte Wasseraufnahme bezeichnet, die ohne vorausgehenden Anstieg der Plasmaosmolalität auftritt. Sie kann durch einige – schon beschriebene – Erkrankungen (Hyperthyreose, Leberinsuffizienz) und durch eine Schädigung des Durstzentrums verursacht werden. Manche Hunde zeigen zwanghaftes Trinken als erlernte Verhaltensweise in Stresssituationen („psychogene Polydipsie"). Insgesamt ist eine primäre Polydipsie sehr selten.

38.4 Diagnostisches Vorgehen

Abhängig von der Ursache der Polyurie kann eine diagnostische Aufarbeitung des Problems sehr schnell und einfach (Diabetes mellitus) oder aber auch sehr zeitaufwendig und teuer sein. Daher sollte im ersten Schritt überprüft werden, ob der Eindruck des Besitzers, dass der Patient zu viel trinkt oder zu viel Urin absetzt, richtig ist.

38.4.1 Verifizierung

Zur Verifizierung des Problems können mehrere Wege begangen werden:
- Messen der **täglichen Trinkmenge** über 3–5 Tage. Die meisten Hunde trinken durchschnittlich weniger als 60 ml/kg/24 h, die meisten Katzen, die Dosenfutter fressen, weniger als 20 ml/kg/24 h. Die Obergrenze der normalen Wasseraufnahme von Hund und Katze liegt bei 100 ml/kg/24 h.
- Sammeln mehrerer **Urinproben** über 2–3 Tage (Morgenurin plus Urin während des Tages) und Bestimmung des spezifischen Gewichts des Urins (Kap. 2.2.8, S. 9). Liegt das spezifische Gewicht des Urins konstant < 1030, so kann davon ausgegangen werden, dass bei dem Patienten eine Polyurie vorliegt. Liegt das spezifische Gewicht des Urins > 1030 und es kann keine Glukose im Urin nachgewiesen werden, so muss davon ausgegangen werden, dass ein anderes Problem (Erkrankung des unteren Harnapparates (S. 183), Inkontinenz (S. 192), Verhaltensproblem) vorliegt und nicht eine Polyurie und Polydipsie.

38.4.2 Anamnese und klinische Untersuchung

In der Anamneseerhebung sollte nach möglichen Ursachen der Polyurie gefragt werden: Wurde der Patient mit Medikamenten behandelt, die eine Polyurie auslösen können? Wann war die Hündin zuletzt läufig? Lag in den letzten Tagen eine Harnröhrenobstruktion vor?

Die klinische Untersuchung kann erste Hinweise auf die mögliche Ursache der Polyurie/Polydipsie geben. Gewichtsverlust trotz guter Futteraufnahme, Katarakte beim Hund, ein plantigrader Gang bei der Katze können auf einen Diabetes mellitus hinweisen, eine symmetrische Alopezie am Rumpf, ein pendelndes Abdomen und dünne Haut auf einen Hyperadrenokortizismus, eine palpierbare Schilddrüse bei der Katze auf eine Hyperthyreose, Lymphknotenvergrößerung (S. 283) oder Analbeutelmassen auf eine Hyperkalzämie, ein eitriger Scheidenausfluss bei der Hündin auf eine Pyometra.

38.4.3 Weiterführende Untersuchungen

Die diagnostische Aufarbeitung eines Patienten mit Polyurie und Polydipsie sollte im ersten Schritt die häufigsten Ursachen für Polyurie und Polydipsie ausschließen. Hierzu werden folgende Untersuchungen empfohlen:
- **Urinanalyse** eines Zystozenteseurins mit Urinkultur
- **Hämatologie**
- **Chemieprofil**
- T_4-**Spiegel** bei der Katze > 8 Jahre
- **Röntgen/Ultraschall**

■ Urinanalyse

> Bei jedem Patienten mit Polyurie und Polydipsie muss eine Urinuntersuchung durchgeführt werden.

Die wichtigsten Punkte der Urinanalyse (Kap. 2.2.8, S. 9) sind die Bestimmung des spezifischen Gewichts und die Untersuchung auf Glukose und Bakterien.

Liegt das **spezifische Gewicht** in mehreren untersuchten Urinproben im isosthenurischen Bereich (1008–1012), so ist eine chronische Nierenerkrankung die wahrscheinlichste Ursache der Polyurie und Polydipsie, obwohl Isosthenurie auch bei anderen Erkrankungen gesehen wird (z. B. Hyperadrenokortizismus, Leberinsuffizienz, Pyelonephritis). Liegt das spezifische Gewicht dagegen im hyposthenurischen Bereich (< 1008), so können eine chronische Niereninsuffizienz und eine Pyelonephritis als Ursache der Polyurie und Polydipsie ausgeschlossen werden. Die wahrscheinlichste Ursache einer Hyposthenurie ist ein Hyperadrenokortizismus. Auch eine Hyperkalzämie, ein Diabetes insipidus und eine primäre Polydipsie können mit einer Hyposthenurie einhergehen. Da Diabetes insipidus und primäre Polydipsie sehr seltene Erkrankungen sind, sollten sie nach Ausschluss aller anderen Ursachen untersucht werden.

Eine persistierende **Glukosurie** ist hinweisend auf einen Diabetes mellitus oder, wesentlich seltener, auf eine renale Glukosurie. Zur weiteren Abklärung sollte der Blutzuckerspiegel überprüft werden. Da die Katze eine ausgeprägte Stresshyperglykämie zeigen kann, ist die Bestimmung von **Fruktosamin** hilfreich. Das spezifische Gewicht kann beim diabetischen Patienten trotz Polyurie/Polydipsie infolge der Glukosurie > 1030 liegen (1025–1045).

Eine **Bakteriurie** und **Pyurie** werden häufig sekundär bei Patienten mit Diabetes mellitus und Hyperadrenokortizismus nachgewiesen. Die Befunde können aber auch auf eine Pyelonephritis hinweisen. Tiere mit Pyelonephritis zeigen unspezifische klinische Symptome wie Anorexie, Lethargie und Fieber. Bei der Laboruntersuchung können evtl. eine Neutrophilie, eine Azotämie oder granulierte Zylinder nachgewiesen werden. Die Diagnosestellung erfolgt durch Nachweis erweiterter Nierenbecken mittels Ultraschall oder Ausscheidungsurographie.

Blutuntersuchung, Röntgen, Ultraschall

Eine **Azotämie** bei gleichzeitig bestehender Isosthenurie ist hinweisend für eine chronische Nierenerkrankung. Im Anfangsstadium dieser Erkrankung kann der Serumkreatininspiegel noch innerhalb des Referenzbereiches liegen – trotz eines verminderten Konzentrationsvermögens der Nieren (spezifisches Gewicht des Urins 1008–1025). Weiterhin muss beachtet werden, dass Erkrankungen, die einen sekundären renalen Diabetes insipidus auslösen, trotz normaler Nierenfunktion mit einem verminderten spezifischen Gewicht und – bei gleichzeitiger Dehydratation – mit einer prärenalen Azotämie einhergehen können (z. B. Hypoadrenokortizismus oder Hyperkalzämie).

Ein **Stressleukogramm**, eine **Erhöhung** der **AP**, der **ALT** und des **Cholesterins** weisen auf einen Hyperadrenokortizismus hin. Typische Befunde der Urinuntersuchung sind eine bakterielle Harnwegsinfektion (oft auch ohne aktives Sediment) und eine Proteinurie. Nur sehr wenige Patienten zeigen keine Laborwertveränderungen. Zur Diagnose eines Hyperadrenokortizismus müssen die Nebennierenfunktionstests (Kap. 2.2.8, S. 9) und eine sonographische Untersuchung der Nebennieren durchgeführt werden.

Ein **erniedrigter Albumin-, Harnstoff-, Cholesterin- und Glukosespiegel** sowie ein **erniedrigtes mittleres Erythrozytenvolumen** (MCV) weisen in der Routineblutuntersuchung auf eine verminderte Leberfunktion hin. Können ein oder mehrere dieser Befunde bei einem Patienten erhoben werden, so sollte im nächsten Schritt ein Gallensäurestimulationstest oder Ammoniaktoleranztest durchgeführt werden (Kap. 2.2.5, S. 9). Weitere diagnostische Schritte sind eine sonographische Untersuchung der Leber, evtl. eine portale Angiographie oder eine Leberbiopsie.

Der **Serumkalziumspiegel** kann durch In-vitro-Phänomene (z. B. durch Lipämie) falsch erhöht sein. Daher sollte eine Hyperkalzämie immer durch eine zweite Messung bestätigt und idealerweise das ionisierte Kalzium im Serum gemessen werden. Liegt eine Hyperkalzämie vor, muss die zugrunde liegende Erkrankung mittels klinischer Untersuchung, Laboruntersuchungen und weiterführender Tests ermittelt werden (Kap. 38.3, S. 339).

Eine **Hyperkaliämie und Hyponatriämie** in Kombination mit dem typischen Signalement und den klinischen Symptomen Erbrechen, Durchfall, Schwäche und Anorexie können hinweisend sein auf das Vorliegen eines Hypoadrenokortizismus. Die Diagnose wird durch den ACTH-Stimulationstest gestellt (Kap. 2.2.9, S. 10).

Beim Nachweis einer **Hypokaliämie** und einer **Polyzythämie** muss – wie beim Nachweis einer Hyperkalzämie – die zugrunde liegende Erkrankung ermittelt werden.

Der Nachweis eines **erhöhten Thyroxins** ist bei der Katze diagnostisch für eine Hyperthyreose, da der Test eine sehr hohe Sensitivität und Spezifität aufweist. Zu beachten ist, dass das T_4 im Falle einer gleichzeitigen schweren Erkrankung falsch erniedrigt sein kann. Erhöhte Leberwerte (ALT, AST sowie AP) sind typische blutchemische Veränderungen einer Hyperthyreose.

Bei einer Pyometra können in der Blutuntersuchung häufig eine **Neutrophilie**, evtl. eine geringe Anämie, eine Hyperproteinämie oder eine Azotämie festgestellt werden. Die Diagnose der Erkrankung wird durch Anamnese (Östrus vor 2–10 Wochen), klinische Untersuchung (eitriger Vaginalausfluss) und Röntgen oder Ultraschall gestellt.

In seltenen Fällen können bei Patienten mit Polyurie/Polydipsie keine von der Norm abweichenden Befunde bei der Anamnese, der klinischen Untersuchung und den weiterführenden Untersuchungen erhoben werden. Bei diesen Patienten müssen folgende Erkrankungen als Ursache der Polyurie/Polydipsie erwogen werden: atypischer Hyperadrenokortizismus, chronische Nierenerkrankung im Anfangsstadium (ohne Azotämie), beginnende Leberinsuffizienz, Diabetes insipidus und psychogene Polydipsie. Da bei Hund und Katze ein Diabetes insipidus und eine psychogene Polydipsie selten sind, wird empfohlen, im ersten Schritt spezielle Untersuchungen zum Nachweis eines Hyperadrenokortizismus (Nebennierenfunktionstests; Kap. 2.2.9, S. 10), einer Niereninsuffizienz (Ultraschall der Nieren, Bestimmung der glomerulären Filtrationsrate; Kap. 2.5.2, S. 17, evtl. Biopsie) und einer Leberinsuffizienz (Leberfunktionstests; Kap. 2.2.5, S. 9) durchzuführen. Sollten diese Untersuchungen zu keiner Diagnose führen, so kann davon ausgegangen werden, dass ein zentraler Diabetes insipidus oder eine psychogene Polydipsie vorliegt. Eine Differenzierung dieser beiden Erkrankungen ist durch eine diagnostische Therapie mit Desmopressin (DDAVP) möglich. Die Durchführung eines Durstversuches wird nicht mehr empfohlen, da er sehr zeitaufwendig ist und mit Komplikationen einhergehen kann.

> Da ein Diabetes insipidus selten ist, sollte eine diagnostische Therapie erst dann durchgeführt werden, wenn alle anderen Ursachen einer Polyurie/Polydipsie durch umfassende Diagnostik ausgeschlossen wurden.

38.5 Therapie

38.5.1 Ätiologische Therapie

Die Behandlung richtet sich nach der Grunderkrankung. Solange die Ursache der Polyurie/Polydipsie nicht bekannt ist, ist es extrem wichtig, dass der Patient freien Zugang zu Wasser hat und auch fähig ist zu trinken. Ist eine ausreichende Wasseraufnahme durch den Patienten nicht gewährleistet, so muss Flüssigkeit parenteral zugeführt werden.

38.5.2 Diagnostische Therapie

Eine diagnostische Therapie mit **Desmopressin** (DDAVP) sollte nur bei Patienten durchgeführt werden, bei denen durch umfassende Diagnostik die Ursache der Polyurie/Polydipsie nicht ermittelt werden konnte. DDAVP ist ein synthetisches ADH, das als Tabletten und Nasentropfen im Handel ist. Die diagnostische Therapie wird folgendermaßen durchgeführt:
- Messen der Trinkmenge 2–3 Tage vor Therapiebeginn
- 3 × 0,1–0,2 mg DDAVP/Hund, freier Zugang zu Wasser
- Kontrolle der Trinkmenge täglich über 5–7 Tage
- Kontrolle des spezifischen Gewichts des Urins am 5.–7. Tag nach Therapiebeginn

Bei einem zentralen Diabetes insipidus kann ein dramatischer Rückgang der Trinkmenge und ein sehr deutliches Ansteigen des spezifischen Gewichts nachgewiesen werden. Zeigt der Patient nur ein mäßiges Ansprechen auf DDAVP, so liegt kein vollständiger ADH-Mangel vor, ein Hyperadrenokortizismus ist wesentlich wahrscheinlicher. Hunde mit psychogener Polydipsie zeigen kein verändertes Trinkverhalten nach der Gabe von DDAVP.

38 Polyurie und Polydipsie

Diagnostischer Algorithmus

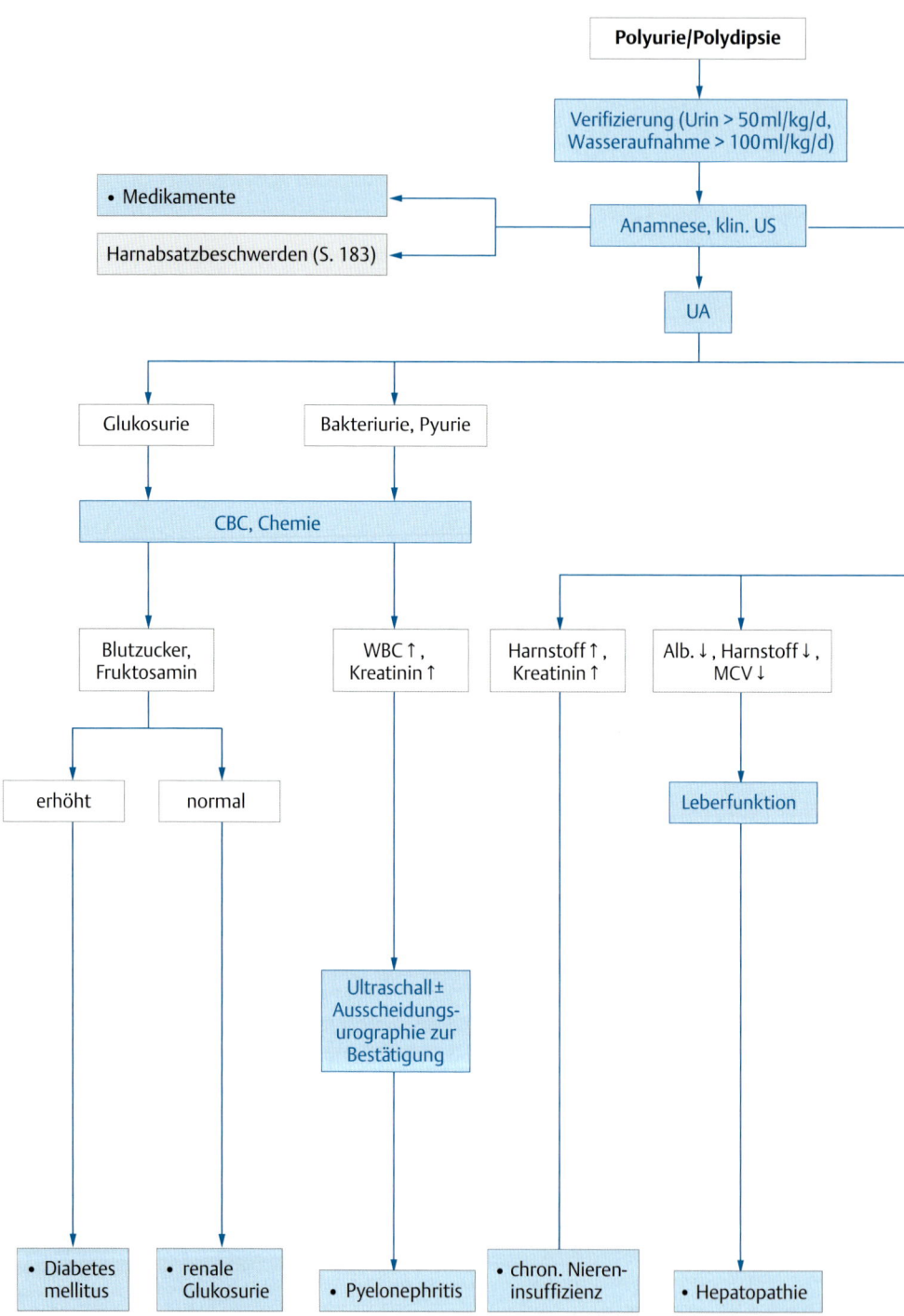

38 Polyurie und Polydipsie

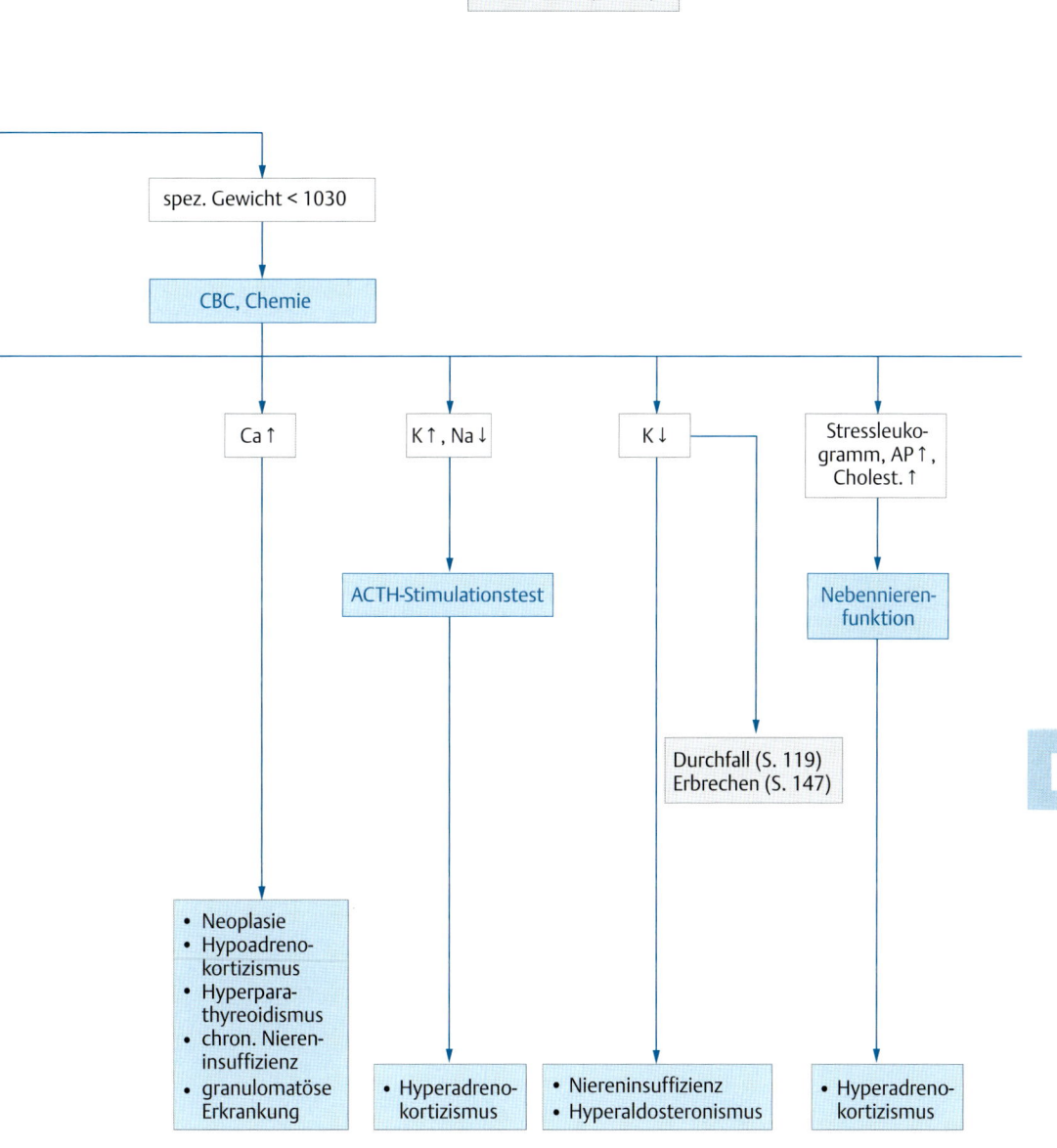

38 Polyurie und Polydipsie

WBC ↑	PCV ↑	T₄ ↑	

- Röntgen, Ultraschall
- Leberfunktion

- Pyometra
- Pyelonephritis

- Rechts-links-Shunt
- Polycythaemia vera
- Nephropathie

- Hyperthyreose

- Hepatopathie

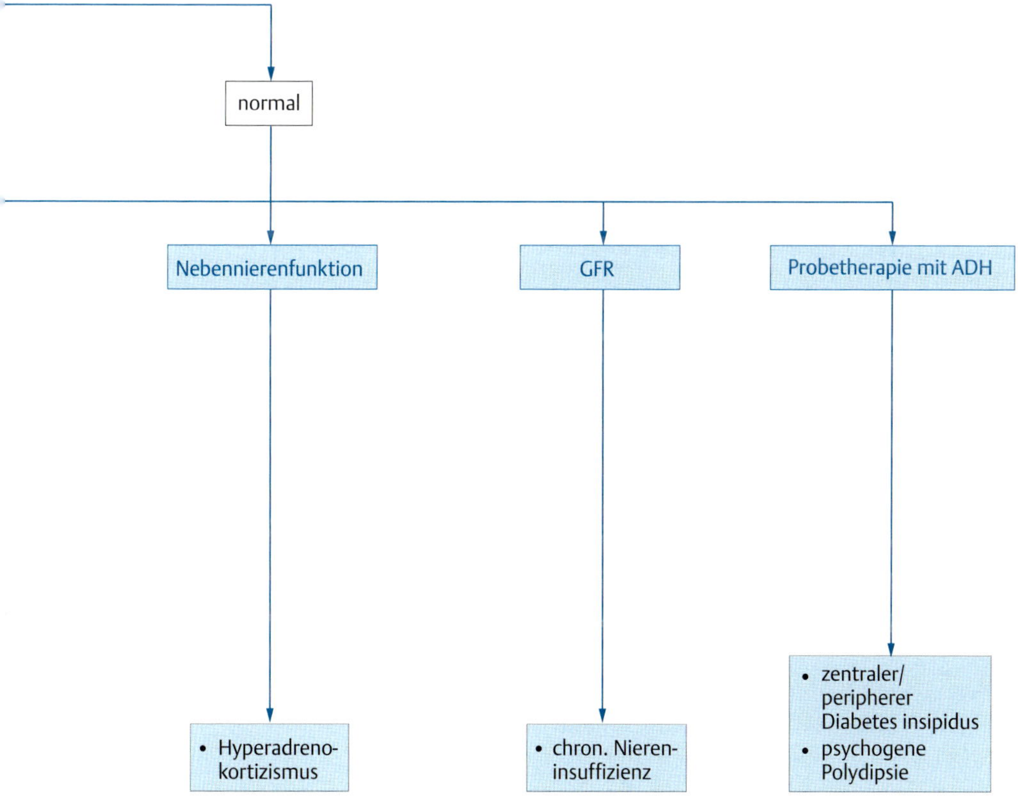

38 Polyurie und Polydipsie

```
                    normal
                      │
    ┌─────────────────┼──────────────────┬──────────────────────┐
    ▼                 ▼                  ▼                      ▼
Nebennierenfunktion                     GFR           Probetherapie mit ADH
    │                                    │                      │
    ▼                                    ▼                      ▼
• Hyperadreno-                    • chron. Nieren-       • zentraler/
  kortizismus                       insuffizienz           peripherer
                                                           Diabetes insipidus
                                                         • psychogene
                                                           Polydipsie
```

39 Regurgitieren

Reto Neiger

Das Wichtigste vorweg

- Regurgitieren ist ein passiver Prozess (keine Bauchpresse) und muss von Erbrechen unterschieden werden.

- Beim Megaösophagus, der häufigsten Ursache von Regurgitieren, handelt es sich um eine generalisierte Dilatation eines hypomotilen Ösophagus.

- Übersichtsröntgen – und selten Kontraströntgen – des Thorax sollte als erster diagnostischer Schritt erfolgen. Iodkontrastmittel simuliert am besten die Flüssigphase, während Futter vermischt mit Barium am besten die Festphase des Schluckaktes darstellen lässt.

- Zur Diagnose einer Myasthenia gravis sollten bei jedem Tier mit einem Megaösophagus Acetylcholin-Rezeptor-Antikörper in einem dafür geeigneten Labor gemessen werden.

- Fremdkörper im Ösophagus können in der Regel unter Durchleuchtung oder endoskopisch entfernt werden.

- Eine Ösophagusstriktur kann nach der Gabe von bestimmten Medikamenten auftreten (Doxycyclin, Clindamycin) und wird mittels Ballondilatation therapiert.

39.1 Definitionen

Regurgitieren bezeichnet den passiven Auswurf von Material (v. a. Futter, Wasser, Schleim) aus dem Ösophagus und/oder Retropharynx. Wichtig ist eine Unterscheidung zum Erbrechen (S. 147).

Erbrechen ist ein **aktiver** Prozess mit prodromaler Phase, Übelkeit und Speicheln; falls Galle im Ausgeworfenen vorhanden ist, muss es sich um Erbrechen handeln (**Tab. 16.2**, S. 151).

Regurgitieren ist ein **passiver** Prozess ohne Anzeichen von Übelkeit oder prodromaler Phase; häufig ist viel zähflüssiger Schleim im Ausgeworfenen vorhanden. Form und Aussehen des ausgeworfenen Materials, Zeitpunkt nach der Fütterung oder pH-Messung des Materials können selten zur Unterscheidung zum Erbrechen helfen.

Selten kann Regurgitieren mit einer Dysphagie (S. 131) einhergehen. Zudem muss es von Auswurf von Schleim beim Husten aus den Atemwegen unterschieden werden (S. 217).

39.2 Anatomie – Physiologie – Pathophysiologie

Normalerweise beginnt der **Schluckreflex**, indem ein zerkleinerter Futterbolus mit der Zunge in den Retropharynx geschoben wird. Der weiche Gaumen schließt den Nasopharynx und die Epiglottis den Eingang in die Trachea. Der obere Ösophagussphinkter relaxiert und der Bolus wird in den proximalen Ösophagus transportiert. Nun werden sensorische afferente Neurone stimuliert und ein Signal via N. vagus und N. glossopharyngeus in den Nucleus tractus solitarius im Hirnstamm geleitet. Über efferente Nervenbahnen des N. vagus wird die quergestreifte Muskulatur (Hund) bzw. quergestreifte und glatte Muskulatur (Katze) des Ösophagus zu peristaltischen Kontraktionswellen angeregt. Diese primären peristaltischen Wellen transportieren den Futterbolus aboral – sekundäre Peristaltikwellen werden nachträglich generiert, falls ein Teil des Futters im Ösophagus liegen bleibt. Der untere Ösophagussphinkter, ein Muskelwulst aus äußeren longitudinalen quergestreiften Muskelfasern und inneren zirkulären glatten Muskeln, relaxiert nun und das Futter gelangt in den Magen. Sofort wird der untere Sphinkter wieder kontrahiert, um einen Reflux zu vermeiden.

39.3 Ursachen

Nebst retropharyngealen Dysphagieproblemen (S. 131) können eine intra- oder extraluminale Obstruktion sowie eine intramurale Veränderung des Ösophagus zu Regurgitieren führen (**Tab. 39.1**). Letzteres ist teilweise durch eine Läsion entlang der normalen Nervenbahn bedingt.

39.3.1 Intraluminale Obstruktion

Eine intraluminale Obstruktion entsteht v. a. durch **Fremdkörper**, wobei Katzen durch ihre Fressgewohnheiten deutlich seltener betroffen sind als Hunde. Akutes Regurgitieren nach Aufnahme von Knochen, aber auch anderen Objekten (Spielsachen, Angelhaken, Kauknochen etc.) ist ein wichtiger Hinweis. Je nach Objekt kann eine partielle Obstruktion die Diagnose verzögern. Die Schädigung der Schleimhaut hängt ab von der Größe und Form des Objekts und der Dauer der Obstruktion. Eine intraluminale Obstruktion durch einen primären **Tumor des Ösophagus** (Plattenepithelkarzinom, Leiomyosarkom, Fibrosarkom) ist selten, häufiger sind Metastasen (Magenadenokarzinom, Lungenkarzinom, Osteosarkom, Schilddrüsenkarzinom) zu finden.

39.3.2 Intramurale Veränderung

Ein **Megaösophagus** ist die wichtigste Ursache für eine intramurale Störung der Ösophagusperistaltik beim Hund. Er wird selten auch bei der Katze gefunden. Es handelt sich dabei um eine generalisierte Dilatation und Hypomotilität der Ösophagusmuskulatur. Weitaus am häufigsten (> 75 %) kommt die **primäre idiopathische Form** vor, die sowohl angeboren als auch erworben sein kann. Einige Rassen besitzen für den kongenitalen idiopathischen Megaösophagus eine Prädisposition (Irischer Setter,

Tab. 39.1 Ursachen für Regurgitieren.

intraluminale Obstruktion	Fremdkörper		Hund >> Katze
	Neoplasie		Hund & Katze
intramurale Veränderung	Megaösophagus	idiopathisch (kongenital oder erworben)	Hund >> Katze
		Myasthenia gravis (fokal oder generalisiert)	Hund >> Katze
		systemischer Lupus erythematodes	Hund
		Endokrinopathie (Hypothyreose, Hypoadrenokortizismus)	Hund
		Neuropathie	Hund & Katze
		Myopathie	Hund
		Infektion (Staupe, Toxoplasmose)	Hund
		Vergiftung (Blei, Organophosphate, Thallium)	Hund
	Ösophagitis	Reflux, chemisch, Hitze	Hund > Katze
	Striktur	nach Anästhesie	Hund < Katze
		nach Ösophagitis	Hund < Katze
	Granulom	*Spirocerca lupi*	Hund
	Divertikulum des Ösophagus		Hund > Katze
extraluminale Obstruktion	vaskuläre Ringanomalie		Hund > Katze
	Masse im Mediastinum	Lymphom	Katze > Hund
		Thymom	Hund & Katze
		Abszess	Hund & Katze
		Lymphadenomegalie	Hund & Katze
	Hiatushernie		Hund > Katze

Deutsche Dogge, Deutscher Schäferhund, Labrador Retriever, Shar-Pei, Neufundländer, Siamkatze). Bislang ist keine Ursache für diese Form des Megaösophagus bekannt – es wird eine Veränderung in der afferenten Innervation des Ösophagus vermutet. Die häufigste Ursache eines **sekundären Megaösophagus** ist eine **Myasthenia gravis**. Sie kann generalisiert mit Beteiligung der gesamten quergestreiften Muskulatur und progredienter Schwäche, aber auch fokal mit ausschließlicher Veränderung des Ösophagus auftreten. Andere sekundäre Ursachen sind selten und meist mit weiteren Symptomen der Primärerkrankung vergesellschaftet, infrage kommen: Myopathie (Polymyositis, Dermatomyositis, Dystrophinmangel), Neuropathie (bilaterale Vagusschädigung, Hirnstammerkrankung, Botulismus, Dysautonomie, Polyradikulonneuritis, Zeckenparalyse), Vergiftung (Cholinesterasehemmer, Blei, Thallium) oder weitere Erkrankungen (Thymom, Glykogenspeicherkrankheiten, Staupe, Toxoplasmose). Ob eine Hypothyreose oder ein Hypoadrenokortizismus tatsächlich ursächlich an der Entstehung eines sekundären Megaösophagus beteiligt sein kann, wird kontrovers diskutiert.

> Der Megaösophagus, die häufigste Ursache von Regurgitieren beim Hund, kann sowohl primär idiopathisch oder auch sekundär, v. a. durch eine Myasthenia gravis bedingt sein.

Eine Entzündung des Ösophagus (**Ösophagitis**) wird bedingt durch gastroösophagealen Reflux (meist durch Relaxierung des unteren Ösophagussphinkters während einer Anästhesie), Aufnahme schleimhautschädigender Substanzen (Haushaltschemikalien, Medikamente – v. a. Doxycyclin und Clindamycin), thermische Schäden oder intraluminale Fremdkörper. Die Schädigung der Schleimhaut, insbesondere der Muscularis mucosae, führt zur herabgesetzten Peristaltik, Dilatation des Ösophagus und möglicherweise Regurgitieren.

Eine **Ösophagusstriktur** entsteht durch Fibrosierung der Schleimhaut nach Entzündung und führt zur Einengung des Lumens mit veränderter Peristaltik. Ursächlich kommt eine Ösophagitis oder ein Fremdkörper infrage. Strikturen treten im gesamten Ösophagus auf und können einzeln oder multipel sein.

Granulome des Ösophagus sind selten und v. a. durch *Spirocerca lupi*, selten auch eine Pilzinfektion, bedingt. Ein **Ösophagusdivertikum** entsteht meist als Folge eines Megaösophagus, wenn Nahrungsbestandteile und Schleim über lange Zeit im Ösophagus liegen bleiben und es dadurch zur Erschlaffung der Muscularis mucosae mit anschließender Aussackung kommt.

39.3.3 Extraluminale Obstruktion

Eine extraluminale Obstruktion, die zu Regurgitieren führt, kann sowohl angeboren als auch erworben sein (**Tab. 39.1**). Eine **vaskuläre Ringanomalie**, meist bedingt durch einen persistierenden rechten Aortenbogen, führt zur Einengung des Ösophagus durch das abnormal verlaufende Gefäß. Persistierende rechte oder linke A. subclavia, doppelter Aortenbogen, linker Aortenbogen mit rechtem Ligamentum arteriosum Botalli oder abnormal verlaufende Interkostalarterien sind weitere Möglichkeiten für eine vaskulär bedingte Ringanomalie. Für den persistierenden rechten Aortenbogen besteht eine Rasseprädisposition für den Deutschen Schäferhund, die Deutsche Dogge und den Irischen Setter.

Eine **Masse im Mediastinum**, meist eine Neoplasie (Lymphom, Thymom, Schilddrüsenkarzinom, Herzbasistumor), selten auch ein Abszess oder eine hochgradige Lymphadenomegalie (S. 283), kann zur Kompression des Ösophagus von außen führen und somit zum Regurgitieren. Sehr selten ist dies auch bei einem Lungentumor, besonders im Lobus caudatus, zu sehen.

Eine weitere Ursache für Regurgitieren ist eine Hiatushernie. Es gibt sowohl gleitende **Hiatushernien**, bei denen sich der abdominale Teil des Ösophagus und Teile des Magens nach kranial in den Ösophagus bewegen, als auch paraösophageale Hiatushernien, bei denen sich ein Teil des Magens durch den Hiatus entlang des thorakalen Ösophagus ins Mediastinum bewegt. Die gleitende Hiatushernie ist die häufigste Form und kommt sowohl angeboren (Shar-Pei, Chow Chow, Englische Bulldogge, Französische Bulldogge) als auch erworben vor. Letztere entsteht vermutlich durch chronisch erhöhten intraabdominellen Druck (z. B. durch chronisches

Erbrechen) oder chronisch erhöhten intrathorakalen negativen Druck (z. B. Larynxparalyse).

39.4 Diagnostisches Vorgehen

Falls aufgrund der Aussagen des Besitzers unklar ist, ob das Tier regurgitiert oder erbricht (**Tab. 16.2**, S. 151), kann es vorteilhaft sein, dem Tier Futter anzubieten, um sich selbst ein Bild zu machen und eine Unterscheidung zu treffen. Alternativ kann der Besitzer gebeten werden, den Akt (Regurgitieren/Erbrechen) zu filmen.

39.4.1 Signalement und Anamnese

Hinweise auf eine Ösophagitis oder Striktur geben eine vor Kurzem erfolgte Anästhesie, die Gabe spezifischer Medikamente oder die potenzielle Aufnahme von Toxin oder Fremdkörper. Letztere Möglichkeit muss genau erfragt werden, nicht nur nach Knochen und Spielsachen, sondern auch nach Münzen, Angelhaken etc. Gewichtsverlust (S. 165), Husten (S. 217) oder allgemeine Schwäche (S. 357) können Hinweise auf die Ursache (generalisierte Myasthenia gravis) und die Dauer der Erkrankung oder mögliche Komplikationen (z. B. Aspirationspneumonie) geben. Je nachdem kann es nötig sein zu wissen, ob das Tier sich in Endemiegebieten von *Spirocerca lupi* aufgehalten hat (Mittelmeerküste, Afrika, Asien).

Die Rasse gibt Hinweise auf eine potenziell vererbte Erkrankung (s. Kap. 39.3.2, S. 351). Tiere jünger als ein Jahr sind eher von kongenitalen Erkrankungen betroffen – es darf aber nicht vergessen werden, dass das Problem nicht immer schon beim Absetzen von Muttermilch erkannt wird.

> Oft treten Symptome von angeborenen Veränderungen (vaskuläre Ringanomalie, Megaösophagus, Hiatushernie) nach dem Absetzen von Muttermilch und Fressen festen Futters erstmals auf.

39.4.2 Klinische Untersuchung

Vergrößerte Lymphknoten (S. 283) oder ein abnormaler Palpationsbefund am Hals sind wichtige Hinweise, ebenso ein nicht komprimierbarer Thorax (Katze, kleiner Hund) oder neurologische Ausfälle. Dyspnoe (S. 138), auslösbarer Husten (S.217) sowie rasselnde und giemende Geräusche bei der Thoraxauskultation können Anzeichen für eine mögliche Aspirationspneumonie sein. Generalisierte, sich verschlimmernde Schwäche (S. 357), besonders nach Anstrengung, kann ein Hinweis auf eine Myasthenia gravis sein. Eine gründliche Adspektion des Maulbereichs kann Hinweise auf einen Fremdkörper geben (Angelschnur; auch unter der Zunge nachsehen). Bei einem sekundären Megaösophagus, bedingt durch Dysautonomie, Myopathie oder Polyneuropathie, geben die weiteren klinischen Befunde (Bradykardie, verminderter Tränenfluss, Obstipation etc.) meist klare zusätzliche Hinweise. Beim Megaösophagus stehen bei gleichzeitigem Vorkommen mit einer Hypothyreose oder Hypoadrenokortizismus die klinischen Befunde der endokrinen Erkrankung (Lethargie, Fellveränderung, Gewichtszunahme etc.) im Vordergrund.

39.4.3 Weiterführende Untersuchungen

Beim Problem des Regurgitierens sollte als Erstes eine **Röntgenaufnahme des Thorax** in zwei Ebenen erfolgen. Ein Megaösophagus, röntgendichte Fremdkörper, ein Ösophagusdivertikel sowie ein verbreitertes Mediastinum sind so meist schon klar zu diagnostizieren. Zudem kann möglicherweise eine Pneumonie gesehen werden. Wenig Luft im kranialen Ösophagus oder ein luftgefüllter Ösophagus bei anästhesierten oder sedierten Tieren ist meist nicht pathologisch. Bei Verdacht eines Megaösophagus muss gelegentlich eine zweite laterolaterale Aufnahme (andere Seite anliegend) erfolgen, da diese Veränderung nicht immer auf beiden seitlichen Bildern gleich gut zu sehen ist. Bei unklaren Befunden werden als nächster Schritt **Kontraströntgenaufnahmen** angefertigt, bei denen durch oral verabreichtes flüssiges Iodkontrastmittel oder Bariumsulfat oder ein Barium-Futter-Gemisch eine intraluminale, intramurale oder extraluminale

39 Regurgitieren

Diagnostischer Algorithmus

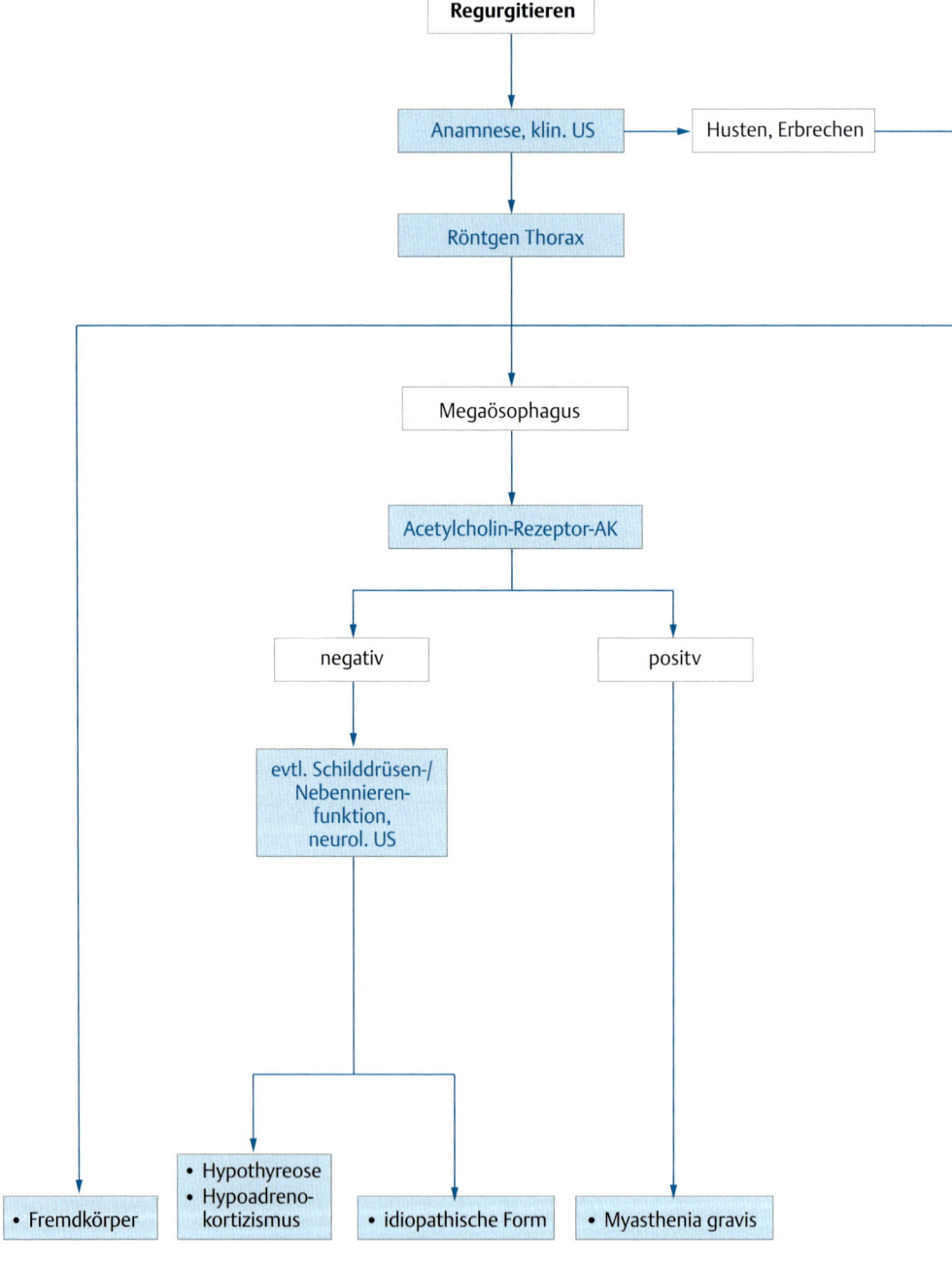

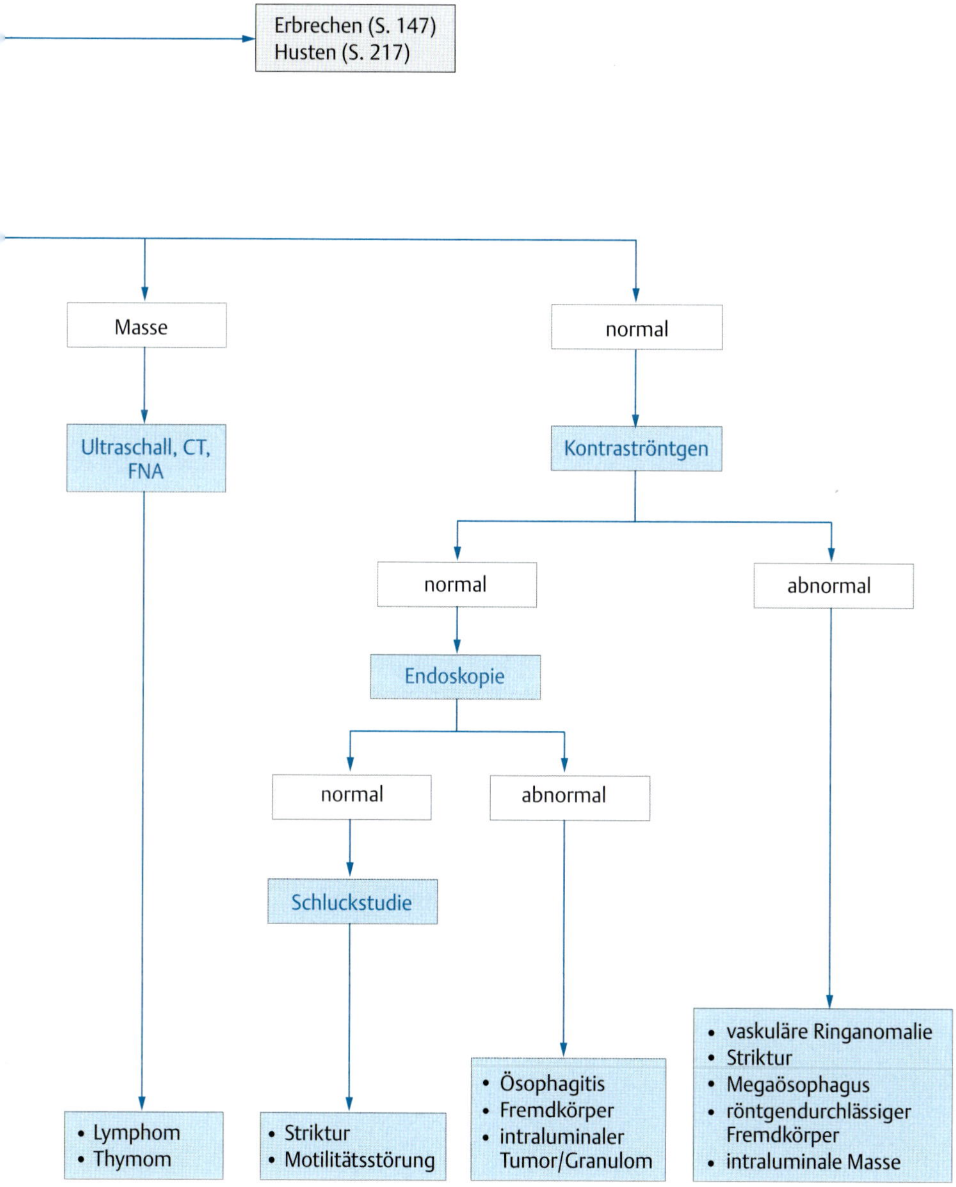

39 Regurgitieren

Erbrechen (S. 147)
Husten (S. 217)

```
                           │
        ┌──────────────────┴──────────────────┐
        ▼                                     ▼
      Masse                                normal
        │                                     │
        ▼                                     ▼
  Ultraschall, CT,                      Kontraströntgen
       FNA                                    │
        │                         ┌───────────┴───────────┐
        │                         ▼                       ▼
        │                      normal                  abnormal
        │                         │
        │                         ▼
        │                     Endoskopie
        │                         │
        │                 ┌───────┴───────┐
        │                 ▼               ▼
        │              normal          abnormal
        │                 │
        │                 ▼
        │            Schluckstudie
        │                 │
        ▼                 ▼
```

- Lymphom
- Thymom

- Striktur
- Motilitätsstörung

- Ösophagitis
- Fremdkörper
- intraluminaler Tumor/Granulom

- vaskuläre Ringanomalie
- Striktur
- Megaösophagus
- röntgendurchlässiger Fremdkörper
- intraluminale Masse

(v. a. vaskuläre Ringanomalie) Obstruktion sichtbar gemacht werden kann. Falls auf der Übersichtsaufnahme ein generalisiert dilatierter Megaösophagus schon diagnostiziert wurde, ist eine Kontrastaufnahme nicht indiziert, da die Gefahr der Kontrastmittelaspiration besteht.

Beim radiologischen sichtbaren Megaösophagus sollten mögliche sekundäre Ursachen ausgeschlossen werden. Die Bestimmung von **Acetylcholin-Rezeptor-Antikörpern** (AChRA) im Serum hilft bei der Diagnose einer fokalen oder generalisierten Myasthenia gravis. Der Ausschluss einer Hypothyreose ist bei klinischem Verdacht, eines Hypoadrenokortizismus bei einer Hyperkaliämie mit Hyponatriämie gerechtfertigt. Der Ausschluss anderer sekundären Ursachen eines Megaösophagus richtet sich nach den restlichen klinischen Symptomen.

Striktur und Neoplasie werden idealerweise mittels Fluoroskopie während des Schluckaktes (**Schluckstudie**) gesucht, insbesondere da mehrere Strikturen vorliegen können. Eine **Ösophagoskopie** ist nötig, um eine Ösophagitis zu diagnostizieren, kann aber auch eine Striktur, Granulome sowie Neoplasie aufzeigen. Während ein Megaösophagus in der Regel nicht endoskopisch untersucht werden sollte, kann ein radiologisch nicht vorhandenes Divertikel oder ein röntgendurchlässiger Fremdkörper mittels Endoskopie gefunden werden.

Bei einem radiologisch sichtbar verbreiterten Mediastinum sind eine **Ultraschalluntersuchung des Thorax** und gegebenenfalls eine **Feinnadelaspiration** der veränderten Struktur bzw. Masse angezeigt. Ist die Veränderung sonographisch nicht sichtbar zu machen, kann auch eine CT-gestützte Feinnadelaspiration oder Biopsie entnommen werden. Bei Verdacht einer vaskulären Ringanomalie kann mittels **Angiogramm** oder Kontrast-CT das veränderte Gefäß bestimmt werden. Eine **Kotuntersuchung** auf *Spirocerca-lupi*-Eier ist bei Hunden, die sich in Endemiegebieten aufhielten, angezeigt.

Die Diagnose einer Hiatushernie ist häufig schwierig, insbesondere wenn die Hernie gleitend ist. Eine Röntgenaufnahme des Thorax mit gleichzeitigem Druck auf das kraniale Abdomen (z. B. mittels Holzkochlöffel) kann die Hernie als Ursache des Regurgitierens in manchen Fällen aufzeigen.

39.5 Therapie

Die Behandlung von Regurgitieren muss immer diagnoseorientiert verlaufen. Intraluminale Fremdkörper werden endoskopisch oder fluoroskopisch, selten chirurgisch entfernt. Eine vaskuläre Ringanomalie sollte so früh wie möglich chirurgisch korrigiert werden, da sich ein dilatierter Ösophagus in der Regel nicht zurückbildet. Eine Entzündung wird mit **Sucralfat** sowie einem **Magensäurehemmer** behandelt (Kap. 32.5.1, S. 303). Eine Striktur sollte mittels **Ballondilatation** erweitert werden – oft sind mehrere Behandlungen nötig, bis das Lumen wieder für festes Futter passierbar ist.

Die Behandlung des Megaösophagus richtet sich, falls bekannt, nach der Ursache. Eine Myasthenia gravis wird mit **Pyridostigmin** (1–3 mg/kg p.o. q12h) behandelt. Der idiopathische Megaösophagus wird diätetisch (erhöht füttern, je nach Tier feste oder suppige Nahrung, nach der Futteraufnahme 15 min sitzen bleiben) kontrolliert, eine medikamentöse Behandlung gibt es nicht. Die Komplikation einer Aspirationspneumonie muss frühzeitig und intensiv behandelt werden – trotzdem bleibt die Prognose fraglich.

40 Schwäche und Synkope

Nicolai Hildebrandt

Das Wichtigste vorweg

- Eine Synkope, ein kurzfristiger Verlust des Bewusstseins, bedingt durch eine Mangelversorgung des Gehirns mit Sauerstoff, muss von anderen Bewusstseinsstörungen, insbesondere Anfall und Narkolepsie, abgegrenzt werden.

- Kardiale Ursachen einer Synkope sind vor allem Rhythmusstörungen (Brady- und Tachykardie) und Erkrankungen mit verminderter Auswurfleistung (z. B. Stenose, dilatative Kardiomyopathie).

- Bei der Schwäche spielen neben kardialen Ursachen vor allem die Hypoglykämie, Elektrolytveränderungen (Hypokalzämie, Hypokaliämie, Hyponatriämie) und Medikamente (Diuretika, Blutdrucksenker) eine große Rolle.

- Die klinische Untersuchung liefert in der Regel die entscheidenden Hinweise wie Bradykardie, Herzgeräusch, Pulsqualitätsveränderung, gedämpfte Herztöne oder blasse Schleimhäute.

40.1 Definitionen

Unter einer **Synkope** wird der kurzfristige und plötzlich auftretende Verlust des Bewusstseins verstanden, der auf eine mangelhafte Versorgung des Gehirns mit Sauerstoff oder Glukose zurückzuführen ist. Dieser Zustand der Bewusstlosigkeit dauert in der Regel nur wenige Sekunden und ist durch schlaffe Körperhaltung, selten durch Opisthotonus oder einen kurzen Krampfanfall gekennzeichnet. Unterschieden werden muss ein Anfall (S. 59).

Schwäche ist ein Zustand, der sich durch einen verminderten Muskeltonus bei erhaltenem Bewusstsein auszeichnet. Der verminderte Muskeltonus kann lokalisiert, aber auch generalisiert sein.

Abzugrenzen davon sind Apathie, Stupor und Koma (S. 77).

40.2 Anatomie – Physiologie – Pathologie

Jede Zelle und jedes Organ bedarf der Versorgung mit essenziellen Stoffen, insbesondere aber **Sauerstoff** und Energie, in der Regel in Form von **Glukose**. Im Gegensatz zu anderen Geweben ist das zentrale Nervensystem aufgrund mangelnder Reserven auf eine permanente Glukosezufuhr angewiesen. Neben einer adäquaten Aufnahme spielt auch die Verteilung dieser Substrate im Körper eine große Rolle.

Die Durchblutung wird wesentlich bestimmt von der Herzauswurfleistung (**Cardiac Output**). Unter Herzauswurfleistung wird das Produkt aus linksventrikulärem Schlagvolumen und Herzfrequenz verstanden. Eine Zunahme der Herzauswurfleistung wird durch einen Anstieg des Schlagvolumens und bis zum Erreichen einer Plateauphase auch durch einen Anstieg der Herzfrequenz erreicht. In gleicher Weise reduziert sich bei einem Herzfrequenzabfall bzw. einem verminderten Schlagvolumen die periphere Durchblutung und Versorgung.

In der Regulation der Durchblutung spielt das autonome Nervensystem mit **Sympathikus** (Herzfrequenzsteigerung, Blutdruckanstieg) und **Parasympathikus** (Herzfrequenzsenkung, Blutdrucksenkung) eine wesentliche Rolle. Die in der Wand der Arteria carotis communis und dem Aortenbogen lokalisierten **Barorezeptoren** führen wiederum nach Aktivierung des Kreislaufzentrums über vegetative Efferenzen zur Anpassung des Herzens, der Gefäße und des Nebennierenmarks.

40.3 Ursachen

Nebst den klassischen kardialen Ursachen kommen auch metabolische, neurale und hämatologische Ursachen für eine Synkope, insbesondere aber auch für Schwäche, infrage (**Tab. 40.1**).

40.3.1 Kardiale Ursachen

■ **Herzrhythmusstörung**
Die beiden wesentlichen auslösenden Arrhythmieformen stellen Brady- und Tachykardien dar (S. 85). Im Rahmen **bradykarder** Rhythmusstörungen kommt es entweder durch einen Ausfall bzw. Blockierung des Sinusknotens oder durch Unterbindung der elektrischen Überleitung von Vorhof auf den Ventrikel (AV-Block II. und III. Grades) zu einer Aktivierung tiefer als der Sinusknoten gelegener Zentren des Erregungsbildungs-/-leitungssystems (AV-Knoten/His-Bündel, Tawara-Schenkel und Purkinje-Fasern). Dieser so generierte **Ersatzrhythmus** dient der Lebenserhaltung/Durchblutung in Ruhe, nicht aber einer Versorgung unter Leistungsbedingungen. Die Tiere zeigen daher einen regelmäßigen und meist qualitativ guten Puls (Durchblutung) bei einer Frequenz von maximal 60 (Hund) bzw. 160 (Katze) Schlägen/min.

> Als lebensbedrohliche kritische Grenze der Herzfrequenz, die ein schnelles aggressives Vorgehen notwendig macht, gilt beim Hund 40 und bei der Katze 100 Schläge/min.

Eine **Tachykardie** kann je nach auslösendem Ort in supraventrikuläre und ventrikuläre Form eingeteilt werden. Durch die hohe Schlagfrequenz wird sowohl die Diastole als auch die Systole zu kurz, was weder eine adäquate Füllung noch eine entsprechende Auswurfleistung ermöglicht. Der Puls ist daher hochfrequent bei meist stark reduzierter Qualität.

■ **Reduzierte Herzauswurfleistung**
Eine Verminderung der Herzauswurfleistung (**Cardiac Output**) kann zum einen durch eine **Obstruktion** innerhalb des Herzens oder der abführenden Stammgefäße, zum anderen durch eine verminderte **muskuläre Leistung** des Herzens (z. B. dilatative Kardiomyopathie) bedingt sein. Hierbei kommen **angeborene** Erkrankungen (Pulmonal- und Aortenstenose), die sich in schwerem Zustand durch laute Herzgeräusche auszeichnen, aber auch **erworbene** Erkrankungen, die sowohl infektiös (Dirofilariose) als auch nichtinfektiös (Tumoren, Embolie) sein können und oft ohne Herzgeräusch einhergehen, infrage. Eine dilatative Kardiomyopathie (DCM) kommt beim Hund, insbesondere bei bestimmten Rassen (z. B. Dobermann, Irischer Wolfshund, Deutsche Dogge), recht häufig, bei der Katze dagegen sehr selten vor.

■ **Gestörte Füllung des Herzens (Reduktion/Verlust des Vorlastvolumens)**
Eine inadäquate Füllung des Herzens kann in einem generellen Mangel an zum Herzen zurückgeführtem Volumen (Vasodilatatoren, Diuretika, starke Blutverluste) oder aber in dem Unvermögen, das Blutvolumen aufzunehmen, begründet sein. Letzteres wird durch einen Prozess innerhalb des Herzbeutels (Tumor, Perikarderguss), den Herzbeutel selbst (Perikarditis, restriktive Perikarderkrankungen) oder außerhalb des Herzbeutels gelegene Veränderung verursacht.

■ **Zyanotische Herzerkrankung**
Bei diesen Erkrankungen wird durch eine **Shuntverbindung** (Atrium- oder Ventrikelseptumdefekt) in Kombination mit einem **erhöhten Rechtsherzdruck,** z. B. Pulmonalstenose oder pulmonaler Hochdruck, das Blut von der rechten in die linke Herzhälfte und damit an den Lungen vorbeigeleitet. Dies führt zu einer mangelnden Oxigenierung des Blutes und einer daraus resultierenden Polyzythämie (massive Erythropoetinsekretion durch eine Unterversorgung der Nieren mit Sauerstoff). Auffällig bei diesen Patienten ist die Blaufärbung der Schleimhäute (Zyanose) nach kurzer Belastung (S. 382).

■ **Kardiale Medikamente**
Insbesondere blutdrucksenkende Medikamente können eine Synkope oder Schwäche auslösen oder verstärken. Hierbei können neben den ACE-Hemmern (Vor- und Nachlastsenkung) auch selektive Arterio- (Hydralazin, Kalziumkanalblocker) oder Venodilatatoren (Nitrate) Durchblutungsprobleme verursachen.

Tab. 40.1 Ursachen von Synkope und Schwäche.

kardiale Ursachen	Rhythmusstörung	Bradykardie • AV-Block • Sinusknotenstillstand	Hund >> Katze
		Tachykardie • supraventrikulär • ventrikulär	Hund > Katze
	reduzierte Herzauswurfleistung	Stenose • Pulmonalstenose • Aortenstenose	Hund >> Katze
		dilatative Kardiomyopathie	Hund >> Katze
		Dirofilariose	Hund >> Katze
		Neoplasie	Hund & Katze
		Embolie	Hund > Katze
	gestörte Herzfüllung	Perikarderkrankung • Perikarderguss • restriktive Perikarditis • Neoplasie	Hund >> Katze
		starker Blutverlust	Hund & Katze
		Medikamente • Diuretika • Vasodilatatoren	
	zyanotische Herzerkrankung (S. 382)		
	Medikamente	ACE-Inhibitoren	Hund & Katze
		Arteriodilatatoren (Hydralazin, Kalziumkanalblocker)	Hund & Katze
		Venodilatatoren (Nitrate)	Hund & Katze
metabolische Ursachen	Glukosestoffwechselstörung	Hypoglykämie • Insulinom • Hypoadrenokortizismus • Tumor • Sepsis • Trächtigkeit • Lebererkrankung • Welpe	Hund >> Katze
	Kaliumstoffwechselstörung	Hypokaliämie • Durchfall (S. 119) • Erbrechen (S. 147) • Niereninsuffizienz	Hund & Katze
		• Hyperaldosteronismus	Katze >> Hund
		• Alkalose • Diuretika	
		Hyperkaliämie • Hypoadrenokortizismus • Harnwegsobstruktion • Anurie/Oligurie	Hund & Katze
	Elektrolytstörung	Hypokalzämie • Eklampsie • Niereninsuffizienz • Ethylenglykolvergiftung	Hund & Katze
		Hyponatriämie	Hund & Katze

Tab. 40.1 Fortsetzung.

neural vermittelt	vagovasaler Reflex	Stress (Freude, Aufregung etc.)	Hund >> Katze
		Schmerz	Hund & Katze
		starker vagaler Stimulus (Husten, Schlucken, Urinabsatz, Kotabsatz)	Hund & Katze
hämatologische Ursachen	Anämie (S. 94)		
	Polyzythämie		

40.3.2 Metabolische Ursachen

Hierbei ist primär an Störungen des Glukosestoffwechsels zu denken. Die **Hypoglykämie**, die sich je nach Schweregrad durch eine leichte Schwäche bis hin zu komatösen Zuständen äußern kann, kann durch zahlreiche Ursachen bedingt sein. Hierbei ist neben hormonellen Störungen (Insulinom, Hypoadrenokortizismus) an einen erhöhten Verbrauch (Tumoren, Trächtigkeit, Sepsis) oder an eine verminderte Aufnahme oder Produktion von Glukose (Welpe, Lebererkrankung) zu denken. Elektrolytimbalancen können ebenso Schwächezustände oder Synkopen nach sich ziehen, da sie essenziell an der Muskelkontraktion (**Hypokalzämie**), der Aufrechterhaltung des zellulären Membranpotenzials und der Aufrechterhaltung der Blutosmolalität (**Hyponatriämie**) beteiligt sind. Die **Hypokaliämie**, meist verursacht durch Verluste über Darm oder Nieren, spielt vor allem bei der Katze eine wesentliche Rolle und äußert sich klinisch meistens durch ein **Schwanenhals-Syndrom** (auf die Brust gesunkenes Kinn mit gebogener Halshaltung). Auch die **Hyperkaliämie**, wie sie z. B. beim Hypoadrenokortizismus oder anderen Störungen der Ausscheidung des Kaliums über die Nieren (Obstruktion, Oligurie) auftritt, verursacht ebenso Störungen des Membranpotenzials, die im schweren Fall zu Herzrhythmusstörung führt. Solche Rhythmusstörungen reichen von Sinusknotenstillstand mit Ersatzrhythmus bis hin zum Kammerflimmern.

> Eine Hyperkaliämie kann eine lebensbedrohliche Rhythmusstörung verursachen und bedarf einer aggressiven Therapie.

40.3.3 Neural vermittelt

Diese auch als vagovasale oder Reflexform bezeichnete Synkope ist durch eine **Arteriodilatation** bei gleichzeitig vorhandener **Bradykardie** gekennzeichnet. In der Regel sind auslösende Faktoren wie emotionaler Stress (Freude, Aufregung), Schmerzen oder starke vagale Stimuli (Husten, Schluckakt, Urin- und Kotabsatz) vorhanden. Klassischerweise reagiert das Tier auf diese Stimuli erst mit einer kurzfristigen Tachykardie und Hypertension, die dann durch die Vagusaktivierung von einer ausgeprägten Vasodilatation ohne notwendige Anpassung der Herzfrequenz und der Herzauswurfleistung gefolgt wird. Dies führt dann zu einer Mangeldurchblutung. Auch eine **Überaktivität des Karotissinus**, wie sie typischerweise durch extremen Zug an Halsband/Leine ausgelöst wird, führt zu einer Bradykardie und Hypotension.

40.3.4 Hämatologische Ursachen

Eine Reduktion der Erythrozytenzahl (**Anämie**) führt zu einer mangelnden Sauerstoffversorgung des Organismus und ist je nach Hämoglobinmenge und zeitlichem Auftreten (akut/chronisch) unterschiedlich ausgeprägt. Die klinische Untersuchung liefert hierbei mit blassen Schleimhäuten (S. 94) und einem meist tachykarden, kleinen und kräftigen Puls (**Anämiepuls**) entscheidende Hinweise. Eine zu hohe Anzahl an Erythrozyten (**Polyzythämie**) führt ebenso wie eine hohe Plasmaproteinkonzentration zu einem Anstieg der Blutviskosität (**Hyperviskositätssyndrom**). Hieraus resultiert eine gestörte Körperdurchblutung.

40.4 Diagnostisches Vorgehen

40.4.1 Signalement und Anamnese

Das Signalement des Patienten kann erste Hinweise liefern. Insbesondere das Alter (angeboren z. B. Pulmonal- und Aortenstenose; erworben z. B. dilatative Kardiomyopathie) und die Rasse (z. B. Sick-Sinus-Syndrom beim West Highland White Terrier) liefern wesentliche Anhaltspunkte. Die Anamnese stellt bei Synkopen und Schwäche die Basis des weiteren Vorgehens dar. Zuerst sollte hierbei der Komplex Synkope/Schwäche gegenüber anderen Formen der Bewusstseinsstörung (Anfall, Narkolepsie) abgegrenzt werden (S. 59). Hierzu ist es essenziell, die Besitzer über das zeitliches Auftreten (aus der Ruhe/Belastung), die Anfallsart und -dauer, Muskeltonus (schlaff/tonisch/tonisch-klonisch) und Reaktion auf äußere Reize (weckbar/nicht weckbar) zu befragen. Auch der Zusammenhang zwischen Symptomen und Aktivitätszustand (Ruhe/Belastung) sowie Fütterung (nüchtern/gefüttert/Zeitpunkt der letzten Fütterung) ist zu ermitteln. Ebenso sind die bisher verabreichten Medikamente und die entsprechende Reaktion des Patienten auf diese in Erfahrung zu bringen. Manchmal haben die Besitzer sogar während der Synkope Schleimhautfarbe oder Puls-/Herzfrequenz ermittelt.

40.4.2 Klinische Untersuchung

In der klinischen Untersuchung sind primär die Herz- und Kreislauffunktionen unter Einbeziehung der **arteriellen** (Pulsfrequenz, -qualität oder -defizit), **kapillären** (kapilläre Rückfüllungszeit) und **venösen Gefäße** (gestaute Venen) sowie des **Herzens** (Frequenz, Geräusche) zu überprüfen. Wesentlich ist weiterhin die Beurteilung der **Schleimhäute** (Farbe). Aber auch die restlichen Anteile der klinischen Untersuchung können entscheidende Hinweise geben. Eine vollständige **neurologische Untersuchung** ist zwingend erforderlich, um den Sitz der Erkrankung weiter eingrenzen zu können.

40.4.3 Weiterführende Untersuchungen

Die Spannbreite der weiteren möglichen Untersuchungen ist groß, sollte aber initial beinhalten:
- EKG
- Hämatologie
- Chemieprofil
- Blutdruckmessung

Hierbei ist das **EKG** in der Lage, die verschiedenen Arrhythmien zu differenzieren. Ein unauffälliger EKG-Befund schließt aber eine temporäre Arrhythmie noch nicht aus. Daher sollte im Falle eines negativen Befundes und weiter bestehender Symptomatik entweder ein Belastungs-EKG oder besser ein 24-Stunden-Dauer-EKG (**Holter-EKG**) durchgeführt werden. Hierbei können die Rhythmusstörungen identifiziert, aber auch auslösende Ursachen (z. B. belastungsinduziert) aufgedeckt werden. Im Falle einer **Bradykardie** schließt sich, nachdem eine Elektrolytstörung ausgeschlossen wurde, ein **Atropinbelastungstest** (0,02–0,04 mg/kg s. c. oder i. m. mit Kontroll-EKG nach 15, 30, 45 und 60 min) an, um zwischen einer kardialen (kein/geringer Anstieg der Herzfrequenz) und einer extrakardialen Ursache (deutlicher Frequenzanstieg) unterscheiden zu können.

Die **Hämatologie** dient primär der Aufdeckung von Veränderungen der Erythrozytenzahl (Anämie oder Polyzythämie). Im Falle einer **Anämie** schließt sich eine weitere Differenzierung in die verschiedenen Formen der regenerativen und nicht regenerativen Formen an (Kap. 11.4.3, S. 99). Ein **Chemieprofil** sollte in jedem Fall die Blutglukose sowie eine Elektrolytbestimmung (Natrium, Kalium, Kalzium, Chlor) beinhalten. Auch die Relation der Elektrolyte zueinander, insbesondere der **Natrium-Kalium-Quotient** (Werte < 27 können auf einen Hypoadrenokortizismus hinweisen), sollte beachtet werden. Die Nieren- und Leberwerte müssen initial erfasst werden. Bei einem entsprechenden Verdacht sollte dieses Basisprofil erweitert werden. Bei grenzwertig niedrigen Glukosewerten können ein **Blutzuckertagesprofil** und eine **Insulinbestimmung** erfolgen.

Die **Blutdruckmessung** (Richtwerte systolischer Blutdruck: Hypotonie < 100 [Oszillometrie] bzw.

40 Schwäche und Synkope

Diagnostischer Algorithmus

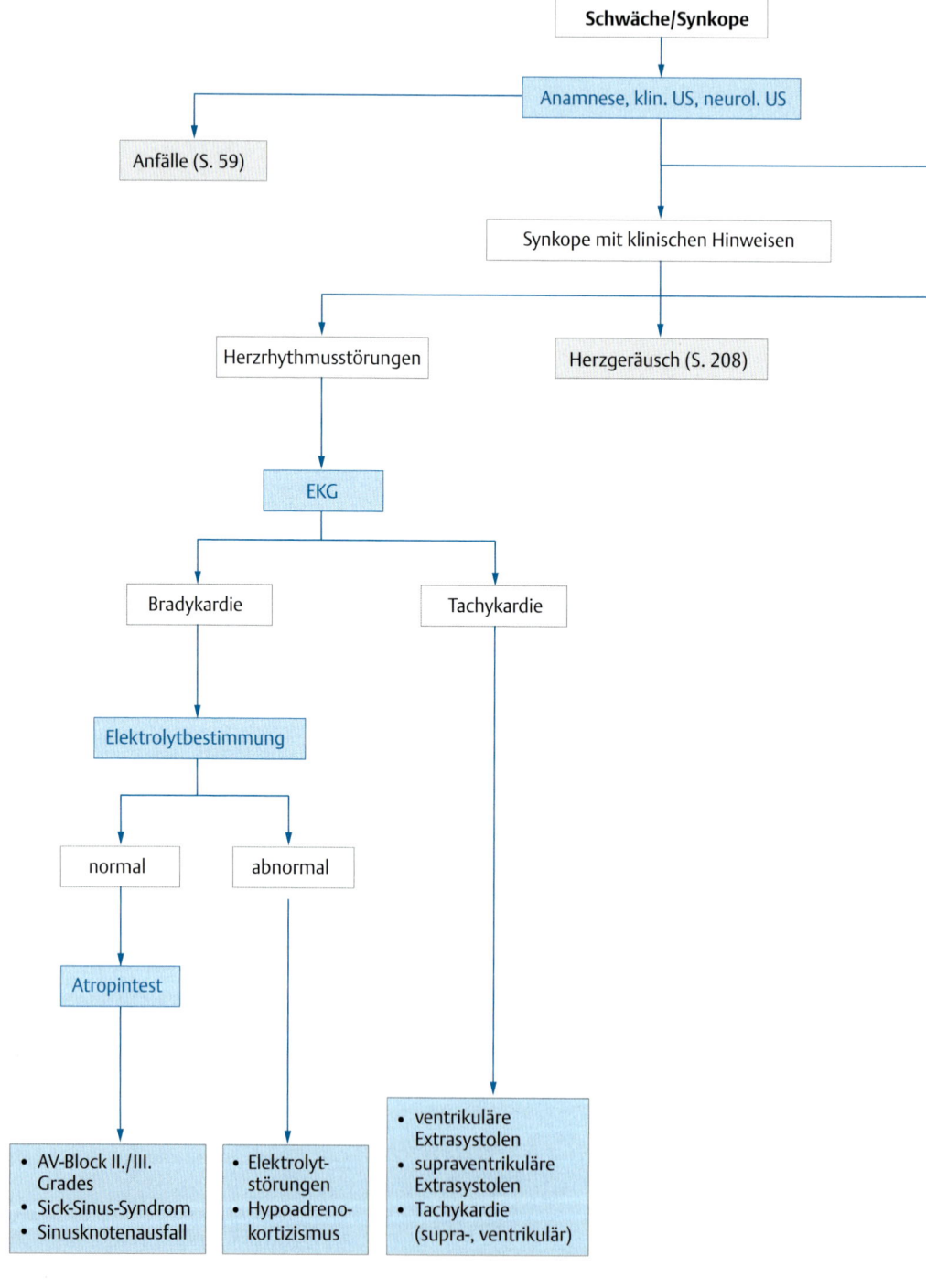

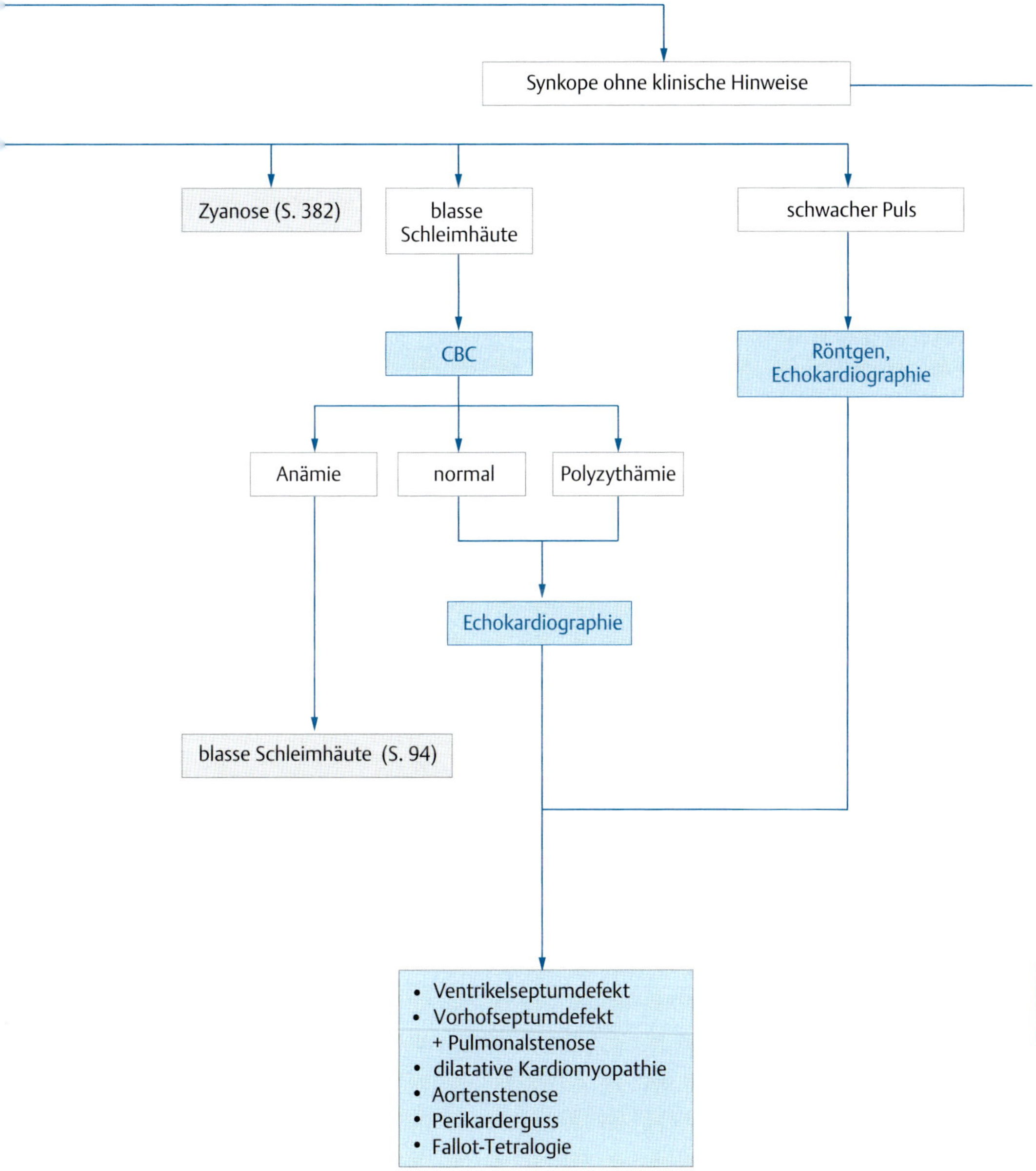

40 Schwäche und Synkope

```
                    Synkope ohne klinische Hinweise
                                  │
       ┌──────────────────┬───────┴────────┐
   Zyanose (S. 382)   blasse          schwacher Puls
                      Schleimhäute
                          │                │
                         CBC         Röntgen,
                          │          Echokardiographie
            ┌─────────────┼─────────────┐
         Anämie        normal       Polyzythämie
            │             │             │
            │         Echokardiographie
            │             │
   blasse Schleimhäute (S. 94)
                          │
                • Ventrikelseptumdefekt
                • Vorhofseptumdefekt
                  + Pulmonalstenose
                • dilatative Kardiomyopathie
                • Aortenstenose
                • Perikarderguss
                • Fallot-Tetralogie
```

40 Schwäche und Synkope

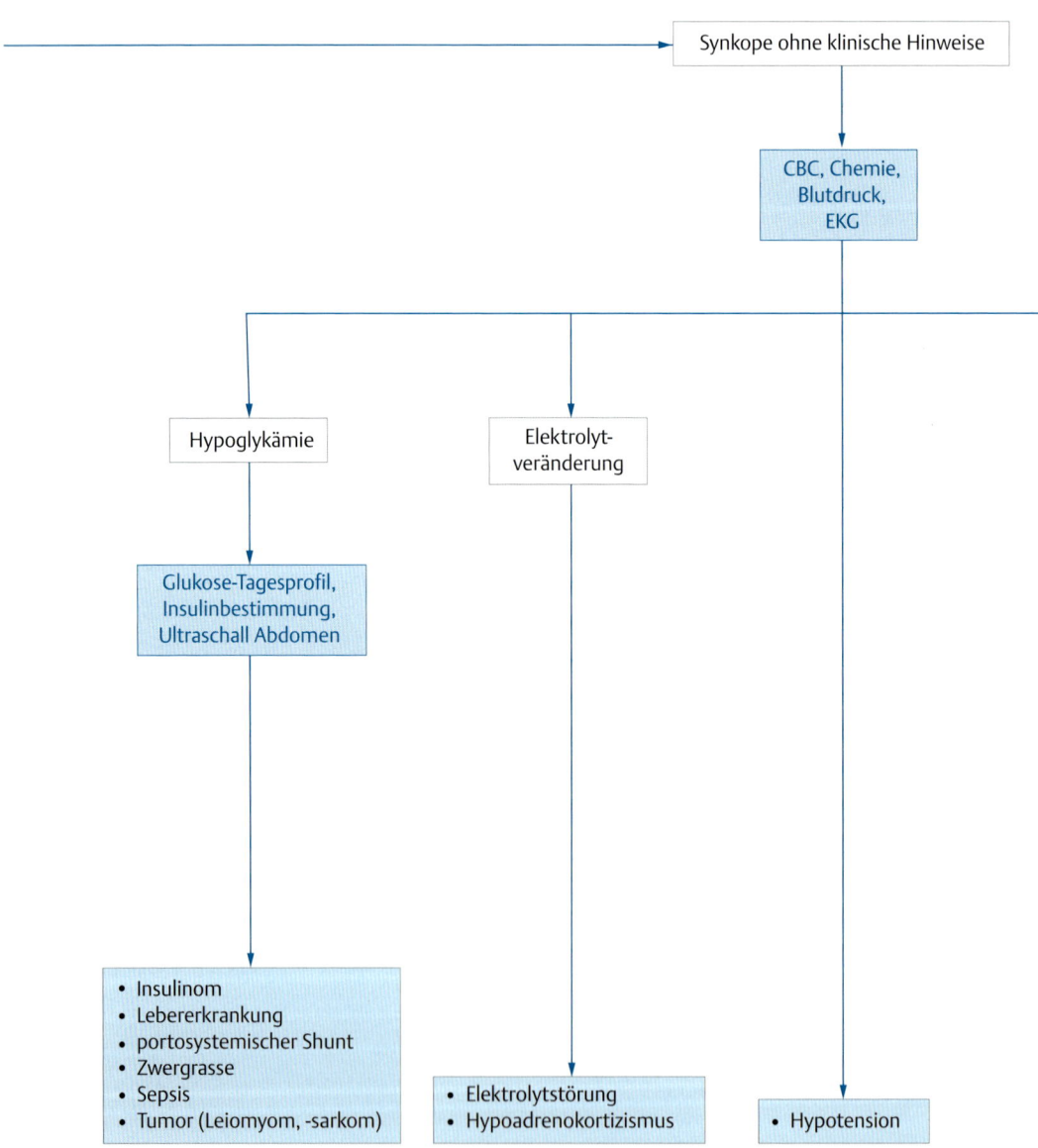

40 Schwäche und Synkope

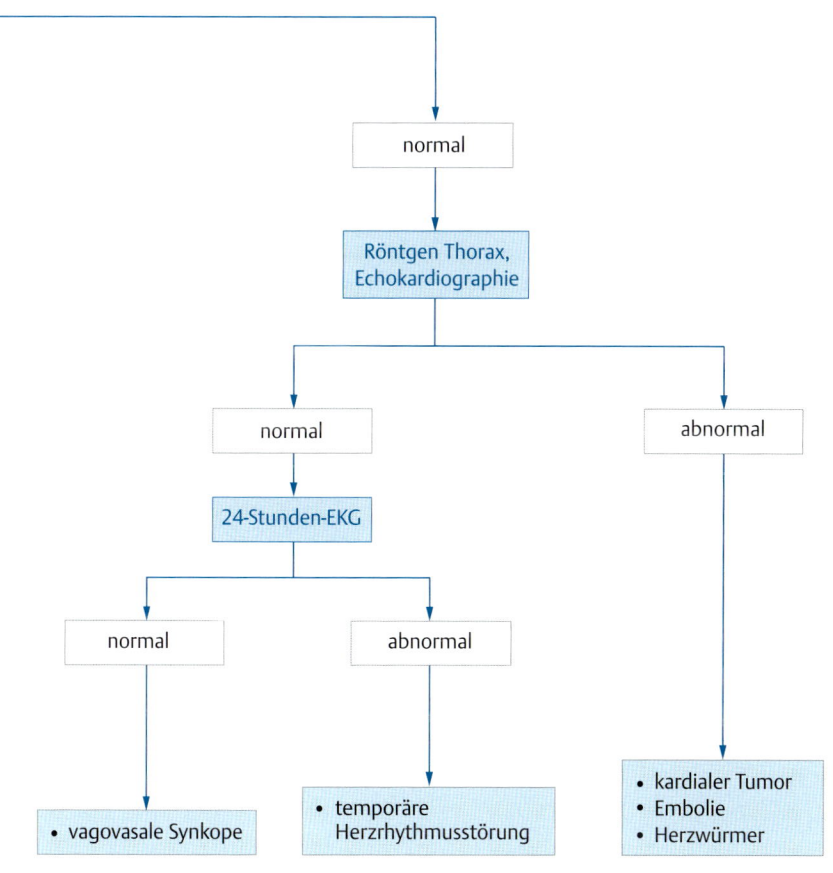

< 80 mmHg [Doppler]; Hypertonie: > 170–180 mmHg [Oszillometrie]) gibt Hinweise auf eine bestehende Hypotension, sollte aber in Ruhe und immer als Mehrfachmessungen durchgeführt werden.

Eine bildgebende Diagnostik schließt sich in den meisten Fällen an diese initiale Diagnostik an und sollte folgende Schritte umfassen:
- Röntgen des Thorax
- Herzultraschall

Das **Thoraxröntgen** stellt hierbei eine gute Methode dar, die im Falle von entsprechenden Hinweisen wie Kardiomegalie (Beurteilung mittels VHS [Vertebral Heart Score = Summe aus Längs- und Querachse des Herzens in Relation zur Wirbelsäule ab dem 4 Brustwirbel] Hund 8,5–10,5 Wirbel, Katze 6,7–8,1 Wirbel) oder Kongestionserscheinungen (z. B. Lungenödem und/oder gestaute Gefäße wie Bronchialgefäße und Vena cava caudalis) durch einen Herzultraschall ergänzt werden sollte. Für eine Tumor-/Metastasensuche sind Thoraxaufnahmen in drei Ebenen nötig.

Der **Herzultraschall** ist nicht nur bei eindeutigen Hinweisen wie einem Herzgeräusch (S. 208) durchzuführen, denn eine Reihe von Erkrankungen, wie ein Perikarderguss, die Dirofilariose, kardiale Tumoren oder Embolien können erst hier nachgewiesen werden und gehen ohne Herzgeräusch einher. Auch die Veri- und Quantifizierung einer kardialen Anomalie wie bei Stenosen der Semilunarklappen (sub-, supra- und valvulär/gering-, mittel- und hochgradig) können hierbei erfolgen und ermöglichen die Auswahl einer entsprechenden Therapie (medikamentös, Herzkathetereingriff).

Bei Verdacht auf eine Dirofilariose, insbesondere wenn das Tier in einem Endemiegebiet war, umfasst die Diagnostik sowohl den **Nachweis** von **Mikrofilarien** (direkter Blutausstrich, modifizierte Knott-Technik) als auch von **Makrofilarien** (ELISA-Antigen-Nachweis, Herzultraschall).

Eine Bildgebung des Abdomens (Übersichtsröntgen und Abdomenultraschall) ist bei metabolischen Ursachen einer Schwäche angezeigt. Der Bauchultraschall kann im Falle einer Veränderung (z. B. Insulinom) neben der Diagnose auch die Planung des weiteren therapeutischen Vorgehens (operabel/nicht operabel) ermöglichen. Oft ist ein CT nötig, um genaue Ausdehnung und potenzielle Metastasen besser beurteilen zu können.

40.5 Therapie

Aufgrund der Heterogenität dieses Themenkomplexes richtet sich das therapeutische Vorgehen ganz entscheidend nach der zugrunde liegenden Erkrankung.

Nur in wenigen Fällen ist eine ursächliche Behandlung möglich oder indiziert. So stellen z. B. schwere Bradykardien wie der AV-Block eine absolute Indikation für eine **Herzschrittmacher**-Implantation oder ein Insulinom mit resultierender Hypoglykämie falls möglich die Indikation für eine chirurgische Entfernung dar.

41 Stridor

Andreas Moritz

Das Wichtigste vorweg

- Stridor entsteht durch eine Obstruktion im oberen Respirationstrakt.

- Die Art des Geräusches lässt meist auf den Sitz der Erkrankung schließen.

- Das Brachyzephalensyndrom ist eine der häufigen Ursachen für Stridor.

- Patienten mit schwerer Obstruktion sind ein absoluter Notfall.

- Meist bedarf es zur Diagnostik bildgebender Verfahren (Röntgen, Endoskopie, CT).

41.1 Definitionen

Ein **Stridor** (Pl. Stridores; Atemgeräusch; syn. **Stertor**, im engeren Sinne: inspiratorisches Geräusch während des Schlafes, z. B. Schnarchen) ist ein abnorm lautes Geräusch, das durch eine partielle Obstruktion der oberen Atemwege hervorgerufen wird. Die Art des Geräusches (Klangfarbe, Ort) lässt meist auf den Sitz der Erkrankung schließen. Das betroffene Organsystem ist vornehmlich der obere Respirationstrakt, bestehend aus:
- Nase (**Stridor nasalis**)
- Pharynx (**Stridor pharyngealis**)
- Larynx (**Stridor laryngealis**)

Ein Stridor kann auch aus der Trachea kommen (**Stridor trachealis**), doch wird die Trachea dem unteren Respirationstrakt zugeordnet.

Ein Stridor kann mit folgenden anderen Befunden einhergehen:
- Dyspnoe (S. 131)
- Zyanose (S. 382)
- Hyperthermie (S. 235)

41.2 Anatomie – Physiologie – Pathophysiologie

Während der normalen Inspiration ist der Widerstand im oberen Respirationstrakt gering. Liegt eine Obstruktion vor, so vermindert sich der Durchmesser der luftführenden Wege und hinter der Obstruktion entstehen Turbulenzen, die das umliegende Gewebe in **Schwingungen** versetzen und als Geräusch (= Stridor) hörbar sind. Durch den Luftstrom bei der Inspiration wird die Obstruktion weiter ins Lumen hineingezogen. Dies kann das Geräusch verändern und die Symptome verschlimmern. Je nach Ausmaß der Obstruktion resultiert daraus eine erschwerte Atmung, meist eine inspiratorische Dyspnoe. Die weiter sich erhöhende Aktivität der Atemmuskulatur in Verbindung mit entzündlicher oder ödematöser Schwellung des betroffenen Gewebes endet in einem Teufelskreis, der letztendlich lebensbedrohlich werden kann.

Eine dynamische Obstruktion kann sich während der Exspiration durch die Umkehr des Luftstroms wieder öffnen. Während des Ausatmens ist dann kein Stridor zu hören.

Länger bestehende kraftvolle Inspiration gegen einen Widerstand im oberen Respirationstrakt führt in schweren Fällen aufgrund der veränderten Druckverhältnisse im Thorax zur Entwicklung eines nicht kardial bedingten Lungenödems. Zudem entwickeln viele Tiere z. B. mit Larynxparalyse aufgrund der erhöhten Muskelarbeit und verminderten Möglichkeit der Wärmeabgabe eine teils hochgradige Hyperthermie.

> Ein nicht kardiales Lungenödem kann durch länger bestehende kraftvolle Inspiration gegen einen Widerstand im oberen Atmungstrakt entstehen.

41.3 Ursachen

Typischerweise ist der Stridor nasalis schniefend, der Stridor pharyngealis schnarchend, der Stridor laryngealis pfeifend und der Stridor trachealis brummend (**Tab. 41.1**).

41.3.1 Stridor nasalis

Eine Verengung der Nasenflügel und Obstruktion der Nasenhöhle kann einseitig oder beidseitig vorliegen und betrifft v. a. brachyzephale Rassen. Man unterscheidet entzündliche oder nicht entzündliche Ursachen. Neben einer akuten oder chronischen **Rhinitis** durch eine Infektion (bakteriell, viral, fungal und parasitär) (S. 308) spielen in die Nase aspirierte **Fremdkörper**, **Granulome** und **Tumoren** eine Rolle. Ein **nasopharyngealer Polyp** tritt bei der Katze auf. Ein Zahnwurzelabszess kann sich bei Hunden und Katzen zu einem einseitigen Durchbruch mit Obstruktion einer Nasenhöhle entwickeln.

Als angeborene Ursache ist das **Brachyzephalensyndrom** zu nennen. Betroffene Hunde (brachyzephale Rassen, z. B. Mops) und Katzen leiden unter einer Kombination folgender Veränderungen: verengte Nasenlöcher, für die kurze Nase zu große/lange Conchen, zu langes Gaumensegel, evertierte (ausgestülpte) Stimmtaschen und zuweilen hypoplastische Trachea. Zudem können entzündete Tonsillen, ödematisierte Schleimhäute, verengte Stimmritze, Larynx- und Trachealkollaps auftreten.

41.3.2 Stridor pharyngealis

Die pharyngeale Obstruktion wird durch ein ödematisiertes, erschlafftes oder **zu langes Gaumensegel** verursacht. Wiederum sind hauptsächlich Tiere mit **Brachyzephalensyndrom** betroffen, aber auch erworbene Ursachen treten auf: Bei Hunden und Katzen mit **Akromegalie** kann Schnarchen ein Leitsymptom sein. Eine **neuronale Dysfunktion** im Rahmen einer Myasthenia gravis, Erkrankung des Hirnstammes, Polyneuropathie und Polymyopathie, endokrine Erkrankung wie die Hypothyreose und die Akromegalie führt zu einer Änderung der Größenverhältnisse im Rachen und so zum Stridor pharyngealis. Bei Katzen ist die **Rachenstenose** beschrieben, sie ist vermutlich Folge einer chronischen, infektiös oder allergisch bedingten Infektion im Pharynx. Verklebungen und Verwachsungen resultieren in einer ausgeprägten Stenose. Ebenfalls zu nennen sind auch hier die nasopharyngealen **Polypen** der Katze, die ihren Ursprung zumeist im Mittelohr haben. Weiterhin kann eine hyperplastisch vergrößerte oder tumorös entartete **Tonsille** zum schnarchenden Stridor führen.

41.3.3 Stridor laryngealis

Häufigste Ursache für den pfeifenden Stridor laryngealis ist eine **Larynxparalyse**. Hervorgerufen wird sie durch eine Dysfunktion des Nervus laryngeus recurrens, die zu einer Paralyse des M. cricoarytenoideus dorsalis führt. Die Abduktion des Cartilago arytaenoidea während der Inspiration wird dadurch unmöglich. Die Larynxparalyse kann ein- oder beidseitig auftreten, betroffen sind vor allem große Hunderassen (Hovawart, Bernhardiner, Neufundländer, Irischer Setter, Labrador, Golden Retriever, Rottweiler), seltener Katzen. Häufig führt die Erkrankung zu einer Stimmveränderung. Stridor durch vorgefallene Stimmtaschenschleimhaut entsteht meist sekundär im Rahmen eines Brachyzephalensyndroms oder beim Trachealkollaps. Nicht selten entwickelt sich bei Katzen als Reaktion auf einen lokalen Reiz (z. B. Tracheotubus) ein **Larynxspasmus**. Das Larynxödem tritt vor allem im Rahmen einer lokalen oder systemischen allergischen Reaktion auf.

> Beim Bouvier des Flandres, Sibirischen Husky und ihren Mischlingen sowie beim Dalmatiner kann eine angeborene Form der Larynxparalyse vorliegen.

41.3.4 Stridor trachealis

Das tracheale Brummen kann bei Patienten mit **Trachealkollaps** festgestellt werden. Leitsymptome sind hier jedoch häufig Husten (S. 217) und/oder Dyspnoe (S. 138). Beim Hund ist der Trachealkollaps durch eine dorsoventrale Abflachung der Trachea infolge Erweichung und dorsalen Auseinanderklaffens der hyalinen Knorpelspangen mit Er-

Tab. 41.1 Ursachen von Stridor nach unterschiedlichem Klangcharakter.

Stridor nasalis	Schniefen	Verengung der Nasenflügel, Obstruktionen der Nasenhöhle (einseitig, beidseitig)	Hund > Katze
		Rhinitis (Bakterien, Viren, Pilze, Parasiten, Zahnwurzelabszess)	Hund & Katze
		Fremdkörper	Hund & Katze
		Granulom	Hund & Katze
		Neoplasie	Hund & Katze
		Polyp	Katze
Stridor pharyngealis	Schnarchen	pharyngeale Obstruktion, ödematisiertes, erschlafftes oder zu langes Gaumensegel	Hund > Katze
		Akromegalie	Katze
		neuromuskuläre Dysfunktion	
		• Myasthenia gravis	Hund > Katze
		• Erkrankung des Hirnstammes	Hund & Katze
		• Polyneuropathie, Polymyopathie	Hund > Katze
		• Hypothyreose	Hund >> Katze
		vergrößerte Tonsillen (Hyperplasie, Neoplasie)	Hund & Katze
		Rachenstenose	Katze
		Polyp	Katze
Stridor laryngealis	Pfeifen	Larynxparalyse	Hund >> Katze
		vorgefallene Stimmtaschenschleimhaut	Hund > Katze
		Larynxspasmus	Katze >> Hund
		Larynxödem	Hund & Katze
Stridor trachealis	Brummen	Trachealkollaps (Miniaturrassen)	Hund
		Fremdkörper	Hund & Katze
		Trachealabriss (Trauma)	Hund & Katze
		Tumor, Granulom	Hund & Katze
		Tracheahypoplasie	Hund
		extraluminale Kompression	Hund & Katze

schlaffung des M. trachealis und der Ligamenta anularia gekennzeichnet. Die Ätiologie dieser Erkrankungen ist bisher nicht genau geklärt (multifaktoriell, evtl. angeboren). Bei den betroffenen Tieren der Rassen Yorkshire Terrier, Zwergpudel, Zwergspitz, Chihuahua, Zwergschnauzer, Malteser u. a. konnte ein verminderter Gehalt an Glykoprotein und Glykosaminoglykanen im Trachealknorpel festgestellt werden. Dies führt zu einer verminderten Wasserretention in der Knorpelmatrix und damit zu einer reduzierten Rigidität/Elastizität der Trachealknorpel. Die Hunde können lange Zeit (Jahre) trotz dieser anatomischen Veränderung der Trachea klinisch symptomlos bleiben. Insbesondere aber durch die folgenden sekundären Faktoren werden Tiere mit Trachealkollapssyndrom klinisch auffällig:
- Kardiomegalie, Herzinsuffizienz, Lungenödem
- respiratorische Infektion, Obstruktion der oberen Luftwege
- chronische Bronchitis, allergische Tracheobronchitis
- Inhalation von Reizstoffen (Rauch)
- tracheale Intubation
- Adipositas, Hyperadrenokortizismus

Die betroffenen Hunde zeigen neben Husten, Dyspnoe und Stridor trachealis auch synkopale Anfälle mit Umfallen, Bewusstseinstrübung und Zyanose. Die Symptome verstärken sich bei Anstrengung bzw. Aufregung.

Ebenfalls angeboren ist die **Tracheahypoplasie**, die häufig im Rahmen eines Brachyzephalensyndroms auftritt, vor allem betroffen ist die englische Bulldogge. Erworbene Ursachen sind solide oder infiltrativ wachsende Neoplasien, Fremdkörper, traumatisch bedingter Trachealabriss (Tracheaavulsion) und extraluminale Einengungen.

41.4 Diagnostisches Vorgehen

41.4.1 Signalement und Anamnese

Die ausführliche Anamnese erfasst Dauer, Klangcharakter und Intensität des Symptoms, sein zeitliches Auftreten und die Ausprägung in Ruhe und während unterschiedlicher Belastung. Ebenso sollten Allgemeinstörungen bzw. sonstige Symptome erfragt werden. Husten (S. 217), Nasenausfluss (S. 308), Niesen, Dyspnoe (S. 138) und Epistaxis sind weitere Hinweise auf eine respiratorische Erkrankung. Anzeichen für eine endokrine Erkrankung sind zu eruieren. So deutet z.B. Stridor bei einer diabetischen Katze auf eine mögliche Akromegalie hin, Fellveränderungen beim Hund möglicherweise auf eine Hypothyreose. Das Signalement gibt Aufschluss über typische Rassedispositionen: Zwergrassen sind vom Trachealkollaps betroffen, brachyzephale Rassen und Norwich Terrier vom Brachyzephalensyndrom und große Hunderassen erkranken eher an einer Larynxparalyse.

41.4.2 Klinische Untersuchung

Nach der allgemeinen klinischen Untersuchung folgt die Untersuchung des Respirationstrakts von kranial nach kaudal. Adspektorisch werden Nasenausfluss, Haut- und Schleimhautveränderungen sowie die Symmetrie des Gesichtsschädels erfasst. Zur genaueren Abklärung eines nasalen Stridors wird zunächst der **Luftstrom durch beide Nasenlöcher** beurteilt. Hierzu eignet sich ein vorgehaltener gekühlter Objektträger: Die angewärmte Ausatemluft beschlägt das Glas auf der durchgängigen Seite. Wird die obstruierte Seite zugehalten, verschwindet der Stridor. Sind beide Seiten betroffen, so ist das Atemgeräusch bei Maulatmung nicht mehr zu hören.

> Bei der Einschätzung der Auswirkungen auf das Allgemeinbefinden ist zu berücksichtigen, dass nicht alle Hunde und Katzen zur Maulatmung in der Lage sind.

Die Inspektion der Maulhöhle erlaubt beim ruhigen Tier die Beurteilung von Zähnen, Tonsillen und Gaumensegel. Oft ist jedoch eine Kurznarkose nötig, um die genannten Strukturen gut einsehen zu können.

Mittels Palpation und Auskultation werden Larynx und Trachea untersucht. Die Auslösbarkeit bzw. Verstärkung eines laryngealen oder trachealen Stridors sollte palpatorisch getestet werden.

41.4.3 Weiterführende Untersuchungen

Zur Einschätzung des Schweregrades und zur Abklärung einer systemischen Erkrankung sollten eine **Hämatologie** und ein **Chemiprofil** durchgeführt werden. Bei Hinweisen auf eine endokrine Erkrankung sind spezifische Tests einzuleiten (Kap. 2.2.9, S. 10).

Zur Aufarbeitung von Patienten mit Stridor bedarf es in der Regel bildgebender Diagnostik. Mittels **Röntgen** lässt sich ein Zahnwurzelabszess und teilweise Obstruktion in Pharynx und Trachea abklären. Zur korrekten Lagerung ist in der Regel eine Sedation erforderlich.

Zur Diagnostik eines chronischen nasalen Stridors ist eine **CT** mit anschließender anterograder und retrograder **Rhinoskopie** indiziert. Nur auf diese Weise sind die betroffenen Strukturen ausreichend beurteilbar. Die Biopsieentnahme erfolgt im Rahmen der Rhinoskopie oder CT-gestützt.

Auch die übrigen Stridores bedürfen einer **Endoskopie** in Sedation bzw. Narkose. Die Larynxparalyse wird in der Einleitungsphase am möglichst wachen Patienten diagnostiziert. Zur uneingeschränkten Sicht auf die Larynxfunktion ist die Verwendung eines Rhino- oder Laryngoskops erforderlich. Nach Herunterdrücken der Epiglottis kann die Stimmritze beurteilt werden. Zur Untersuchung der Trachea bis zur Bifurkation ist ein starres oder flexibles Bronchoskop erforderlich, bei Katzen kann ein ausreichend langes starres Rhinoskop verwendet werden.

41.5 Therapie

Die Behandlung richtet sich nach der zugrunde liegenden Ursache. Je nach Ausprägung der Allgemeinstörung ist eine symptomatische Notfalltherapie erforderlich.

41.5.1 Ätiologische Therapie

Die Entfernung eines **Fremdkörpers** gelingt meist endoskopisch, selten wird eine chirurgische Intervention erforderlich. **Tumoren** sollten anhand ihres histopathologischen Bildes beurteilt und entsprechend mittels chirurgischer Exzision, Bestrahlung und/oder Chemotherapie behandelt werden. Beim **Brachyzephalensyndrom** ist eine chirurgische Erweiterung der Nasenlöcher, Kürzen des Gaumensegels, Entfernung vorgefallener Larynxtaschen sowie gegebenenfalls eine LATE (Laser assisted Turbinektomie) angezeigt.

Die Behandlung einer **Larynxparalyse** erfordert ebenfalls eine chirurgische Intervention (unilaterale Arythenoidlateralisation). Über 70 % der Hunde mit Trachealkollaps können mit symptomatischer Therapie stabil gehalten werden; bei eingeschränkter Lebensqualität, z. B. durch Dyspnoe oder Zyanose, ist die intraluminale Stentimplantation derzeit die Therapie der Wahl.

41.5.2 Symptomatische Therapie

Patienten mit schwerer Obstruktion sind ein Notfall, da sich innerhalb kürzester Zeit schwere Dyspnoe, Zyanose, Hyperthermie, Kollaps und Atemstillstand einstellen können. Zumeist sind Tiere mit pharyngealem, larnygealem oder trachealem Stridor gefährdet, aber auch Hunde und Katzen, die bei einer nasalen Obstruktion keine Maulatmung betreiben können.

Zunächst ist für ruhige Umgebung zu sorgen, dann eine **Sauerstoffzufuhr** einzuleiten. Hierzu eignet sich das Legen einer nasopharyngealen oder besser nasotrachealen Sonde, sofern die Obstruktion dies erlaubt. Ansonsten gesunde Tiere können bei schwerer inspiratorischer Dyspnoe sediert werden (z B. mit Butorphanol 0,05–0,3 mg/kg i.v., i.m., s.c. oder p.o.).

Tiere mit einer Hyperthermie sollten dringend gekühlt werden (kaltes Wasser, nasse Tüchter, Alkohol etc.)

Sind die ergriffenen Maßnahmen nicht ausreichend, kann eine Narkose zur Intubation erforderlich werden. Liegt die Obstruktion kaudal der Halsmitte oder ist die Lage unbekannt, so sollte umgehend bildgebende Diagnostik im Sinne von Röntgen und Endoskopie bzw. eine chirurgische Intervention angestrebt werden.

Intensives Monitoring mit Überwachung des Blutgasstatus (Kap. 2.2.7, S. 9) und der peripheren Sauerstoffsättigung ist erforderlich.

Erkrankungen wie der Trachealkollaps und die Tracheahypoplasie sind ätiologisch nicht zu therapieren, hier werden die auftretenden Beschwerden symptomatisch behandelt.

41 Stridor

Diagnostischer Algorithmus

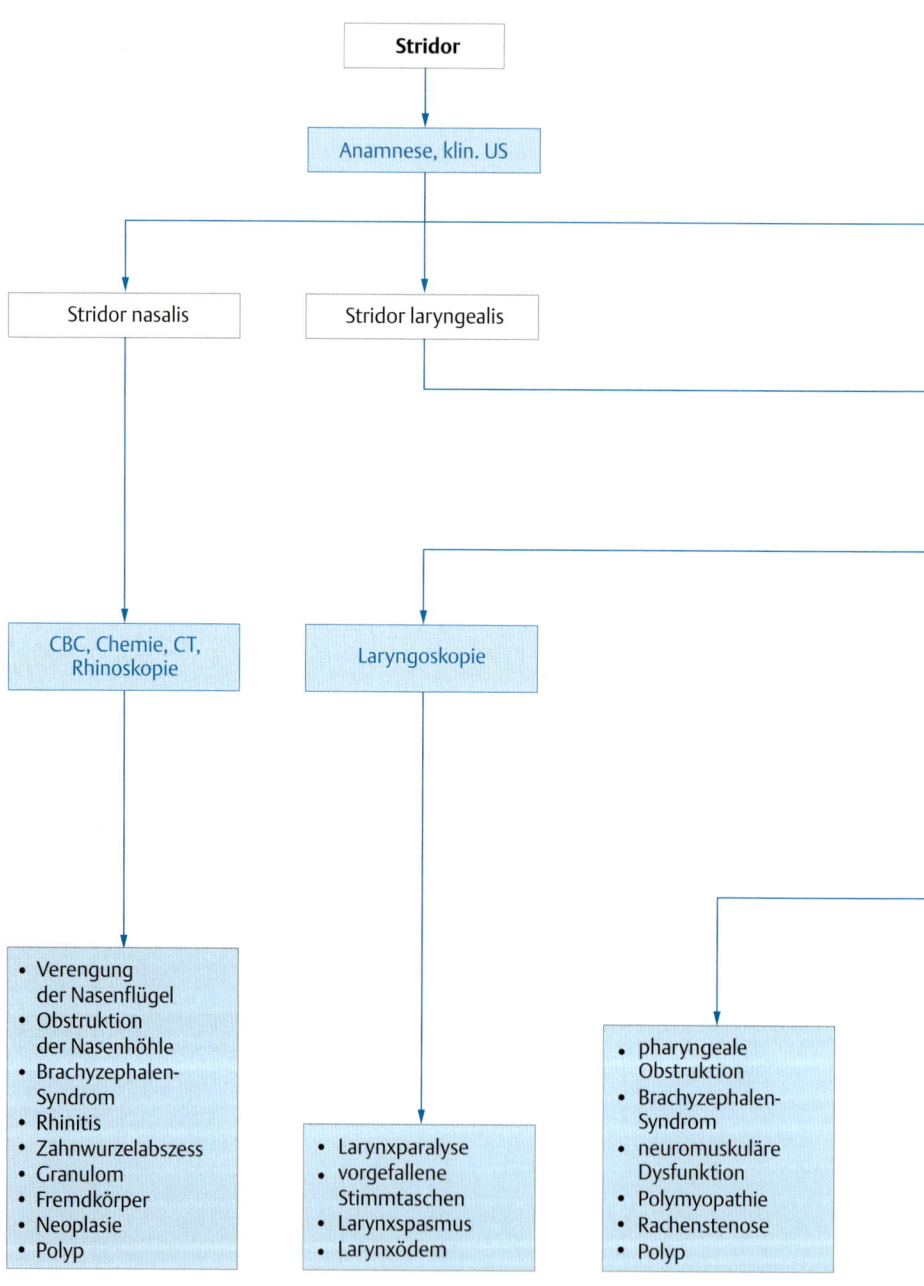

41 Stridor

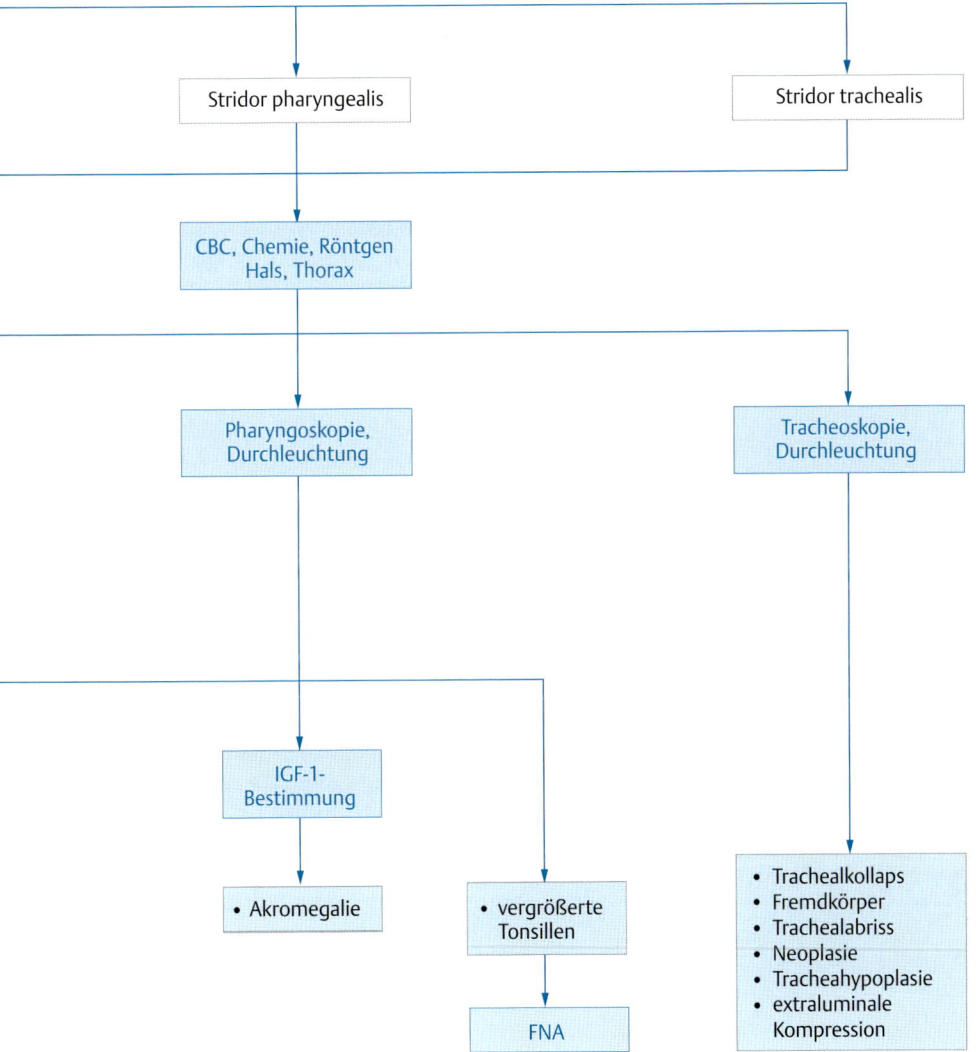

42 Tenesmus und Dyschezie

Stefan Unterer

Das Wichtigste vorweg

- Dyschezie und Tenesmus ani sind die Kardinalsymptome einer Dickdarm- bzw. anorektalen Erkrankung.

- Bei Dyschezie muss die Perianalgegend genau auf Fisteln, Abszesse, Schwellungen und Tumoren untersucht werden.

- Tenesmus ani muss von Dysurie/Strangurie und von neurologisch-orthopädischen Problemen abgegrenzt werden.

- Tenesmus ani wird vor allem durch eine obstruktive und/oder entzündliche Dickdarmerkrankung ausgelöst, die durch Röntgendiagnostik, Ultraschall, Endoskopie und histologische Untersuchung von Darmbiopsien voneinander abgegrenzt werden können.

- Bei chronischer Darmentzündung muss immer nach einer möglichen Grundursache gesucht werden, bevor eine symptomatische und/oder immunsuppressive Therapie begonnen wird.

42.1 Definitionen

Als **Tenesmus** bezeichnet man den beständigen schmerzhaften Stuhl- oder Harndrang. Unter **Tenesmus ani** im engeren Sinn versteht man ein schmerzhaftes Pressen auf Kot bei sehr geringer oder fehlender Entleerung. **Dyschezie** ist eine Bezeichnung für eine erschwerte oder schmerzhafte Defäkation. Tenesmus ani und Dyschezie müssen von folgenden Problemen unterschieden werden (S. 183):
- Dysurie
- Strangurie
- Pollakisurie

Sie sind oft mit folgenden Problemen vergesellschaftet:
- Durchfall (S. 119)
- Obstipation (S. 318)
- Melaena und Hämatochezie (S. 291)

42.2 Anatomie – Physiologie – Pathophysiologie

Im Unterschied zum Dünndarm sind im Dickdarm keine Schleimhautzotten zu finden, jedoch zahlreiche schleimproduzierende Drüsen (Lieberkühn-Krypten). Die glatte Muskulatur des Dickdarms nimmt am Ende des Rektums an Stärke zu und bildet so den **inneren Schließmuskel**. Dieser wird ringförmig vom äußeren Schließmuskel umschlossen, der aus quergestreifter Muskulatur besteht und bewusst kontrahiert werden kann (z. B. bei intraabdominaler Druckerhöhung). Kolon und Rektum dienen vorwiegend der Absorption von Elektrolyten und Flüssigkeit und der Kotspeicherung. Wird das Rektum aufgrund starker Füllung oder durch Propulsionsbewegungen des Kots über ein bestimmtes Maß gedehnt, so wird dies über sensorische Fasern des Nervus pelvicus erfasst und der Defäkationsvorgang eingeleitet. So kommt es über efferente parasympathische Fasern zur verstärkten Kontraktion der Rektalmuskulatur und zur reflektorischen Erschlaffung des inneren Schließmuskels. Die bevorstehende Defäkation wird durch höhere Zentren bewusst wahrgenommen. Durch Kontraktion des **äußeren Schließmuskels** mit Anheben des Beckenbodens kann der Defäkationsvorgang unterbrochen werden oder durch Betätigung der Bauchpresse erfolgen. Neben Dehnungsreizen (z. B. bei Obstruktion) können auch Entzündungsreize (z. B. Kolitis) sensorische Nervenfasern stimulieren und somit das Gefühl des Kotdrangs auslösen.

42.3 Ursachen

Dyschezie wird in der Regel bei **anorektalen Erkrankungen** beobachtet. **Tenesmus ani** ist ein Kardinalsymptom einer **Dickdarmerkrankung**. Typisch dabei ist das häufige Absetzen kleiner Kotmengen, von Schleim oder teilweise frischem Blut. Beide Symptomenkomplexe werden vor allem durch entzündliche, konstipierende oder irritative Prozesse ausgelöst (Tab. 42.1).

Patienten mit neurologisch-orthopädischen Problemen (z. B. Wirbelsäulen- und Hüftschmerzen) können auch Anzeichen eines erschwerten Kotabsatzes zeigen.

Tab. 42.1 Ursachen für Tenesmus und Dyschezie.

Entzündung	Dickdarmentzündung	akute nicht spezifische Kolitis		Hund > Katze
		Futtermittelunverträglichkeit/-allergie		Hund & Katze
		Parasiten (z. B. Trichuris, Giardien)		Hund & Katze
		infektiöse Kolitis (z. B. Clostridien, FIP)		Hund & Katze
		idiopathische Dickdarmentzündung (IBD)		Katze > Hund
	umgebende Strukturen	Perianalfistel		Hund > Katze
		Analbeutelabszess		Hund & Katze
		Prostatitis		Hund > Katze
Konstipation	mechanische Obstruktion	intraluminal	Striktur	Hund & Katze
			Neoplasie	Hund & Katze
			Perinealhernie	Hund > Katze
			Analbeutelabszess	Hund & Katze
			Invagination	Hund & Katze
			Fremdkörper	Hund & Katze
		extraluminal	Prostatamegalie	Hund > Katze
			Umfangsvermehrung im Becken	Hund & Katze
			Beckenfraktur	Hund & Katze
	Darmmotilitätsstörung	Medikamente	Opiate	Hund & Katze
			Anticholinergika	Hund & Katze
	neuromuskuläre Erkrankung			Hund & Katze
	irreversible Überdehnung der Kolonmuskulatur			Katze > Hund
	idiopathisches Megakolon			Katze
	metabolische Störung			Hund & Katze
	Koteindickung	unverdaubares Material	Knochen	Hund > Katze
			Haare	Katze > Hund
		starke Dehydratation		Katze > Hund
	Schmerzen	perineale Schmerzen		Hund & Katze
		rektale Schmerzen		Hund & Katze
Irritation	mechanische Irritation	perineale/rektale Neoplasie		Hund & Katze
		Fremdkörper		Hund & Katze
	Missempfindung	Reizdarmsyndrom		Hund >> Katze

42.3.1 Entzündung

Entzündliche Prozesse, die zu Tenesmus und/oder Dyschezie führen, können sowohl den Dickdarm selbst als auch die umgebenden Strukturen betreffen. Durch den entzündlichen Reiz zeigt der Patient häufigen Kotdrang; Kolon und Rektalampulle sind aber in der Regel nicht oder kaum mit Kot gefüllt.

Häufigste Ursachen einer **Kolitis** sind Parasiten (z. B. *Trichuris* spp.), Infektionserreger (z. B. Clostridien), Futtermittelunverträglichkeit oder Futtermittelallergie und eine IBD. Erst vor Kurzem wurden *Tritrichomonas foetus* als relevanter Kolitiserreger bei der Katze und *Escherichia coli* als Ursache der histiozytär-ulzerativen Kolitis bei empfänglichen Hunden bekannt. Seltenere Ursachen sind Antibiotika (z. B. Clindamycin), Urämie und Trauma. Weiterhin können bei einer Pankreatitis oder Prostatitis Entzündungen aufgrund der anatomischen Lage der Organe auf den Dickdarm übergreifen.

Schmerzhafter Kotabsatz wird häufig auch bei **entzündlicher Perianalerkrankung** wie Analbeutelentzündung, -abszess, perianaler Abszess infolge Bissverletzung (Katze) und perianale Fistel (v. a. Deutscher Schäferhund) beobachtet.

42.3.2 Konstipation

Aufgrund des Dehnungsreizes am Darm kommt es reflektorisch zum Kotdrang. Bei Patienten mit einer Kolonmotilitätsstörung oder einem chronisch überdehnten Darm ist der intraluminale Druck in der Regel niedrig und führt nicht zum Auslösen des Defäkationsreflexes. Katzen mit einem **idiopathischen Megakolon** weisen oft eine massive Kotanschoppung auf, zeigen aber keinen Versuch, Kot abzusetzen. Häufig kommt es bei einer Obstipation (S. 318) erst beim Auftreten von sekundärer Entzündung zum Tenesmus.

Ursachen für eine **Obstipation** können eine mechanische Obstruktion, eine Hypomotilität des Darms, eine starke Eindickung von Darminhalt und Schmerzen beim Kotabsatz sein. **Intraluminale Ursachen** für eine mechanische Obstruktion des Dickdarms sind seltene kongenitale Missbildungen (z. B. Divertikel, unperforierter Anus), Striktur, Neoplasie und Darmeinstülpung (z. B. zäkale Inversion). Fremdkörper können ebenfalls zu einem Darmverschluss führen, kommen aber im Dickdarm sehr selten vor. Eine Perinealhernie (Hund >> Katze) stellt häufig ein Hindernis für die Darmpassage dar. **Extraluminale Ursachen** für eine mechanische Obstruktion sind Prostatavergrößerung (z. B. Hyperplasie, Entzündung, Tumor, Zysten), Beckenkanaleinengung und Massen im kaudalen Abdomen oder Beckenbereich. Eine **Hypomotilität** des Dickdarms kann infolge einer neuromuskulären Erkrankung (z. B. Schädigung der Wirbelsäule im Lumbosakralbereich), metabolischen Störung (z. B. Hypokaliämie, Hyperkalzämie, Hypothyreose) oder medikamentöser Therapie (z. B. Opiate) auftreten. In einigen Fällen kann keine Grundursache für die Motilitätsstörung des Darms festgestellt werden (z. B. idiopathisches Megakolon bei der Katze).

Bei starkem **Flüssigkeitsverlust** (z. B. Diabetes mellitus bei Katzen) oder bei Aufnahme von **Fremdmaterial** (z. B. Knochen, Haare, Katzenstreu) kann der Darminhalt so stark eindicken, dass eine Obstipation entsteht. Aufgrund von **Schmerzen** beim Kotabsatz (z. B. Analbeutelabszess, perianale Fisteln, Wirbelsäulenerkrankung) wird der Kotabsatz häufig bewusst vermieden oder abgebrochen und es kommt so zu einer sekundären Obstipation.

42.3.3 Irritation von Darm und Analbereich

Eine Irritation von sensiblen Nervenfasern im Rektal- und Analbereich durch Neoplasie, Rektumprolaps, Fremdmaterial und chronischen Durchfall können zu Tenesmus ani führen. Manche Hunde zeigen typische Symptome einer Kolitis (Dickdarmdurchfall, Tenesmus trotz leerer Rektalampulle, Schleimbeimengung), wobei in den Dickdarmbiopsien keine signifikante Entzündungsreaktion gefunden werden kann. In diesen Fällen spricht man von einem **Reizdarmsyndrom**, das einige Parallelen zum Colon irritabile des Menschen aufweist.

42.4 Diagnostisches Vorgehen

Die beiden Symptomenkomplexe Tenesmus und Dyschezie treten in vielen Fällen gemeinsam auf. Hinsichtlich des diagnostischen Vorgehens werden sie meist als ein Problem zusammengefasst.

42.4.1 Anamnese

Eine genaue Anamnese ist wichtig zur Unterscheidung von Strangurie/Dysurie (S. 183). Die Beobachtungen des Besitzers helfen häufig bei der Lokalisation des Problems. Man sollte klären, ob die Symptome im Zusammenhang mit dem Kot- oder Harnabsatz auftreten und ob es Hinweise auf ein neurologisches oder orthopädisches Problem (z. B. Lahmheit, Probleme beim Hochspringen, Zehenschleifen) gibt.

Tritt Tenesmus vorwiegend vor dem Kotabsatz auf, spricht dies für einen obstruktiven Prozess. Bleibt der Kotdrang nach dem Kotabsatz bestehen und wird dabei Schleim oder frisches Blut (Hämatochezie) (S. 291) abgesetzt, spricht dies für einen entzündlichen Prozess. Informationen über Dauer der Symptome (akut oder chronisch) und Allgemeinbefinden des Patienten helfen bei der Entscheidung zum weiteren diagnostischen Vorgehen. Bei jedem Patienten sollte eine genaue Medikamentenanamnese erhoben werden.

42.4.2 Klinische Untersuchung

Sehr hilfreich ist die eigene Beobachtung der Symptome. Bei der allgemeinen klinischen Untersuchung ist darauf zu achten, ob der Patient Bauch- oder Wirbelsäulenschmerzen zeigt und ob Dickdarm und Harnblase gefüllt oder leer sind. Die meist unangenehme rektale Untersuchung wird zum Schluss durchgeführt. Beim Anheben des Schwanzes achtet man auf Schmerzäußerungen des Patienten und auf den Schwanztonus. Die **Perianalgegend** und der **Analbereich** sollten sorgfältig nach Fisteln, Schwellung, Rötung und Neoplasie abgesucht werden. Bei manchen Patienten ist es sinnvoll, die Perianalgegend auszuscheren. Bei der **rektalen Untersuchung** werden der Analtonus und wiederum die Schmerzhaftigkeit beurteilt. Anschließend werden alle Strukturen von kaudal nach kranial systematisch abgetastet: Analbereich, Darmschleimhaut, Urethra, Prostata, Sublumbalgegend. Analbeuteltumoren, -entzündung, Perinealhernie, Divertikel, Striktur, Schleimhautzubildung, Fremdkörper, Becken- und Darmeinengung durch extraluminale Strukturen (z. B. Prostatamegalie) sollten so entdeckt werden. Wird die Füllung der Rektalampulle beurteilt, sollte wenn möglich daraus etwas Kot mit dem Finger entnommen werden. Dieser wird dann makroskopisch beurteilt und für weitere Untersuchungen verwendet.

42.4.3 Weiterführende Untersuchungen

Das weitere Vorgehen hängt von folgenden drei Punkten ab:
- Dauer der Symptome (akut vs. chronisch)
- Füllung des Dickdarms (obstipiert vs. leer)
- Allgemeinbefinden des Patienten (ungestört vs. krank)

Falls der Füllungszustand des Dickdarms klinisch nicht beurteilt werden kann (angespanntes Abdomen, adipöses Tier), sollten Röntgenbilder in zwei Ebenen angefertigt werden.

Bei einem Patienten mit akutem Tenesmus, leerem Dickdarm und gutem Allgemeinbefinden genügen meist ein 24-stündiges Fasten und ein Kontrollanruf beim Besitzer. Routinemäßig sollte jedoch eine Kotuntersuchung auf Parasiten durchgeführt und bei Durchfall der Hämatokrit zur besseren Einschätzung der Dehydratation bestimmt werden. Eine Entwurmung sollte auch bei einer einmalig negativen parasitologischen Kotuntersuchung durchgeführt werden.

Bei jedem Patienten mit chronischen Symptomen und/oder gestörtem Allgemeinbefinden werden initial **Hämatologie**, **Chemieprofil**, **Urinuntersuchung** und **Kotuntersuchung** auf Parasiten (inkl. *Giardia*-Antigen-ELISA; *Tritrichomonas-foetus*-Kultur oder PCR bei Katzen [Kap. 32.4.3, S. 295]) und Clostridienenterotoxin durchgeführt. Besonders zu beachten sind Anzeichen einer Entzündung, einer Hämokonzentration und einer Organstörung (Erhöhung der Nierenwerte und Gallensäuren). Bei einem Patienten mit einer **Hypoalbuminämie** sollte nach Ausschluss einer Leberfunktionsstörung (Kap. 2.2.5, S. 9) und eines Eiweißverlusts über die Nieren (Kap. 2.2.8, S. 9) an eine infiltrative Darmerkrankung oder eine Invagination gedacht werden.

> Beim Dickdarmdurchfall, insbesondere im Zusammenhang mit Trichurisbefall, kann es zu Elektrolytverschiebungen (Hyperkaliämie/Hyponatriämie) kommen, die auch typisch für einen Hypoadrenokortizismus sind.

Eine **Urinuntersuchung** liefert wichtige Informationen über eine Entzündung in den Harnwegen (Zystitis, Prostatitis). Auf einem **Abdomenröntgen** kann neben dem Füllungsgrad des Dickdarms auch die Größe der Blase, der Prostata, der regionalen Lymphknoten und des Beckenkanals beurteilt werden. Teilweise können auf einem Röntgenbild Fremdkörper, abdominale Massen und Hinweise eines Abdominalergusses gefunden werden. Aufgrund einer häufig vorliegenden Aufgasung ist der Dickdarm ultrasonographisch meist schwer darstellbar. Sinnvoll ist der **Abdomenultraschall** jedoch, um eine Invagination, Zubildung, Lymphadenomegalie (S. 283) und Erguss (S. 20) sowie Veränderungen der parenchymatösen Organe (Prostatamegalie, Pankreatitis) festzustellen.

Für das weitere Vorgehen bei einer Obstipation siehe S. 318.

Bei Vorliegen einer Hypoalbuminämie oder schweren und therapieresistenten Kolitissymptomen sollten mittels **Endoskopie** und **Biopsieentnahme** eine Entzündung (lymphoplasmazellulär, neutrophil, histiozytär-ulzerativ), eine neoplastische Infiltration und bei Hunden aus südlichen Ländern eine Pilzinfektion (Phytiosis, Histoplasmose) ausgeschlossen werden. Um eine intraluminale Zubildung und Striktur zu diagnostizieren, sind meist eine **Prokto-** und eine **Koloskopie** notwendig.

42.5 Therapie

42.5.1 Ätiologische Therapie

Invagination, neoplastische Zubildung (Ausnahme Lymphom), Perianalhernie und ein medikamentös nicht therapierbares Megakolon müssen chirurgisch behandelt werden. Strikturen sollten unter endoskopischer Kontrolle ballonniert werden. Eine Konstipation muss meist durch mehrmalige rektale Spülungen mit warmen Einläufen und mechanischer Zerkleinerung (abdominale Massage, rektal mit Instrumenten) gelöst werden (Kap. 35.5, S. 324). Zusätzlich sollten diese Patienten genug Flüssigkeit (Infusionen, Feuchtfutter), Laxanzien (z.B. **Lactulose** je nach Effekt 0,5–1 ml/kg p.o. q8–12h; Metamucil 1–5 Kaffeelöffel über jede Mahlzeit) und eventuell prokinetische Medikamente (z.B. **Ranitidin** 1–2 mg/kg p.o. q8–12h) erhalten.

Eine *Trichuris-vulpis*-Infektion wird durch regelmäßige Entwurmung (z.B. Fenbendazol 50 mg/kg p.o. q24h über 3–5 d) und hygienische Maßnahmen (Zwinger desinfizieren, Patienten waschen) bekämpft. Eine **Clostridienkolitis** kann mit Amoxicillin (10–20 mg/kg p.o. q12h) oder Tylosin (20–40 mg/kg p.o. q12h) über eine Woche behandelt werden. Bei einer *Tritrichomonas-foetus*-Infektion sollte Ronidazol (Kap. 32.5.2, S. 297) verabreicht werden. Giardien werden mit Metronidazol (Kap. 13.5, S. 130) oder Fenbendazol behandelt. Bei Vorliegen einer eosinophilen oder lymphoplasmazellulären IBD sollte der Patient gründlich entwurmt und über mindestens 4–6 Wochen ausschließlich mit einer Eliminationsdiät gefüttert werden (Kap. 13.5.2, S. 130). Wurde durch Ausschluss aller bekannten Ursachen eine idiopathische **IBD** diagnostiziert, dann sollten je nach Schweregrad der Erkrankung immunmodulatorische (z.B. **Metronidazol** 10 mg/kg q12h) oder immunsuppressive Medikamente (z.B. **Prednisolon** 2 mg/kg p.o. q24h) eingesetzt werden.

42.5.2 Symptomatische Therapie

Ein Großteil von Patienten mit chronisch **idiopathischem Dickdarmdurchfall** und häufigem Tenesmus sprechen auf die Gabe von Rohfasern (z. B. 1–3 Esslöffel **Metamucil**) über das Futter und/oder auf eine hochverdauliche Diät an. Ein lokal auf den Dickdarm antientzündlich wirkendes Medikament stellt **Sulfasalazin** (20–50 mg/kg p.o. q8h) dar. Da Katzen auf Salizylate sehr empfindlich reagieren, müssen sie hinsichtlich der Symptome einer toxischen Wirkung (z.B. Erbrechen, Magen-Darm-Blutungen) genau überwacht werden. Aufgrund möglicher Nebenwirkungen (Keratoconjunctivitis sicca, Erbrechen, Anorexie, Anämie, Leukopenie) sollte man auch beim Hund die Medikamentengabe entsprechend kontrollieren und versuchen, in 2-wöchentlichen Abständen die Dosis langsam zu reduzieren. Alternativ kann Olsalazin (10–20 mg/kg q12h) verabreicht werden, da hier Nebenwirkungen deutlich seltener auftreten.

42 Tenesmus und Dyschezie

Diagnostischer Algorithmus

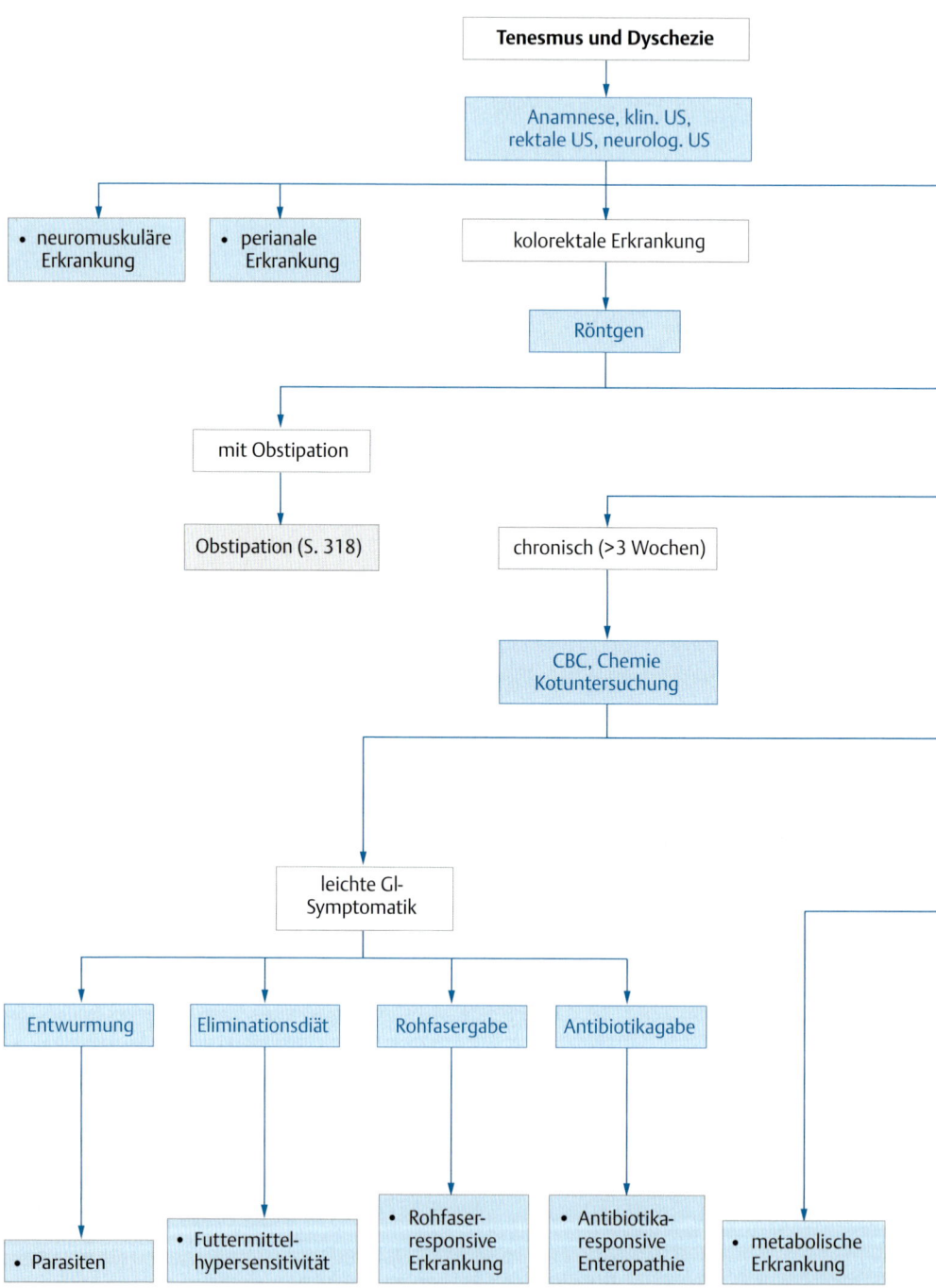

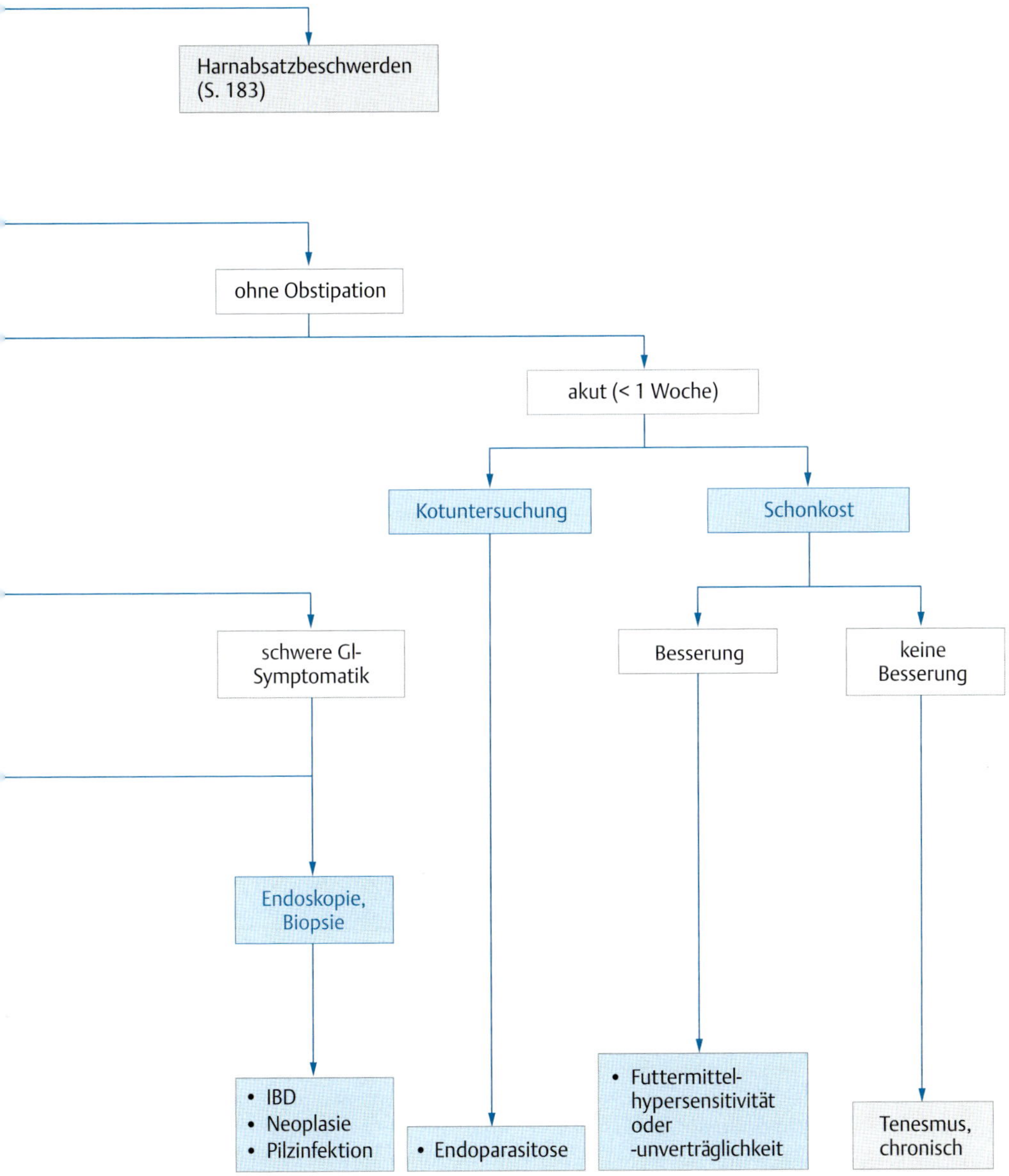

42 Tenesmus und Dyschezie

Harnabsatzbeschwerden (S. 183)

ohne Obstipation

akut (< 1 Woche)

Kotuntersuchung

Schonkost

schwere GI-Symptomatik

Besserung

keine Besserung

Endoskopie, Biopsie

- IBD
- Neoplasie
- Pilzinfektion

- Endoparasitose

- Futtermittel-hypersensitivität oder -unverträglichkeit

Tenesmus, chronisch

43 Zyanose

Tony Glaus

Das Wichtigste vorweg

- Es wird eine periphere und zentrale Zyanose unterschieden, die objektive Unterscheidung kann mittels arterieller Blutgasanalyse erfolgen.

- Bei zyanotischen Tieren mit Ruhedyspnoe, gestörtem Allgemeinbefinden und Zeichen einer respiratorischen Erkrankung liegt wahrscheinlich eine respiratorische Insuffizienz vor.

- Bei zyanotischen Tieren mit transienter, leistungsabhängiger Zyanose und gutem Allgemeinzustand liegt wahrscheinlich ein kardiovaskulärer Rechts-links-Shunt vor; bei Vorliegen eines lauten Ejektionsgeräusches mit Punctum maximum auf der linken Thoraxseite über der Pulmonalklappe mit großer Wahrscheinlichkeit eine Fallot-Tetralogie oder -Trilogie.

- Ein rechts-links persistierender Ductus arteriosus wird wahrscheinlich unterdiagnostiziert, weil die Zyanose nur als Differenzialzyanose vorliegt, meistens kein Herzgeräusch auskultiert werden kann, die konzentrische rechtsseitige Herzhypertrophie radiologisch insbesondere auf laterolateralen Aufnahmen nur als milde Kardiomegalie erkannt wird und der Hämatokrit auch normal oder nur leicht erhöht sein kann. Bei Katzen kommt dazu, dass eine Leistungsschwäche leicht übersehen wird.

43.1 Definitionen

Zyanose ist die Bezeichnung für eine Blauverfärbung von Schleimhäuten und unbehaarter Haut; sie erscheint, wenn die Konzentration des reduzierten (deoxygenierten) Hämoglobins (Hb) in den Kapillaren > 35–50 g/l beträgt.

Es werden aufgrund der Pathophysiologie eine **zentrale** und eine **periphere** Zyanose unterschieden. Die **zentrale Zyanose** ist definiert als eine Verminderung der arteriellen Sauerstoffsättigung, das Blut ist also bereits im linken Ventrikel bzw. der Aorta hypoxämisch. Bei einer **peripheren Zyanose** sind der Gasaustausch in der Lunge und somit der arterielle Sauerstoffgehalt normal.

Die **Differenzialzyanose** beschreibt das Vorliegen einer Zyanose in den kaudalen Körperabschnitten (Vaginal- oder Präputialschleimhaut), aber das Fehlen einer Zyanose in der kranialen Körperhälfte (Konjunktiven, Maulschleimhaut).

Die bläuliche Verfärbung geröteter Schleimhäute bei einer Erythrozytose wird als **rötliche Zyanose** (ruddy cyanosis) bezeichnet.

43.2 Anatomie – Physiologie – Pathophysiologie

Das Auftreten einer Zyanose hängt von der totalen Hämoglobinmenge, dem Grad der Hypoxämie und dem Zustand der kapillären Zirkulation ab. Damit das Hämoglobin in der Lunge normal mit O_2 gesättigt werden kann und in den Kapillaren noch genügend Sauerstoff vorhanden ist, damit also keine Zyanose auftritt, muss der gesamte Respirationsvorgang physiologisch ablaufen:
- In der Atemluft muss eine adäquate Menge Sauerstoff vorhanden sein.
- Die Atemmuskulatur muss adäquat arbeiten.
- Die Atemluft muss widerstandslos durch die Atemwege in die Lunge zu den Alveolen gelangen können.
- Die Alveolen müssen gleichmäßig belüftet und durchblutet werden.
- Der Sauerstoff muss problemlos durch die Alveolarwände ins Blut übertreten können.
- Das Hämoglobin muss eine normale Affinität für den gelieferten Sauerstoff haben.

- Das Sauerstoff-geladene Hämoglobin muss mittels Herzkreislauf normal in die Peripherie transportiert werden.
- Die Kapillaren müssen die normale Durchblutung des Gewebes erlauben.

Eine Zyanose tritt auf, wenn eine dieser Funktionen dazu führt, dass die Konzentration des reduzierten (deoxygenierten) Hämoglobins (Hb) in den Kapillaren > 35–50 g/l beträgt.

Trotz Hypoxie tritt bei folgenden Problemen keine Zyanose auf:
- bei anämischer Hypoxie, da zur Blauverfärbung > 35-50 g/l reduziertes Hb nötig ist
- bei Kohlenmonoxid-(CO-)Vergiftung, weil das reduzierte Hb durch das kirschfarbene CO-Hb überdeckt wird
- bei histotoxischer Hypoxie (Beispiel Zyanidvergiftung), weil der Blutgasgehalt normal ist

Eine der Zyanose ähnliche Verfärbung von Haut und Schleimhäuten kann bei einer Methämoglobinämie beobachtet werden (Paracetamolvergiftung der Katze).

43.3 Ursachen

43.3.1 Zentrale Zyanose

Die zwei grundsätzlichen Ursachen für eine zentrale Zyanose sind eine respiratorische Insuffizienz oder ein kardiovaskulärer Rechts-links-Shunt mit Umgehung des Lungenkreislaufs (**Tab. 43.1**).

Eine **respiratorische Insuffizienz** kann durch eine Hypoventilation, eine gestörte alveoläre Sauerstoffdiffusion oder durch eine Ventilations-Perfusions-Imbalance zur Hypoxämie führen (Dyspnoe, S. 138).

Für die Entstehung eines **Rechts-links-Shunts** muss neben einer postpartal bestehenden pathologischen Verbindung zwischen großem und kleinem Kreislauf zusätzlich eine Erkrankung mit sekundärer Erhöhung des Drucks im kleinen Kreislauf über jenen des großen Kreislaufs vorliegen.

Die häufigste Ursache ist die **Fallot-Tetralogie**, zusammengesetzt aus Ventrikelseptumdefekt, Pulmonalklappenstenose, rechtsseitiger Herzhypertrophie und überreitender Aorta. Die relevante Pathologie ist dabei die Kombination des Ventrikelseptumdefekts mit einer hochgradigen Pulmonalstenose. Ist der Schweregrad der Pulmonalstenose so groß, dass der Druck im rechten Ventrikel jenen im linken Ventrikel übersteigt, resultiert ein Rechts-links-Shunt. Eine überreitende Aorta erleichtert dabei den pathologischen Blutfluss vom rechten Ventrikel direkt in die systemische Zirkulation. Die rechtsseitige Herzhypertrophie ist eine reine Folge der Drucküberladung.

Ein anderes wichtiges, aber deutlich unterdiagnostiziertes Beispiel ist ein **persistierender Ductus arteriosus** bei pulmonärer Hypertonie. Eine pulmonäre Hypertonie entwickelt sich bei kongenitalen Herzfehlern mit sehr großen Links-rechts-Shuntvolumina. Die resultierende hochgradige pulmonäre Hyperperfusion führt zu Umbauvorgängen an den Pulmonalarterien mit Verengung der Gefäßlumina. Mit zunehmender Verengung der Gefäßlumina steigt der Druck in den Pulmonalarterien und im rechten Ventrikel sukzessive an. Steigt der Lungenarteriendruck über den systemischen Blutdruck, wechselt die Shuntrichtung von einem Links-rechts- zu einem Rechts-links-PDA (Eisenmenger-Komplex).

Chronische arterielle Hypoxämie bei einem PO_2 < 50 mmHg und Sauerstoffsättigung < 90 % führt via erhöhter renaler Erythropoetinausschüttung zu **sekundärer Erythrozytose** (Polyzythämie). Die resultierende Hyperviskosität des Blutes und Verschlechterung der kapillären Mikrozirkulation werden meist erst bei einem Hämatokrit (Hkt) > 60 % klinisch manifest, am häufigsten in Form von Anfallsleiden (S. 59).

43.3.2 Periphere Zyanose

Die Zyanose ist hier entweder die Folge eines Missverhältnisses zwischen Sauerstoffbedarf und Sauerstoffversorgung in der Peripherie infolge eines verminderten Herzminutenvolumens oder die Folge einer gestörten Mikrozirkulation und kompensatorisch vermehrten Extraktion von Sauerstoff aus dem Kapillarblut. Ursachen für verlangsamte Zir-

Tab 43.1 Ursachen für Zyanose.

zentrale Zyanose	respiratorische Insuffizienz	Hypoventilation	Hund & Katze
		gestörte O_2-Diffusion	Hund & Katze
		Ventilations-Perfusions-Imbalance	Hund & Katze
	Rechts-links-Shunt	VSD + PS	Hund >> Katze
		ASD + PS	Hund >> Katze
		ASD + Trikuspidalklappendysplasie	Hund >> Katze
		VSD + pulmonäre Hypertonie	Hund >> Katze
		ASD + pulmonäre Hypertonie	Hund >> Katze
		PDA + pulmonäre Hypertonie	Hund >> Katze
		aortiko-pulmonales Fenster + pulmonäre Hypertonie	Hund & Katze
		Fallot-Tetralogie oder Trilogie	Hund >> Katze
periphere Zyanose	vermindertes Herz-minutenvolumen	Schock (kardial und nicht kardial)	Hund & Katze
	Unterkühlung		Hund & Katze
	Hyperviskosität	Erythrozytose	
		• Nierenerkrankung	Hund & Katze
		• Nierentumor	Hund & Katze
		• Polycythaemia vera	Hund >> Katze
		• große Höhe	Hund > Katze
		• Lungenerkrankung	Hund & Katze
		Hyperproteinämie	
		• multiples Myelom	Hund > Katze
		• Lymphom	Hund & Katze
		• FIP	Katze
		• Ehrlichiose	Hund
		• Leishmaniose	Hund
	Thrombembolie	Kardiomyopathie	Katze >> Hund
		pulmonärer Tumor	Hund & Katze
		Endocarditis valvularis	Hund
		Glomerulonephritis	Hund
		Hyperadrenokortizismus	Hund
		Arteriosklerose	Hund

kulation sind verringertes Herzschlagvolumen bei kardialen und nicht kardialen Schockursachen, insbesondere septischem Schock. Hypoperfundierte, zyanotische Schleimhäute erscheinen verwaschen oder gräulich. Bei einer kongestiven Herzinsuffizienz können sowohl eine zentrale Komponente, nämlich ein Lungenödem als Manifestation einer Rückwärtsinsuffizienz, wie auch eine periphere Komponente, eine inadäquate Perfusion als Manifestation einer Vorwärtsinsuffizienz, zur Zyanose beitragen.

Die Mikrozirkulation ist im Weiteren gestört bei Unterkühlung und Hyperviskosität (z. B. Erythrozytose). Bei Tieren mit einer kardiovaskulären Ursache der Erythrozytose tragen eine zentrale Komponente (Rechts-links-Shunt) und eine periphere Komponente (gestörte Mikrozirkulation) zur Zyanose bei.

Eine fokale periphere Zyanose ist Teil der Symptomatik einer Perfusionsstörung infolge arterieller Thrombembolie. Eine arterielle Thrombembolie wird bei Katzen viel häufiger angetroffen als beim Hund. Während bei der Katze die Ursache in über 90 % der Fälle eine Kardiomyopathie und in etwa 10 % der Fälle ein pulmonäres Malignom darstellt, beinhalten die bei Hunden beschriebenen Ursachen eine Endocarditis valvularis, Glomerulonephritis (teils assoziiert mit Leishmaniose), Hyperadrenokortizismus, Neoplasie und Arteriosklerose.

43.4 Diagnostisches Vorgehen

43.4.1 Klinische Untersuchung

Tiere mit respiratorischer Insuffizienz (Dyspnoe, S. 138) zeigen üblicherweise
- typische Zeichen des Grundproblems, wie Stridor bei Larynxparalyse (S. 367) oder Husten bei Trachealkollaps (S. 217),
- oft bereits in Ruhe Symptome der Grunderkrankung,
- progressive klinische (respiratorische) Symptome und
- einen gestörten Allgemeinzustand.

Bei der klinischen Untersuchung können für die vorliegende Erkrankung spezifische Befunde erhoben werden, u. a. die Charakterisierung der vorliegenden Dyspnoe und die Auskultation verstärkter oder verminderter Lungengeräusche. Die Befunde der klinischen Untersuchung diktieren die weiterführenden diagnostischen Maßnahmen.

Tiere mit Rechts-links-Shunt sind neben einer Leistungsintoleranz meist bei guter Gesundheit. Eine Zyanose kann oft erst während einer Anstrengung oder Aufregung, aber nicht in Ruhe beobachtet werden. Gleichermaßen verschwindet die leistungsabhängige Dyspnoe meist bei Ruhe sofort wieder. Wenn eine Klappenerkrankung als kausale Komponente eines Rechts-links-Shunts vorliegt, kann bei der Herzauskultation ein typisches Herzgeräusch auskultiert werden (S. 208): bei Fallot-Tetralogie und -Trilogie eine hochgradige Pulmonalstenose, d. h. ein systolisches Crescendo-Decrescendo-Ejektionsgeräusch einer Lautstärke meist ≥ V/VI mit Punctum maximum auf der linken Seite an der Herzbasis; bei einer Trikuspidalklappendysplasie ein systolisches bandförmiges Regurgitationsgeräusch mit Punctum maximum auf der rechten Thoraxseite. Der Shuntfluss selbst durch einen Ventrikelseptumdefekt oder Atriumseptumdefekt kann demgegenüber nicht gehört werden, da der Shunt entlang eines nur kleinen Druckunterschiedes fließt. Wenn eine pulmonäre Hypertonie die Ursache des Druckanstiegs im kleinen Kreislauf darstellt, kann meist kein Herzgeräusch auskultiert werden.

Die **Differenzialzyanose** ist pathognomonisch für einen PDA mit Rechts-links-Shunt. Da der PDA erst nach dem Abgang der Aa. carotides und Aa. subclaviae in die absteigende Aorta einmündet, werden die kranialen Körperteile mit normal oxygeniertem und die kaudalen mit hypoxigeniertem Blut versorgt. Meist ist auch die Differenzialzyanose erst bei/nach Belastung sichtbar.

Tiere mit einer peripheren Zyanose infolge einer Kreislaufinsuffizienz sind schwer krank und die vorliegende Schockform kann meist identifiziert werden. Falls klinisch die Unterscheidung einer peripheren von einer zentralen Zyanose schwerfällt, ist die arterielle **Blutgasanalyse** (Kap. 2.2.7, S. 9) das Mittel der Wahl zur Differenzierung.

Eine lokalisierte periphere Zyanose infolge einer arteriellen Thrombembolie ist von weiteren Zeichen der abwesenden Durchblutung begleitet, insbesondere Para- oder Monoplegie mit Areflexie, kühle(n) Pfote(n) und schwacher/fehlender Puls.

Eine periphere Zyanose bei einer Erythrozytose wird begleitet von roten Schleimhäuten (rötliche Zyanose); die Erythrozytose ist mittels Hämatokrit sofort zu bestätigen und erfordert dann zielgerichtete Untersuchungen in Richtung sekundärer oder primärer Erythrozytose.

Periphere Zyanose infolge einer Unterkühlung dürfte ein seltenes Geschehen und anamnestisch leicht zu eruieren sein.

43.4.2 Weiterführende Untersuchungen

Diagnostische Hilfsmittel bei Verdacht auf eine durch einen Herzfehler bedingte Zyanose sind Laboruntersuchungen, EKG, Thoraxröntgen und Echokardiographie, wobei der Echokardiographie die größte Bedeutung zukommt.

43 Zyanose

Diagnostischer Algorithmus

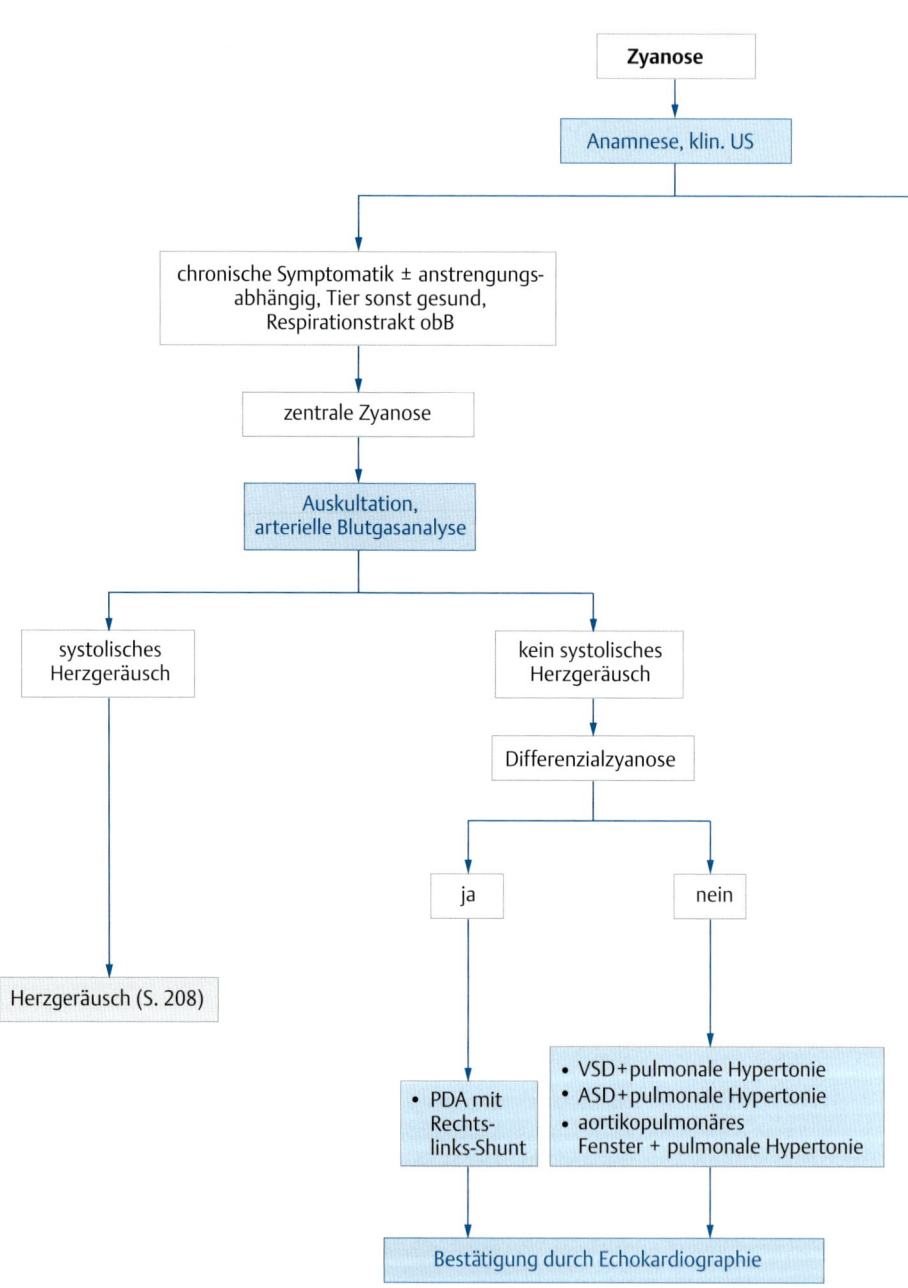

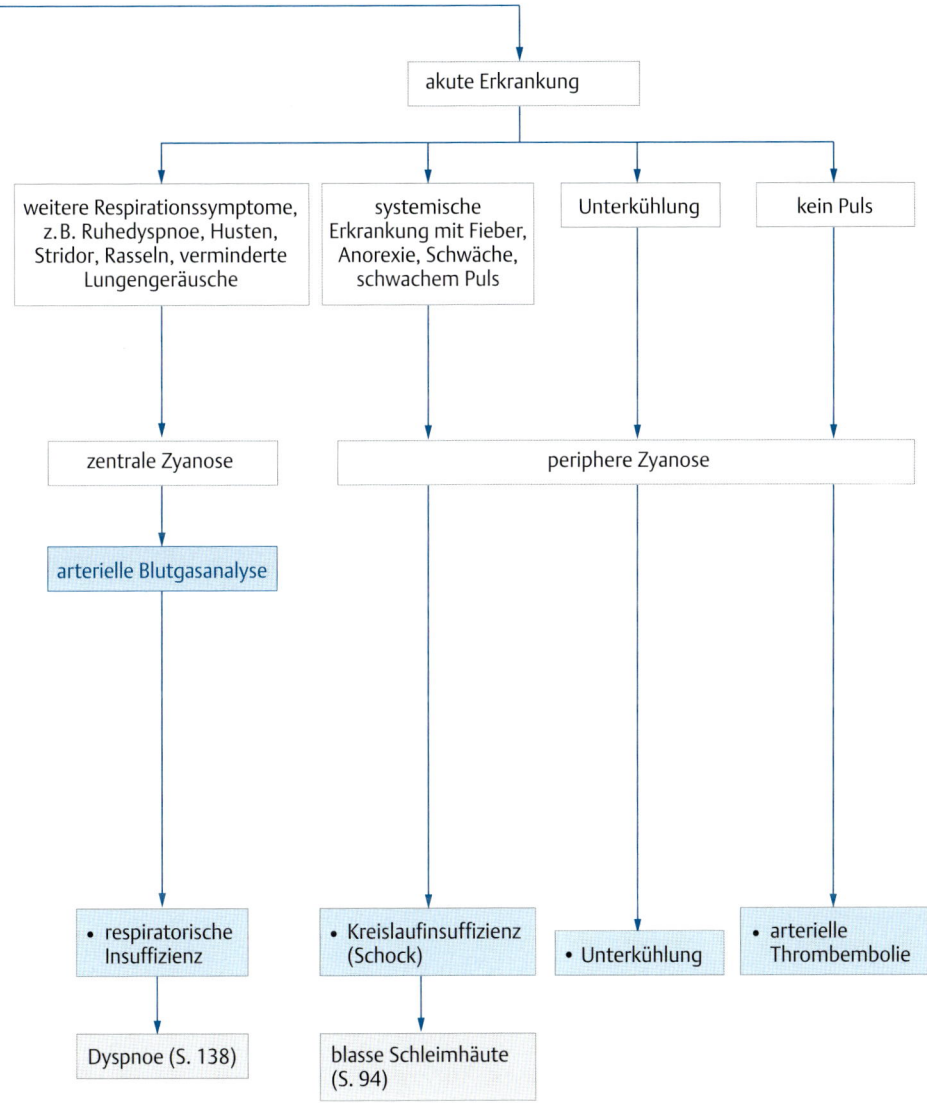

Eine hämatologische Untersuchung dient primär dazu, eine **Erythrozytose** zu erkennen und zu quantifizieren. Mittels arterieller Blutgasanalyse kann die zentrale Hypoxämie bestätigt und der Schweregrad bestimmt werden.

Mittels **EKG** können bei hochgradiger rechtsventrikulärer Drucküberladung und resultierender Rechtsherzhypertrophie tiefe S-Zacken in den Einthoven-Ableitungen I, II, III und der Goldberg-Ableitung aVF sowie Verschiebung der elektrischen Herzachse nach rechts gefunden werden. Das EKG spielt bei der Diagnostik kongenitaler Herzfehler keine relevante Rolle, da eine exakte Diagnose immer eine Echokardiographie erfordert und das EKG außer beim Vorliegen von Arrhythmien (S. 85) kaum zusätzliche Informationen liefert.

Mittels **Thoraxröntgen** können beim Hund typische Veränderungen einer konzentrischen Rechtsherzhypertrophie gefunden werden. Dabei ist die Herzgröße auf dem laterolateralen Bild oft nur subtil vergrößert, mit verbreiteter Auflagefläche des Herzens auf dem Sternum. Demgegenüber ist auf einer dorsoventralen Aufnahme die Rechtsherzvergrößerung in Form eines umgekehrten „D" meist gut zu sehen. Bei der Katze ist die radiologische Diagnose oft schwierig. Auch Thoraxröntgenbilder können die Echokardiographie bei kongenitalen Herzfehlern nicht ersetzen und dienen primär dazu, Zeichen von Stauungsinsuffizienz oder komplizierende respiratorische Erkrankungen zu erkennen.

Mittels **Echokardiographie** kann die rechtsseitige Herzhypertrophie objektiv dargestellt, quantifiziert, die Ursache der rechtsseitigen Drucküberladung identifiziert, ein Atriumseptumdefekt oder Ventrikelseptumdefekt dargestellt und mittels Kontrastechographie (aufgeschüttelte 0,9%ige NaCl-Lösung i.v.; **cave:** keine Luft injizieren) der Rechts-links-Shunts einfach bewiesen werden.

Ein Rechts-links-PDA ist nicht ohne Weiteres zu erkennen, weil meist kein Herzgeräusch vorliegt, die Kopfschleimhäute nicht zyanotisch werden, auf laterolateralen Röntgenbildern oft keine deutliche Kardiomegalie zu erkennen ist und viele Fälle keine deutliche Erythrozytose entwickeln. Echokardiographisch ist jedoch eine deutliche rechtsseitige Herzhypertrophie zu erkennen. Mittels Injektion von aufgeschüttelter 0,9%iger NaCl-Lösung in eine periphere Vene und gleichzeitiger Ultraschalluntersuchung der abdominalen Aorta kann der Rechts-links-Shunt indirekt belegt werden.

43.5 Therapie

Die Behandlung richtet sich ausschließlich nach der Grunderkrankung.

Bei akutem Sauerstoffmangel sind die Notfallmaßnahmen wie in Kap. 15.5 (S. 146) beschrieben anzuwenden.

Sachverzeichnis

A

ABC-Kriterien 2
Abdomen, akutes 41
– vergrößertes 20
Abdominalschmerz 42
Abdominozentese 26, 28, 44
Abmagerung 165
Abszess, perinephrischer 303
– retropharyngealer 133
ACE-Inhibitoren 359
Acetylcholinesterase-Antikörper-Titer 135
Acetylcholin-Rezeptor-Antikörper 356
Achalasie, cricopharyngeale 133
AChRA s. Acetylcholin-Rezeptor-Antikörper
ACT s. Gerinnungszeit, aktivierte
ACTH-Stimulationstest 10f, 73, 81, 153, 258, 334
ADH s. Antidiuretisches Hormon
Adipositas 21, 34
AeroCat® 146, 223
AeroDawg® 223
Aganglionose 319
Agenesie, Niere 303
Agglutination 101
α_2-Agonisten 150
AHE s. Enteritis, akute hämorrhagische
AIHA s. Anämie, autoimmunhämolytische
Akromegalie 254, 257, 301, 303, 333, 368
Albendazol 97
Albumin-Globulin-Verhältnis 28
Allotriophagie 332
Alopecia areata 53
Alopezie 50 ff
Alopezie X 51
Alternanz, respiratorische 138
Altersanorexie 68
Ambroxol 223
Aminoglykoside 268
Amitriptylin 189, 335
Ammoniak 81, 150, 229
Ammoniumtoleranztest 9, 344
Ammoniumsulfat-Präzipitationstest 176
Amylase 28f
Amyloidose 203f, 301, 303
ANA s. Antikörper, antinukleäre
Analbeutel 320
Analbeutelabszess 277, 375
Analbeutelentzündung 294, 376
Analbeutelveränderung 278
Analdrüsen 123
Analgesie 47
Analstriktur 294

Anämie 94, 141, 287, 360
– aplastische 97
– autoimmunhämolytische 95
– hämolytische 95, 202, 238
– hypochrome 100, 295
– immunvermittelte 71
– mikroangiopathische hämolytische 96f
– mikrozytäre 100
– nicht regenerative 97
– normochrome 100
– normozytäre 100
– regenerative 95
Anämiepuls 360
Anaplasmose 73, 101, 203, 204
Anasarka 325
Anfall 59ff, 81, 238f
Angiopathien 108
Angiostrongylus vasorum 143
Anisozytose 100
Anorexie 67
– sekundäre 70
Anosmie 70
Anschoppung 318
Anticholinergika 158
Antidiuretisches Hormon 338
– Mangel 339f
Antiemetikum 153
Antiglobulintest 102
Antikörper, antinukleäre 8, 241
– antithrombozytäre 8, 110, 115
Antithrombin III 108
Antitussiva 226
Anulozyten 100
Anurie 43
Aortenklappen 208
– Degeneration 211
– Endokarditis 211
– Stenose 211
Aortenstenose 98, 358f
– supravalvuläre 211
Apathie 77ff
Aplasie, Niere 303
Apomorphin 150
Appetit 34, 36, 67f, 167
Appetitstimulanzien 76, 333
aPTT s. Thromboplastinzeit, aktivierte partielle
Aquaporin 338
Arachnoidalzyste 277f
ARE s. Enteropathie, Antibiotikaresponsive
Arrhythmie 85ff
Arteriosklerose 384
Arthritis, rheumatoide 238
Aspergillose 218ff, 309f, 311
Asthma, felines 142, 218f
Aszites 20f, 45, 248, 250, 253, 325
Ataxie, vestibuläre 265

Atemgeräusch 367
Atmung, inverse 139
– paradoxe 138
Atmungsinsuffizienz 139
Atmungstypen 138
Atresia ani 320
Atriumseptumdefekt 358
Atropin 91, 234
Atropinbelastungstest 90, 361
Augenhintergrund 72
Aujeszky-Erkrankung 230
Aura 61
Ausscheidungsurographie 188, 305, 344
Autoagglutination 101
Autonomie, abnorme 86
AV-Block 86, 89f, 358f
AV-Klappen 208
AV-Klappeninsuffizienz 210
AV-Klappenstenose 212
AV-Knoten 85f
Azepromazin 200
Azidose 141
Azofarbstoffe 173
Azotämie 188, 344
– prärenale 44

B

Babesiose 95f, 101, 203, 238, 284f
Bakteriurie 187, 344
BAL s. Lavage, bronchoalveoläre
Ballondilatation 356
Ballonkatheter 216
Ballottement 25, 43
Bandwürmer 120f
Bariumstudien 44
Barorezeptoren 79, 357
Bauchmuskelschwäche 21
Bauchumfang 20
Bauchwandhernie 42
Beckenblase 194f
Beckenfrakturen 320
Benazepril 329
Benzodiazepine 76
Benzopyron 329
Bethanechol 200, 282
Bewegungsmangel 160
Bewusstlosigkeit 357
Bewusstsein, Veränderungen 77
Bilirubin 29, 245f
Bilirubinreduktase 245
Biliverdin 173, 245
Bisacodyl 282
Blähungen 159
Blase, Ruptur 42
Blasenfunktion 192
Blasenhyperkontraktilität 194f
Blasenhypoplasie 194f

Sachverzeichnis

Blasenleerung 194
Blasensteine 174
Blasten 287
Blastomykose 204, 220
Blauverfärbung, Schleimhäute 382
β-Blocker 91
Block, sinuatrialer 86f
Blutabflussstörung, postsinoidale 202
Blutdruck 46, 361
– Messung 18
Blutgasanalyse 9, 385
Blutgruppen 103
Blutgruppeninkompatibilität 96
Bluthusten 217, 291
Blutkoagula, Harnwege 185
Blutkultur 12, 241, 272
Blutparasiten 101
Bluttransfusion 103
Blutung, Bauchhöhle 24
– gastrointestinale 96, 291
– nasopharyngeale 293
– subdurale 80
Blutungsanämie 95f
Blutungstendenz 106, 292, 309f
Blutverlust 94f
BMBT s. Schleimhautblutungszeit
Body-Condition-Score 36
Borborygmus 123, 159ff
Bordetella bronchiseptica 218f
Borreliose 84
Botulismus 352
Brachyzephalensyndrom 203, 368
Bradykardie 85
Brechzentrum 147
Bridging fibrosis Hepatitis 248
Bronchiektasien 218ff
Bronchitis 219
Bronchodilatator 146, 223
Bronchopneumonie 140, 143, 220
Bronchospasmus 142
Brucellose 203f
Buccal Mucosal Bleeding Time
  s. Maulschleimhautblutungszeit
Budd-Chiari-Syndrom 23
Buprenorphin 47, 188
Butorphanol 47, 371

C

Calcinosis cutis 54
Calicivirus 228f
Campylobacter spp. 120
Cannabis 61
Capillaria spp. 184
Carbamat 60
Cardiac Output 357
Cauda-equina-Syndrom 194f, 277, 320
Caval-Syndrom s. Dirofilariose
Cephalosporine 97
Chemieprofil 8f
Chemodektom 202
Chemorezeptor-Trigger-Zone 148
Cheyne-Stokes-Atmung 78

Chloramphenicol 97
Chlorpromazin 158
Cholangiohepatitis 24, 238, 247f, 253
Cholangitis 24, 203, 247f
Cholecystokinin 68
Cholelithiasis 247f
Cholestase 246, 248
Cholesteatom 268
Cholesterin 29
Cholezystitis 247
Chondrodystrophie 257
Chyloabdomen 45
Chylus 23, 27, 45
Clomipramin 335
Clostridien 120, 375f
Cluster 59
Cobalamin 12, 125, 130, 161
– Mangel 97f, 125
Colon irritabile 149, 294, 376
Commotio cerebri 269
Computertomographie (CT) 17
Coombs-Test 8, 102, 241
Coronavirus 28, 120, 122
cPLI s. Pancreatic Lipase Immunoreactivity
CRTZ s. Chemorezeptor-Trigger-Zone
Cumarinvergiftung 111, 174, 293
Cushing-Reflex 79
Cyclophosphamid 174
Cyclosporin 297
Cyproheptadin 76

D

Darmeinstülpungen 376
Darmentzündung, chronische
  s. Inflammatory Bowel Disease
Darmobstruktion 121
D-Dimer 8, 113f
Defäkation 276
Defekt, ektodermaler 53
Defluxion, anagene 52
Dehnungsreflex, rektoanaler 276
Dehnungsreiz 374
Dehydratation 94f
Demodex 51
Depigmentation, Nasenspiegel 311
Depolarisation 85
Dermatomyositis 53, 352
Dermatophytose 51ff
Desmopressin (DDAVP) 345
Detrusor 192
Detrusoratonie 194
Detrusorhyperreflexie 185, 195
Detrusor-Urethra-Dyssynergie 184f, 194f
Dexamethason-Suppressionstest 11, 258, 334
Diabetes insipidus 256f, 340f
Diabetes mellitus 71, 122, 149ff, 166f, 228f, 256f, 333, 340
Diagnostik, bildgebende 15f

Diarrhö s. Durchfall
Diät, hypoallergene 169
– inadäquate 256f
– spezifische 130
Diathese, hämorrhagische 106
Diazepam 63, 200
Dickdarmdurchfall 123
Dickdarmentzündung, idiopathische 375
Dicumarolvergiftung
  s. Cumarinvergiftung
Differenzialzyanose 382
DIG s. Gerinnung, disseminierte intravasale
Digitalis 150
Diltiazem 91
Dirlotapide 335
Dirofilariose 23, 73, 97, 108, 140, 143, 202, 218ff, 238, 358f
Diskographie 279
Diskopathie 194, 277f
Diskospondylitis 277f, 283
Diskusprolaps 43, 320
Diurese, osmotische 339f
– postobstruktive 340f
Diuretika 342
Divertikel 376
Divertikulose 122
DNA-Tests 13
Dolasetron 158
Domperidon 158
Dopamin-Rezeptorantagonisten 158
Doppelkontrastzystographie 176
Doppler-Echokardiographie 216
Drahtspiralen 216
Dranginkontinenz 195
Druck, hydrostatischer 21, 325
– intrakranieller 78
– kolloidosmotischer 21
– onkotischer 325, 333
Ductus arteriosus, persistierender (PDA) 208ff
Ductus choledochus 248
Dünndarmdurchfall 123
Dünndarmüberwucherung, bakterielle 121f
Duodenalulkus 293
Durchfall 119ff
Durstversuch 345
Durstzentrum 338, 340
Dysautonomie 194f, 277, 319ff, 352
Dyschezie 374ff
Dyskinesie, ziliäre 219f
Dysphagie 131ff, 147
Dysplasie, folliküläre 53
– Niere 303
– sakrokokzygeale 277
Dyspnoe 138ff, 367
Dysproteinämie 110
Dysraphismus, spinaler 194f
Dystokie 42
Dystrophinmangel 352
Dysurie 183ff

E

Echokardiographie 16, 216, 366
Effloreszenzen 54
Effluvium, telogenes 52
Ehlers-Danlos-Syndrom 108
Ehrlichiose 61, 73, 82, 84, 95, 97, 101, 109f, 203f, 284f, 287, 309
Eichenprozessionsspinner 229
Einlauf, rektaler 324
Eisenmangel 295
Eisenmangelanämie 95
Ejektionsgeräusch 385
Eklampsie 238
Ektoparasitenbefall 51
Elektroenzephalogramm (EEG) 62
Elektrokardiogramm (EKG) 16, 90, 241, 361, 388
Elektromyogramm 135, 279
Eliminationsdiät 55, 161
Emboli 79
Emesis 147
Endocarditis valvularis 384
Endokarditis 210, 238
Endoskopie 16, 125, 153, 222, 378
Endotoxämie 149
Energiebilanz 165
Energieverbrauch 34
– erhöhter 166
– reduzierter 35
Energiezufuhr 35f
Enrofloxacin 47
Enteritis, akute hämorrhagische 120
Enteropathie, Antibiotika-responsive 121f, 149, 160
Enzephalitis 60f, 79f, 267
– Pug dog 60f,
– Yorkshireterrier 60f
Enzephalopathie, hepatische 61, 81
Enzymdefekte, lysosomale 81
EPI s. Pankreasinsuffizienz, exokrine
Epidurographie 279
Epilepsie 59
– autonome 151
– idiopathische 61
– limbische 228, 230
– viszerale 151
Epistaxis 291, 308
Erbrechen 147ff
Ergussuntersuchung 13
Ernährung, partielle 76
– rohfaserreiche 324
– totale parenterale 76
Ersatzrhythmus 86, 358
Erythem 54
Erythropoese 95
– selektive Aplasie 98
Erythropoetin 383
Erythrozytenabbau 202
Erythrozytenindizes 100
Erythrozytenmorphologie 100
Erythrozytose 383
Escherichia coli 120

Eupnoe 138
Eustachi-Röhre 266
Evans-Syndrom 115
Evaporation 236
Exkoriationen 54
Exsudat 20, 24, 27, 45
Extrasystole, supraventrikuläre 87
– ventrikuläre 89

F

Fallot-Tetralogie 383
Fallsucht 59
Farbmutanten-Alopezie 53
Fazialisparese 266
Feinnadelaspiration 14f
Feline infektiöse Peritonitis (FIP) 27f, 72, 96, 375
Feline Lower Urinary Tract Disease (FLUTD) 174, 184, 188, 194f
Feline infektiöse Peritonitis (FIP) 204, 247, 267, 285
Felines Immundefizienzvirus (FIV) 73, 84, 97, 120f, 228, 284f
Felines Leukämievirus (FeLV) 73, 84, 96f, 120f, 149f, 168, 194, 228f, 284f
Felines Panleukopenievirus 302
Feliway® 189
Felsenbein 266f
FeLV s. Felines Leukämievirus
Fenbendazol 123, 223, 335, 378
Fentanyl 47
Fettleibigkeit s. Adipositas
Fettstuhl 123
Fibrinogenkonzentration 114
Fibrin(ogen)spaltprodukte 108
Fieber 235
– unbekannter Genese 235
Filtrationsrate, glomeruläre 345
– Bestimmung 17f
Finasteride 182
FIP s. Feline infektiöse Peritonitis
Fistel, arteriovenöse 22
– oronasale 309f
– perianale 277f, 294, 376
– urethrovaginale 194f
FIV s. Felines Immundefizienzvirus
Flankenalopezie, zyklische 51
Flatulenz 123, 159ff
Flavine 173
Flohbissallergie 51
Flunixin-Meglumin 244
Fluorochinolone 223
Fluoroskopie 135
Flüssigkeitstherapie 46
FLUTD s. Feline Lower Urinary Tract Disease
Fluticason 223
Folsäure 12, 125, 161
Foramen ovale 208
Formatio reticularis 77, 78
fPLI s. Pancreatic Lipase Immunoreactivity

Fragmentozyten 100
Fremdkörper, Maulhöhle 229
– Nase 368
– Ösophagus 230
Frühsommer-Meningoenzephalitis (FSME) 84
Fruktosamin 11, 81, 334, 344
Füllungszeit, kapilläre 99
Furosemid 28
Futteraufnahme, ungenügende 166
Futtermittelallergie 51, 121f, 149, 160, 375
f-Wellen 89

G

Galle 27
Galleabflussstörungen 248
Gallenblasenmukozele 247f
Gallenblasenruptur 24, 247f
Gallengangsobstruktion 42, 167, 203
Gallengangsruptur 42, 247
Gallengangstumor 247
Gallensäuren 24, 62
Gallensäurestimulationstest 9, 234, 344
Gallensteine 24
Galleperitonitis 250
Ganglioneuritis 319f
Gasproduktion 159
Gastrinom 150f, 293
Gastritis 149f, 293
Gastroduodenoskopie 73
Gastroenteritis, hämorrhagische 293
Gaumensegel 140, 368
Gaumenspalte 309
Gebetsstellung 43
Gebiet, tributäres 284
Gefäßthrombus, intestinaler 293
Gehirnkontusion 269
Gehirnödem 78
Gelbsucht s. Ikterus
Gelenkspunktion 241
Gentamicin 47
Gerinnung 8
– disseminierte intravasale (DIG) 109ff
– plasmatische 107
Gerinnungsanalyse 176, 250
Gerinnungsfaktoren 107, 115
Gerinnungskaskade 107
Gerinnungsstörung 24, 61, 95, 174
Gerinnungszeit, aktivierte 114
Gewicht, spezifisches 187, 343
Gewichtsverlust 67, 123, 165, 334
Gewichtszunahme 334
GHRH s. Growth Hormone Releasing Hormone
Giardien 120, 123, 161
Giemen 142
Gigantismus 254
Gingivitis 132f, 229
Gleichgewichtsapparat 265

Sachverzeichnis

Gliom 60
Glomerulonephritis 301, 384
Glomerulopathie 166f
Glossitis 229
Glukokortikoide 35
Glukosamine 189
Glukosurie 334, 340
Glykogenspeicherkrankheiten 352
Glykogenspeicherung 20
Grand Mal 59
Griseofulvin 97
Großwuchs 254
Growth Hormone (GH) 254, 256f
– Stimulationstest 258
Growth Hormone Releasing Hormone (GHRH) 254

H

Haarlosigkeit s. Alopezie
Haarzupfpräparate 54
Hakenwürmer 293
Haloperidol 158
Hämangiom 108
Hämangiosarkom 42, 95, 97, 108, 202
Hämaskos 24, 113
Hämatochezie 123, 291ff, 377
Hämatologie 7f
Hämatom, perinephrisches 303
Hämatopoese, extramedulläre 20, 202, 204
– zyklische 109
Hämaturie 172ff
Hämmolekül 245
Hämoabdomen 42, 45
Hämobartonellose 109
Hämoglobin 382
Hämoglobinurie 173, 175
Hämolyse 95, 246
Hämometra 21
Hämophilie B 99
Hämoplasmose 96, 101
Hämoptysis 291
Hämostase 106f, 113
– Störung 106
Harn, Farbveränderung 172ff
Harnabsatz 193
Harnabsatzbeschwerden 183ff
Harnbakteriologie 10
Harnentnahme 187
Harninkontinenz 192ff
Harnkristalle 173, 187
Harnkultur 186
Harnsediment 10, 187
Harnstauung 302
Harnstein 15, 174, 185
Harnstoff, Uroabdomen 29
Harnteststreifen 10
Harnuntersuchung 9f, 186f
Harnwege, untere 183
Harnwegserkrankung, untere 173
Harnwegsinfektion 184
– okkulte 187

Harnwegsobstruktion 185, 188
Harnwegspfropf 195
Harnzwang 183
Hautbiopsien 55
Hautgeschabsel 54
Hecheln 139, 236
Helicobacter spp. 150
Henle-Schleife 339
Heparin 108, 118
Hepatitis 202ff, 248
Hepatomegalie 201
Hepatopathie 22, 71, 98, 203, 248, 257
Hepatosplenomegalie 201
Hernie, abdominale 43
– subtentoriale 269
Herpesvirus, canines 302
– felines 219
– suis 230
Herzauswurfleistung 357
Herzgeräusch 208, 212
– diastolisches 213
– funktionelles 209
– Punctum maximum 212
– strukturelles 209
– systolisches 212
Herzinsuffizienz 167
Herzmuskelzelle 85
Herzrhythmusstörung 85ff, 358
Herzschrittmacher 366
Herztöne 208
Herzultraschall s. Echokardiographie
Herzversagen, kongestives 202
Herzwürmer s. Dirofilariose
Hiatushernie 149, 351f, 364
Hirnblutung 79
Hirnstammpotenziale, akustisch evozierte 271
Hirnstammtumoren 133
Hirntrauma 133
Hirschsprung-Erkrankung 319
His-Bündel 86
Histiozytose, maligne 285
Histologie 15
Histoplasmose 204, 220, 378
Hitzschlag 238f
Hodentorsion 42
Horner-Syndrom 266
Hufeisennieren 304
Hunger 67
Hungerzentrum 34, 67, 332
Husten 217ff
– Rezeptoren 217
Hydrocodein 226
Hydronephrose 302f, 310
Hydroperikard 325
Hydrothorax 325
17-Hydroxyprogesteron 55
Hydrozephalus 60f, 70, 79f, 133
– Hirnstammkompression 269
Hyperadrenokortizismus 35, 51, 53, 71, 79, 143, 145, 228f, 256f, 333, 340f

Hyperaldosteronismus 342
Hyperammonämie 80
Hyperbilirubinämie 246
Hyperglobulinämie 290
Hyperglykämie 334
Hyperkaliämie 86, 188, 359f
Hyperkalzämie 71, 287, 293, 340f, 376
Hyperparathyreoidismus 256f, 320
Hyperpigmentierung 54
Hyperplasie, noduläre 202f
Hyperpnoe 138
Hypersomatotropismus 35
Hypertension 35, 79, 309, 310
– portale 23, 202, 248, 293
Hyperthermie 235
– maligne 239
Hyperthyreose 53, 71, 87f, 97, 122, 149f, 167, 239, 333, 340, 342
Hypertrophie, renale 301
Hyperviskositätssyndrom 310, 360
Hypoadrenokortizismus 71, 97f, 120, 122, 149ff, 167, 256f, 293, 320, 340f, 352, 360
Hypoalbuminämie 22
Hypoglykämie 334, 343, 359, 360, 373
Hypokaliämie 46, 340, 342, 359f, 376
Hypokalzämie 359f, 373
Hyponatriämie 342, 359f
Hypophosphatämie 96
Hyposthenurie 344
Hypotension 166
Hypothalamus, Erkrankungen 35, 70
Hypothermie 86, 235
Hypothyreose 35, 51, 79, 86ff, 97f, 122, 256f, 267, 320, 352, 368f
Hypoventilation, alveoläre 139
Hypoxie 86
– histotoxische 383

I

IBD s. Inflammatory Bowel Disease
Idealgewicht 34
IGF-1 s. Insulin-like Growth Factor 1
Ikterus 245ff
– intrahepatischer 246, 248
– posthepatischer 248
– prähepatischer 246
Iktus 61
Ileus 21, 42, 149, 159
Imipramin 200
Immunglobulin-A-Mangel 122
Immunopathien 284
Impulsbildungsstörungen 86
Inappetenz 67
Infarkt, ZNS 79
Inflammatory Bowel Disease 22, 122, 149, 160, 167, 170, 256, 293, 375
Inkontinenz, Harn 192ff
– Kot 276ff
Inkoordination, cricopharyngeale 133
Instabilität, lumbosakrale 277
Insulin 11, 361

Insulin-like Growth Factor 11, 36, 254, 334
Insulin-like Growth Factor Binding Protein 255
Insulinmangel 340
Insulinom 35, 333, 342, 359, 360
Insulinresistenz 35
Intoxikation 60f
Invagination 42, 120, 293, 375
Ipratropiumbromid 91
Irrigoskopie 321
Isoerythrolyse, neonatale 96
Isosthenurie 304, 340, 343

J

Juckreiz 51ff

K

Kachexie 67, 165
Kalium 29
Kaliumbromid 66
Kalziumglukonat 91
Kalziumoxalat 185
Kammerflattern 89
Kammerflimmern 89
Kardiomyopathie, dilatative 211, 358, 359
– hypertrophe 23, 98, 209, 211, 213
– restriktive 211
Karotissinus 360
Kartagener-Syndrom 220
Kastration 34f
Katheterbiopsie 187
Katheterharn 186
Katheteruntersuchung 216
Katzenpheromone 189
Katzenschnupfenkomplex 218f, 309
Kaumuskelmyositis 72
Keratinmanschetten 54
Ketoazidose, diabetische 70, 97, 141, 149f
Ketonkörper 166
Kieferfraktur 229
Kiefergelenkserkrankungen 72
Kieferklemme 132
Kleinwuchs 254ff
Klysmen 324
Knochenmarkbiopsie 14, 241, 290
Knochenmarkhypoplasie 109f
Knott-Test 27, 222
Koagulopathie 106
– angeborene 111
Kohlenhydrate, schlecht verdauliche 160
Kohlenmonoxid-(CO-)Vergiftung 383
Kohletabletten 63, 164
Kokzidien 120
Kolektomie 324
Kolitis 149, 294, 376
Kolonlavageflüssigkeit 296
Kolonstrikturen 320

Koloskopie 296, 321
Koma 77
Komedonen 54
Konduktion 236
Kongestion 202
Konstriktion, vestibulovaginale 194
Kontraktion, segmentale 318
Kontraktionsreflex, rektoanaler 276
Konvektion 236
Kopfnervendefizit 228
Kopfschiefhaltung 265ff
Kopftrauma 60
Koprostase 25
Körpertemperatur 235f
Kortikoid-Kreatinin-Quotient 11
Kot, acholischer 248
Kotabsatz 123
Kotabsatzfrequenz, erniedrigte 318
Kotanschoppung 21, 25, 376
Kotinkontinenz 276ff
Kotkultur 125
Kotuntersuchung 13, 295
Kotverfärbungen 291
Krampfanfälle 59ff, 239
Kreatinin 29
Kreislauf, enterohepatischer 245
Kreuzprobe 103
Kryopräzipitat 118
Kryptokokkose 204, 310
Kupferspeicherkrankheit 248
Kurzdarmsyndrom 122

L

Lactulose 159, 324, 378
Laktation 166f, 333
Laparotomie 43, 47, 296
Laryngoskopie 134
Larynxödem 368f
Larynxparalyse 368ff
Larynxspasmus 368f
Laser Assisted Turbinektomie 371
Läufigkeitsunterdrückung 257
Lavage, bronchoalveoläre 14, 143, 222
Laxanzien 324, 378
Leberbiopsie 250
Lebererkrankung s. Hepatopathie
Leberfibrose 247f
Leberfunktionstest 9, 27, 62
Leberlappentorsion 202
Leberlipidose 247
Leberneoplasie 23
Leberruptur 24
Lebersinusoide 201
Leberversagen 341
Leberzirrhose 22f, 247f
Leishmaniose 53, 73, 97, 108, 203f, 238, 284f, 309
Leitungsbahnen 86
Leptin 332
Leptospirose 96, 203, 247ff
Leukämie 97, 285

Lichenifikation 54
Lidocain 47, 91
Lipase 28
Lipide 173
Lipidose, hepatische 21, 35, 173, 203, 248
Lipidurie 173
Liquor cerebrospinalis 62
Liquoruntersuchung 14, 234, 241, 272, 279
Lissenzephalie 60
Lone-atrial Fibrillation 89
Low-volume Resuscitation 46
Lungenabszess 220
Lungenblutung 140, 219, 293
Lungenfibrose 140, 142f, 218f
Lungenkontusion 220
Lungenödem 218ff
– kardiogenes 143
– nicht kardiales 143, 367
Lungenthrombembolie 218ff
Lungentumor 218
Lungenwurm 219
Lupus erythematodes 95, 109, 202
– systemischer 238
Lymphadenitis 284f
Lymphadenomegalie 283ff
Lymphadenopathie 284
Lymphangiektasie 22, 121f, 333
Lymphdrainage 329
Lymphknoten, Abszess 285
– Biopsie 287
–Vergrößerung 283ff
Lymphknotenhyperplasie 284
Lymphknotenzytologie 287
Lymphoblasten 287

M

Magendilatation 42
Magendrehung 21, 24, 26, 42, 149
Magenentleerungsstörung 21, 44, 71
Magenulkus 42
Magnetresonanztomographie (MRT) 17
Makrozytose 100
Malabsorption 159, 160, 166, 256, 333
Malassezia-Dermatitis 51
Malassimilation 166
Maldigestion 159, 166, 256f, 333
Manx-Katze 319
Maropitant 158
Maschinengeräusch 209
Massenbewegungen 318
Mastzelltumor 202, 285
Matrix-Kristall-Pfropfen 184f
Maulschleimhautblutungszeit 8, 102, 113
Maulsperre 132
MDS s. Syndrom, myelodysplastisches
Medetomidin 150
Mediastinum, Masse 352
Medroxyprogesteronacetat 257, 259
Medullary Washout 342

Megakolon 21, 25, 318, 320
- idiopathisches 375f
Megaösophagus 230, 235, 333, 351
Megestrolacetat 76
Melaena 123, 291ff
Melanom, malignes 285
Melatonin 58
Membranpotenzial 85
Meningiom 60
Meningitis, immunvermittelte 71
Meningoenzephalitis, granulomatöse 61, 70, 79
Meningoenzephalomyelitis, granulomatöse 60, 267
- protozoäre 267
Meningomyelitis 277
Metaldehyd 60, 61
Metamucil 378
Methadon 47
Methämoglobin 173
Methämoglobinämie 97, 141, 383
Methan 159
Methimazol 97
Methylenblau 173
Methylzellulose 324
Metoclopramid 158
Metronidazol 47, 130, 169, 378
Mikrohämatokrit 100
Mikroklist 324
Miktionsphase 175
Milben, Nase 309
Milz 201
Milzruptur 24, 42
Milztorsion 42, 204
Mitralendokarditis 211
Mitralklappe 208
Mitralklappendegeneration 211
Mitralklappendysplasie 211
Mitralklappeninsuffizienz 210
Mitralstenose, degenerative 211
Mittelstrahlharn 186
Mittlere korpuskuläre Hb-Konzentration (MCHC) 100
Mittleres korpuskuläres Hämoglobin (MCH) 100
Mittleres korpuskuläres Volumen (MCV) 100
Motilitätsproblem 149
Mukometra 21
Mukopolysaccharidose 203
Mukozele 230
Muskelaktivität 236
Muskelatrophie 53
Muskelbiopsie 135
Muskeltonus 357
Myasthenia gravis 132f, 352, 368f
Mydriase 269
Myelitis 277
Myelofibrose 97
Myelographie 279
Myelom, multiples 72, 97
Myelopathie, degenerative 277
Myelophthise 97

Mykobakterium 204
Mykoplasmen 219
- hämotrophe 95, 101
Myoglobin 173
Myoglobinurie 173ff
Myopathien 175
Myositis 69
- eosinophile 132f
Myringotomie 15, 271
Myxödem 139

N

Nahrungsaufnahme, gesteigerte 332
Nahrungszentrum 67
Nasenausfluss 308
Nasenmilben 309
Nasenspiegeldepigmentation 311
Neoplasie 71f, 95f, 160, 285
- Anus 320
- Becken 320
- epitheliotrope 51, 53
- intestinale 23
- intraabdominale 42
- Nieren 301
Neosporose 61, 82, 84, 269
Nephrektomie 303
Nephritis 301
- pyogranulomatöse 303
Nephron 172, 338
Nervenleitgeschwindigkeit 279
Nervus vestibulocochlearis 265
Neurinom 267
Neurokinin-1-Rezeptorantagonist 158
Neuroleptika 158
Neuron, oberes motorisches (OMN) 194, 277
- unteres motorisches (UMN) 194, 277
Neurotransmitter 60
Neurotransmittersystem 153
Nieren 300
- Abszesse 302
- ektopische 304
- Granulome 302
- Größe 300
- Hämatome 302
- polyzystische 20, 301, 303
Nierenbluten, idiopathisches 174
Nierendysplasie 302
Nierenerkrankung 302f, 340
Nierenfett 300
Niereninfarkt 174, 303
Niereninsuffizienz 97, 167
Nierenkarzinom 301
Nierenpalpation, verändert 300ff
Nierenrindenhypoplasien 302
Nierenversagen 98
Nierenzyste 301ff
Niesen 308ff
Niesreflex 309
Nizaditin 324
Normoblasten 101, 205
Nucleus paraventricularis 338

Nucleus supraopticus 338
Nystagmus 265, 267
- vestibulärer 78

O

Obstipation 21, 25, 318ff, 376
Ödem, 325ff
- generalisiertes 25, 326
- zerebelläres 68
- zerebrales 61, 80
Ollulanus tricuspis 149
Omeprazol 296
OMN s. Neuron, oberes motorisches
Ondansetron 158
Opisthotonus 61, 357
Orciprenalin 91
Organomegalie 20
Organophosphat 61, 231, 236
Orlistat 335
Orthopnoe 138
Osmolalität 338
Ösophagitis 293, 351f
Ösophagogastroduodenoskopie 295, 356
Ösophagus, Granulome 352
- Neoplasie 351
Ösophagusdivertikulum 352
Ösophagusstriktur 351f, 364
Osteopetrose 97
Osteosklerose 97
Östrogen 109f, 200
Oszillometrie 361
Otitis 266f
Otoskopie 271
Ototoxizität 268
Oxyglobin 103
Oxytetracyclin 130

P

Packed Cell Volume (PCV) 100
PAF s. Plättchenaktivierender Faktor
Pancreatic Lipase Immunoreactivity (PLI) 9, 28, 44, 124
Pankreasabszess 24
Pankreaserkrankungen 71
Pankreasinsuffizienz, exokrine 122, 124, 160, 167, 257, 333
Pankreastests 9
- Pankreatitis 29, 122, 150ff, 238, 247, 293
Panleukopenie 121, 149
Panleukopenievirus, felines 302
Pantoprazol 296
Panzytopenie 97, 287
Papeln, erythematöse 54
Paracetamolintoxikation 140f, 383
Paraffin 324
Paraprostatazyste 21, 42
Parasympathikus 357
Parathormon (PTH) 11
Parathormon-ähnliches Protein 11

Parvovirose 120, 149f
Pattern Recognition 1
PDA s. Ductus arteriosus, persistierender
Perfusion-Diffusions-Verhältnis 141
Perianalerkrankungen 376
Perianalfistel 375
Perikarderguss 23, 358
Perikarderkrankung 202, 359
Perikarditis 358
Perinealhernie 123, 277f, 294, 320, 375f
Peritoneallavage, diagnostische 45
Peritonitis 42, 45, 150f, 238
– gallige 24
– nicht septische 24
– septische 24
Periurie 184
Perizytom 108
Petechien 113
Phäochromozytom 239, 333
Pharyngitis 133
Pharynxstenose 69
Phenazopyridin 173
Phenobarbital 35, 63, 66, 234
Phenothiazin 153, 158
Phenoxybenzamin 200
Phenylbutazon 97
Phenylpropanolamin 200
Phenytoin 66
Phimose 185f
Phosphofruktokinasemangel 96, 102
Phrenikuslähmung 138
Physaloptera rara 149
Phytiosis s. Pythium
Pica 332
Piloarrektion 236
Pilzkultur 55
Plasma 118
Plasmafarbe 100
Plasma-IGF-1-Konzentration 259
Plasmin 108
Plasminogen 108
Plättchenaktivierender Faktor 107
Plattenepithelkarzinom 53
Pleozytose 272
Pleurozentese 143, 146
PLI s. Pancreatic Lipase Immunreactivity
Pneumonie 142
Pneumonyssoides caninum 309f
Pneumothorax 140
Poikilozytose 100
Pollakisurie 183, 196
Polyarthritis 238
– immunvermittelte 71
Polychromasie 100
Polydipsie 338ff
– primäre 342
– psychogene 343
Polymyopathie 277f, 368f
– hypokaliämische 175
Polymyositis 132f, 175, 352

Polyneuropathie 277f, 368f
Polyp 309f
– entzündlicher 174
– nasopharyngealer 266f, 368
Polyphagie 332ff
Polyradikuloneuritis 352
Polyurie 196, 338ff
Polyzythämie 340, 342, 358, 360, 383
Porphyrine 172
Porphyrinurie 173
Portalvene 201
Post-clipping-Alopezie 52
PPN s. Ernährung, partielle parenterale
Präexzitationssyndrom 89
Prazosin 200
Primärharn 172
Probediät 130
Probelaparotomie 250
Problem, hypermetabolisches 239
Progesteron 257
Propanthelin 91
Propofol 63
Propulsionsbewegungen 374
Prostataabszess 21, 24
Prostatavergrößerung 320, 375f
Prostatazyste 21
Prostatitis 150, 195, 198, 375
α$_1$-Proteinaseninhibitor 125
Proteine, hydrolysierte 130
Protein-Kreatinin-Quotient (UPC) 10, 27, 304
Proteinverlustenteropathie 22, 121, 125, 160, 166f
Proteinverlustnephropathie 22
Prothrombin Time 114
Prototheca 122
Protozoen 120
Pseudoanorexie 67
Pseudochylus 23, 27
Pseudomelaena 291
Pseudoptyalismus 227
Pseudozysten, perinephrische 302f
Psyllium 297, 324
PT s. Thromboplastinzeit
Ptyalismus 227ff
Pulmonalklappen 208
Pulmonalstenose 23, 211, 358f
– supravalvuläre 211
– Punctum maximum 385
Pure Red Cell Aplasia 98
Purkinje-Fasern 86
Pyelitis 303
Pyelogramm, intravenöses 44
Pyelonephritis 150, 174, 301, 303, 309, 340, 342
– bakterielle 302
Pyithium 122
Pylorushypertrophie 150
Pylorusstenose 44, 149
Pyodermie 51, 166f, 285
Pyometra 21, 150ff, 340, 342
Pyothorax 238
Pyrexie 235

Pyridostigmin 356
Pyrogene 70, 237
Pyruvatkinasemangel 96, 99, 102
Pyurie 187, 344

Q

Quick-Zeit 114

R

Rachenstenose 368
Radiation 236
Ranitidin 296, 324, 378
Rechtsherzinsuffizienz 20, 202
Refluxösophagitis 230
Regeneratsknoten 20
Regurgitieren 132, 147, 151, 350ff
Reisekrankheit 148
Reizbildungszentren 85
Reizdarmsyndrom 375f
Reizkolon 122
Rektumprolaps 294, 376
Renomegalie 301
Reservoirinkontinenz 277
Retikulozyten 95, 100f
Rhabdomyolyse 61, 175
Rheumafaktoren 8, 241
Rhinitis 368f
– allergische 310
– bakterielle 309
– lymphoplasmazelluläre 309f
Rhinoskopie 312, 370
Rhinotomie 312
Rhythmus, akzelerierter idioventrikulärer 86
Rhythmusstörung 358f
Rickettsiosen 96
Riechorgan 308
Ringanomalie, vaskuläre 351f
Rivalta-Probe, FIP 28
Rodentizidvergiftung s. Cumarinvergiftung
Rodinazol 297
Rohfaser 130
Röntgen 15f
Rouleaubildung 101
Rückwärtsniesen 308
Ruddy Cyanosis 382
Ruhedyspnoe 141
Ruhephase, telogene 50
Rundwürmer 120f
Ruptur, Ventrikelseptum 210
– Vorhofseptum 210

S

Salbutamol 223
Salmonella spp. 120
Sarkom, histiozytäres 202, 285
Sättigungsgefühl 68
Sättigungszentrum 332
Saugbiopsie 176
Schablonenalopezie 53

Sachverzeichnis

Schall, tympanischer 25
Schießscheibenzellen 101
Schilddrüsenfunktionstest 11
Schilddrüsenhyperplasie 342
Schistosomiasis 100, 203, 205
Schließmuskel 374
Schlittenfahren 123
Schluckreflex 131, 134, 350
Schluckstörungen 131
Schluckstudie 133, 356
Schmerz 41, 320
Schnurren 228
Schock 46, 94
– anaphylaktischer 98, 238
– hämorrhagischer 98
– hypovolämischer 98, 240, 293
– kardiogener 98, 383
– nicht kardiogener 98, 383
– septischer 98, 383
– traumatischer 98
Schrittmacher 85
Schrumpfniere 302f
Schwäche 357
Schwanenhals-Syndrom 360
Schweißdrüsen 236
Sebadenitis 53
Sekretolytika 223
Selamectin 313
Semilunarklappen 208
Semilunarklappeninsuffizienz 210
Semilunarklappenstenose 209
Sepsis 360
Septikämie 149
Serologie 12
Serotonin-Rezeptorantagonisten 158
Serumeiweißelektrophorese 8, 311
Serumosmolalität 338
Sexualhormonungleichgewicht 51
Shunt 209, 229
– portosystemischer 22, 70, 80, 228, 256, 303, 341, 352
– Rechts-links- 141, 383
SIBO s. Dünndarmüberwucherung, bakterielle
Sick-Sinus-Syndrom 86f
Simethicon 164
Sinusarrhythmie 87
Sinusbradykardie 87
Sinusknoten 85f, 358
Sinusknotenstillstand 87, 359
Sinusrhythmus 87
Sinustachykardie 87
Situs inversus 220
Sojabohnen 160
Somatostatin 254
Sondenfütterung 76
Speicheldrüse 227
– Entzündung 230
– Neoplasie 230
Speicheln 227
Speicherkrankheit 62, 79, 82, 84, 203
Sphärozyten 96, 100
Sphinkterinkontinenz 277

Sphinkterlähmungen 195
Sphinktermechanismusinkompetenz 194f
Spina bifida 277
Spirocerca lupi 352
Spironolacton 28, 329
Splenektomie 205
Splenomegalie 201
Sporotrix 204
Stammfettsucht 21
Starling-Gesetz 325
Status epilepticus 59, 61, 63
Staupe 61, 109, 120, 149f, 152, 219, 267, 310, 352
Steatorrhö 123
Steinanalyse 15
Stenose 310
– degenerative lumbosakrale 278
– lumbosakrale 277
– nasopharyngeale 309
Stentimplantation 226, 371
Sterkobilin 245
Sternutatio 308
Stertor 367
Stimmbandlähmung 140
Stimuli, vagale 360
Stockverletzung 132, 229
Stomatitis 132f, 228
Stomatozytose 96, 100
Strabismus 78, 265, 267
Strangurie 43, 183f
Stress 70
Stridor 142, 367ff
Struvit 185
Stupor 77
Subaortenstenose 209, 211
Subpulmonalstenose 209, 211
Sucralfat 296
Sulfasalazin 297, 379
Sympathikus 357
Sympathikustonus 86
Sympatholytika 91
Sympathomimetika 91
Syndrom, eosinophiles 204
– hypereosinophiles 122
– hyperpyrexische 238f
– myelodysplastisches 98
– nephrotisches 22, 140, 143
– paraneoplastisches 51
Synkope 59, 357
– vasovagale 360
Synoviauntersuchung 14
Syringohydromyelie 278
System, extrinsisches 108
– intrinsisches 108
Szintigraphie 17

T

Tachykardie 85, 89, 358
– supraventrikuläre 87, 359
– ventrikuläre 89, 359
Tachypnoe 138

Target-Zellen 101
Tawara-Schenkel 86
Teerstuhl 123, 291
Teilnahmslosigkeit 77
Teleangiektasie 174
Tenesmus 123, 374ff
Terbutalin 91
Testsimplate 114
Teststreifen 186
Tetanie, hypokalzämische 239
Tetraparese 78
Theophyllin 91, 223
Thermogenese, adrenerge 237
Thermoregulationszentrum 236
Thiamin-Mangel 60, 267, 269, 274
Thiethylperazin 158
Thrombasthenie 110
Thrombin 108
Thrombinzeit 114
Thrombembolie 141, 202, 384
– pulmonäre 143
Thromboplastinzeit, aktivierte partielle 114
Thrombose 98
Thromboxan A2 107
Thrombozyten 106, 109, 113
Thrombozytopathie 106, 109f
Thrombozytopenie 106, 109, 287
– immunbedingte 71, 110, 202, 238
Thymom 352
Thyreoidstimulierendes Hormon (TSH) 259, 271
– Stimulationstest 259
Thyroxin 168, 259, 271, 334
TLI s. Trypsin-like Immunoreactivity
Tollwut 61, 228, 230, 235
Tonsillitis 133
Torsio ventriculi s. Magendrehung
Toxine, bakterielle 150
– urämische 150
Toxoplasmose 61, 82, 84, 204, 238, 269, 352
TPN s. Ernährung, totale parenterale
Tracheaavulsion 369
Tracheahypoplasie 220, 369
Trachealabriss 369
Trachealkollaps 203, 218f, 368f
Trachealläsionen 141
Tracheobronchitis, eosinophile 218f
Trächtigkeit 21, 166f, 333, 360
Transfusion 103
Transfusionsreaktion 96
Transsudat 21, 27, 45
– modifiziertes 20, 23, 45, 250, 255
Trichogramm 54
Trichomoniasis 123
Trichuris spp. 375f
Trigeminuslähmung, idiopathische 132f
Trigeminusneuritis 69, 72
Triglyzeride 23
Trikuspidalinsuffizienz 23
Trikuspidalklappe 208

– Degeneration 211
– Dysplasie 211
Trinkmenge 343
Trismus 132
Tritrichomoniasis 120, 122, 295
Trypsin-like Immunoreactivity (TLI) 9, 124, 161, 168
TSH s. Thyreoidstimulierendes Hormon
Tuberkulose 220
Tubulonephrosen 301
Tubulus, distaler 338
Tylosin 130, 378
Typ-II-M-Muskelfasern 135
TZ s. Thrombinzeit

U

Übelkeit 147
Übergangszellkarzinom 185
Überlaufblase 195
Überwucherung, bakterielle 125
Ultraschall 16
Ulzeration 149
UMN s. Neuron, unteres motorisches
Umweltallergie 51
Undulation 25, 43
Unterernährung 166
Untersuchung, neurologische 62
– zytologische 55
Urachus, persistierender 194f
Urämie 149, 228, 293
Uratkristalle 249
Ureter, ektopischer 194f
– Obstruktion 42
– Ruptur 42
– Steine 302
– Stenose 302
– Striktur 302
Ureterozele 185f, 302
Urethra, Hypoplasie 195
– Obstruktion 42, 46, 185, 194
– Prolaps 185f
– Ruptur 42
– Striktur 185, 195
Urethradruckprofilmessung 197
Urethrasphinkter 192
Urethritis 185, 195
– proliferative 185
Urethroskopie 188
Urethrostomie, perineale 188
Urethrozystogramm 44
Urinanalyse s. Harnuntersuchung
Urin, Farbveränderung 172f

– milchig-weißer 173
– trüber 173
Urinsediment 187
Urinvolumen 338
Uroabdomen 23, 45
Urobilin 172
Urobilinogen 245
Urochrome 172
Urographie, intravenöse 176, 197
Urolithiasis 174, 194f
Uroperitoneum 23

V

Vagolytika 91
Vagotonie 87
Van-den-Bergh-Test 246
Vaskulitis 97, 109, 238
Vaskulopathie 106, 108
Vasokonstriktion 94f
Vasopathien 108
Vasopressin 338
Ventilations-Perfusions-Imbalanz 383
Ventrikelseptumdefekt 209f, 358
Verbrauchskoagulopathie s. Gerinnung, disseminierte intravasale
Vergiftung s. Intoxikation
Verstopfung s. Obstipation
Vertebral Heart Scale (VHS) 366
Vestibularapparat 265f
Vestibularkerne 265
Vestibularsyndrom 228, 230, 265
– geriatrisches 267f
– idiopathisches 267f
– kongenitales 267
VETAMIN-D 3, 79, 174
Villusatrophie 167
Vincristin 118
Vitamin K1 118
Volvulus 21, 24, 42, 149, 293
Vomitus s. Erbrechen
Von-Willebrand-Faktor (vWF) 107, 110
Von-Willebrand-Krankheit 99, 110
Vorbericht 2
Vorhofflattern 89
Vorhofflimmern 89
Vorhofseptumdefekt 209f
Vorhofstillstand 87

W

Wachstum 333
Wachstumshormon 36, 254, 258
Wachstumsphase, anagene 50

Wahrscheinlichkeitsliste 4
Wärmeabgabe 236
Wärmeproduktion 236
Wärmeregulation, hypothalamische 235
Waschung, transtracheale 14, 223
Wasserhaushalt 338
Wirbelfraktur 278
Wirbelluxation 278
Wirbelmalformation 277f
Wolfsrachen 132f
Würgehusten 221
Würgen 131
Wurzelabszesse 309f

X

Xylazin 150

Y

Yersinia spp. 120
Yukka-Präparate 164

Z

Zahnerkrankung 132, 228, 310
Zahnfraktur 229
Zahnwurzelabszess 229, 368
Zeckenenzephalitis 267
Zeckenparalyse 352
Zilien 308
Zinksulfatflotation 123
Zirkulation, kapilläre 382
Zottenatrophie 122
Zungenentzündung 229
Zungenverletzung 229
Zwerchfellhernie 138
Zwingerhaltung 309
Zwingerhusten 218f, 310
Zyanidvergiftung 139, 142, 383
Zyanose 382ff
Zyste, epidermoide 268
– Hirnstammkompression 269
– paraprostatische 174
Zystitis, idiopathische 174
– interstitielle 184
– polypoide 185
Zystographie, retrograde 176, 188, 197
Zystoskopie 177, 184, 188, 197
Zystozentese 186
Zytokine 68

Referenzwerte

Bei den angegebenen Referenzwerten handelt es sich um grobe Richtwerte. Es sollten in der Regel immer die Referenzwerte des entsprechenden Labors bzw. Geräts verwendet werden.

Hämatologie (CBC)

Parameter	SI-Einheit	Hund (adult)	Katze (adult)
Leukozyten (WBC)	$10^9/l$	6,0–12,0	4,0–18,0
Stabkernige	$10^9/l$	0–0,5	0
Segmentkernige	$10^9/l$	3,0–9,0	2,0–14,0
Eosinophile	$10^9/l$	0–1,2	0–1,5
Monozyten	$10^9/l$	0–0,6	0–1
Lymphozyten	$10^9/l$	1,0–4,0	0,8–4,0
Hämatokrit (Hkt)	l/l	0,4–0,55	0,25–0,45
Erythrozyten (Ec)	$10^{12}/l$	5,5–8,5	6,5–12,0
Hämoglobin (Hb)	mmol/l	8,0–12,0	4,5–9,5
mittleres zelluläres Volumen (MCV)	fl	60–77	35–55
mittlere zelluläre Hb-Konzentration (MCHC)	mmol/l	19–22	18–22
Retikulozyten	$10^9/l$	0–60	0–50
Thrombozyten (PLT)	$10^9/l$	150–500	150–500

Chemieprofil

Parameter	SI-Einheit	Multiplikator für SI-Einheiten	Hund (adult)	Katze (adult)
Enzyme				
ALT	U/l	1	< 85	< 150
AP	U/l	1	< 150	< 80
Substrate				
Albumin	g/l	10	26–37	24–38
Bilirubin	µmol/l	17,1	< 10	< 8
Cholesterin	mmol/l	0,026	3,5–8,5	2,5–5,0
Gesamtprotein	g/l	10	57–77	58–80
Globulin	g/l	10	24–44	30–50
Glukose	mmol/l	0,056	3,5–6,5	3,5–6,5
Harnstoff	mmol/l	0,17	3,3–10,0	7,0–12,0
Kreatinin	µmol/l	88,4	60–150	90–160
Elektrolyte				
Chlorid (Cl⁻)	mmol/l	0,29	100–120	110–130
Gesamtkalzium	mmol/l	0,025	2–3	1,8–3,0
Kalium (K⁺)	mmol/l	0,26	3,6–5,8	3,6–5,5
Kalzium (ionisiertes Ca^{2+})	mmol/l	0,25	1,1–1,5	1,1–1,4
Natrium (Na⁺)	mmol/l	0,44	140–155	145–157
Phosphor (P⁺)	mmol/l	0,32	0,8–2,0	1,0–2,5

Immunologie

Parameter	SI-Einheit	Hund (adult)	Katze (adult)
α-Globulin	g/l	5–13	6–16
β-Globulin	g/l	12–22	7–16
γ-Globulin	g/l	8–18	15–35

Blutgasanalyse

Parameter	arteriell	venös (peripher)
pH	7,4±0,03	7,36±0,02
PCO_2	37±3	43±3
Bikarbonat	21±2	23±1
Basendefizit (BE)	−2±2	−1±1
PO_2	102±7	58±9